# 石念祖 评点
# 王孟英 医案

主编 李成文

U0293419

中原出版传媒集团
大地传媒

河南科学技术出版社

图书在版编目（CIP）数据

石念祖评点王孟英医案/李成文主编. — 郑州：
河南科学技术出版社，2017.4（2018.2 重印）
ISBN 978 - 7 - 5349 - 8354 - 2

I. ①石… Ⅱ. ①李… Ⅲ. ①温病 - 医案 - 研究 - 中
国 - 清代　Ⅳ. ①R254. 2

中国版本图书馆 CIP 数据核字（2016）第 207610 号

出版发行：河南科学技术出版社
　　　　　地址：郑州市经五路 66 号　　邮编：450002
　　　　　电话：（0371）65788613　65788629
　　　　　网址：www. hnstp. cn
责任编辑：邓　为
责任校对：张娇娇　司丽艳
封面设计：中文天地
责任印制：朱　飞
印　　刷：郑州环发印务有限公司
经　　销：全国新华书店
幅面尺寸：170 mm×240 mm　　印张：28　　字数：350 千字
版　　次：2017 年 4 月第 1 版　　2018 年 2 月第 2 次印刷
定　　价：78. 00 元

# 编委名单

主　编　李成文
副主编　曹　珊　李　娴　莫　楠
　　　　张延武
编　委　涂玉洁　郭凤鹏　张利博
　　　　李俊坤　李胜男　韦亚琼

# 前　言

　　王士雄（1808—1868），字孟英，号潜斋，又号梦隐、半痴山人、睡乡散人、随息居隐士、海昌野云氏，清代浙江海宁人，咸丰年间徙居上海。

　　王氏出身中医世家，学有渊源。曾祖王学权倡导中西医汇通，著《重庆堂随笔》；祖父王国祥、父亲王升均为良医。王氏十四岁丧父，家境贫寒，后蒙父亲挚友金履思帮助，到金华充任盐行会计，因酷嗜医学，稍有余暇辄披阅方书。治学主张博采众长，"究心《灵》《素》，昼夜考察，直造精微。（《海宁州志》）"编纂《温热经纬》《随息居重订霍乱论》《四科简要方》《潜斋简效方》《乘桴医影》《随息居饮食谱》《归砚录》《王氏医案》《王氏医案续编》《王氏医案三编》，并评注沈尧封《女科辑要》、裴一中《言医选评》、史缙臣《愿体医话》、徐大椿《洄溪医案》，还将魏玉璜《续名医类案》中按语评注后易名为《柳洲医话》，徐大椿《慎疾刍言》评注后易名为《医砭》，俞震《古今医案按》评注并加以增补发明辑为《古今医案选》。

王氏学术上阐发暑病辨治规律，辨析伏气温病，探讨霍乱发病机制，详究饮食疗法。强调理论与临床实践相结合，重视临床，擅长辨治内科、妇科、儿科及温病，尤其是注重总结临证医案，编写医案专著《王氏医案》（原名《回春录》）、《王氏医案续编》（原名《仁术志》）、《王氏医案三编》，医案记录完备，包括患者姓名、年龄、就诊时间或发病季节、临床证候与特征、失治误治原因、辨证/病思路、方药加减、疗程与疗效等。例如：仲冬大雪连朝，积厚丈许，严寒久冻，西湖可行车马。斯时也，盛少云患痰嗽夜热，自汗不寐，左胁痛如针刺，肌削不饥，自问不起矣。请孟英托以后事，及诊其脉，许以可生。盖病来虽恶，未经误药也。与固本加龟板、鳖甲、苁蓉、知、柏、青黛、石斛、花粉、白芍、楝实、海石、旋覆、贝母、蛤壳、牛膝，出入为大剂，投之即效。连服四五十帖而瘥（《王氏医案·卷二》）。石念祖评析说：病情为邪正俱实。夜热自汗不寐，为兼挟阴虚；左胁痛为肝阳。川贝母（杵）一两、酒炒知母三钱、旋覆花（绢包）三钱、南花粉四钱、海浮石四钱、生蛤壳八钱（二味同杵，先）、飞青黛一钱。更方去贝母、知母、花粉、海石、蛤壳，加酒炒川黄柏一钱五分、花麦冬四钱、整白芍（杵，先）二两、钗石斛（杵，先）一两、血鳖甲（杵，先）四两、淡苁蓉三钱、酒制牛膝一钱、川楝实（杵，先）三钱。更方去鳖甲、青黛、麦冬、旋覆，加血龟板四两（杵，先）、明天冬（切）六钱、大生地八钱、大熟地一两（《王孟英医案绎注·卷二·痰嗽》）。高隽生孝廉令堂患痰嗽，服伤风药而喘汗欲脱。孟英予人参、茯苓、半夏、甘草、桂枝、白石英、牡蛎、胡桃仁、冬虫夏草而瘳。以其年近五旬，冲任不足，虽素有饮邪，而悲哀劳瘁之余，经事忽行，一投表散，气即随而上逆，故用药如此（王士雄《王氏医案三编·卷二》）。

由于王氏医案可法可陈，因此备受后世青睐。民国石念祖编纂《王孟英医案绎注》（《王氏医案绎注》），精选王士雄医案进行评点，并根据自己的临床经验开出方药与剂量，使后学更容易掌握与利用王氏临证经验。今将《王孟英医案绎注》重新分类，原文照录（需要解释者用"编者注"形式加以说明），并在案末附"原案"及出处（石氏选评医案多经改编，不标出处）。按内科（肺系、心系、脾胃、肝胆、肾系、气血津液、肢体经络、其他）、妇科（月经病、带下病、妊娠病、生产与产后病、乳房疾病、杂病）、儿科（十四岁及以下）、外科（疮疡、丹毒、流注、瘰疬、乳痈、瘿、瘤/岩、皮肤病、性传播疾病、肛门直肠疾病、男性疾病、其他）、五官科（眼、耳、鼻、口齿、喉）分类，按音序排列为《石念祖评点王孟英医案》，期冀对于研究王士雄学术思想与临证思路有所裨益。

本书李成文及涂玉洁、张利博、郭凤鹏共编写 7 万字，曹珊编写 8 万字，李娴编写 8 万字，莫楠编写 5 万字，张延武编写 5 万字，李俊坤、李胜男、韦亚琼共编写 2 万字，李成文通审全稿。

李成文
于 2016 年仲冬五十有七

目 录
CONTENTS

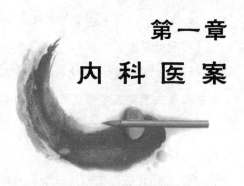

# 第一章
# 内科医案

## 感冒医案

江小香病热危笃，孟英诊之。脉虚弦而小数，头痛偏于左后，子夜热躁，肢冷欲呕，口干不欲饮，不饥不欲食，舌謇言涩，溺黄而频。曰：体属素虚，此由患感时过投温散，阴津阳气皆伤，后来进补而势反剧者，滋腻妨其中运，刚烈动其内风，以致医者佥云表之不应，补亦无功，竟成无药可治之证。虽然，不过难治耳，未可遽弃也。与秋石水拌制高丽参、苁蓉、首乌、生白芍、牡蛎、楝实、盐水炒橘红、桑葚、石斛、蒺藜、茯苓煎，吞饭丸肉桂心五分。一剂躁平呕止，各恙皆减。连投数服，粥食渐安。石念祖评析：叙证惟肢冷及口干不欲饮，不饥不欲食暨溺频属阳虚，余皆阴虚挟热之象。秋石水拌制丽参三钱、淡苁蓉三钱、制首乌三钱、生白芍四钱、煅牡蛎一两（杵，先煨六句钟）。川楝实三钱（杵，先）、盐水炒蛀陈皮一钱、干桑葚三钱、鲜石斛（杵，先）八钱、生白蒺（去刺，次入）三钱、白茯苓三钱，药送饭丸肉桂心五分。此杂证杂治之法，须元其从阳引阴，从阴引阳，机轴灵动。此证阴虚重于阳虚。乃去首乌、桂、楝，加砂仁末拌炒熟地、菊花、枸杞，半

月而瘳。(石念祖《王孟英医案绎注·卷二·伤寒》)

【石念祖评析】

砂仁末二分、炒松熟地四钱(去砂仁)、杭菊花二钱、甘枸杞三钱。
(石念祖《王孟英医案绎注·卷二·伤寒》)

【原案】

江小香病势危笃，浼人迎孟英诊之。脉虚弦而小数，头痛偏于左后，子夜热躁，肢冷欲呕，口干不欲饮，不饥不欲食，舌謇言涩，溺黄而频。曰：体属素虚，此由患感时过投温散，阴津阳气皆伤，后来进补而势反日剧者，滋腻妨其中运，刚烈动其内风，知此二语，方可论药。以致医者佥云表之不应，补亦无功，竟成无药可治之证。虽然，不过难治耳，未可遽弃也。与秋石水拌制高丽参、苁蓉、首乌、生白芍、牡蛎、楝实、盐水炒橘红、桑葚、石斛、蒺藜、茯苓等煎，吞饭丸肉桂心五分。一剂躁平呕止，各恙皆减。连投数服，粥食渐安，乃去首乌、桂、楝，加砂仁末拌炒熟地、菊花、枸杞，半月而瘳。

【眉批】

从阴引阳，从阳引阴，绝妙机轴。(王士雄《王氏医案·卷二》)

石芷卿患感，张某连投柴、葛药，热果渐退，而复热之后。势更孔甚。孟英先以栀、豉、芩、连等药，清解其升浮之热，石念祖评析：大凡实热挟感，初误温散，热无不退，以其人本身固有之阴，尚能供温剂劫汗之取求也，追劫汗以后，阴伤热炽，热势更甚。医者不可不知。孟英先用栀、豉、芩、连清解其升浮之热，俟邪归胃腑，脉沉实滑，方用承气下之。此治病分国中末之定法也。黑山栀皮三钱、淡豆豉三钱、酒炒雅连八分、酒炒枯芩二钱五分、鲜枇杷叶(刷，包)三钱、姜竹茹三钱、连翘壳三钱、活水芦根一两、钗石斛(杵，先)五钱、薄橘红、旋覆(绢包，各一钱五分)。俟邪归胃腑，脉来沉实而滑，径用承气下之。石念祖评析：生厢黄四钱(开水泡冲，去渣)、炒枳实二钱、川楝实

（杵，先）二钱、石菖蒲一钱、赖橘红一钱五分、陈胆星一钱（炖，和服）。服后果下黑矢。次日大热大汗，大渴引饮。孟英曰：此腑垢行而经热始显。与竹叶石膏汤，二剂而安。

**【石念祖评析】**

鲜竹叶二钱、生石膏一两六钱（先煎）、酒炒知母三钱、黑山栀皮三钱、鲜枇杷叶（刷，包）三钱、活水芦根二两、炒枳实三钱、晚蚕砂五钱、陈木瓜一钱五分。继以育阴充液，调理而康。（石念祖《王孟英医案绎注·卷二·伤寒》）

**【原案】**

石芷卿患感，张某连投柴、葛药，热果渐退，而复热之后，势更孔甚，乃延孟英诊焉。先以栀、豉、芩、连等药，清解其升浮之热，挟邪归于府，脉来弦滑而实，径用承气汤下之。时其尊人北涯赴瓯，无人敢主其可服否也，另招他医决之，以为太峻，且腹不坚满，妄攻虑变，举家闻之摇惑，暮夜复恳再诊。孟英辨论洋洋，坚主前议，服后果下黑矢。次日大热大汗，大渴引饮，孟英曰：此腑垢行而经热始显。与竹叶石膏汤，二剂而安。继以育阴充液，调理而康。（王士雄《王氏医案·卷二》）

许芷卿患外寒，须复重衾，内热，饮不解渴，仍能安谷，便溺皆行。投以温散，即显咽疼。孟英脉之，沉弦而缓，作痰热内伏。投以犀、羚、元参、丹皮、白薇、黑栀、茹、贝、旋、蒡之剂。石念祖评析：仍能安谷，便溺皆行，病不在气。饮不解渴，温散咽痛，为内风已动。脉沉弦为肝热遏伏，此脉缓乃痰浊阻气，非脾阳衰弱。镑犀角、羚次尖（同先煎）（各）四钱、元参片（泡冲，去渣）一两、粉丹皮二钱、香白薇一钱、黑栀皮三钱、姜竹茹三钱、川贝（杵）四钱、旋覆（包，先）一钱半、姜炒牛蒡子三钱。两帖而寒渴咽痛皆减，乃去犀、羚、牛蒡，加二至、知母、花粉、银花，解酱矢而瘳。

**【石念祖评析】**

女贞（杵）五钱、旱莲草四钱、酒炒知母三钱、姜汁炒花粉四钱、济银花（次入）八钱。（石念祖《王孟英医案绎注·卷七·外寒内热》）

**【原案】**

许芷卿患外寒，须覆重衾，内热，饮不解渴，仍能安谷，便溺皆行。或以为虚寒，或以为疡患，投以温散，即显咽疼。孟英脉之，沉弦而缓，作痰热内伏。投以犀、羚、元参、丹皮、白薇、黑栀、茹、贝、旋、蒡之剂，两帖而寒渴咽疼皆减，乃去犀、羚、牛蒡，加二至、知母、花粉、银花，解酱矢而瘳。（王孟英《王氏医案续编·卷五》）

庄半霞闱（指科举考试。——编者注）后患感，日作寒热七八次，神气昏迷，微斑隐隐。孟英视之，曰：此平昔饮酒，积热深蕴，挟感而发，理从清解，必误投温补，以致热势披猖若是。询之果三场皆服参，且携枣子浸烧酒入闱。初病尚不至此，因连服羌、防、姜、桂，渐以滋甚。孟英先与白虎汤三剂，斑化而寒热渐已。石念祖评析：日作寒热七八次三句，此外感之邪欲外达，温补锢邪，邪欲达而不能径达。生石膏（先煎）八钱、酒炒知母三钱，去米、草，加黑栀皮三钱、淡豆豉（次入）三钱、炒枳实一钱、姜竹茹三钱、陈胆星（炖，和服）八分、石菖蒲（次入）六分、赖橘红八分、姜川连六分。继用大苦寒之药，泻其结热，所下黑矢皆作枣子气。石念祖评析：生厢黄三钱（开水泡冲，去渣）、炒枳实二钱、生冬瓜子四钱、晚蚕砂五钱、制根朴一钱、鲜莱菔一两（先煎），药送滚痰丸三钱。旬日后与甘润滋濡之法。两月始得痊愈。

**【石念祖评析】**

南花粉四钱、花麦冬三钱、蜜炙桑皮三钱、甜杏仁三钱、蜜炙枇叶（刷，包）三钱、大荸荠（打）三个、泡淡海蜇八钱、青蔗浆一酒杯（和服）、生粉草三钱。（石念祖《王孟英医案绎注·卷二·伤寒》）

【原案】

庄半霞，芝阶中翰之三郎也，闱后患感，日作寒热七八次，神气昏迷，微斑隐隐。医者无策，始迎孟英视之。曰：此平昔饮酒，积热深蕴，挟感而发，理从清解，必误投温补，以致热势披猖若是。询之果三场皆服参，且携枣子浸烧酒入闱。初病尚不至此，因连服羌、防、姜、桂，渐以滋甚。孟英曰：是矣。先以白虎汤三剂，斑化而寒热渐已，继用大苦寒之药，泻其结热，所下黑矢，皆作枣子气。旬日后与甘润滋濡之法，两月始得痊愈。（王士雄《王氏医案·卷二》）

## 伤寒医案

何叟，年近八旬，冬月伤风，有面赤气逆、烦躁不安之象。孟英曰：此喻氏嘉言所谓伤风亦有戴阳证也，不可藐视。以东洋参、细辛、炙甘草、熟附片、白芍、茯苓、干姜、五味、胡桃肉、细茶、葱白，一剂而瘳。孟英曰：此真阳素虚，痰饮内动，卫阳不固，风邪外入，有根蒂欲拔之虞。误投表散，一汗亡阳，故以真武、四逆诸法，回阳镇饮，攘外安内，以为剂也，不可施之阳实邪实之伤寒。

【石念祖评析】

戴阳阳外阴内，外实内虚，面赤气逆，烦躁不安。孟英诊断戴阳，必脉重按无力，不嗜冷饮。高丽参三钱、北细辛八分（次入）、炒甘草三钱、熟附片五钱、炒白术三钱、酒炒白芍一钱五分、白茯苓（干切）三钱、炒干姜四钱、北五味（杵，先）三钱、连衣胡桃肉五钱（先煎）、陈细茶一钱、连须鲜葱白三钱（去葱管、次入）。姜、附分两重于参、苓、术、草，则四君能动荡补阳，而无着滞不行之弊；细辛为药入下焦之引导；干姜合四君坐镇中枢；五味、胡桃潜纳浮阳；胡桃滋润得阳中之阴，与病情有相悦以解之妙；白芍、细茶反佐；葱白正治伤寒。（石念祖《王孟英医案绎注·卷一·伤风戴阳》）

**【原案】**

一何叟年近八旬，冬月伤风，有面赤气逆、烦躁不安之象。孟英曰：此喻氏所谓伤风亦有戴阳证也，不可藐视。以东洋人参、细辛、炙甘草、熟附片、白术、白芍、茯苓、干姜、五味、胡桃肉、细茶、葱白，一剂而瘳。孟英曰：此真阳素扰，痰饮内动，卫阳不固，风邪外入，有根蒂欲拔之虞。误投表散，一汗亡阳，故以真武、四逆诸法，回阳镇饮，攘外安内，以为剂也，以此二语印证前方，可知用法之周到。不可轻试于人，致干操刃之辜，慎之慎之！（王士雄《王氏医案·卷一》）

逾年患伤寒（指婆人罗元奎。——编者注）。孟英切脉，虚细已极，曰：此不可徒攻其病者，以阴分太亏耳。与景岳法，以熟地、当归、酒炒白芍、炙甘草、橘皮、柴胡等药。一剂而瘳。

**【石念祖评析】**

此证阴中之阳亦虚，故方中参用当归、炒芍。喻氏嘉言《医门法律》论治病"三分内伤，七分外感，外感为重，七分内伤，三分外感，内伤为重"，实为万世南针。孟英深得力于喻氏，世医治伤寒满纸温散，无一药顾及内伤，误人无限。宜用炒熟地一两，开水泡汤，去渣用汤煎药，当归身三钱、酒炒白芍一钱五分、炙甘草三钱、橘皮一钱五分、柴胡三钱，橘柴均次入。（石念祖《王孟英医案绎注·卷一·伤寒》）

**【原案】**

逾年患伤寒，孟英切脉，虚细已极。曰：此不可徒攻其病者，以阴分太亏耳。与景岳法，以熟地、当归、酒炒白芍、炙甘草、橘皮、柴胡等药，一剂而瘳。此法予亦屡用获效，气虚者并可加参，但表药止柴胡一味，犹嫌力微。（王孟英《王氏医案·卷一》）

## 温病医案

蔡初泉陡发寒热，咽痛大渴，脘闷舌绛。孟英诊脉甚数，径投大剂犀、羚、元参、丹皮、桑、栀、银花、花粉、翘、蒡之药。服后遍身发赤疹，而热退知饥矣。

**【石念祖评析】**

病情为阴虚风炽。锼犀角、羚次尖（同先煨八钟）（各）四钱、元参片（泡冲，去渣）一两、冬桑叶四钱、酒炒栀皮三钱、酒炒银花八钱、南花粉四钱、连翘壳三钱、姜汁炒牛子三钱。（石念祖《王孟英医案绎注·卷七·寒热》）

**【原案】**

德清蔡初泉，陡发寒热，咽痛大渴，脘闷舌绛，孟英诊脉甚数。径投大剂犀、羚、元参、丹皮、桑、栀、银花、花粉、翘、蒡之药。服后遍身发赤疹，而热退知饥矣。（王孟英《王氏医案续编·卷五》）

陈建周子患春温，初起即神气躁乱，惊惧不眠。两脉甚数。孟英谓：温邪直入营分也。与神犀丹（神犀丹：犀角尖磨汁、石菖蒲、黄芩各六两；直生地冷水洗净浸透捣绞汁、银花各一斤，如有鲜者，捣汁用尤良；粪清、连翘各十两；板蓝根九两，无则以飞净青黛代之；香豉八两；元参七两；花粉、紫草各四两；各药生晒，切忌火炒。研细，以犀角、地黄汁、粪清和捣为丸，切勿加蜜。如难丸，可将香豉煮烂。每重三钱，凉开水化服，小儿用半丸。如无粪清，可加人中黄四两研入。王孟英自注云：温热、暑疫诸病，邪不即解，耗液伤营，逆传内陷，痉厥昏狂，谵语发斑等证，但看病人舌色干光，或紫绛，或圆硬，或黑苔，皆以此丹救之。若初病即觉神情昏躁，而舌赤口干者，是温暑直入营分。酷热之时，阴虚之体，及新产妇人，患此最多，急须用此，多可挽回，切勿拘泥日数，误投别药以偾事也。兼治痘瘄毒重，夹带紫斑危证，暨痘瘄后，余毒内炽，口糜咽腐，目赤神烦诸证。上本叶氏参治验。——编者注），佐紫雪。两剂而瘳。

夏间吴守旃暨高若舟子，胡秋纫女，患温，初起即肢瘛妄言，神情瞀乱，孟英皆用此法，寻则霍然。世人每执汗解之法，为初感之治，孰知病无定体，药贵得宜。

**【石念祖评析】**

犀角（磨，冲）二钱、酒炒枯苓三钱、石菖蒲（次入）二钱、大生地一两（泡冲，去渣）、济银花一两五钱、连翘壳三钱、元参八钱（泡冲，去渣）、南花粉四钱、炒香豉一钱半、飞青黛一钱。（石念祖《王孟英医案绎注·卷九·春温》）

**【原案】**

陈建周令郎患春温，初起即神气躁乱，惊惧不眠，两脉甚数。孟英谓：温邪直入营分也。与神犀丹，佐紫雪，两剂而瘥。（王孟英《王氏医案续编·卷七》）

戴氏妇，年五十六岁，仲冬患感，初服杨某归、柴、丹参药一剂，继服朱某干姜、苍术、厚朴药五剂，遂崩血一阵。孟英诊之，脉形空软促数，苔黑舌绛，足冷而强，息微善笑，询其汛断逾十载。石念祖评析：此证可治。在汛断十载，阴精基础，尚不亏损。曰：冬温失于清解，营血暴脱于下，岂可与热入血室同年而语耶！必由误服热药所致，因检所服各方而叹曰：小柴胡汤与冬温何涉？即以伤寒论，亦不能初感即投，况以丹参代人参，尤为悖谬。夫人参补气，丹参行血，主治天渊，不论风寒暑湿各气初感，皆禁用血药，为其早用反致引邪深入也。既引而入，再误于辛热燥烈之数投，焉得不将其仅存无几之血，逼迫而使之尽脱于下乎？女人以血为主，天癸既绝，无病者尚不宜有所漏泄，况温邪方炽，而阴从下脱，可不畏哉！病家再四求治。孟英与西洋参、苁蓉、生地、犀角、石斛、生芍、银花、知母、麦冬、甘草、蔗浆、童溺。两剂足温舌润，得解酱粪。石念祖评析：西洋参三钱、大生地六钱、淡苁蓉三钱、磨犀角（冲）五分、生白芍（杵，先）四钱、酒炒银花五钱、酒炒知母一钱五分、整麦冬三钱、生粉草二钱、蔗浆（冲）大半酒杯、童溺一酒杯（煎去沫，冲药温服）。脉数渐减而软益甚，乃去犀角，加高丽参。石念祖评析：宜加丽参三钱。数帖脉渐和，热退进

粥，随以调补，幸得向安。（石念祖《王孟英医案绎注·卷三·冬温》）

【原案】

戴氏妇，年五十六岁，仲冬患感，初服杨某归、柴、丹参药一剂，继服朱某干姜、苍术、厚朴药五剂，遂崩血一阵。谓其热入血室，不可治矣。眉批：即热入血室，亦岂不可治之证？可见此人并不知热入血室为何病，第妄指其名耳！始延孟英诊之。脉形空软促数，苔黑舌绛，足冷而强，息微善笑，询其汛断逾十载。曰：冬温失于清解，营血暴脱于下，岂可与热入血室同年而语耶！必由误服热药所致，因检所服各方而叹曰：小柴胡汤与冬温何涉？即以伤寒论，亦不能初感即投，况以丹参代人参，尤为悖谬。夫人参补气，丹参行血，主治天渊，不论风寒暑湿各气初感，皆禁用血药，为其早用反致引邪深入也。既引而入，再误于辛热燥烈之数投，焉得不将其仅存无几之血，逼迫而使之尽脱于下乎？女人以血为主，天癸既绝，无病者尚不宜有所漏泄，况温邪方炽，而阴从下脱，可不畏哉！病家再四求治。孟英与西洋参、苁蓉、生地、犀角、石斛、生芍、银花、知母、麦冬、甘草、蔗浆、童溺。两剂足温舌润，得解酱粪，脉数渐减而软益甚，乃去犀角，加高丽参。数帖脉渐和，热退进粥，随以调补，幸得向安。（王士雄《王氏医案续编·卷一》）

范廉居夫妇，与其令爱，一时患恙，旬日后咸剧，孟英视之。……其室则苔腻口酸，耳鸣不寐，不饥神惫，脘痛头摇，脉至虚弦，按之涩弱。以当归、白芍、枸杞、木瓜、楝实、半夏、石斛、茯神、竹茹、兰叶、白豆蔻，为养营调气、和胃柔肝之法，数啜而瘳。（石念祖《王孟英医案绎注·卷十·温病》）

【原案】

其室则苔腻口酸，耳鸣不寐，不饥神惫，脘痛头摇，脉至虚弦，按之涩弱。以当归、白芍、枸杞、木瓜、楝实、半夏、石斛、茯神、竹茹、兰叶、白豆蔻，为养营调气、和胃柔肝之法，数啜而瘳。（王孟英

《王氏医案续编·卷八》》

范廉居夫妇，与其令爱，一时患恙，旬日后咸剧，孟英视之。……渠女则壮热殿屎，二便皆秘，苔黄大渴，胀闷难堪，脉来弦滑数实，系府证也。投桃核承气，加海蜇、芦菔，二剂而痊。（石念祖《王孟英医案绎注·卷十·温病》）

【原案】

渠女则壮热殿屎，二便皆秘，苔黄大渴，胀闷难堪，脉来弦滑数实，系府证也。投桃核承气，加海蜇、芦菔，二剂而痊。

廉居尊人颖禾曰：甚矣，服药之不可不慎也。三人（指范廉居夫妇与其令爱。——编者注）之证，医者皆谓可危，而治之日剧，君悉以一二剂起之，抑何神欤？因忆四十二岁时患痁，胡魁先用首乌太早，遂致客邪留恋，缠绵百日，大为所困，嗣后不敢服药，今四十年矣。昨闻韩组林年虽七十，饮啖兼人，而平时喜服药，医以为老，辄用附、桂、参、茸等药，以期可享遐龄，讵料初八日晚膳尚健饭，三更睡醒，倏寒栗发颤，俄而四肢瘈疭，越日云亡，得非即世人所谓之子午证耶？孟英曰：此老系阳旺之体，肥甘过度，痰火日增，年至古稀，真阴日耗，而久服此等助火烁阴之药，以致风从火出，立拔根荄，与儿科所云急惊风证，殆无异焉。（王孟英《王氏医案续编·卷八》）

范廉居夫妇，与其令爱，一时患恙，旬日后咸剧，孟英视之。廉居则大解已行，热退未净，气逆不饥，呃忒自汗，脉形虚大，舌紫无苔，为上焦热恋，下部阴亏之象。予西洋参、旋覆、竹茹、枇杷叶、石斛、柿蒂、牡蛎、龟板、刀豆、牛膝之剂。两服即舌润知饥，呃汗皆罢，去刀豆、旋覆、柿蒂，加熟地一两（泡煎，去渣）、胡桃肉三钱、当归身二钱，投之而愈。（石念祖《王孟英医案绎注·卷十·温病》）

【原案】

范廉居夫妇，与其令爱，一时患恙，旬日后咸剧，金粟香荐孟英视之。廉居则大解已行，热退未净，气逆不饥，呃忒自汗，脉形虚大，舌紫无苔，为上焦热恋，下部阴亏之象。予西洋参、旋覆、竹茹、枇杷叶、石斛、柿蒂、牡蛎、龟板、刀豆、牛膝之剂。两服即舌润知饥，呃汗皆罢，去刀豆、旋覆、柿蒂，加熟地、胡桃肉、当归，投之而愈。
（王孟英《王氏医案续编·卷八》）

范蔚然八月患感旬余，诸医束手。孟英治之，见其气促音微，呃忒自汗，饮水下咽，随即倾吐无余。曰：伏暑在肺，必由温散以致剧也。盖肺气受病，治节不行，一身之气，皆失其顺降之机，即水精四布，亦赖清肃之权以主之，气既逆而上奔，水亦泛而上溢矣。但清其肺，则诸恙自安。阅前服诸方，始则柴、葛、羌、防以升提之，火借风威，吐逆不已；犹谓其胃中有寒也，改用桂枝、干姜以温燥之，火上添油，肺津欲绝，自然气促音微；疑其虚阳将脱也，径与参、归、蛤蚧、柿蒂、丁香以补而纳之，愈补愈逆，邪愈不出，欲其愈也难矣。亟屏前药，以泻白散合清燥救肺汤，数服而平。

**【石念祖评析】**

论证尽于原案。生桑白皮三钱、地骨皮四钱、生甘草三钱，去粳米，加姜炒川连八分、北沙参八钱、花麦冬三钱、冬桑叶四钱、苦杏仁（泥）一钱五分、鲜枇杷叶三钱（刷，包）、清阿胶二钱（炖，和服）。
（石念祖《王孟英医案绎注·卷一·伏暑》）

**【原案】**

壬辰八月，范蔚然患感旬余，诸医束手。乃弟丽门恳孟英治之。见其气促音微，呃忒自汗，饮水下咽，随即倾吐无余。曰：伏暑在肺，必由温散以致剧也。盖肺气受病，治节不行，一身之气，皆失其顺降之机，即水精四布，亦赖清肃之权以主之，气既逆而上奔，水亦泛而上溢矣。

**【眉批】**

妙论。不独治暑为然，凡上而不下之证，皆可类推。

但清其肺，则诸恙自安。乃阅前服诸方，始则柴、葛、羌、防以升提之，火藉风威，吐逆不已，犹谓其胃中有寒也。改用桂枝、干姜以温燥之，火上添油，肺津欲绝，自然气促音微，疑其虚阳将脱也。径与参、归、蛤蚧、柿蒂、丁香以补而纳之，愈补愈逆，邪愈不出，欲其愈也难矣。亟屏前药，以泻白散合清燥救肺汤，数服而平。（王士雄《王氏医案·卷一》）

龚妇患秋感，服温散药而日重。请孟英诊之。脉见弦数软滑，苔黑，肢瘛。疏方用沙参、元参、知母、花粉、犀、羚、茹、贝、栀、菖等药。日亟饵之，否将厥矣！急煎灌之，遂得生机。次日复诊脉较和，一路清凉，渐以向愈。

**【石念祖评析】**

北沙参八钱，元参片（泡冲，去渣）一两，酒炒知母四钱，南花粉五钱，镑犀角、羚次尖（各）四钱（先煨八句钟），黑栀皮三钱，石菖蒲（次入）二钱。（石念祖《王孟英医案绎注·卷五·温病》）

**【原案】**

龚念匏室，故舍人汪小米之女也。患秋感，服温散药而日重。渠叔母韩宜人，请援于孟英。脉见弦数软滑，苔黑肢瘛。疏方用沙参、元参、知母、花粉、犀、羚、茹、贝、栀、菖等药，日亟饵之，否将厥矣！时念匏幕于江南，族人皆应试入场，侍疾者多母党，伊叔少洪疑药凉，不敢与服，迨暮果欲厥矣。众皆皇皇，幸彼女兄为故孝廉金访叔之室，颇具卓识，急煎孟英方灌之，遂得生机。次日复诊脉较和，一路清凉，渐以向愈。（王士雄《王氏医案续编·卷三》）

顾奏云季秋患感，医作虚治，补及旬日，舌卷痉厥，腰以下不能略动，危在须臾。孟英设死里求生之策，察脉虚促欲绝。先灌紫雪一钱，随溉犀角地黄汤二大剂服下。厥虽止而舌腭满黑，目赤如鸠。仍用前汤。三日间计服犀角两许，黑苔渐退，神识乃清，而呃忒频作，人犹疑其虚也。孟英曰：营热虽解，气道未肃耳。以犀角、元参、石斛、连翘、银花、竹茹、知母、花粉、贝母、竹叶为方服之。次日即下黑韧矢甚多，而呃忒止。又三剂，连解胶黑矢四次，舌色始润，略进米饮，腿能稍动，然臀已磨穿矣。与甘凉育阴药，续解黑矢又五次，便溺之色始正。投以滋养，日渐向安。其弟翰云患左胯间肿硬而疼，暮热溺赤，舌绛而渴。孟英按脉细数，径用西洋参、生地、麦冬、楝实、知母、花粉、银花、连翘、甘草、黄柏等药，服旬余而愈。

【石念祖评析】

犀角（先煎）四钱、大生地一两、济银花一两五钱、紫丹参三钱、生白蒺（次入）三钱、陈木瓜三钱、地骨皮五钱、粉丹皮二钱、煅牡蛎（杵）六两、血龟板（杵）二两、鲜石斛（杵）一两、川楝核（杵）四钱（四味同先炭煨六句钟，取汤代水煎药）。清气治呃方：犀角（先煎）四钱、玄参片八钱（开水泡冲，去渣）、鲜石斛（先煎）一两、连翘壳三钱、济银花一两五钱、姜竹茹三钱、酒炒知母三钱、花粉三钱、川贝母（杵）四钱、鲜竹叶二钱。风阳之呃，非重用犀、知、银花不止。顾翰云病情阴虚血热。西洋参三钱、大生地八钱、花麦冬四钱、川楝核（杵，先）一钱五分、酒炒知母二钱、酒炒川黄柏一钱、花粉四钱、济银花八钱、连翘壳三钱、生粉草三钱。热虽在血，必使达于气分而解，故方中参用清气品。（石念祖《王孟英医案绎注·卷四·温病》）

【原案】

顾奏云季秋患感，医作虚治，补及旬日，舌卷痉厥，腰以下不能略动，危在须臾。所亲石诵羲延孟英设死里求生之策，察脉虚促欲绝。先灌紫雪一钱，随溉犀角地黄汤二大剂服下。厥虽止而舌腭满黑，目赤如鸠，仍用前汤。三日间计服犀角两许，黑苔渐退，神识乃清，而呃忒频作，人犹疑其虚也。孟英曰：营热虽解，气道未肃耳。以犀角、元参、石花、连翘、银花、竹茹、知母、花粉、贝母、竹叶为方服之。次日即下黑韧矢甚多，而呃忒止。又三剂，连解胶黑矢四次，舌色始润，略进米饮，腿能稍动，然臀已磨穿矣。与甘润育阴药，续解黑矢又五次，便溺之色始正。投以滋养，日渐向安。已酉举于乡。（王士雄《王氏医案

续编·卷二》)

关颖庵患寒热，医泥其年之司天在泉，率投温燥，以致壮热不休。阮某用小柴胡和解之治，遂自汗神昏，苔黑舌强，肢瘈不语，唇茧齿焦。许芷卿知为伏暑，而病家疑便溏不可服凉药。孟英诊曰：阴虚之体，热邪失清，最易劫液，幸得溏泻，邪气尚有出路，正宜乘此一线生机，迎而导之，切勿迟疑。遂与芷卿商投晋三犀角地黄汤，加知、麦、花粉、西洋参、元参、贝、斛之类。石念祖评析：自汗神昏四句，为温药劫液，热邪由气侵营，尚未全离气分之象。镑犀角（磨，冲）一钱、大生地（泡，冲，去渣）八钱、酒炒知母四钱、花麦冬四钱、南花粉五钱、西洋参三钱、元参片（泡，冲，去渣）一两、川贝母（杵）四钱、鲜钗斛（杵，先）一两。大剂服八九日，甫得转机。续与甘凉充液。石念祖评析：蜜水拌芦根二两、花麦冬五钱、蜜水炒枇叶（刷，包）三钱、连皮荸荠二两、淡海蜇（先煎）一两、银花八钱、钗石斛（杵，先）一两、姜竹沥一酒杯（冲）、连皮北梨二两、连皮嫩蔗一两（同榨汁，冲），药温服。六七剂，忽大汗如雨者一夜，人皆疑其虚脱。孟英曰：此阴气复而邪气解也。嗣后果渐安谷，投以滋补而愈。（石念祖《王孟英医案绎注·卷三·伤寒》）

【原案】

关颖庵，患寒热，医者泥于今岁之司天在泉，率投温燥，以致壮热不休。阮某用小柴胡和解之治，遂自汗神昏，苔黑舌强，肢瘈不语，唇茧齿焦。张某谓斑疹不透，拟进角刺、荆、蒡；越医指为格阳假热，欲以附子引火归原。眉批：因前医之误，而始思转计，已非良医所为，况明睹温燥表散之害，而仍蹈覆辙，焉足云医。许芷卿知为伏暑，而病家疑便溏不可服凉药，复延孟英诊之。曰：阴虚之体，热邪失清，最易劫液，幸得溏泄，邪气尚有出路，正宜乘此一线生机，迎而导之，切勿迟疑。遂与芷卿商投晋三犀角地黄汤，加知、麦、花粉、西洋参、元参、贝、斛之类。大剂服八九日，甫得转机。续与甘凉充液六七剂，忽大汗如雨者一夜，人皆疑其虚脱。孟英曰：此阴气复而邪气解也，切勿惊惶。嗣后果渐安谷，投以滋补而愈。继有陈菊人明府乃郎，病较轻于此，因畏犀角，不敢服，竟致不救，岂不惜哉。（王士雄《王氏医案续编·卷一》）

韩组林年近古稀，孟冬患肢厥头肿，谵语遗溺。包某作虚风类，进以温补，势益剧。孟英脉之，左弦数，右滑溢，乃痰热内阻，风温外侵。与羚、贝、茹、栀、翘、薇、桑、菊、花粉、丹皮、旋覆，以芦菔汤煎服而瘳。

**【石念祖评析】**

左弦数为阴虚挟肝热，右滑溢为风阳煽痰逆上。方义主息风阳以涤痰热。羚次尖（先煎八钟）四钱、川贝（杵）四钱、姜竹茹三钱、黑栀皮三钱、连翘壳三钱、香白薇一钱、冬桑叶四钱、杭白菊三钱、粉丹皮二钱、南花粉四钱、芦菔一两（煨汤，去渣煎药）。（石念祖《王孟英医案绎注·卷七·风温》）

**【原案】**

韩组林年近古稀，孟冬患肢厥头肿，谵语遗溺。包某作虚风类，进以温补，势益剧。孟英脉之，脉弦数，右滑溢，乃痰热内阻，风温外侵。与羚、贝、茹、栀、翘、薇、桑、菊、丹皮、花粉、旋覆，以芦菔汤煎服而瘳。（王孟英《王氏医案续编·卷五》）

李德昌母仲夏患感，医诊为湿，辄与燥剂，大便反泻，遂疑高年气陷，改用补土，驯致气逆神昏，汗多舌缩，乞诊于孟英。脉洪数无伦，右尺更甚。与大剂犀角、石膏、黄芩、黄连、黄柏、知母、花粉、栀子、石斛、竹叶、莲心、元参、生地之药，另以冷雪水调紫雪，灌一昼夜，舌即出齿，而喉舌赤腐，咽水甚痛，乃去三黄，加银花、射干、豆根，并吹锡类散。三日后脉证渐和，稀糜渐受。改授甘凉缓剂，旬日得坚黑矢而愈。

**【石念祖评析】**

洪数无伦，为实热兼挟阴虚，辨证在右尺更甚。镑犀角（先煎）四钱、生石膏一两六钱（先煎）、酒炒枯芩一钱、酒炒川连八分、酒炒川黄柏一钱半、酒炒知母三钱、南花粉四钱、黑栀皮三钱、鲜石斛（先煎）一两、鲜竹叶二钱、莲子心一钱、元参片一两、大生地八钱（二味开水泡煎，去渣），另以雪水调紫雪一钱，灌一昼夜。嗣去三黄，加济银花一两五钱、射干三钱、酒炒山豆根一钱。（石念祖《王孟英医案绎注·卷九·温病》）

**【原案】**

李德昌之母，仲夏患感，医诊为湿，辄与燥剂，大便反泻，遂疑高年气陷，改用补土，驯致气逆神昏，汗多舌缩，已办后事，始乞诊于孟英。脉洪数无伦，右尺更甚。与大剂犀角、石膏、黄芩、黄连、黄柏、知母、花粉、栀子、石斛、竹叶、莲心、元参、生地之药，另以冷雪水调紫雪，灌一昼夜，舌即出齿，而喉舌赤腐，咽水甚痛，乃去三黄，加银花、射干、豆根，并吹锡类散。三日后脉证渐和，稀糜渐受，改授甘凉缓剂，旬日得坚黑矢而愈。（王孟英《王氏医案续编·卷七》）

李氏女，素禀怯弱，春间汛事不行，胁腹聚气如瘕，餐减肌削，屡服温通之药。至孟秋，加以微寒壮热，医仍作经闭治，势濒于危。孟英切脉时，壮热烙指，汗出如雨，汗珠落脉枕上，微有粉红色，乃曰：虚损是其本也。今暑热炽盛，先当治其客邪。书白虎汤加西洋参、元参、竹叶、荷秆、桑叶。服二帖，热果退，汗渐收。改用甘凉清余热，日以向安。继与调气养营阴，宿瘕亦消。培补至仲冬，汛至而痊。

**【石念祖评析】**

汛事不行，胁腹聚气如瘕，是血病及气。至减餐肌削，屡服温通，微寒壮热，则血病及气，由气分而外达皮毛。先治客邪，急则治标之义。生石膏一两六钱（先煎）、酒炒知母（次入）三钱，去草（指甘草。——编者注)、米(指粳米。——编者注),加西洋参三钱、元参片五钱(开水泡冲,去渣)、鲜竹叶(次入)三钱、鲜荷秆二尺、冬桑叶四钱。二帖后改用甘凉清余热,方用蜜炙枇叶(刷,包)三钱、生甘草三钱、鲜竹叶二钱、鲜茅根四钱、活水芦根二两、生苡仁八钱、鲜敛斛(杵,先)一两、连皮梨(切)一两;继与调气养营阴,方用鲜竹茹三钱、苦杏仁二钱、薄橘红一钱五分、紫菀茸一钱、旋覆花(绢包)一钱五分、连节藕(切先)二两、蒲桃(即葡萄。——编者注)干三钱、鲜茅根三钱、箱归身二钱、大生地八钱、女贞(杵,先)四钱。(石念祖《王孟英医案绎注·卷二·月事不行》)

**【原案】**

赤山埠李氏女,素禀怯弱。春间汛事不行,胁腹聚气如瘕,减食肌削,屡服温通之药。至孟秋,加以微寒壮热,医仍作经闭治,势濒于危。乃母托伊表兄林豫堂措办后事,豫堂特请孟英一诊以决之。孟英切其脉时,壮热烙指,汗出如雨,其汗珠落于脉枕上,微有粉红色,乃曰:虚损是其本也。今暑热炽盛,先当治其客邪,急则治标之法。庶可希冀。疏白虎汤加西洋参、元参、竹叶、荷秆、桑叶。及何医至,一筹莫展,闻孟英主白虎汤,乃谓其母曰:危险至此,尚可服石膏乎?且《本草》于石膏条下致戒云,血虚胃弱者禁用,岂彼未之知也。豫堂毅然曰:我主药,与其束手待毙,盍从孟英死里求生之路耶?遂服二帖,热果退,汗渐收。改用甘凉清余热,日以向安。继与调气养营阴,宿瘕亦消。培补至仲冬,汛至而痊。次年适孙夔伯之弟。(王士雄《王氏医案·卷二》)

李子初秋患感,医闻便溏而止之,乃至目赤谵妄,舌绛苔黄,溲涩善呕,粒米不能下咽。孟英先与犀角、石膏、竹叶、竹茹、枇杷叶、茅根、知母、花粉、栀子以清之。呕止神清,热亦渐缓。继以承气汤加减,三下黑矢,黄苔始退,即能啜粥,以其右关尺迟涩有力,故知有燥矢也。续投甘凉,调理而痊。

**【石念祖评析】**

此证病情，为内风已动。犀角、石膏、知母、花粉息风救液，风息气乃下行。锉犀角（先煎）四钱、生石膏一两六钱、鲜竹叶二钱、姜竹茹三钱、姜枇叶（刷，包）三钱、鲜茅根五钱、酒炒知母四钱、南花粉五钱、姜栀皮三钱。继以承气汤加减。酒炒知母四钱、鲜芦根二两、生冬瓜子八钱、晚蚕砂五钱、丝瓜络三钱、石菖蒲（次入）二钱、省头草三钱、制半夏一钱、生厢黄四钱（开水泡冲，去渣）。（石念祖《王孟英医案绎注·卷六·温病》）

**【原案】**

李竹虚令郎，初秋患感，医闻便溏而止之，乃至目赤谵妄，舌绛苔黄，溲涩善呕，粒米不能下咽。孟英先与犀角、石膏、竹叶、竹茹、枇杷叶、茅根、知母、花粉、栀子以清之。呕止神清，热亦渐缓。继以承气汤加减，三下黑矢，黄苔始退，即能啜粥，以其右关尺迟缓有力，故知有燥矢也。续投甘凉，调理而瘥。（王士雄《王氏医案续编·卷四》）

毛允之，戌年冬患感，初治以温散，继治以滋阴，延至次春，病日以剧。凤山僧补以升、柴、芪、术，丁卯杵下以轻粉、巴霜，杂药遍投，形神日瘁。孟英视之，脉来涩数上溢，呃忒，口腻，虽觉嗜饮，而水难下咽，频吐涎沫，便秘溺赤，潮热往来，少腹如烙，按之亦不坚满。曰：此病原属冬温，治以表散，则津液伤而热乃炽；继以滋填，热邪愈锢，再施温补，气机更窒。升、柴、芪、术欲升其清而反助其逆，巴霜、轻粉欲降其浊而尽劫其阴。病及三月，发热不是表邪；便秘旬余，结涩非关积滞。且脉涩为津液之已伤，数是热邪之留着，溢乃气机为热邪所壅而不得下行，岂非温邪未去，得补而胶固难除，徒使其内烁真阴，上熏清道，以致一身之气，尽失肃清之令。法当搜剔余邪，使热去津存，即是培元之道；伸其治节，俾浊气下趋，乃为宜达之机。以北沙参、紫菀、麦冬、知母、花粉、兰草、石斛、丹皮、黄芩、桑叶、栀子、黄连、木通、银花、橘皮、竹茹、芦根、橄榄、枇杷叶、地栗、海蛰等，出入为方。服之各恙递减，糜粥渐加，半月后始得大解，而腹热全消，谷食亦安，乃与滋阴善后而痊。

**【石念祖评析】**

论证略尽原案。脉来涩数上溢九句，合言之皆热邪窒肺之象。析言之，虽觉嗜饮，水难下咽，热邪煽痰逆升阻气，气不降则水不入。少腹如烙，按之亦不坚满，则热邪不在血分可知。北沙参四钱、姜制黄连八分、姜制枯芩二钱、黑栀皮三钱、姜制竹茹三钱、活水芦根一两、细木通一钱、赖橘红（次入）一钱五分、姜枇叶（刷，包）三钱，更方去沙参、栀皮、竹茹、枇叶，加南花粉四钱、鲜石斛（杵，先）一两、建兰叶（次入）三钱，再更方去连、芩、花粉、兰叶，加花麦冬三钱、酒炒知母三钱、粉丹皮三钱、冬桑叶三钱、济银花八钱（次入）、鲜青果（连核杵，先）两个，地栗（指荸荠。——编者注）、泡淡海蜇各一两。每五日易一方。（石念祖《王孟英医案绎注·卷一·冬温》）

**【原案】**

毛允之戌冬患感，初治以温散，继即以滋阴，病日以剧，延至亥春。或疑为百日之劳，或谓是伤寒坏证，而凤山僧主升、柴、芪、术以补之，丁卯桥用轻粉、巴霜以下之，杂药遍投，形神日瘁。乃尊学周延孟英视之。脉来涩数上溢，呃忒口腻，虽觉嗜饮，而水难下膈，频吐涎沫，便秘溺赤，潮热往来，少腹如烙，按之亦不坚满。曰：此病原属冬温，治以表散，则津液伤而热乃炽。继以滋填，热邪愈锢，再施温补，气机更窒。升、柴、芪、术欲升其清，而反助其逆；巴霜、轻粉欲降其浊，而尽劫其阴。病及三月，发热不是表邪；便秘旬余，结涩非关积滞。且脉涩为津液之已伤，数是热邪之留着，溢乃气机为热邪所壅而不得下行，岂非温邪未去，得补而胶固难除，徒使其内烁真阴，上熏清道，以致一身之气，尽失肃清之令。法当搜剔余邪，使热去津存，即是培元之道；伸其治节，俾浊气下趋，乃为宜达之机。何必执参、茸为补虚，指硝、黄为通降哉？以北沙参、紫菀、麦冬、知母、花粉、兰草、石斛、丹皮、黄芩、桑叶、栀子、黄连、木通、银花、橘皮、竹茹、芦根、橄榄、枇杷叶、地栗、海蜇等，出入为方。服之各恙递减，糜粥渐加，半月后始得大解，而腹热全消，谷食亦安，乃与滋阴善后而愈。

【眉批】

清热生津，治法固善。然亦此人本元坚固，故屡误之后，犹能挽回，否则亦难为力矣。（王士雄《王氏医案·卷一》）

钱闻远子患感，汤某进桂、朴、姜、柴等药，而痰血频咯，神瞀耳聋，谵语便溏，不饥大渴，苔黑溲少，彻夜无眠。某某迭进轻清，黑苔渐退，舌绛无津，外证依然。不能措手。孟英诊之，脉皆细数，乃真阴素亏，营液受灼，不必以便溏不食，而畏滋腻也。授以西洋参、生地、二至、二冬、龟板、燕窝、茹、贝、银花、藕汁、梨汁、葳蕤、百合等药。二剂咯血渐止，痰出甚多，渐进稀糜，夜能稍寐。五剂热退泻止，渴始减，脉渐和，旬日后，解燥矢而痊。

【石念祖评析】

无实证而便溏，为脾败除中，有实证而便活，为热寻出路。此病脉证八句皆实热见证。脉皆细数，何畏滋腻？西洋参三钱，大生地八钱，女贞（杵）五钱，旱莲草四钱，明天冬（切）六钱，花麦冬四钱，血龟板（件）四两，燕窝（包）三钱（二味同先煎八钟），姜竹茹三钱，川贝（杵）四钱，济银花八钱，藕汁、梨汁（各）大半酒杯（冲），肥玉竹三钱，百合花三钱。（石念祖《王孟英医案绎注·卷七·风温》）

【原案】

钱闻远仲郎患感，汤某进桂、朴、姜、柴等药，而痰血频咯，神瞀耳聋，谵语便溏，不饥大渴，苔黑溲少，彻夜无眠。范应枢、顾听泉叠进轻清，黑苔渐退，舌绛无津，外证依然，不能措手。孟英诊之，脉皆细数，乃真阴素亏，营液受烁，不必以便溏不食，而畏滋腻也。授以西洋参、生地、二至、二冬、龟板、燕窝、茹、贝、银花、藕汁、梨汁、葳蕤、百合等药。二剂咯血渐止，痰出甚多，渐进稀糜，夜能稍寐。五剂热退泻止，渴始减，脉渐和，旬日后，解燥矢而瘥。（王孟英《王氏医案续编·卷五》）

秋间其母患感，连服温散，转为肢厥便秘，面赤冷汗，脉来一息一歇，举家惶惶，虑即脱变。孟英视其苔黄腻不渴，按其胸闷而不舒，且闻其嗅诸食物，无不极臭。断为暑湿内伏，挟痰阻肺。肺主一身之气，气壅不行，法宜升降，是虚脱之反面也。设投补药，则内闭而外脱，昧者犹以为投补迟而不及救，孰知真实类虚，不必以老年怀成见，总须以对证为良药。果一剂而脉至不歇，转为弦滑。再服汗止肢和，便行进粥，数帖而瘥。方用紫菀、白前、竹茹、枳实、旋、贝、杏、蒌、兜铃、枇杷叶也。（石念祖《王孟英医案绎注·卷八·春温》）

【原案】

许芷卿亦精于医……秋间其太夫人患感，连服温散，转为肢厥便秘，面赤冷汗，脉来一息一歇，肢厥而便秘面赤，可决其非脱证矣。举家惶惶，虑即脱变。孟英视其苔黄腻不渴，按其胸闷而不舒，且闻其嗅诸食物，无不极臭。断为暑湿内伏，挟痰阻肺。肺主一身之气，气壅不行，法宜开降，是虚脱之反面也。设投补药，则内闭而外脱，昧者犹以为投补迟疑而不及救，世之愈补愈虚，以至于脱者，大半由此。孰知真实类虚，不必以老年怀成见，总须以对证为良药。果一剂而脉至不歇，转为弦滑。再服汗止肢和，便行进粥，数帖而瘥。方用紫菀、白前、竹茹、枳实、旋、贝、杏、蒌、兜铃、枇杷叶也。（王孟英《王氏医案续编·卷六》）

任斐庭季夏患感，黄某闻其身热而时有微寒也，进以姜、萸、紫、枣等药，数帖热愈壮，而二便不行。更医连用渗利之剂，初服溲略通，既而益秘。孟英视焉，证交十四日，骨瘦如柴，脉弦细而涩，舌色光紫，满布白糜，夜不成眠，渴不多饮，粒米不进，少腹拒按，势将喘逆，虽属下证，而形脉如斯，法难直授。先令取大田赢一枚，鲜车前草

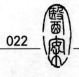
一握，大蒜六瓣，共捣烂，加麝香少许，罨脐下水分穴。方以元参、紫菀、栀子、知母、花粉、海蜇、凫茈、苁蓉、牛膝、天冬为剂，加鲜地黄汁服之。其夜小溲即行，气平略寐。又两剂，大解始下，退热而渐进稀糜，乃去雪羹、栀、菀、苁、膝、地黄汁，加西洋参、麦冬、石斛、干生地、竹茹、银花等药。又服十余帖，凡三解黑矢，而舌色复于红润，眠食渐安而起矣。

**【石念祖评析】**

以大蒜辛温反佐开导。内服方：元参片八钱、紫菀茸一钱半、黑栀皮一钱半、酒炒知母三钱、南花粉三钱、淡海蜇（先煎）二两、整荸荠（打）一两、淡苁蓉一钱半、酒炒牛膝八分、明天冬（切）六钱、鲜地黄（切，开水绞汁冲）一两。嗣去雪羹、栀、菀、双、膝、地黄汁，加西洋参、花麦冬四钱，石斛（先煎）一两，干生地五钱，姜竹茹四钱，济银花八钱。（石念祖《王孟英医案绎注·卷九·温病》）

**【原案】**

海盐任斐庭，馆于关琴楚家，季夏患感，黄某闻其身热而时有微寒也，进以姜、萸、柴、枣等药，数帖热愈壮，而二便不行。更医连用渗利之剂，初服溲略通，既而益秘，居停以为忧，始延孟英视焉。证交十四日，骨瘦如豺，脉弦细而涩，舌色光紫，满布白糜，夜不成眠，渴不多饮，粒米不进，少腹拒按，势将喘逆，虽属下证，而形脉如斯，法难直授。先令取大田赢一枚，外治法甚妥。鲜车前草一握，大蒜六瓣，共捣烂，加麝香少许，罨脐下水分穴。方以元参、紫菀、栀子、知母、花粉、海蜇、凫茈、苁蓉、牛膝、天冬为剂，加鲜地黄汁服之。其夜小溲即行，气平略寐。又两剂，大解始下，退热而渐进稀糜，乃去雪羹、栀、菀、苁蓉、膝、地黄汁，加西洋参、麦冬、石斛、干生地、竹茹、银花等药。又服十余帖，凡三解黑矢，而舌色复于红润，眠食渐安而起矣。（王孟英《王氏医案续编·卷七》）

邵鱼竹患感，杨某作疟治不应。孟英诊之，脉软汗多，热不甚壮，苔色厚腻，呕恶烦躁，痰多腿酸，显是湿温。曰：湿温者，湿蕴久而从时令之感以化热也。不可从表治，更勿畏虚率补。与宣解一剂，各恙颇减。

**【石念祖评析】**

此证前医必误作寒疟从表治。此证辨湿温，在热不甚壮及脉软。宣解方：石菖蒲（次入）一钱、苦杏仁（泥，次入）二钱、姜栀皮一钱五分、生苡仁（杵）四钱、酒炒川黄柏七分、建兰叶（次入）三钱、云苓片一钱五分、姜竹茹（次入）三钱、川贝母（杵）三钱。（石念祖《王孟英医案绎注·卷四·湿温》）

**【原案】**

邵鱼竹给谏患感，杨某作疟治不应，始迓孟英诊之。脉软汗多，热为湿所持，故脉软。热不甚壮，苔色厚腻，呕恶烦躁，痰多腿酸，显是湿温。因谓其令郎子瓶曰：湿温者，湿蕴久而从时令之感以化热也。不可从表治，更勿畏虚率补。与宣解一列，各恙颇减。奈众楚交咻，谓病由心力劳瘁而来，况汗多防脱，岂可不顾本原？群医附和。遂服参、归、熟地之药，增湿益热，宜乎不救。病日以剧。最后吴古年诊之云：此湿温也，何妄投补剂？然已末从挽救，交十四日而殒，始悔不从王议。（王士雄《王氏医案续编·卷二》）

沈春畇之母，偶患咽喉微痛，服轻清药一剂，即觉稍安，且起居作劳如常。第六日忽云坐立不支，甫就榻，即昏沉如寐。王瘦石用犀角地黄汤，化万氏牛黄丸灌之。孟英切其脉左数右滑，皆极虚软。石念祖评析：此证第六日甫就榻即昏沉如寐。阴虚之体，肝阳灼痰，逆升而厥，万不可拘先气后营常治之法。以犀角地黄清营，以牛黄化痰热，清营中仍兼清气。脉左数为血分挟热，右滑为气分挟痰，皆极虚软，则阴液素虚，阳气不随津液为流布。阴虚病温，治最辣手。曰：所见极是，但虽感冬温，邪尚轻微，因积劳久虚之体，肝阳内动，烁液成痰，逆升而厥，俨似温邪内陷之候。方中犀角靖内风，牛黄化痰热，不妨借用，病

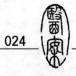

可无虞。今日不必再投药饵矣。翌日复诊。神气虽清，苔色将黑。石念祖评析：苔色将黑，此犀角地黄及牛黄丸之效力。犀角、地黄息风充液，牛黄化痰热，阴稍复，热稍轻，乃能托邪外出，现此将黑之苔。孟英与肃肺蠲痰、息风充液之剂，石念祖评析：姜竹茹三钱、姜竹沥一酒杯（和服）、干柿蒂一钱、淡海蜇（先煎）一两六钱、川贝母（杵）八钱、姜枇叶（刷，包）三钱、酒炒知母三钱、半夏曲一钱五分、元参（泡冲，去渣）五钱、黑栀皮三钱、陈胆星（炖，和服）八分、乌梅三钱、赖橘红（次入）一钱。热退而苔色松浮。孟英曰：舌将蜕矣。仍与前药，越宿视之，苔果尽退，宛如脱液之舌，且呕恶时作，大解未行。孟英于甘润生津药内，仍佐竹茹、竹沥、柿蒂、海蜇。石念祖评析：南花粉四钱、鲜芦根二两、生冬瓜子四钱、鲜钗斛（杵，先）一两、炒枳壳一钱五分、赖橘红一钱五分、姜炒枯芩一钱五分、川贝母一钱，淡姜汁（磨，冲）、茹、沥、柿蒂、海蜇同前方。数剂呕止便行，而舌上忽布白腐之苔，以及齿龈唇颊，满口遍生，揩拭不去。孟英坚守肃清肺胃，仍佐茹、沥，加橄榄、银花、建兰叶。石念祖评析：姜枇叶（刷，包）三钱、黑栀皮一钱五分、酒炒枯芩一钱五分、姜芦根八钱、陈胆星（炖，和服）七分、苦杏仁（泥）一钱五分、赖橘红八分、姜竹茹三钱、姜竹沥一酒杯（冲）、济银花（次入）五钱、建兰叶（次入）三钱。数剂白腐渐以脱下，舌色始露，惟啜粥则胸次梗梗不舒。孟英曰：胃汁不充，热痰未净也。仍守前议。石念祖评析：前方去栀皮、芦根，加生姜自然汁（磨，冲）枳实五分、连皮北梨一两（打汁和服）。既而吐痰渐少，纳谷颇适，两胁又添辣痛。孟英诊脉左关弦数，曰：必犯愤怒矣。诘之果然。加栀、楝、旱莲、女贞、生白芍、绿萼梅等。石念祖评析：前方去枯芩、橘红、竹茹、枳实，加黑栀皮三钱、川楝核（杵，先）四钱、女贞子（杵，先）五钱、旱莲草四钱、生白芍（先煎）八钱、绿萼梅（次入）二钱。数服各恙皆安，肤蜕成片，而右腿肿痛不能屈伸，或疑风气，思用艾灸。孟英急止之曰：此阴亏耳，误灸必成废疾，吾以妙

药奉赠，但不许速效也。疏方以西洋参、熟地黄、苁蓉、桑葚、石斛、木瓜、归、芍、二冬、杞、菊、楝实、牛膝，加无核白葡萄干为剂。久服果得向愈。

【石念祖评析】

西洋参三钱、大熟地八钱、淡苁蓉三钱、干桑葚（杵，先）三钱、鲜钗斛（杵，先）一两、陈木瓜三钱、箱归身二钱、生白芍四钱、明天冬（切）六钱、花麦冬四钱、甘枸杞三钱、川楝核（杵，先）四钱、杭白菊二钱、酒制牛膝一钱、无核白葡萄干三钱。（石念祖《王孟英医案绎注·卷三·冬温》）

【原案】

沈春旸之母，偶患咽喉微痛，服轻清药一剂，即觉稍安，且起居劳作如常。第五日犹操针黹至四鼓，第六日忽云坐立不支，甫就榻，即昏沉如寐。亟延王瘦石视之，用犀角地黄汤，化万氏牛黄丸灌之；继邀徐小坡，亦主是汤，云恐无济。乃邀孟英决之。切其脉左数右滑，皆极虚软。曰：王、徐所见极是，但虽感冬温，邪尚轻微，因积劳久虚之体，肝阳内动，烁液成痰，逆升而厥，俨似温邪内陷之候。方中犀角靖内风，牛黄化痰热，不妨借用，病可无虞，今日不必再投药饵矣。翌日复诊，神气虽清，苔色将黑。孟英与肃肺蠲痰，息风充液之剂，热退而苔色松浮。孟英曰：舌将蜕矣。仍与前药，越宿视之，苔果尽退，宛如脱液之舌，且呕恶时作，大解未行。孟英于甘润生津药内，仍佐竹茹、竹沥、柿蒂、海蜇。数剂呕止便行，而舌上忽布白腐之苔，此湿热熏蒸于肺也。以及齿龈唇颊，满口遍生，揩拭不去，人皆异之。孟英坚守肃清肺胃，仍佐茹、沥，加橄榄、银花、建兰叶。数剂白腐渐以脱下，舌色始露，惟吸粥则胸次梗梗不舒，夜不成寐。孟英曰：胃汁不充，热痰未净也。仍守前议。病家疑之，复商于瘦石，瘦石云：勿论其他，即如满口腐苔，酷似小儿鹅白，大方证甚属罕见，苟胸无学识者见之，必按剑而诧，今医者有不惑之智，而病家乃中道生疑，岂求愈之道耶？沈大愧服，一遵孟英设法，既而吐痰渐少，纳谷颇适，两胁又添辣痛。孟英诊脉左关弦数，曰：必犯忿怒矣。诘之果然。加栀、楝、旱莲、女贞、生白芍、绿萼梅等。数服各恙皆安，肤蜕成片，而右腿肿痛不能屈伸，或疑风气，思用艾灸，孟英急止之曰：此阴亏耳，误灸必成废疾，吾以妙药奉赠，但不许速效也。疏方以西洋参、熟地黄、苁蓉、桑葚、石斛、木瓜、归、芍、二冬、杞、菊、楝实、牛膝，加无核白蒲桃干为剂，久服果得向愈。越三载以他疾终。（王士雄《王氏医案续编·卷一》）

嗣有王炳华子患感，叶某用温散药，而气逆碍卧。王秉衡作肾虚不能纳气治，连服大剂温补，喘嗽益剧，面浮跗肿，抬肩自汗，大渴胁痛。乞治孟英，已半月不交睫矣。诊其脉右部弦大而强，舌根黑苔如煤者两条，面鼍形瘦，幸而大解溏泻，得能消受许多误药。径与旋、赭、黄连、枳实、栝楼、苏子、杏仁、紫菀、生石膏、芦菔汁。六大剂始能就枕，而大渴不止，脘腹反形痞胀，按之坚痛，乃去旋赭，少加白芥子、半夏、薤白。兼令日啖北梨数十枚。服旬日，胸腹皆舒，苔色尽退，惟嗽未已。改用西洋参、杏、贝、芦根、知母、冬瓜子、花粉、柿霜、杷叶、竹沥，十余剂嗽止，而跗肿渴泻，亦皆霍然矣。凡啖梨三百余斤，闻者莫不诧异。

**【石念祖评析】**

辨冬温挟痰，在面赤、目瞪不语；辨误提气不肃降，在昼夜需人抱坐，四日不着枕。旋覆花（包，先）三钱、生赭石（杵，先）二两、苦杏仁（泥）二钱、川贝母（杵）四钱、鲜茅根五钱、生冬瓜子四钱、紫菀茸一钱半、鲜薤白一钱半、姜炒蒌仁三钱、生苏子（研，次入）二钱、石菖蒲（次入）一钱、姜竹沥一酒杯（冲）、芦菔一两（切，煨，煎药）。三帖后便行能卧，自言胸中迷闷。改用姜汁炒川连八分，栝楼仁（研）三钱，制半夏一钱，生白芥子（研）、生莱菔子（研）、生苏子（研）（各）一钱半，北沙参四钱，姜炒知母三钱，旋覆（包，先）一钱半，姜竹茹三钱，姜枇叶（刷，包）一片。王炳华子右脉弦大而强，为痰热窒肺；舌根黑苔如煤，肺肾为子母之脏，此为肺热注肾。简单论证为温补窒肺。旋覆（包，先）三钱、生赭石（杵，先）一两六钱、姜炒川连二钱、炒枳实一钱半、栝楼仁（研）四钱、生苏子（研，次入）二钱、苦杏仁（泥）一钱半、紫菀草一钱、生石膏（先煎）一两二钱、鲜芦菔一两（打自然汁冲）。更方去旋、赭，加生白芥子（研）二钱、制半夏一钱半、鲜薤白（打）一钱半。终更方：西洋参三钱、苦杏仁（泥）二钱、川贝母（杵）八钱、鲜芦根一两、姜汁炒知母三钱、生冬瓜子三钱、南花粉四钱、柿霜一钱、姜枇叶（刷，包）三钱、姜竹沥两酒杯（冲）。（石念祖《王孟英医案绎注·卷四·冬温》）

**【原案】**

嗣有王炳华子患感，叶某用温散药，而气逆碍卧。四明老医王秉衡，作肾虚不能纳气治，连服大剂温补，喘嗽益剧，面浮跗肿，抬肩自汗，大渴胁痛。乞治于孟英，已半月不交睫矣。诊其脉右部弦大而强，舌根黑苔如煤者两条，面黧形瘦，幸而大解溏泄，得能消受许多误药。径与旋、赭、黄连、枳实、栝楼、苏子、杏仁、紫菀、生石膏、芦菔汁。六大剂始能就枕，而大渴不止，脘腹反形痞胀，按之坚痛，乃去旋、赭，少加白芥子、半夏、薤白。兼令日啖北梨数十枚。服旬日，胸腹皆舒，苔色尽退，惟嗽未已。改用西洋参、杏、贝、芦根、知母、冬瓜子、花粉、柿霜、枇杷、竹沥。十许剂嗽止，而跗肿渴泻，亦皆霍然矣。凡啖梨三百余斤，闻者莫不诧异。（王士雄《王氏医案续编·卷二》）

孙某患感，医投温散，竟无汗泄。延至十一日，始请孟英视之。业已神昏囊缩，面赤舌绛，目不识人，口不出声，胸膈微斑，便泻而小溲不行者已三日。医皆束手，或议大投温补，以冀转机。孟英急止之，曰：阴分素亏，而温散劫津，邪热愈炽，则营卫不行，岂可妄云漏底，欲以温燥竭其欲绝之阴乎？浦上林云：泄泻为热邪之出路，求之不可得者，胡可止也？以西洋参、生地、麦冬、丹皮、连翘、生芍、石菖蒲、盐水炒黄连、甘草梢、百合、茯苓、贝母、银花、紫菀为方。石念祖评析：此证可生在胸膈微斑、便泻两层。胸膈微斑，则热邪尚未全离气分；便泻泻得一分，即减一分热邪。西洋参三钱、大生地一两、花麦冬五钱（二味开水泡冲，去渣）、粉丹皮二钱、连翘壳三钱、整大白芍（杵，先）二两、石菖蒲（次入）一钱、淡盐水炒雅连二钱、生草梢三钱、百合花三钱、白茯苓三钱、川贝母（杵）八钱、济银花一两五钱、紫菀茸一钱五分。一剂即周身微汗而斑退，三剂始得小溲一杯而识人，四剂乃得大汗，而身热退、面赤去、茎亦舒，复解小溲二杯。次日于方中减连翘、菖蒲、丹皮、黄连，加知母、葳蕤、竹叶投之，舌始润，神始清，知渴索水。孟英令将蔗、梨等榨汁频灌不歇，其汗如雨下者三昼夜始休。石念祖评析：人身阴阳贵得平均。此证温散劫津，残阴将绝，频灌甘寒，阴平阳秘而后汗解。热邪无不从汗解，亦无不从阴复而后汗解。于是粥渐进，泻渐止，溲渐长，前方又去贝母、银花、紫菀，加石斛、龙眼肉，服之痊愈。

【石念祖评析】

钗石斛（杵，先）一两、净桂元肉三钱。（石念祖《王孟英医案绎注·卷三·伤寒》）

【原案】

孙某患感，医投温散，竟无汗泄。延至十一日，始请孟英视之。业已神昏囊缩，面赤舌绛，目不识人，口不出声，胸肠微斑，便泻而小溲不行者已三日。医皆束手，或议大投温补，以冀转机。温病已至神昏，尚议温补，真盲论也。孟英急止之，曰：阴分素亏，而温散劫津，邪热愈炽，则营卫不行，岂可妄云漏底，欲以温燥竭其欲绝之阴乎？曩浦上林先生治予先君之病云：泄泻为热邪之出路，求之不可得者，胡可止也？以西洋参、生地、麦冬、丹皮、连翘、生芍、石菖蒲、盐水炒黄连、甘草梢、百合、茯苓、贝母、银花、紫菀为方。一剂即周身微汗而斑退，三剂始得小溲一杯而识人，四剂乃得大汗，而身热退、面赤去、茎亦舒，复解小溲二杯。次日于方中减连翘、菖蒲、丹皮、黄连，加知母、葳蕤、竹叶投之，舌始润，神始清，知渴索水。孟英令将蔗、梨等榨汁频灌不歇，其汗如雨下者三昼夜始休。于是，粥渐进，泻渐止，溲渐长，前方又去贝母、银花、紫菀，加石斛、龙眼肉，服之痊愈。（王士雄《王氏医案续编·卷一》）

汤西塍年逾花甲，感证初起，周身肤赤，满舌苔黄，头疼腰痛，便溏溲痛。孟英诊之，脉见弦细而软，乃阴虚劳倦，湿温毒重之证。清解之中，须寓存阴。以犀角、羚、苓、茹、银、翘、桑、苇、通草、兰叶为方，煎以冬瓜汤。服之偏身赤疹而左眼胞忽肿，右臂酸疼不举，耳聋神不清爽，亟以元参、丹皮、菊花、栀子、桑枝、丝瓜络、石斛、竹叶，煎调神犀丹为剂。偶邀疡科视外患，亦知病因湿热，连进木通等药，脉更细弱，神益昏惫，饮食不进，溲涩愈疼。孟英曰：急救阴液，尚可转机。授复脉汤去姜、桂、麻仁，易西洋参，加知母、花粉、竹叶、蔗浆灌之。一剂神苏脉起，再服苔退知饥，三啜身凉溺畅，六帖后肤蜕安眠，目开舌润。或疑甘柔滑腻之药，何以能清湿热？孟英曰：阴虚内热之人，蕴湿易于化火，火能烁液，濡布无权，频溉甘凉，津回气达。徒知利湿，阴气先亡，须脉证详参，法难执一也。又服数剂后，忽然肢肿，遍发风块，瘙痒异常。孟英曰：此阴液充而余邪自寻出路耳。与轻清药数帖，果瘥。

**【石念祖评析】**

周身肤赤，湿化热蒸于肌肤。满舌苔黄，湿化热气不肃降。头疼肝热，腰痛肾虚。肺金不制肝木，则肝阳上逆。肺肾子母之脏，肺阴不能荫庇肾阴，则肾虚。便溏为热寻出路，溲痛为热结肺胃。脉弦为肝热，细为阴虚，软为肺痰阻气。茯苓、兰草渗湿化浊。犀角（先煎）四钱、羚角（先煎）四钱、云茯苓三钱、酒炒银花（次入）一两五钱、连翘壳三钱、冬桑叶四钱、鲜芦根一两、建兰叶（次入）三钱、片通草一钱、连皮冬瓜（先煨，去渣煎药）二两。耳聋神不清爽。元参片（泡煎，去渣）一两、粉丹皮二钱、杭白菊四钱、黑栀皮一钱半、酒炒桑枝（次入）三钱、丝瓜络三钱、石斛（先煎）一两、鲜竹叶（次入）二钱，煎调神犀丹一钱。疡医连进木通等药，渗湿伤阴。西洋参三钱、花麦冬四钱、生粉草三钱、大生地八钱、大枣（擘，先）一枚、清阿胶（炖，和服）二钱、酒炒知母三钱、南花粉五钱、鲜竹叶（次入）二钱、连皮青蔗二两（榨汁，冲）。轻清药方：酒炒栀皮三钱、酒炒枯芩一钱、姜汁拌芦根一两、酒炒桑枝三钱、薄橘红一钱半、银花（次入）八钱、建兰叶（次入）三钱、丝瓜络三钱。（石念祖《王孟英医案绎注·卷九·湿温》）

【原案】

汤西塍年逾花甲，感证初起，周身肤赤，满舌苔黄，头痛腰疼，便溏溲痛，伊亲家何新之诊为险候，嘱延孟英诊之。脉见弦细而软，乃阴虚劳倦、湿温毒重之证。清解之中，须寓存阴。以犀角、羚、芩、茹、银、翘、桑、苇、通草、兰叶为方，煎以冬瓜汤。服之偏身赤疹而左眼胞忽肿，右臂酸疼不举，耳聋神不清爽，亟以元参、丹皮、菊花、栀子、桑枝、丝瓜络、石斛、竹叶，煎调神犀丹（神犀丹：犀角尖磨汁、石菖蒲、黄芩各六两；直生地冷水洗净浸透捣绞汁、银花各一斤，如有鲜者，捣汁用尤良；粪清、连翘各十两；板蓝根九两，无则以飞净青黛代之；香豉八两；元参七两；花粉、紫草各四两；各药生晒，切忌火炒。研细，以犀角、地黄汁、粪清和捣为丸，切勿加蜜。如难丸，可将香豉煮烂。每重三钱，凉开水化服，小儿用半丸。如无粪清，可加人中黄四两研入。王孟英自注云：温热、暑疫诸病，邪不即解，耗液伤营，逆传内陷，痉厥昏狂，谵语发斑等证，但看病人舌色干光，或紫绛，或圆硬，或黑苔，皆以此丹救之。若初病即觉神情昏躁，而舌赤口干者，是温暑直入营分。酷热之时，阴虚之体，及新产妇人，患此最多，急须用此，多可挽回，切勿拘泥日数，误投别药以偾事也。兼治痘瘄毒重，夹带紫斑危证，暨痘瘄后，余毒内炽，口糜咽腐，目赤神烦诸证。上本叶氏参治验。编者注）为剂。偶邀疡科视外患，亦知病因湿热，连进木通等药，脉更细弱，神益昏惫，饮食不进，溲涩愈疼，新之以为难挽矣。孟英曰：急救阴液，尚可转机。援复脉汤去姜桂、麻仁，易西洋参，加知母、花粉、竹叶、蔗浆灌之。一剂神苏脉起，再服苔退知饥，三啜身凉溺畅，六帖后肤蜕安眠，目开舌润。或疑甘柔滑腻之药，何以能清湿热？孟英曰：阴虚内热之人，蕴湿易于化火，火能烁液，濡布无权，频溉甘凉，津回气达。徒知利湿，阴气先亡，须脉证详参，法难执一也。又服数剂后，忽然肢肿，偏发风块，瘙痒异常。或又疑证之有变也，孟英曰：此阴液充而余邪自寻出路耳。与轻清药数帖，果瘥。（王孟英《王氏医案续编·卷七》）

王一峰子患疟，多服姜、枣温散之药，因致壮热耳聋，谵语遗屎，不寐昏狂，见人欲咬。顾某从伏暑治亦不效，延至初冬，求诊于孟英。按脉皆滑，即以顾疏犀角等药内，加菖蒲、胆星、竹沥、珍珠、牛黄为剂，吞白金丸。一服即减，旬日霍然。

【石念祖评析】

王子方：镑犀角（先煎）四钱、姜竹茹三钱、姜竹沥两大酒杯（冲）、生冬瓜子四钱、川贝（杵）八钱、南花粉五钱、天竺黄三钱、石菖蒲（次入）二钱、陈胆星（炖，和服）一钱，舌药送珠粉一分、牛黄三厘。王一峰母方：镑犀角（先煎）四钱、元参片（泡冲，去渣）一两、姜竹茹三钱、南花粉四钱、酒炒知母四钱、连翘壳三钱、云苓三钱、石斛（先煎）一两、荸荠一两、淡海蜇（先煎）二两。（《王孟英医案绎注·卷八·疟疾》）

【原案】

王一峰次郎患疟，多服姜、枣温散之药，因致壮热耳聋，谵语遗屎，不寐昏狂，见人欲咬。顾听泉从伏暑治亦不效，延至初冬，吴爱棠嘱其求诊于孟英。按脉皆滑，即以顾疏犀角等药内，加菖蒲、胆星、竹沥、珍珠、牛黄为剂，吞白金丸。大驱风痰，极为合法。一服即减，旬

日霍然。(王孟英《王氏医案续编·卷六》)

王韬石弟患春温,始则谵语发狂,连服清解大剂,遂昏沉不语,肢冷如冰,目闭不开,遗溺不饮,医皆束手。孟英诊其脉弦大而缓滑,黄腻之苔满布,秽气直喷。投承气汤,加银花、石斛、黄芩、竹茹、元参、石菖蒲。下胶黑矢甚多,而神稍清,略进汤饮。次日去硝、黄,加海蜇、芦菔、黄连、石膏。服二剂而战解肢和,苔退进粥,不劳余力而愈。孟英继治叶某、李某。咸一下而瘳。惟吴妇郑姓,皆下至十余次始痊。

**【石念祖评析】**

此病系证书论治,辨证在连服清解大剂,尚苔满黄腻,秽气直喷,实热结于胃腑何疑?元明粉一钱、酒洗生厢黄四钱、制厚朴一钱、济银花(次入)八钱、鲜石斛(先煎)一两、姜炒枯芩一钱半、姜竹茹三钱、元参片五钱、石菖蒲(次入)二钱。次日去硝、黄,加淡海蜇二两(先煎)、鲜芦菔(切)一两、姜炒川连八分、生石膏(先煎)八钱。(石念祖《王孟英医案绎注·卷九·春温》)

**【原案】**

王韬石广文令弟患春温,始则谵语发狂,连服清解大剂,遂昏沉不语,肢冷如冰,目闭不开,遗溺不饮,医皆束手。

**【眉批】**

此正吴氏所谓凉药无涤秽之功,而反冰伏其邪也。

孟英诊其脉弦大而缓滑,黄腻之苔满布,秽气直喷。投承气汤,加银花、石斛、黄芩、竹茹、元参、石菖蒲。下胶黑矢甚多,而神稍清,略进汤饮。次日去硝、黄,加海蜇、芦菔、黄连、石膏。服二剂而战解肢和,苔退进粥,不劳余力而愈。

继有张镜江邀治叶某,又钱希敏之妹丈李某,孟英咸一下而瘳。惟吴守梅之室暨郑又侨,皆下至十余次始痊。今年时疫盛行,医多失手,孟英随机应变,治法无穷,救活独多,不胜缕载。

**【眉批】**

吴又可之法切于疫，而不甚切于温，观此可见。（王孟英《王氏医案续编·卷七》）

周森伯患发热面赤，渴而微汗。孟英视之，曰：春温也，乘其初犯，邪尚在肺，是以右寸之脉洪大，宜令其下行，由腑而出，则即可霍然。投知母、花粉、冬瓜子、桑叶、杷叶、黄芩、苇茎、栀子等药。果大便连泻极热之水二次，而脉静身凉，知饥啜粥，遂瘥。

**【石念祖评析】**

酒炒知母三钱、姜花粉四钱、生冬瓜子四钱、冬桑叶四钱、姜杷叶三钱、酒炒枯芩一钱半、鲜芦根二两、姜栀皮三钱。（石念祖《王孟英医案绎注·卷八·春温》）

**【原案】**

余侄森伯患发热面赤，渴而微汗，孟英视之，曰：春温也，乘其初犯，邪尚在肺，是以右寸之脉洪大，宜令其下行，由腑而出，则即可霍然。投知母、花粉、冬瓜子、桑叶、杷叶、黄芩、苇茎、栀子等药，果大便连泻极热之水二次，而脉静身凉，知饥啜粥，遂瘥。设他人治之，初感，急用汗药，势必酿成大证。（王孟英《王氏医案续编·卷六》）

翁嘉顺亦染温病，初发热即舌赤而渴，脉数且涩，孟英曰：非善证也。盖阴虚有素，值此忧劳哀痛之余，五志内燔，温邪外迫，不必由卫及气，自气而营。急与清营，继投凉血，病不稍减。孟英曰：奈病来颇恶，治虽合法，势必转重。病果日重，昏瞀耳聋，自利红水，目赤妄言。孟英惟以晋三犀角地黄汤，加银花、石膏、知、斛、栀、贝、花粉、兰草、菖蒲、元参、竹沥、竹茹、竹叶、凫茈、海蜇等出入互用。

石念祖评析：治法先气后营为正治，先营后气为变法。昏瞀目赤，营阴素虚，温邪径伤营分。若执先气后营常法，治必无及。此证可生，全在妄言。盖妄言则热邪虽渐侵营分，尚未全离气分，若热邪全入营分，则并无所谓言。方用镑犀角（磨冲）二钱、大生地八钱、元参片一两（二味开水泡汤，去渣，用汤煎药）、济银花一两五钱、酒炒知母三钱、生石膏八钱（先煎）、黑栀皮三钱、石菖蒲（次入）一钱、建兰叶（次入）三钱。更方去生地、加钗石斛（杵，先）一两。再更方去石膏、栀皮，加川贝母（杵）一两、南花粉五钱。再更方去元参，加姜竹沥二两。再更方去银花，入姜竹茹四钱、鲜竹叶二钱。再更方去花粉、加连皮荸荠（打）三两，泡淡陈海蜇二两。至十余剂，舌上忽布秽浊垢苔，口气喷出，臭难向迩，手冷如冰，头面自汗。孟英曰：生机也。彼阴虚，热邪深入，与一以清营凉卫之法，服已逾旬，始得营阴渐振，推邪外出，乃现此苔。惟本元素弱，不能战解，故显肢冷，而汗仅出于头面，非阳虚欲脱也。石念祖评析：阳虚欲脱，则上半身全有汗。复与甘寒频灌。越三日，汗收热退，苔化肢温。

**【石念祖评析】**

阴虚之质，最重津液。甘寒频灌，津回液复，周身气机乃得伸其用，与阳虚补阳，气机乃能有权，初无二理。自始至终，犀角共服三两许，未犯一毫相悖之药，继以滋填肾阴而康。（石念祖《王孟英医案绎注·卷三·温病》）

**【原案】**

翁嘉顺亦染焉（其小姑患风温传给翁嘉顺。——编者注），初发热即舌赤而渴，脉数且涩，孟英曰：非善证也。盖阴虚有素，值忧劳哀痛之余，五志内燔，温邪外迫，不必由卫及气，自气而营。急与清营，继投凉血，病不稍减。且家无主药之人，旁议哗然。幸其旧工人陈七，颇有胆识，力恳手援。孟英曰：我肠最热，奈病来颇恶，治虽合法，势必转重。若初起不先觑破，早已殆矣。吾若畏难推诿，恐他手虽识其证，亦无如此大剂，车薪杯水，何益于事！吾且肩劳任怨，殚心尽力以图之。病果日重，昏瞀耳聋，自利红水，目赤妄言。孟英惟以晋三犀角地黄汤，加银花、石膏、知、斛、栀、贝、花粉、兰草、菖蒲、元参、竹沥、竹茹、竹叶、凫茈、海蜇等出入互用。至十余剂，舌上忽布秽浊垢苔，口气喷出，臭难向迩，手冷如冰，头面自汗，咸谓绝望矣。孟英曰：生机也。彼阴虚，热邪深入，予一以清营凉血之法，服已逾旬，始得营阴渐振，推邪外出，乃现此苔。惟本元素弱，不能战解，故显肢冷，而汗仅出于头面，非阳虚欲脱也。复与甘寒频灌。越三日，汗收热退，苔化肢温。自始迄终，犀角共服三两许，未犯一毫相悖之药。且赖陈七格诚，始克起九死于一生。继以滋阴善后而康。

【眉批】

三江地气卑湿，天时温暖，伤寒之证绝少，最多湿温、风温之证。又人体质柔脆，不任荡涤之药，故惟以甘寒清解之剂，渐次搜剔，斯邪去而正不伤。若在北方，刚坚之体，此等药虽服百剂，亦若周知，非加硝、黄荡涤，邪终不去。故叶氏之法，擅誉江浙；而吴氏之方，驰名幽冀。易地则皆然，亦智者之因地制宜也。阳虚欲脱，则上半身全有汗。阴虚之质，最重津液。甘寒频灌，津回液复，周身气机乃得伸其用，与阳虚补阳，气机乃能有权，初无二理。（王士雄《王氏医案续编·卷一》）

吴馥斋室春间娩子不育，汛事亦未一行，偶患呕吐发热，眩晕心嘈，大解溏泻，口渴溲痛，或疑其娠，或疑为损。孟英诊曰：产及一载，而经不至，腹不胀，脉弦缓，非娠非损，乃血虚痰滞而感冬温也。以羚羊、淡豉、竹茹、白薇、栀子、杷叶、知母、葱白、花粉投之。三剂热退吐止。去葱、豉、羚羊，加生地、甘草、橘皮，调之而愈。

【石念祖评析】

呕吐发热四句，皆肝风煽升，痰热阻遏气机之象。脉弦为肝热，脉缓为肝热壅痰阻气。羚角（先煎）四钱、炒豆豉（次入）三钱、姜竹茹三钱、香白薇一钱、黑栀皮三钱、姜杷叶（刷，包）三钱、酒炒知母四钱、姜汁炒花粉三钱、连须葱白（打，次入）一钱半。嗣去葱、豉、羚羊，加大生地（泡煎，去渣）八钱、生粉草三钱、陈橘皮一钱半。（石念祖《王孟英医案绎注·卷四·冬温》）

**【原案】**

吴馥斋室，春间娩子不育，汛事亦未一行，偶患呕吐发热，眩晕心嘈，大解溏泄，口渴溲痛，或疑其娠，或疑为损。孟英诊口：产及一载，而经不至，腹不胀，脉弦缓，非娠非损，乃血虚痰滞而感冬温也。以羚羊、淡豉、竹茹、白薇、栀子、杷叶、知母、葱白、花粉投之。三剂热退吐止，去葱、豉、羚羊，加生地、甘草、橘皮，调之而愈。（王士雄《王氏医案续编·卷二》）

吴某乡试后患恙。孟英切脉甚数，溲赤苔黄，口渴燥呛。因谓曰：病由暑湿，而体极阴亏，已从热化，不可以便泄而稍犯温燥之药。先与轻清肃解，继用甘凉撤热，渐能安谷。半月后，热始退尽，而寝汗不眠，投以大剂滋填潜摄之药，兼吞五味子磁朱丸数十帖，乃得康复。

**【石念祖评析】**

轻清肃解方：北沙参八钱、元参片（泡冲，去渣）一两、南花粉五钱、鲜芦根二两、鲜杷叶（刷，包）三钱、鲜竹叶二钱、酒炒知母四钱、淡海蜇（先煎）二两、冬瓜皮四钱。甘凉撤热方：蜜水拌芦根二两、蜜水炒杷叶（刷，包）三钱、鲜茅根五钱、济银花一两、鲜竹叶二钱、整荸荠（打）一两、酒炒知母三钱、青果（连核杵，先）一个。大剂滋填潜摄方：大熟地八钱、大生地一两、明天冬（切）六钱、花麦冬四钱、青果（杵，先）三钱、柿饼肉（去霜）五钱、山萸肉一钱半、煅牡蛎六两、煅龙骨（件）一两、血鳖甲（杵）三两、紫石英五钱（四味先煨八句钟，取汤代水煎药），药送五味子三分、磁朱丸二钱。（石念祖《王孟英医案绎注·卷五·暑温》）

**【原案】**

仲秋久雨，吴汾伯于乡试后患恙，自言坐于水号，浸及于膝，人皆以为寒湿之病。孟英切脉甚数，溲赤苔黄，口干燥呛，因谓其尊人酝香曰：病由暑湿，而体极阴亏，已从热化，不可以便泄而稍犯温燥之药。先与轻清肃解，继用甘凉撤热，渐能安谷。半月后，热始退尽，而寝汗不眠，投以大剂滋填潜摄之药，兼吞五味子磁朱丸数十帖，乃得康复。此证误治即败，少谬亦必成损，苟非识信于平日，焉能诚服于斯时？闻其寝汗不收，夜不成寐之间，旁言啧啧，孟英恐其摇动主意，必致全功尽弃，嘱其邀顾听泉、许芷卿质政，而顾、许咸是孟英议，于是主人之意益坚，而大病乃痊。吁！谈何易耶。（王士雄《王氏医案续编·卷三》）

吴女患感，诸医首以升散，继进温补，至三月下旬，证交三十五日。昏痉谵语，六昼夜不交睫，旬日不沾米饮。孟英会诊，脉弦滑而微数，齿不能开，窥其舌缩苔垢。孟英曰：尖虽卷，色犹红润，且二便不秘，尚有一线生机未绝也。揆其受病原不甚重，只因谬治逾月，误药酿成大证。复询曰：病已逾月，腰以下得毋有磨坏乎？皆曰：无之。惟数日前易其所遗，略有血迹，必月事之不愈也。孟英颇疑之，嘱其再易之时，留心细查。疏方以犀角四钱、石菖蒲二钱、贝母二两、整块朱砂两许、竹沥碗许，佐以竹叶、竺黄、竹茹、知母、花粉、元参、旋覆、丝瓜络、苇茎、银花、鳖甲，调下紫雪丹。次日渠母云：王君明视隔垣，小女腰下果已磨穿，糜溃如样，昨药服后，证亦少减。孟英仍主原方，四服后夜始眠，痉才息，舌甫伸，苔乃黑。孟英于前方去鳖甲、朱砂、菖蒲，加生地、栀子。数服后苔转黄，大便黑如胶漆，且有痰色，盖从前大解黄色，似乎无甚大热，不知热由补药所酿，滞于肠胃曲折之地，而不能下行，势必熏蒸于上，致有内陷入脏之逆也。黑矢下而神识渐清，余热复从气分而达，痰嗽不爽，右脉滑搏。孟英主用竹叶石膏汤加减。四剂渐安，而外患痛楚，彻夜呻吟，虽敷以珠黄，滋以甘润，未能向愈。孟英令以大蟾蜍治净煮汤，煎育阴充液之药服之。果痛止肌生，眠食渐进，汛事如期而瘳。

**【石念祖评析】**

舌色红润，阴液未竭。二便不秘，热有出路，且正气亦能推邪下行。方中应佐鲜竹叶二钱、天竺黄四钱、姜竹茹四钱、酒炒知母四钱、南花粉五钱、元参片一两（泡冲，去渣）、旋覆花（包，先）三钱、丝瓜络三钱、鲜芦根二两、济银花一两五钱，药调紫雪丹一钱。嗣于前方去鳖甲、朱砂、菖蒲，加大生地八钱、黑栀皮三钱。（石念祖《王孟英医案绎注·卷五·春温》）

【原案】

吴酝香孝廉三令嫒患感，诸医首以升散，继进温补，至三月下旬，证交三十五日。昏痓谵语，六昼夜不交睫，旬日不沾米饮。许芷卿视之，俨似养云室证（指章养云室患感，适遇猝惊。黄、包二医，皆主温补，乃至昏谵痓厥，势极危殆，棺衾咸备，证交三十八日，脉至细数无伦，阴将竭矣。两手拘挛，肝无血养。宛如角弓之反张，痰开自汗，渴饮苔黄，面赤臀穿，昼夜不能合眼。王士雄先与犀、羚、贝、斛、元参、连翘、知母、花粉、胆星、牛黄、鳖甲、珍珠、竹黄、竹叶、竹沥、竹茹为方。三剂，两手渐柔，汗亦渐收。又五剂，热退痰降，脉较和，而自言自答，日夜不休。乃去羚、斛、珠、黄，加西洋参、生地，大块朱砂两许。服之聒絮不减，或疑为癫，似有摇惑之意。孟英恐其再误，嘱邀许芷卿商之。芷卿极言治法之丝丝入扣，复于方中加青黛、龙、牡。热在心而用肝肾药，宜乎不效。服二剂，仍喋喋不已。孟英苦思数四，径于前方加木通一钱，投匕即效。次日病者自云：前此小溲业已通畅，不甚觉热，昨药服后，似有一团热气从心头直趋于下，由溺而泄。从此神气安谧，粥食渐加，两腿能动，大解亦坚，忽咽肿大痛，水饮不下。孟英曰：余火上炎也。仍与前方，更吹锡类散而安，惟臀疮未敛，腿痛不已，乃下焦气血伤残，改用参、芪、归、芍、生地、合欢、山药、麦冬、牛膝、石斛、木瓜、桑枝、藕肉。数服痛止餐加，又与峻补生肌而愈。——编者注），即拉孟英暨顾听泉、赵笛楼会诊。脉弦滑而微数，齿不能开，窥其舌缩苔垢。孟英曰：尖虽卷，色犹红润，且二便不秘，尚有一线生机未绝也。揆其受病原不甚重，只因谬治逾月，误药酿成大证，势虽危险，吾侪当竭力援之，第勿再犯一味悖药，事或有济。酝香颇极信从。孟英复询其服事婢媪曰：病已逾月，腰以下得毋有磨坏之虞乎？皆曰：无之。惟数日前易其所遗，略有血渍，必月事之不愆也。孟英颇疑之，嘱其再易之时，留心细察。疏方以犀角四钱，石菖蒲二钱，贝母二两，整块朱砂两许，朱砂不宜入煎剂。竹沥碗许，佐以竹叶、竹黄、竹茹、知母、花粉、元参、旋覆、丝瓜络、苇茎、银花、鳖甲，调下紫雪丹。次日诸君复会，渠母徐夫人即云：王君明视隔垣，小女腰下果已磨穿，糜渍如样，婢媪辈粗忽，竟未之知也。昨药服后，证亦少减。孟英仍主原方。四服后夜始眠，痉才息，舌甫伸，苔乃黑。孟英于前方去鳖甲、朱砂、菖蒲，加生地、栀子。数服后苔转黄，大便黑如胶漆，且有痰色，盖从前大解黄色，似乎无甚大热，不知热由补药所酿，滞于肠胃曲折之地，而不能下行，势必熏蒸于上，致有内陷入藏之逆也。黑矢下而神识渐清，余热复从气分而达，痰嗽不爽，右脉滑搏。孟英主用竹叶石膏汤加减。四剂渐安，而外患痛楚，彻夜呻吟，虽敷以珠黄，滋以甘润，未能向愈。孟英令以大蟾蜍治净煮汤，煎育阴充液之药服之。果痛止肌生，眠食渐进，汛事如期而瘳。冬间适张舟甫之子为室或疑其病虽愈，而过饵凉药，恐难受孕。迨戊申夏，已得子矣。

（王士雄《王氏医案续编·卷三》）

吴翁氏亦病温，初不服药，七日外孟英诊之。曰：此病邪虽不盛，第频吐涎沫，不能出门，须以手撩，不饮不食，不便不眠，或多言不倦，或久问不答，是七情郁结，气久不舒，津液凝痰，邪得依附，治之中肯，尚难即愈，不药而待，病从何去？遂于清解方中寓蠲痰流气、通胃舒肝之品。石念祖评析：因七情郁结而后气不舒，因气不舒而后津液凝痰，因津液凝痰而后邪得依附。七情郁结为远因，津液凝痰为近因。治法先近因，后远因。方用姜炒枯芩一钱五分、姜炒雅连六分、黑栀皮一钱五分、炒香豉一钱五分、川贝母（杵）四钱、姜竹茹四钱、炒枳实一钱、陈胆星（炖，和服）八分、石菖蒲（次入）六分、赖橘红八分、姜炒枇叶（刷，包）三钱、生白蒺一钱五分。交十四日而热退，又数日

痰沫渐少，又旬日大解始行，粥食日加而愈。（石念祖《王孟英医案绎注·卷三·温病》）

【原案】

又其姑亦病温（指翁嘉顺之母患风温。——编者注），初不服药，七日外始迓孟英诊之。曰：此病邪虽不盛，第频吐涎沫，不能出口，须以手撩，不饮不食，不便不眠，或多言不倦，或久问不答，是七情郁结，气久不舒，津液凝痰，邪得依附，治之中肯，尚难即愈，不药而待，病从何去？遂于清解方中寓蠲痰流气、通胃舒肝之品。交十四日而热退，又数日痰沫渐少，又旬日大解始行，粥食日加而愈。此治一法直贯到底，不但不犯一分温燥升补之药，而滋腻入血之品，亦皆避之，尚须三十剂奏绩。若病家不笃信，医者不坚持，旁人多议论，则焉克有济耶！然非乃媳前车之鉴，亦未必遽尔任贤不贰也。（王士雄《王氏医案续编·卷一》）

许少卿妻夏初患感，何某十进清解，病不略减，邀诊于孟英。脉至弦洪豁大，左手为尤，大渴大汗，能食妄言，面赤足冷，彻夜不瞑。孟英曰：证虽属温，而真阴素亏，久伤思虑，心阳外越，内风鸱张，幸未投温散，尚可无恐。与龙、牡、犀、珠、龟板、鳖甲、贝母、竹沥、竹叶、辰砂、小麦、元参、丹参、生地、麦冬为大剂投之。石念祖评析：十进清解，下虚而治其上，故病不略减。弦洪豁大左手为尤，血分之阴虚也。大渴为热灼肺阴。大汗为阴虚阳越。能食为风消。妄言为肝热侵营。足冷为热邪伤肺。气不下行，彻夜不瞑，则尤为风升阳浮确据。煅龙骨（杵）一两、煅牡蛎（杵）六两、镑犀角四钱、血龟板（杵）四两、血鳖甲（杵）二两、整辰砂（杵）一两二钱（六味先炭煨八钟，取汤代水煎药）、川贝母（杵）四钱、姜竹沥一大酒杯（冲）、竹叶（次入）二钱、北小麦四钱、紫丹参三钱、元参片一两、大生地八钱、花麦冬五钱（开水泡冲，去渣）。外以烧铁淬醋，令吸其气；蛎粉扑止其汗；捣生附子贴于涌泉穴。石念祖评析：引纳浮阳。渐以向愈，而阴不易复，频灌甘柔滋镇，月余始能起榻。季夏汛行，惟情志不怡，易生惊恐，与麦、参、熟地、石英、茯神、龙眼、甘麦、大枣、三甲等药善其后。石念祖评析：煅牡蛎（杵）六两、血鳖甲（杵）四两、血龟板（杵）二两、紫石英（杵）三钱（四味先煨六钟，取汤代水煎药）、花麦冬四钱、北沙参五钱、大熟地八钱、云茯神三钱、桂圆肉一钱半、生粉草三钱、北小麦四钱。秋杪归宁，微吸客邪，孟英投以清解，已得向安。

**【石念祖评析】**

清解方：酒炒知母四钱、黑栀皮三钱、炒豆豉一钱半、鲜枇叶（刷，包）三钱、鲜芦根一两、西滑石（先煎）四钱、枯茅秆三钱、石斛（先煎）八钱、淡海蜇（先煎）八钱、苦杏仁（泥，次入）一钱半。（石念祖《王孟英医案绎注·卷七·温病》）

**【原案】**

许少卿室，故医陈启东先生之从女也。夏初患感，何新之十进清解，病不略减，因邀诊于孟英。脉至弦洪豁大，左手为尤，大渴大汗，能食妄言，面赤足冷，彻夜不眠。孟英曰：证虽属温，而真阴素亏，久伤思虑，心阳外越，内风鸱张，幸遇明手，未投温散，尚可无恐。与龙、牡、犀、珠、龟板、鳖甲、贝母、竹沥、竹叶、辰砂、小麦、元参、丹参、生地、麦冬为大剂投之；外以烧铁淬醋，令吸其气；蛎粉扑止其汗；捣生附子贴于涌泉穴。甫服一剂，所亲荐胡某往视，大斥王议为非，而主透疹之法，真盲人。病家惑之，即煎胡药进焉。病者神气昏瞀，忽见世父启东扼其喉，使药不能下嗌，且嘱云：宜服王先生药。少卿闻之大骇，专服王药，渐以向愈，而阴不易复，频灌甘柔滋镇，月余始能起榻。季夏汛行，惟情志不怡，易生惊恐。与麦、参、熟地、石英、茯神、龙眼、甘麦大枣、三甲等药善其后。一定不易之法。

秋杪归宁，微吸客邪，寒热如疟。孟英投以清解，已得向安。胡某闻之，复于所亲处云：此证实由夏间治法不善，以致邪气留恋，再服清凉，必死无疑。眉批：服清解药，致邪气留恋，岂服滋补药邪气反不留恋耶？此等人而亦自命为医，岂非怪物。汤某复从而和之。许氏即招汤某诊治，总是病者该死，故一时有此二妖孽。谓其阳气伤残，沉寒久伏，以理中汤加威灵仙、桂枝、半夏、厚朴、姜、枣等药。既已沉寒，焉能作寒热，勿论其认证之误与不误，即理中汤亦有此等加减法耶？病者颇疑药太燥烈，汤复膏吞拭舌，说得天花乱坠，病家惑之。初服胃气倍加，继而痰嗽不饥，黄苔满布，肌消汛断，内热汗多，心悸不眠，卧榻不起。病者坚却其药，然已进二十剂矣。再邀何新之商之，亦难措手，仍嘱其求诊于孟英。按脉弦细软数，篡患悬痈，纵有神丹，不可救药矣。（王士雄《王氏医案续编·卷五》）

许芷卿亦精于医，偶患外感，即服清散之药，而证不减，或疑其非春温也，邀孟英质之。诊脉迟涩，二便皆行，筋掣不眠，畏寒能食，喉舌皆赤，与大剂清营药，数服而瘳。

**【石念祖评析】**

二便皆行及能食，皆病不在气之明证。脉迟涩为病在血，合之筋掣不眠、畏寒及喉舌皆赤，皆营热厥逆之象。清营方：济银花一两五钱、鲜茅根五钱、鲜竹茹三钱、丝瓜络三钱、酒炒桑枝三钱、羚次尖（先煎）四钱、大生地（泡冲，去渣）八钱、炒豆豉三钱、大豆卷三钱、酒炒川连一钱、酒炒川黄柏三钱。许芷卿母方：紫菀茸一钱半、白前一钱、姜竹茹三钱、炒枳实一钱半、旋覆（包，先）一钱半、川贝（杵）四钱、苦杏仁（泥）二钱、姜蒌皮三钱、马兜铃一钱半、姜枇叶（刷，包）三钱。（石念祖《王孟英医案绎注·卷八·春温》）

**【原案】**

许芷卿亦精于医，偶患外感，即服清散之药，而证不减，或疑其非春温也，邀孟英质之。诊脉迟涩，二便皆行，筋掣不眠，畏寒能食，喉舌皆赤，血热之征。与大剂清营药，数服而瘳。（王士雄《王氏医案续编·卷六》）

许自堂孙患感，延至秋杪，证交二十八日，诸医束手。孟英诊之，左部数，右手俨若鱼翔，痰嗽气促，自汗瘛疭，苔色灰厚，渴无一息一停，垂危若是。孟英曰：据脉莫能下手，吾且竭力勉图。于是先以竹叶石膏汤加减。至五剂，气平嗽减，汗亦渐收，苔色转黑，舌尖露绛，改投元参、生地、犀角、石膏、知母、花粉、竹叶、银花等药。又五剂，瘛疭渐减，舌绛渐退。病者闻鼓乐喧阗，即谵妄不安，神昏如醉。夜速孟英视之，与紫雪钱余，神即清爽。仍用前方，重加竹沥，服八剂，始解黑如胶漆之大便，而黑苔渐退，右脉之至数始清，惟烦渴不减，令其恣啖北梨，舌才不燥，痰出亦多。又六剂，舌色乃淡，溲出管痛，热邪得从下行矣。凡十二日之间，共服大剂寒凉已二十四帖，计用犀角三两有奇，而险浪始平。续以前法缓制，服六剂，又解胶矢五次，手足始知为己有。又五剂，筋络之振惕始定，略能侧卧，呓语乃息，渐进稀糜。继灌甘润充其胃汁，七八剂后，渴止知饥，脉皆和缓。又浃旬，谷食乃复，又旬余，便溺之色始正。前后共下黑矢四十余次，苔色亦净。授滋填善后而康。

**【石念祖评析】**

　　右手俨若鱼翔，据脉莫可下手，惟痰嗽苔厚，渴无一息一停，邪旺则正亦旺。此证书不凭脉之治。鲜竹叶二钱，生石膏（先煎）一两六钱，酒炒知母四钱，制半夏三钱，姜竹茹三钱，建兰叶三钱，姜枇叶（刷，包）三钱，生冬瓜子八钱，活水芦根二两，南花粉五钱，旋覆花（绢包）三钱，生蛤壳、海浮石（各）五钱，石斛一两（三味同先煎）。更方玄参一两、大生地八钱（泡煎，去渣）、镑犀角（先煎）四钱、生石膏（先煎）一两、酒炒知母四钱、花粉四钱、鲜竹叶二钱、银花一两五钱。（石念祖《王孟英医案绎注·卷四·温病》）

**【原案】**

　　许自堂令孙子社患感，延至秋杪，证交二十八日，诸医束手。渠伯母鲍玉士夫人，荐孟英诊之，左部数，右手俨若鱼翔，痰嗽气促，自汗瘛疭，苔色灰厚，渴无一息之停。垂危若是，而皓首之祖、孀母、少妻，相依为命，环乞拯救，甚可悯也。孟英曰：据脉莫能下手，吾且竭力勉图。第恐一齐众楚，信任不坚，则绝无可望之机矣。其母长跽而言曰：唯君所命，虽砒鸩勿疑也。于是，先以竹叶石膏汤加减。至五剂，气平嗽减，汗亦渐收，苔色转黑，舌尖露绛，改投元参、生地、犀角、石膏、知母、花粉、竹叶、银花等药。又五剂，瘛疭渐减，舌绛渐退。彼妇翁召羽士为之拜斗，飞符喫水，鼓乐喧阗。病者即谵妄不安，神昏如醉，羽士反为吓退。黂夜速孟英视之，与紫雪钱余，神即清爽。仍用前方，重加竹沥，服八剂，始解黑如胶漆之大便，而黑苔渐退，右脉之至数始清，惟烦渴不减，令其恣啖北梨，舌才不燥，痰出亦多。又六剂，舌色乃淡，溲出管痛，热邪得从下行矣。凡十二日之间，共服大剂寒凉已二十四帖，计用犀角三两有奇，而险浪始平。续以前法缓制，服六剂，又解黑矢五次，手足始知为己有。又五剂，筋络之振惕始定，略能侧卧，呓语乃息，渐进稀糜。继灌甘润充其胃汁，非此无以善其后。七八剂后，渴止知饥，脉皆和缓。又浃旬，谷食乃复。又旬余，便溺之色始正。前后共下黑矢四十余次，苔色亦净。授滋填善后而康。是役也，凡同道赞许之族人戚友，莫不以为秋冬之交，用药偏寒，况病延已久，败象毕呈，苟不即投峻补，必致失手。既闻鲍夫人云：归许氏二十余年，目击多人，无不死于温补，此等病曾见之，此等药盖未尝闻也。孰知如此之证，有如此之治，求之古案，亦未前闻，传诸后贤，亦难追步。盖学识可造，而肠热胆坚，非人力所能及。此孟英所以为不世出之良医也。（王士雄《王氏医案续编·卷二》）

　　杨某患感旬日，初则便溏，医与温散，泻止热不退，昼夜静卧，饮食不进。孟英诊脉迟缓，浮取甚微，目眵，舌色光红，口不渴，溲亦行，胸腹无所苦，语懒音低，寻即睡去。是暑湿内伏，而有燥矢在胃，机关为之不利也。先与清营通胃药二剂，热退舌淡，而脉证依然，加以酒洗大黄、省头草，即下坚黑燥矢甚多，而睡减啜粥。继以凉润，旬日而痊。

**【石念祖评析】**

脉迟缓九句，皆暑湿内伏，燥矢在胃之情状。暑湿内伏结成燥矢在胃，则气机不利，邪热升浮，故脉迟缓，浮取甚微，目眵，舌色光红。病不在肺，故口不渴，溲亦行，胸腹无所苦。心胃位次相近，燥矢在胃，热蒸心脏，神志不遂其发舒，故语懒音低，寻即睡去。清营通胃方：济银花一两五钱、鲜茅根五钱、鲜竹茹三钱、丝瓜络三钱、黑栀皮三钱、苦杏仁一钱半、炒枳实一钱、川贝（杵）五钱、生神曲（杵）二钱。嗣于方中加酒洗生厢黄四钱、省头草三钱。凉润方：鲜竹叶二钱、鲜枇叶（刷，包）三钱、鲜芦根二两、济银花一两、川贝（杵）五钱、薏仁（研）四钱、云苓一钱半、南花粉五钱、整荸荠（打）二两、制半夏一钱半。（石念祖《王孟英医案绎注·卷六·暑温》）

**【原案】**

杨某患感旬日，初则便溏，医与温散，泻止热不退，昼夜静卧，饮食不进。孟英诊脉迟缓，浮取甚微，目眵，舌色光红，口不渴，溲亦行，胸腹无所苦，语懒音低，寻即睡去。是暑湿内伏，而有燥矢在胃，机关为之不利也。先与清营通胃药二剂。热退舌淡，而脉证依然，加以酒洗大黄、省头草，即下坚黑燥矢甚多，而睡减啜粥。继以凉润，旬日而痊。（王士雄《王氏医案续编·卷四》）

姚某年未三旬，烟瘾甚大，吸受温邪，胁痛筋掣，气逆痰多，热壮神昏，茎缩自汗。孟英诊之，脉见芤数，舌绛无津，有阴虚阳越、热炽液枯之险，况初发即尔，其根蒂之不坚可知。与犀、羚、元参、知母壮水息风，苁蓉、楝实、鼠矢、石英潜阳镇逆，沙参、麦冬、石斛、葳蕤益气充津，花粉、栀子、银花、丝瓜络蠲痰清热。一剂知，四剂安，随以大剂养阴而愈。

**【石念祖评析】**

阴虚阳越，热炽液枯，本病也；气逆痰多，标病也。本急则本反为标，故方中治本之药多于治标。且阴虚之痰，补之则气行痰降。镑犀角四钱、羚次尖四钱（二味同先煎八钟）、元参片一两（泡煎，去渣）、酒炒知母五钱、淡苁蓉一钱半、川楝核（杵，先）二钱、鼠矢三钱、紫石英（杵，先）三钱、北沙参八钱、花麦冬四钱、石斛（先煎）一两、肥玉竹三钱、南花粉五钱、黑栀皮一钱半、济银花一两五钱、丝瓜络三钱。（石念祖《王孟英医案绎注·卷六·温病》）

【原案】

姚某年未三旬，烟瘾甚大，适伊母病温而殁，劳瘁悲哀之际，吸受温邪，胁痛筋掣，气逆痰多，热壮神昏，茎缩自汗，医皆束手。所亲徐丽生嘱其速孟英诊之。脉见芤数，舌绛无津，有阴虚阳越、热炽液枯之险，况初发即尔，其根蒂之不坚可知。与犀、羚、元参、知母壮水息风，苁蓉、楝实、鼠矢、石英潜阳镇逆；沙参、麦冬、石斛、葳蕤益气充津；花粉、栀子、银花、丝瓜络蠲痰清热。一剂知，四剂安，随以大剂养阴而愈。

【眉批】

吸食鸦片之人，津液素亏，感受温邪较平人倍重，非此标本并治之剂，必不救类。（王士雄《王氏医案续编·卷四》）

张肖江妹暮冬患感。朱某进温散药数服，病日剧。孟英视之，目瞪不语，面赤气逆，昼夜需人抱坐，四日不着枕矣。乃冬温挟痰，误提而气不肃降也。以旋、赭、杏、贝、花粉、茅根、冬瓜子、紫菀、薤白、蒌仁、苏子、石菖蒲、竹沥为剂，芦菔汤煎。三剂大便行而能卧矣，自言胸中迷闷。改用小陷胸合三子养亲，加沙参、知母、旋、贝、竹茹、枇杷叶。数剂热退，知饥而愈。（石念祖《王孟英医案绎注·卷四·肢麻》）

【原案】

张肖江妹，暮冬患感。朱某进温散数服，病日剧。比孟英视之，目瞪不语，面赤气逆，昼夜需人抱坐，四日不著枕矣。乃冬温挟痰，误提而气不肃降也。以旋、赭、杏、贝、花粉、茅根、冬瓜子、紫菀、薤白、蒌仁、苏子、石菖蒲、竹沥为剂，芦菔汤煎。三帖大便行而能卧矣，自言胸中迷闷。改用小陷胸合三子养亲，加沙参、知母、旋、贝、竹茹、枇杷叶。数剂热退，知饥而愈。（王士雄《王氏医案续编·卷二》）

仲夏淫雨匝月，泛滥为灾，季夏酷暑如焚，人多热病。沈小园病，医者但知湿甚，而不知化热，投以平胃散数帖，壮热昏狂，证极危殆。孟英视之，脉滑实而数，大渴溲赤，稀水旁流。与石膏、大黄数下之而愈。孟英因论曰：考古惟叶天士甘露消毒丹、神犀丹二方，为湿温、暑疫最妥之药，一治气分，一治营分，规模已具，即有兼证，尚可通融，司天在泉，不必拘泥。今岁奇荒，明年恐有奇疫。但"甘露"二字，人必疑为大寒之药；"消毒"二字，世人或误作外证之方，因易其名曰普济解疫丹。依方合送，救活不知若干人也。

【石念祖评析】

壮热昏狂方：生石膏（先煎）一两六钱、酒洗生厢黄四钱、鲜芦根二两、生冬瓜子八钱、南花粉五钱、炒枳实二钱、整荸荠二两、冬桑叶四钱、杭白菊三钱、姜竹茹三钱、姜竹沥两大酒杯（冲）、酒炒知母三钱、鲜枇叶（刷，包）三钱、石菖蒲（次入）二钱。

**附：普济解疫丹**

飞滑石十五两，绵茵陈十一两，淡黄芩十两，石菖蒲六两，川贝母五两，木通五两，藿香、射干、连翘、薄荷、白豆蔻（各）四两。

上药晒燥，生研细末（见火则药尽热）。每服三钱，开水调服，日二次。或以神曲糊丸，如弹子大，开水化服亦可。

孟英自注云：此治湿温时疫之主方也。每岁仲夏温湿蒸腾，更加烈日之暑，烁石流金，人在气交之中，口鼻吸受其气，留而不去，乃成温热暑疫之病，则为发热倦怠，胸闷腹胀，肢酸咽肿，斑疹身黄，颐肿口渴，溺赤便秘，吐泻疟痢，淋浊疮疡等证，但看病人舌苔淡白，或厚腻，或干黄者，是暑湿热疫之邪尚在气分，悉以此丹治之立效。而薄滋味，远酒色，尤为辟疫之仙方。医家临证准此化裁，自可十全为上（上参喻嘉言、张石顽、叶天士、沉尧封诸家）。

附：神犀丹

犀角尖磨汁、石菖蒲、黄芩（各）六两，直生地（冷水洗净，浸透，捣绞汁）、银花（各）一斤（如有鲜者，捣汁用尤良），粪清、连翘各十两，板蓝根九两（无则以飞净青黛代之），香豉八两，元参七两，花粉、紫草（各）四两。

各药生晒（切忌火炒），研细，以犀角地黄汁、粪清和捣为丸（切勿加蜜。如难丸，可将香豉煮烂）。

每重三钱，凉开水化服，小儿用半丸。如无粪清，可加人中黄四两研入。

孟英自注云：温热、暑疫诸病，邪不即解，耗液伤营，逆传内陷，痉厥昏狂，谵语发斑等证，但看病人舌色干光，或紫绛，或圆硬，或黑苔，皆以此丹救之。若初病即觉神情昏躁，而舌赤口干者，是温暑直入营分。酷热之时，阴虚之体，及新产妇人，患此最多，急须用此，多可挽回，切勿拘泥日数，误投别药以偾事也。兼治痘瘄毒重，夹带紫斑危证，暨痘瘄后，余毒内炽，口糜咽腐，目赤神烦诸证（上本叶氏参治验）。（石念祖《王孟英医案绎注·卷八·壮热昏狂》）

【原案】

仲夏淫雨匝月，泛滥为灾，季夏酷暑如焚，人多热病。有沈小园者，患病于越。医者但知湿甚，而不知化热，投以平胃散数帖，壮热昏狂，证极危殆，返杭日，渠居停吴仲庄，浼孟英视之。脉滑实而数，大渴溲赤，稀水旁流。与石膏、大黄数下之而愈。仲庄欲施药济人，托孟英定一善法。孟英曰：余不敢师心自用，考古惟叶天士甘露消毒丹、神犀丹二方，为湿温、暑疫最妥之药，一治气分，一治营分，规模已具，即有兼证，尚可通融，司天在泉，不必拘泥。今岁奇荒，明年恐有奇疫，但"甘露"二字，人必疑为大寒之药；"消毒"二字，世人或误作外证之方，因易其名曰普济解疫丹。吴君与诸好善之家，依方合送，救

活不知若干人也。（王孟英《王氏医案续编·卷六》）

周品方患冬温，顾听泉知其体属阴亏，病非风寒也，不犯一分温升之药，而证不能减，孟英但于方中加贝母、杏仁、紫菀、冬瓜子等味，与之遂效。孟英尝云：重病有轻取之法。于此可见。

【石念祖评析】

此必听泉原方一味清解，少痰药及辛开之药。（石念祖《王孟英医案绎注·卷二·冬温》）

【原案】

周晓沧乃郎品方患冬温，所亲顾听泉知其体属阴亏，病非风寒也，不犯一分温升之品，而证不能减，势颇可危，乃虚怀转邀孟英诊之。曰：所治良是也。但于方中加贝母、杏仁、紫菀、冬瓜子等味，与之遂效。可见药贵对病，虽平淡之品，亦有奇功。孟英尝云：重病有轻取之法。于此可见。（王士雄《王氏医案·卷二》）

朱妇初患目赤，服药后，渐至满面红肿，壮热神昏，医皆束手。孟英切脉洪实滑数，舌绛大渴，腹微胀。以酒洗大黄、犀角、元参、滑石、甘草、知母、花粉、银花、黄芩、连翘、薄荷、菊花、丹皮，两下之竟愈。

【石念祖评析】

脉洪实滑数，为实热挟阴虚。酒洗大黄（先煎）四钱、镑犀角（先煎八钟）四钱、元参片（泡煎，去渣）一两、西滑石（先煎）五钱、生粉草一钱半、酒炒知母三钱、南花粉五钱、济银花（先煎）一两五钱、酒炒枯芩一钱半、连翘壳三钱、薄荷尖四分、杭菊花三钱、丹皮二钱。犀角、元参、知母、银花息风救液。（石念祖《王孟英医案绎注·卷六·目赤》）

【原案】

朱养之令弟媳，初患目赤，服药后，渐至满面红肿，壮热神昏，医者束手。孟英切脉洪实滑数，舌绛大渴，腹微胀。以酒洗大黄、犀角、

元参、滑石、甘草、知母、花粉、银花、黄芩、连翘、薄荷、菊花、丹皮，两下之径愈。（王士雄《王氏医案续编·卷四》）

朱谆书妻患感，吴某与表药两帖，发出赤疹，神气渐昏。叶某知其素患耳聋目障，为阴虚之体，改用犀角地黄汤二剂，而遗溺痉厥。孟英视之，曰：虽形瘦阴亏，邪易扰营，幸非湿盛之躯，尚可设法。但心下拒按，呃逆便秘，是痰热尚阻气分，误服升提，每成结胸。地黄滋滞，实为禁药。本年败证甚多。余每见神未全昏，便不甚秘，惟胸前痞结，不可救药而死者，皆升提之误进，或滋滞之早投也。于是以犀角、元参、茹、贝、旋、蒌、杷、菀、白前、菖蒲为方，调紫雪。两服呃逆止，神渐清，而咽疼口渴，乃去紫雪、前、菖，加射干、山豆根、知母、花粉，吹以锡类散。二日咽喉即愈，胸次渐舒，疹回热退。去犀角、紫菀、射干、豆根，加银花、栀子、竹叶、海蜇、凫茈。渐安眠食，惟大解久不行，孟英曰：腹无痛苦，虚体只宜润养。佐以苁蓉、麻仁、当归、生地等药，多服而下，遂愈。

**【石念祖评析】**

痰热尚阻气分，无服地黄滋滞之理。磨冲犀角二钱、元参片（泡冲，去渣）八钱、姜竹茹三钱、川贝母（杵）八钱、旋覆花（包，先）三钱、姜蒌皮三钱、姜杷叶（刷，包）三钱、紫菀茸一钱半、白前二钱、石菖蒲（次入）二钱，药调紫雪丹二分。咽疼口渴，热邪得开泄而愈升浮。加射干三钱、酒炒山豆根一钱、酒炒知母三钱、南花粉四钱。嗣去犀角、紫菀、射干、豆根，加济银花八钱、黑栀皮一钱半、鲜竹叶二钱、淡海蜇（先煎）二两、荸荠一两。嗣去茹、杷、栀子、竹叶。佐淡苁蓉一钱半、大麻仁（研）三钱、箱归身二钱、大生地八钱。（石念祖《王孟英医案绎注·卷九·温病》）

**【原案】**

朱谆书令正患感，吴某与表药二帖，发出赤疹，神气渐昏。叶某知其素患耳聋目障，为阴虚之体，改用犀角地黄汤二剂，而遗溺痉厥，始延孟英视之。曰：虽形瘦阴亏，邪易扰营，幸非湿盛之躯，尚可设法。但心下拒按，呃逆便秘，是痰热尚阻气分，误服升提，每成结胸。地黄滋滞，实为禁药。今人临证不能详审，往往用非所当用。本年败证甚多，余每见神未全昏，便不甚秘，惟胸前痞结，不可救药而死者，皆升提之误进，或滋滞之早投也。石北涯在旁闻之，叹曰：无怪乎君素以犀角地黄汤奏奇绩，而他人效尤屡偾事，岂非能与人规矩，不能与人巧耶？于是以犀角、元参、茹、贝、旋、蒌、杷、菀、白前、菖蒲为方，调紫雪。两服呃逆止，神渐清，而咽疼口渴，乃去紫雪、前、葛，加射干、山豆根、知母、花粉，吹以锡类散。二日咽喉即愈，胸次渐舒，疹回热退。去犀角、紫菀、射干、豆根，加银花、栀子、竹叶、海蜇、凫茈。渐安眠食，惟大解久不行，孟英曰：腹无痛苦，虚体只宜润养。佐以苁蓉、麻仁、当归、生地等药，多服而下，遂愈。（王孟英《王氏医案续编·卷七》）

## 发热医案

金晓耕发热二旬，医与表散，竟无汗泄，嗣与温补，即大解泄泻，小水不行，口干肌削，事濒于危。孟英诊之，右寸独见沉数，曰：暑热锢于肺经耳。与白虎、苇茎、天水，加芩、桔、杏、贝为方。石念祖评析：表解无汗，阴虚不能作汗故也。此病认证，在右寸独见沉数一语。数为阴虚挟热，沉则肺热有郁遏不宣之象。生石膏（先煎）八钱、活水苇根二两、生冬瓜子四钱、生苡仁（杵）八钱、酒炒枯芩三钱、苦桔梗三钱、苦杏仁（泥）一钱五分（三味同次入）、川贝母（杵）五钱、西滑石四钱、生粉草三钱。服后头面痞疹遍发，密无针缝，明如水晶光。孟英曰：此肺邪得泄也。果肤润热退，泻止知饥。又服甘凉濡润二十余剂，痞疹始愈。亦仅见之证也。

**【石念祖评析】**

疹瘖枯暗，则肺无津液，其人必死。（石念祖《王孟英医案绎注·卷三·发热》）

**【原案】**

金晓耕发热二旬，医与表散，竟无汗泄，嗣与温补，即大解泄泻，小水不行，口干肌削，势濒于危。胡秋纫荐孟英诊之。右寸独见沉数，曰：暑热锢于肺经耳。与白虎、苇茎、天水，加芩、桔、杏、贝为方。服后头面瘖疹遍发，密无针缝，明如水晶光，人皆危之。孟英曰：此肺邪得泄也。果肤润热退，泻止知饥。又服甘凉濡润二十余剂，瘖疹始愈，亦仅见之证也。

**【眉批】**

此温证之轻者，用药合法，故其愈甚速。（王士雄《王氏医案续编·卷一》）

金叶仙病，其媳割股以进，固无效也，悲哀欲绝，遂发热。胡某治以伤寒药，而神迷自汗，惊惕畏冷。改换补药，乃气逆不进水谷矣。孟英视之，七情有伤，痰因火迫，堵塞空灵之所也。与沙参、元参、丹参、丹皮、茯苓、麦冬、连翘、竹茹、竹叶、莲心、小麦，加以川贝母一两投之，数剂而瘳。

**【石念祖评析】**

北沙参八钱、元参片一两（泡煎，去渣）、丹参三钱、粉丹皮二钱、云苓三钱、花麦冬四钱、连翘壳三钱、姜竹茹三钱、鲜竹叶二钱、莲子心一钱、北小麦四钱、川贝母（杵）一两。（石念祖《王孟英医案绎注·卷六·发热》）

**【原案】**

金叶仙大令病，其媳割股以进，因无效也，悲哀欲绝，遂发热。胡某治以伤寒药，而神迷自汗，惊惕畏冷。改换补药，乃气逆不进水谷矣。孟英视之，七情有伤，痰因火迫，堵塞空灵之所也。与沙参、元参、丹参、丹皮、茯苓、麦冬、连翘、竹茹、竹叶、莲心、小麦，加以川贝母一两投之，数剂而瘥。（王士雄《王氏医案续编·卷四》）

马某，年三十余，素用力，患发热恶寒，肢振自汗，少腹气上冲胸，头疼口渴。孟英诊曰：卫虚风袭，而络脉久伤，肝风内动。与建中去饧，加龙、牡、石英、苁蓉、楝实、桑枝，数帖而痊。

**【石念祖评析】**

劳力伤阳。此证卫虚，必另有脉情可据。至论证则以恶寒为卫虚。肢振自汗三句，皆阴虚肝风内动之象。生西芪三钱、大生地八钱、酒炒白芍一钱五分、花麦冬四钱、煅龙骨（杵）一两、煅牡蛎（杵）四两、紫石英（杵）五钱（三味先炭煨八句钟）、淡苁蓉三钱、三楝核（杵，先）四钱、酒炒桑枝（次入）三钱。黄芪治卫虚；冬、地治液虚口渴；龙、牡、石英医法重以镇怯，治自汗气逆头疼；酒炒白芍上行止汗；酒炒桑枝入肢治肢振之标。（石念祖《王孟英医案绎注·卷三·劳伤发热》）

**【原案】**

马某，年三十余，素用力。患发热恶寒，肢振自汗，少腹气上冲胸，头疼口渴。孟英诊曰：卫虚风袭，而络脉久伤，肝风内动。与建中去饧，建中之力在饴糖，今去饴糖，仍是桂枝法，加龙、牡、石英、苁蓉、楝实、桑枝，数帖而痊。

**【眉批】**

发热恶寒，头疼自汗，皆桂枝证。此人必津液素亏，因汗出而益耗其津，故肝失所养而上冲，肺胃失所养而口渴也。（王士雄《王氏医案续编·卷一》）

石符生患疟。医以小柴胡汤加姜、桂，投之不效。改用四兽、休疟等法，反致恶寒日甚，谷食不进，惟饮烧酒姜汤，围火榻前，重裘厚覆，胸腹痞闷，喜以热熨，犹觉冷气上冲，频吐黏稠痰沫。延至腊初，疲惫不堪。孟英诊之，脉沉而滑数，苔色黄腻，不渴，便溏溺赤。曰：

是途次所受之暑湿，失于清解，复以温补之品，从而附益之，酿成痰饮，盘踞三焦，气机为之阻塞，所以喜得热熨热饮，气冲反觉如冰……（中略）以脉情兼证并究，则其为真热假寒，自昭昭若揭矣。与大剂苦寒之药，而以芦菔（指萝卜。——编者注）煎，渐服渐不畏寒，痰渐少，谷渐增。继用甘凉善后。

**【石念祖评析】**

疟分寒热虚实。此证本非寒疟虚疟，小柴非，四兽亦非。论证尽于原案。便溏忌用硝、黄。姜制黄连八分、姜炒枯芩三钱、赖橘红一钱、净橘络七分、石菖蒲六分、炒枳实一钱五分、川贝母八钱（贫者以生冬瓜子八钱代之）、生莱菔子（研，和服）一钱、陈胆星（炖，和服）一钱、姜竹茹三钱、丝瓜络三钱、鲜芦菔一两（煎汤代水）。（石念祖《王孟英医案绎注·卷一·疟疾》）

**【原案】**

石符生，随乃翁（指父亲。——编者注）自蜀来浙，同时患疟。医者以小柴胡汤加姜、桂，投之不效，改用四兽、休疟等法，反致恶寒日甚，谷食不进，惟饮烧酒姜汤，围火榻前，重裘厚覆，胸腹痞闷，喜以热熨，犹觉冷气上冲，频吐黏稠痰沫。延至腊初，疲惫不堪，始忆及丙申之恙，访孟英过诊。脉沉而滑数，苔色黄腻，不渴，便溏，溺赤。曰：是途次所受之暑湿，失于清解，复以温补之品，从而附益之，酿成痰饮，盘踞三焦，气机为之阻塞，所以喜得热熨热饮，气冲反觉如冰。若不推测其所以然之故，而但知闻问在切脉之先，一听气冷喜热，无不以为真脏现获，孰知病机善幻，理必合参，以脉形兼证并究，审病要法。则其为真热假寒，自昭昭若揭矣。与大剂苦寒之药，而以芦菔汤煎，渐服渐不畏寒，痰渐少，谷渐增。继用甘凉善后，乔梓（指石符生父子。——编者注）皆得安全。（王士雄《王氏医案·卷一》）

张二梅年逾六旬，秋间患霍乱转筋，医见高年而厥逆多汗，拟进温补，张不敢服，但用平淡单方及外治法而瘥。然从此大便不坚，时时自汗，遍身疮疥，畏热异常。立冬后，孟英诊之，脉甚滑数，口渴苔黄，便溺皆热，犹着夹衣。是赋质偏阳，湿热内盛，幸而畏进温补，得以引年。与大剂清化法渐愈。

**【石念祖评析】**

酒炒西茵陈三钱、酒炒枯芩一钱半、酒炒栀皮三钱、冬瓜皮四钱、蚕砂五钱、芦根二两、生苡仁（杵）八钱、鲜枇叶（刷，包）三钱、西滑石（先煎）五钱、淡海蜇（先煎）二两。

某传一方颇佳，以麻黄一两、川椒五钱、蛇床子五钱、斑蝥七枚，雄猪油或地沥青熬透去渣，另用明矾、黄柏（各）一两，蓖麻子、大枫子（各）四十粒，共研末，调入油内，绢包擦患处，能拔蕴毒伏邪，未出旬日可愈，无后患。比余（孟英自称。——编者注）火酒摩转筋之义正同。

**【石念祖评析】**

以麻黄等之辛烈，行使明矾、黄柏之苦寒也。（石念祖《王孟英医案绎注·卷十·霍乱转筋》）

**【原案】**

南浔张二梅，年逾六旬，秋间患霍乱转筋，医见高年而厥逆多汗，拟进温补。张不敢服，但用平淡单方，及外治法而瘳。

然从此大便不坚，时时自汗，遍身疮疥，畏热异常，延至立冬后，邀余诊之。脉甚滑数，口渴苔黄，便溺皆热，犹著夹衣，是赋质偏阳，湿热内盛，幸而畏进温补，得以引年。与大剂清化法渐愈。（王士雄《随息居重订霍乱论·第三医案篇·梦影》）

张养之，病延七载，经百十三医之手不愈，体怯面青，易招外感，夏月亦着复衣，频吐白沫，（询知）阳痿多年，常服温辛之药，九月间患恶寒头痛，自饵温散不效。孟英诊之，脉极沉重，按至骨则弦滑隐然。卧曲房密帐之中，炉火重裘，尚觉不足以御寒，且涎沫仍吐，毫不作渴，胸腹无胀闷之苦，咳嗽无暂辍之时，惟大解坚燥，小溲不多，口气极重耳。乃谓曰：此积热深锢，气机郁而不达，非大苦寒以泻之不可。及二三帖后，病不略减……（中略）连服苦寒，病无增减，是药已对症，不比平淡之剂，误投数帖，尚不见害也。实由热伏深锢，药未及病。今日再重用硝黄犀角，冀顽邪蕴毒，得以通泄下行，则周身之气机自然流布矣。如法服之，越二日大便下如胶漆，秽恶之气达于户外，而畏寒即以递减，糜粥日以加增。旬日后粪色始正。

**【石念祖评析】**

热伤肺，气不流行则恶寒。头痛为肝阳，若感寒则温散已效。脉极沉，已见胃腑积滞，重按至骨则弦滑隐然，更见痰热遏伏。炉火不足御寒，热深厥亦深也。涎沫仍吐，毫不作渴，痰虽热有滑润性质，故不作渴。胸腹无胀闷，病不在气分。咳嗽无暂辍，则胃热逆冲于肺。大解坚燥为热结固已。热证溲多则愈，溲竭则死。口气重为肺胃之热逆冲。镑犀角（磨冲）六分，元明粉一钱，生大黄三钱（二味开水同泡冲），炒枳实一钱，元参片五钱，黑栀皮三钱，苦桔梗（次下）三钱，赖氏橘红一钱，姜竹茹三钱，白茅根三钱，丝瓜络三钱，石菖蒲一钱，陈胆星一钱（炖，和服）。更方去桔梗、竹茹、茅根、栀皮、丝瓜络，加镑犀角（磨，冲）一钱，元明粉二钱，生大黄五钱（开水同泡冲），炒枳实二钱，制根朴一钱，赖橘红一钱五分，川贝母（杵）一两，石菖蒲（次入）一钱，陈胆星二钱（炖，和服）。（石念祖《王孟英医案绎注·卷一·伏热》）

**【原案】**

张养之弱冠失怙后，即遭无妄之疾，缠绵七载，罄其赀财，经百十三医之手，而病莫能愈。因广购岐黄家言，静心参考，居然自疗而痊，然鼻已坏矣。抱此不白之冤，自惭形秽，乃闭户学书，专工楷，其志良可悼也。孟英因与之交，见其体怯面青，易招外感，夏月亦著复衣，频吐白沫，询知阳痿多年，常服温辛之药，孟英屡谏之。而己亥九月间，患恶寒头痛，自饵温散不效，逆孟英诊之。脉极沉重，按至骨则弦滑隐然。卧曲房密帐之中，炉火重裘，尚觉不足以御寒，且涎沫仍吐，毫不作渴，胸腹无胀闷之苦，咳嗽无暂辍之时，惟大解坚燥，小溲不多，口气极重耳。乃谓曰：此积热深锢，气机郁而不达，非大苦寒以泻之不可也。养之初犹疑焉，及见方案，辩论滔滔，乃大呼曰：弟之死生，系乎一家之命，唯君怜而救之。孟英慰之曰：我不惑外显之假象，而直断为实热之内蕴者，非揣度之见，而确有脉证可凭，但请放心静养，不必稍存疑畏。及二三帖后，病不略减，诸友戚皆诋药偏于峻，究宜慎重服之。有于某者，扬言于其族党曰：养之之命，必送于孟英之手矣。众楚交咻，举家惶惑，次日另延陈启东盛俞某并诊。孟英闻之，急诣病榻前谓曰：兄非我之知己也，则任兄服谁之药，我不敢与闻也；兄苟裕如也，则任兄广征明哲，我不敢阻挠也。今兄贫士也，与我至交也，拮据资囊，延来妙手，果能洞识病情，投剂必效，则我亦当竭力怂恿也。第恐虽识是病，而用药断不能如我之力专而剂大也。苟未能确识是证，而以无毁无誉之方，应酬塞责，则因循养患，谁任其咎也？或竟不识是病，而开口言虚，动手即补，甘言悦耳，兄必信之，我不能坐观成败，如秦人视越人之肥瘠也。今俞某之方如是，陈医殊可却之，速著人赶去辞绝，留此一款，以作药资，不无小补。况连服苦寒，病无增减，是药已对证，不比平淡之剂，误投数帖，尚不见害也。实由热伏深锢，药未及病。今日再重用硝、黄、犀角，冀顽邪蕴毒，得以通泄下行，则周身之气机，自然流布矣。养之伏枕恭听，大为感悟。如法服之，越二日大便下如胶漆，秽恶之气达于户外，而畏寒即以递减，糜粥日以加增。旬日后粪色始正。百日后康健胜常。用后虽严冬亦不甚畏冷，偶有小恙，辄服清润之方，阳道复兴，近添一女。养之尝颂于人曰：孟英之手眼，或可得而学也；孟英之心地，不可得而及也。我之病，奇病也，孟英虽具明眼，而无此种热情，势必筑室道旁，乱尝药饵，不能有今日矣。况不但有今日，而十余年深藏久伏之痼，一旦扫除，自觉精神胜昔，可为后日之根基，再生之德，不亦大哉。（王士雄《王氏医案·卷一》）

赵子善因事抑郁，凛寒发热。汤某作血虚治，进以归、芍、丹参之类，多剂不效。孟英诊之，脉涩而兼沉弦以数，然舌无苔，口不渴，便溺如常，纳谷稍减，惟左胁下及少腹，自觉梗塞不舒，按之亦无形迹，时欲抚摩，似乎稍适。曰：阴虚挟郁，暑邪内伏。夫郁则气机不宣，伏邪无从走泄，遽投血药，引之深入，血为邪踞，更不流行，胁腹不舒，乃其真谛。第病虽在血，而治宜清气为先，气得宣布，热象必露，瘀滞得行，厥疾始瘳。连投清气。石念祖评析：方用酒炒枯芩一钱五分、姜炒牛蒡子（研）三钱、姜栀皮三钱、姜炒枇叶（刷，包）三钱、姜炒川连六分、姜竹茹三钱、川贝母（杵）四钱、苦杏仁（泥，次入）二钱、薄橘红（次入）一钱五分、紫菀草（次入）一钱。热果渐壮，谵妄不眠，口干痰嗽。孟英曰：脉已转为弦滑，瘀血伏邪，皆有欲出之机，继此当用凉血清瘀为治。遂定犀角地黄加味。石念祖评析：大生地（开水泡冲）八钱、镑犀角（磨，冲）一钱、酒炒川连八分、酒炒川黄柏一钱五分、石菖蒲一钱（次入）、半夏曲二钱、川贝母（杵）八钱、生冬瓜子四钱、姜竹茹三钱、丝瓜络三钱、姜汁拌茅根八钱、紫菀一钱、旋覆（绢包）三钱。适病者鼻衄大流，径煎药而服之。次日，衄复至，苔色转黑。孟英曰：三日不大便，瘀热未能下行也。于前方加滑石、桃仁、木通、海蜇、竹沥、石斛、银花、知母、花粉之类。石念祖评析：前方宜去连、柏、竹茹、丝瓜络、芦根，加西滑石（先煎）四钱、生桃仁（研）三钱、细木通一钱、淡海蜇（先煎）二两、姜竹沥两大酒杯（冲）、钗石斛（杵，先）一两、银花八钱、酒炒知母三钱、南花粉四钱。又二剂大解始行，黑如胶漆，三日间共下七十余次而止。乃去木通、桃仁辈，加西洋参、麦冬以生液。石念祖评析：加西洋参三钱、花麦冬五钱。病者疲惫已极，沉寐三昼夜，人皆危之。孟英曰：听之，使其阴气来复，最是好机。醒后尚有微热谵语，药仍前法。又旬日，始解一次黑燥大便，而各恙悉退。惟口尚渴，与大剂甘凉以濡之。又旬日，大便甫得复行，色始不黑，乃用滋阴填补而康。

【石念祖评析】

此病必系阳证阳脉，故以大剂辛寒收效。若阳证阴脉，阴药即苦伤阳，故多不治。（石念祖《王孟英医案绎注·卷三·寒热》）

【原案】

赵铁珊乃郎子善，康康侯之婿也。因事抑郁，凛寒发热。汤某作血虚治，进以归、芎、丹参之类，多剂不效，乃移榻康寓，延孟英诊之。脉涩而兼沉弦以数，然舌无苔，口不渴，便溺如常，纳谷稍减，惟左胁下及少腹，自觉梗塞不舒，按之亦无形迹，时欲抚摩，似乎稍适。曰：阴虚挟郁，暑邪内伏。夫郁则气机不宣，伏邪无从走泄，遽投血药，引之深入，血为邪踞，更不流行，胁腹不舒，乃其真谛。第病虽在血，而治宜清气为先，气得宣布，热象必露，瘀滞得行，厥疾始瘳。子善因目击去年妇翁之恙，颇极钦服。连投清气，热果渐壮，谵妄不眠，口干痰嗽。孟英曰：脉已转为弦滑，瘀血伏邪，皆有欲出之机，继此当用凉血清瘀为治，但恐旁观诧异，事反掣肘，嘱邀顾听泉质之。顾亦云然。遂同定犀角地黄汤加味。而所亲陈眉生、许小琴盛乃兄子勉，皆疑药凉剂重，纵是热证，岂无冰伏之虞？顾为之再四开导，总不领解。适病者鼻衄大流，孟英笑曰：真脏获矣，诸公之疑，可否冰释？渠舅氏陈谷人蹉尹云：证有疑似，原难主药，鼻血如是，病情已露，毋庸再议。径煎药而饮之。次日，衄复至，苔色转黑。孟英曰：三日不大便，瘀热未能下行也。于前方加滑石、桃仁、木通、海蛰、竹沥、石斛、银花、知母、花粉之类。又二剂，大解始行，黑如胶漆，三日间共下七十余次而止。乃去木通、桃仁辈，加西洋参、麦冬以生液。病者疲惫已极，沉寐三昼夜，人皆危之。孟英曰：听之，使其阴气之来复，最是好机。醒后尚有微热谵语，药仍前法。又旬日，始解一次黑燥大便，而各恙悉退。惟口尚渴，与大剂甘凉以濡之。又旬日，大解甫得复行，色始不黑，乃用滋阴填补而康。

**【眉批】**

此证不遇孟英必成虚损，讫无知其为伏暑者，虽死亦不知前药之误也。（王士雄《王氏医案续编·卷一》）

## 咳嗽医案

毕室患痰嗽碍眠，医与补摄，而至涕泪全无，目闭不饥，二便涩滞，干嗽无痰，气逆自汗。孟英切脉，右寸沉滑，左手细数而弦。乃高年阴亏，温邪在肺，未经清化，率为补药所锢，宜开其痹而通其胃。与蒌、薤、紫菀、兜铃、杏、贝、冬瓜子、甘、桔、旋、茹之剂而安。

**【石念祖评析】**

肺肾为子母之脏，肺脏邪去气行，自能荫庇肝肾，虽阴亏无须滋补。治法宜清通肺胃。脉沉滑，故参用桔、薤以开提。姜蒌仁（研）四钱、西薤白（打）一钱半、紫菀茸一钱半、马兜铃三钱、苦杏仁（泥）二钱、川贝（杵）五钱、生冬瓜子四钱、生粉草一钱、苦桔梗一钱半、旋覆（包，先）三钱、姜竹茹三钱。（石念祖《王孟英医案绎注·卷六·痰嗽》）

**【原案】**

毕方来室，患痰嗽碍眠，医与补摄，而至涕泪全无，目闭不饥，二便涩滞，干嗽无痰，气逆自汗。孟英切脉，右寸沉滑，左手细数而弦。乃高年阴亏，温邪在肺，未经清化，率为补药所锢，宜开其痹而通其胃。与蒌、薤、紫菀、兜铃、杏、贝、冬瓜子、甘、桔、旋、茹之剂而安。

逾二年以他疾终。亦少善后之法。（王士雄《王氏医案续编·卷四》）

陈某患嗽，嗽则先吐稀痰，次则黄浓甜浊之痰，继之以深红带紫之血，仍能安谷，别无所苦，多药不愈。孟英切其脉缓大，而右关较甚，乃劳倦伤阳，而兼湿热蕴积也。予沙参、生薏苡、木瓜、茯、杏、竹茹、桑叶、枇杷叶、生扁豆、苇茎、花粉为剂，吞松石猪肚丸而愈。

【石念祖评析】

劳倦伤阳为本病，湿热蕴积为标病。常法先治标，故方中治标之药，多于治本以救吐血。北沙参八钱、生苡仁（杵）八钱、陈木瓜一钱半、云苓三钱、苦杏仁（泥）一钱半。姜竹茹三钱、冬桑叶四钱、酒炒枇叶（刷，包）三钱、生扁豆（杵）一钱半、鲜芦根一两、南花粉三钱。（石念祖《王孟英医案绎注·卷九·痰嗽》）

【原案】

陈某患嗽，嗽则先吐稀痰，次则黄浓甜浊之痰，继之以深红带紫之血，仍能安谷，别无所苦，多药不愈。孟英切其脉缓大，而右关较甚，乃劳倦伤阳，而兼湿热蕴积也。予沙参、生薏苡、木瓜、茯苓、竹茹、桑叶、枇杷叶、生扁豆、苇茎、花粉为剂，吞松石猪肚丸而愈。（王孟英《王氏医案续编·卷七》）

陈足甫禀质素弱，上年曾经吐血。今夏患感之后，咳嗽夜热，饮食渐减，医作损治，滋阴潜阳，久服不效。秋杪，孟英诊之曰：阴分诚虚，第感后余热逗留于肺，阻气机之肃降，搏津液以为痰，此关不清，虽与滋填培补之药，亦焉能飞渡以行其事耶？先清肺气以补胃津，俾治节行而灌溉输，然后以甘润浓厚之法，补实真阴，始克有济。如法施之，果渐康复。

【石念祖评析】

咳嗽夜热，原有肺热、血瘀两条，饮食渐减，则病情专在上焦气分。北沙参四钱、姜炒川连六分、姜枯芩一钱、姜竹茹三钱、丝瓜络三钱、炒枳实一钱、姜枇叶（刷，包）三钱、姜汁拌芦根八钱、陈胆星八分（炖，和服）、苦杏仁（泥）一钱五分、薄橘红一钱、苦桔梗（次入）三钱。（石念祖《王孟英医案绎注·卷二·阴虚咳嗽》）

**【原案】**

陈足甫禀质素弱，上年曾经吐血。今夏患感之后，咳嗽夜热，饮食渐减，医作损治，滋阴潜阳，久服不效。秋杪，孟英诊之曰：阴分诚虚，第感后余热逗留于肺，阻气机之肃降，搏津液以为痰，此关不清，虽与滋填培补之药，亦焉能飞渡而行其事耶？先清肺气以保胃津，俾治节行而灌溉输，然后以甘润浓厚之法，补实真阴，始克有济。乃尊养山闻之，击节叹服，如法施之，果渐康复。

**【眉批】**

晡热、夜热，原有肺热、血瘀二候，断非滋补所能愈。况退病之后，咳嗽夜热，显为遗邪在肺，滋阴药愈没干涉矣。（王士雄《王氏医案·卷二》）

董哲卿妻胎前患嗽，娩后不痊，渐至寝汗减餐，头疼口燥，奄奄而卧，略难起坐。孟英诊脉虚弦软数，视舌光赤无苔，曰：此头疼口燥，乃阳升无液使然，岂可从外感治？是冲经上逆之嗽，初非伤风之证也。与苁蓉、石英、龟板、茯苓、冬虫夏草、牡蛎、稽豆衣、甘草、小麦、红枣、藕。数帖嗽减餐加，头疼不作，加以熟地，服之遂愈。

**【石念祖评析】**

冲脉系于肝。此头疼口燥，为肝阳逆升。惟脉为阴中之阳亦虚，苁蓉、石英、茯苓、红枣针治脉软。淡苁蓉一钱半、紫石英（杵，先）三钱、血龟板二两、煅牡蛎四两（三味先炭煨六句钟，取汤代水煎药）、云茯苓三钱、冬虫夏草二钱、稽豆衣四钱、生粉草三钱、北小麦四钱、红枣肉三钱、连皮肥藕（切）一两。（石念祖《王孟英医案绎注·卷九·咳嗽》）

**【原案】**

董哲卿贰尹令正，胎前患嗽，娩后不痊，渐至寝汗减餐，头疼口燥，奄奄而卧，略难起坐。孟英诊脉虚弦软数，视舌光赤无苔，曰：此头疼口燥，乃阳升无液使然，岂可从外感治？是冲气上逆之嗽，初非伤风之证也。与苁蓉、石英、龟板、茯苓、冬虫夏草、牡蛎、穞豆衣、甘草、小麦、红枣、藕。数帖嗽减餐加，头疼不作，加以熟地，服之遂愈。（王孟英《王氏医案续编·卷七》）

室女多抑郁，干嗽为火郁，夫人而知之者。王杞庭之姊，年逾摽梅（指女子已到婚嫁年龄。——编者注），陡患干嗽，无一息之停，目不交睫，服药无功。孟英诊焉，两脉上溢，左兼弦细，口渴无苔，乃真阴久虚，风阳上潜，冲嗽不已，厥脱堪虞。授牡蛎、龟板、鳖甲、石英、苁蓉、茯苓、熟地、归身、牛膝、冬虫夏草、胡桃肉之方。药甫煎，果欲厥，亟灌之即瘥。次日黄昏，犹发寒痉，仍灌前药。至第三夜，仅有寝汗而已。四剂后，诸恙不作，眠食就安。设此等潜阳镇逆之方，迟投一二日，变恐不可知矣。况作郁治，而再用开泄之品耶？故辨证为医家第一要务也。

**【石念祖评析】**

冲脉系于肝，冲嗽即肝阳贼肺之嗽。大熟地一两（泡汤，去渣，用汤先煎）、煅牡蛎（杵）六两、血鳖甲（杵）四两、血龟板（杵）一两、紫石英三钱（四味先煨六句钟，取汤煎）、淡苁蓉一钱半、云苓三钱、当归身二钱、制牛膝五分、虫草一钱五分、连衣胡桃肉（研）三钱。（石念祖《王孟英医案绎注·卷十·干嗽》）

**【原案】**

室女多抑郁，干嗽为火郁，夫人而知之者。王杞庭之姊，年逾摽梅，陡患干嗽、无一息之停，目不交睫，服药无功，求孟英诊焉。两脉上溢，左兼弦细，口渴无苔，乃真阴久虚，风阳上借，冲嗽不已，厥脱堪虞。授牡蛎、龟板、鳖甲、石英、苁蓉、茯苓、熟地、归身、牛膝、冬虫夏草、胡桃肉之方，药甫煎，果欲厥，亟灌之即瘥。次日黄昏，犹发寒痉，仍灌前药至第三夜，仅有寝汗而已。四剂后诸恙不作，眠食就安。设此等潜阳镇逆之方，迟投一二日，变恐不可知矣，况作郁治，而再用开泄之品耶？故辨证为医家第一要务也。（王孟英《王氏医案续

编·卷八》)

李某妻年逾花甲，素患痰嗽，近兼晡热不饥，头疼不食，医治罔效。孟英视之，脉滑数，乃痰火内伏，温热外侵。投石膏药二服，而热退知饥。又数剂，并宿恙均愈。

**【石念祖评析】**

李妻方用酒炒知母三钱、楝核（杵，先）二钱、生石膏（先煎）一两、南花粉四钱、川贝母（杵）五钱、姜竹茹三钱、鲜芦根二两、鲜竹叶二钱、鲜荷秆三钱、淡海蜇（先煎）一两。（石念祖《王孟英医案绎注·卷九·疟疾、痰嗽》）

**【原案】**

李明府令正，年逾花甲，素患痰嗽，近兼晡热不饥，头疼不食，医治罔效，姚小荷荐孟英视之。脉滑数，乃痰火内伏，温热外侵。投石膏药二服，而热退知饥。又数剂，并宿恙而愈矣。（王孟英《王氏医案续编·卷七》)

邵可亭冬患痰嗽，面浮微喘，医进温补纳气之药，喘嗽日甚，口涎自流，茎囊渐肿，两腿肿硬至踵，不能稍立，开口则喘逆欲死，不敢发言，头仰则咳呛咽疼，不容略卧，痰色黄浓带血，小溲微黄而长。孟英视之：脉形弦滑有力，曰：此高年孤阳炽于内，时令燥火薄其外，外病或可图治，真阴未必能复。且平昔便如羊矢，津液已干，再投温补，如火益热矣。乃以白虎汤合泻白散，加西洋参、贝母、花粉、黄芩，大剂投之，并用北梨捣汁，频饮润喉，以缓其上僭之火。数帖后势渐减。石念祖评析：此证为阴虚痰实，辨证尤在脉弦滑有力，脉证互参。方用生石膏（先煎）一两、酒炒知母三钱、生粉草三钱、生桑皮四钱、鲜地骨皮五钱、西洋参三钱、川贝母（杵）一两、南花粉四钱、酒炒枯芩三钱，并用连皮北梨捣汁生饮润喉，不限时刻、斤数。改投苇茎汤合清燥救肺汤，加海蜇、蛤壳、青黛、荸荠、竹沥为方，旬日外梨已用及百斤而喘始息。石念祖评析：活水芦根二两、生冬瓜子五钱、生苡仁（杵）八钱、北沙参八钱、生粉草三钱、花麦冬四钱、甜杏仁三钱、蜜炙枇叶（刷，包）三钱、冬桑叶四钱、淡海蜇四两、生蛤壳（杵，先）一两、飞青黛一钱、连皮荸荠（打）二两、鲜竹沥（和服）三两。继加龟板、鳖甲、犀角，而以猪肉煮汤代水煎药，大滋其阴而潜其阳。火始下行，小溲赤如苏木汁，而诸证悉平，下部之肿，随病递消。一月以来，共用梨二百余斤矣。石念祖评析：前方加血龟板（杵）四两、血鳖甲（杵）二两（同先炭煨八句钟）、锴犀角（磨，冲）一钱、干猪肉皮半斤（急火煎汤，吹去浮油，用汤煎药）。一月以来共用梨二百余斤，宜特别研究。偏证偏治，急证急治，医岂可以常理论。适大雪祁寒，更衣时略感冷风，腹中微痛，自啜姜糖汤两碗，而喘嗽复作，口干咽痛，大渴舌破，仍不能眠。复用前方，以绿豆煎清汤代水煎药，始渐向安。石念祖评析：绿豆宜用一升。（石念祖《王孟英医案绎注·卷二·痢疾》）

## 【原案】

初冬邵可亭患痰嗽，面浮微喘，医谓年逾花甲，总属下部虚寒，进以温补纳气之药，喘嗽日甚，口涎自流，茎囊渐肿，两腿肿硬至踵，不能稍立，开口则喘逆欲死，不敢发言，头仰则咳呛咽疼，不容略卧，痰色黄浓带血，小溲微黄而长。许芷卿荐孟英视之，脉形弦滑有力，曰：此高年孤阳炽于内，时令燥火薄其外，外病或可图治，真阴未必能复。且平昔便如羊矢，津液家干，再投温补，如火益热矣。乃以白虎汤合泻白散，加西洋参、贝母、花粉、黄芩，大剂投之，并用北梨捣汁，频饮润喉，以缓其上僭之火。数帖后势渐减，改投苇茎汤合清燥救肺汤，加海蜇、蛤壳、青黛、荸荠、竹沥为方，旬日外梨已用及百斤而喘始息。继加坎版、鳖甲、犀角，而以猪肉汤代水煎药，大滋其阴而潜其阳。此却不必，以病者难服也，何不另用之。火始下行，小溲赤如苏木汁，而诸证悉平，下部之肿，随病递消，一月已来，共用梨二百余斤矣。适大雪祁寒，更衣时略感冷风，腹中微痛，自吸姜糖汤两碗，而喘嗽复作，口干咽痛，大渴舌破，仍不能眠。复用前方，以绿豆煎清汤代水煮药，始渐向安。孟英谓其乃郎步梅曰：《内经》云：阴精所奉其人寿。今尊翁阴液久亏，阳气独治，病虽去矣，阴精非药石所能继续，况年逾六秩，长不胜消，治病已竭人谋，引年且希天眷，予以脉察之，终属可虞，毋谓治法不周，赠言不早，致有他日之疑成败之论也。（王士雄《王氏医案·卷二》）

盛少云严寒患痰嗽夜热，自汗不寐，左胁痛如针刺，肌削不饥。病来虽恶，未经误药。孟英与固本加龟板、鳖甲、苁蓉、知、柏、青黛、石斛、花粉、白芍、楝实、海石、旋覆、贝母、蛤壳、牛膝，出入为大剂，投之即效。连服四五十帖而痊。

**【石念祖评析】**

病情为邪正俱实。夜热自汗不寐，为兼挟阴虚；左胁痛为肝阳。川贝母（杵）一两、酒炒知母三钱、旋覆花（绢包）三钱、南花粉四钱、海浮石四钱、生蛤壳八钱（二味同杵，先）、飞青黛一钱。更方去贝母、知母、花粉、海石、蛤壳，加酒炒川黄柏一钱五分、花麦冬四钱、整白芍（杵，先）二两、钗石斛（杵，先）一两、血鳖甲（杵，先）四两、淡苁蓉三钱、酒制牛膝一钱、川楝实（杵，先）三钱。更方去鳖甲、青黛、麦冬、旋覆，加血龟板四两（杵，先）、明天冬（切）六钱、大生地八钱、大熟地一两。（石念祖《王孟英医案绎注·卷二·痰嗽》）

**【原案】**

仲冬大雪连朝，积厚丈许，严寒久冻，西湖可行车马。斯时也，盛少云患痰嗽夜热，自汗不寐，左胁痛如针刺，肌削不饥，自问不起矣。请孟英托以后事，及诊其脉，许以可生。盖病来虽恶，未经误药也。与固本加龟板、鳖甲、苁蓉、知、柏、青黛、石斛、花粉、白芍、楝实、海石、旋覆、贝母、蛤壳、牛膝，出入为大剂，投之即效。连服四五十帖而痊。予谓斯证患于斯时，若经别手，未有不投温补者，而少云能与孟英游，其亦具眼之人乎？此真所谓患难交，不可不留心于平日也。然

亦不能人人而遇之，殆佛氏所谓有缘存乎其间欤？（王士雄《王氏医案·卷二》）

石诵羲妻，久患痰嗽，诸医药之勿瘳。孟英切其脉曰：非伤风也。与北沙参、熟地、百合、麦冬、贝母、紫菀、玉竹、枇杷叶、盐水炒橘红、燕窝，一剂知，数剂已。

**【石念祖评析】**

此证阴虚肺燥，前医必作伤风治，迭投温散，致伤上焦气分之阴。伤食为外感实证，此证为内伤虚证。北沙参八钱、大熟地（开水泡冲，去渣）五钱、百合须三钱、花麦冬三钱、川贝母（杵）三钱、肥玉竹二钱、鲜枇叶（刷，包）三钱、淡盐水炒橘皮一钱五分、燕窝（包，先）三钱。（石念祖《王孟英医案绎注·卷二·痰嗽》）

**【原案】**

石诵羲室，久患痰嗽，诸医药之勿瘳。孟英切其脉曰：非伤风也。与北沙参、熟地、百合、麦冬、贝母、紫菀、葳蕤、枇杷叶、盐水炒橘皮、燕窝，一剂知，数剂已。（王士雄《王氏医案·卷二》）

孙楚楼途次患寒热如疟，胁痛痰嗽，面黧形瘦。医投疏散，甚不相安。孟英诊断阴亏，忌从疟治。以苇茎汤加北沙参、熟地、桑叶、丹皮、海石、旋覆、贝母、枇杷叶为剂。方义主肃肺润燥、滋肾清肝。数服而痊。

**【石念祖评析】**

孟英诊断阴亏，必有脉情。疟分正疟时疟，正疟属寒挟实，时疟属热挟虚，疏散甚不相安，其为阴亏何疑？胁痛痰嗽，为虚中挟实。鲜芦根二两、生冬瓜子四钱、生苡仁（杵）八钱、生桃仁（杵）三钱、北沙参四钱、大熟地（泡煎，去渣）八钱、冬桑叶三钱、粉丹皮二钱、海浮石（先煎）五钱、旋覆花（绢包）三钱、川贝母（杵）五钱、姜炙枇叶（刷，包）三钱。（石念祖《王孟英医案绎注·卷二·伤寒》）

**【原案】**

瓯镇孙总戎令郎楚楼，自镇江来浙，主于石北涯家。途次即患寒热如疟，胁痛痰嗽。北涯见其面黧形瘦，颇以为忧，即延医与诊。医谓秋疟，与疏散方，北涯犹疑其药不胜病，复邀孟英视之。曰：阴亏也，勿从疟治。以苇茎汤加北沙参、熟地、桑叶、丹皮、海石、旋覆、贝母、枇杷叶为剂。北涯见用熟地，大为骇然。孟英曰：君虑彼药之不胜病，吾恐此病之不胜药，赠此肃肺润燥、滋肾清肝之法，病必自安，楚楼闻之，叹曰：妙手也，所论深合病情。前在姑苏，服疏散药甚不相安，居停无疑，我服王公之药矣。果数日而痊，逾旬即东渡赴瓯去。（王士雄《王氏医案·卷二》）

孙渭川年逾七旬，脉象六阴，按之如无，偶患音嘶痰嗽，舌绛无津。孟英用甘凉清润法，音开而嗽不已，仍与前药，转为滞下，色酱溺赤，脐旁坚硬，按之趯趯，舌犹枯绛，汤饮不饥，人皆危之。孟英曰：脏热由腑而出，痢不足虑，第高年阴液难充，不能舍凉润为方，苟犯温燥，其败可必。幸渠家平素恪信，竟服犀角、地黄、知母、银花、苁蓉、花粉、麦冬、白芍、石斛、楝实等药。十余剂痢止，而脐旁柔软。因去犀角，加西洋参。又服两旬，始解燥矢，而溲澈胃苏。又服半月，复得畅解，舌亦润泽而愈。

**【石念祖评析】**

此证书不凭脉，证多从证之治法。犀角（先煎）四钱、大生地八钱、酒炒知母四钱、济银花一两五钱、淡苁蓉一钱半、南花粉五钱、花麦冬四钱、整大白芍（杵，先）八钱、鲜石斛（先煎）一两、川楝核（杵，先）三钱。更方去犀角，加西洋参三钱。（石念祖《王孟英医案绎注·卷四·痰嗽》）

**【原案】**

孙渭川年逾七旬，脉象六阴，按之如无，偶患音嘶痰嗽，舌绛无津。孟英用甘凉清润法，音开而嗽不已，仍与前药，转为滞下，色酱溺赤，脐旁坚硬，按之趔趔，舌犹枯绛，渴饮不饥，人皆危之。孟英曰：藏热由腑而出，此言甚精。痢不足虑，第高年阴液难充，不能舍凉润为方，苟犯温燥，其败可必。幸渠家平素恪信，竟服犀角、地黄、知母、银花、苁蓉、花粉、麦冬、白芍、石斛、楝实等药。十余剂痢止，而脐旁柔软。因去犀角，加西洋参。又服两旬，始解燥矢，而溲澈胃苏。又服半月，复得畅解，舌亦润泽而愈。（王士雄《王氏医案续编·卷二》）

屠敬思体气素弱，去冬因子殇于痘，医与舒郁填阴，病以日剧，佥云不治。孟英诊之，两关甚数，寸上洪滑，嗽逆痰多，卧不着枕，溺赤便难，极其畏冷，是冬温未罢，误补热郁之候。世间之死于劳损者，何尝尽是虚证，每以补药偾事。授以廓清肺胃之药，周身发疹，各恙渐安。蕴伏既清，始投滋养善后，不仅病愈，次年春更得一子。

**【石念祖评析】**

酒炒枯芩三钱、酒炒川连一钱、鲜芦根二两、酒炒枇叶（刷，包）三钱、姜竹茹三钱、丝瓜络三钱、旋覆（包，先）三钱、生蛤壳五钱、生赭石（杵）五钱（二味同先煎）、川贝（杵）五钱、生冬瓜子四钱、大豆卷（次入）三钱。（石念祖《王孟英医案绎注·卷八·气郁》）

**【原案】**

屠敬思体气素弱，去冬因子殇于痘，医与舒郁填阴，病日以剧，佥云不治，乃延孟英诊之。两关甚数，寸上洪滑，嗽逆痰多，卧不着枕，溺赤便难，极其畏冷，是冬温未罢，误补热郁之候。世间之死于劳损者，何尝尽是虚证，每为补药偾事。授以廓清肺胃之药，周身发疹，各恙渐安。蕴伏既清，始投滋养善后，不仅病愈，次年春更得一子。（王孟英《王氏医案续编·卷六》）

屠之五子，患痰嗽者数年，近因悲哀病作，误投参、术，病益甚。孟英诊曰：此阴虚劳嗽，嗽久而冲气不纳则呕吐，非胃寒也。《经》言："劳者温之。"亦温养之谓，非可以温补也。方用西洋参、熟地、苁蓉、二冬、茯苓、龟板、牡蛎、紫石英、玉竹、枇杷叶、橘皮，服之果安。

**【石念祖评析】**

投参、术病益甚，病非阳虚明甚。孟英诊断阴虚，必有脉情可据。冲脉系于肝，肝病则冲逆。劳者温之，言阴虚者阴中之阳亦虚，不可用甘寒偏剂，必于甘寒中参以温药。至冲气不纳，宜潜阳中稍参重镇。西洋参三钱、炒熟地八钱、明天冬六钱（切）、整麦冬三钱。云苓片三钱、炙龟板八钱、煅牡蛎三两、紫石英五钱（三味同杵，先，炭煨六句钟）、肥玉竹三钱、蜜炙枇叶（刷，包）三钱、淡苁蓉三钱、盐水炒橘红一钱五分。（石念祖《王孟英医案绎注·卷二·痰嗽》）

**【原案】**

屠之五令郎（指屠绿堂第五子。——编者注），患痰嗽者数年，近因悲哀病作，徐某见其嗽甚则吐也，投以参、术之剂，病益甚。闰七月十七夜，绿堂忽示梦云：汝病须延孟英诊视，服温养药可愈。觉而异之，即迓过诊。孟英曰：此阴虚劳嗽，嗽久而冲气不纳则呕吐，非胃寒也。经言：劳者温之。亦温养之谓，非可以温补施之者。病者见案，更为惊叹，始以父梦告焉，孟英亦为之肃然。方用西洋参、熟地、苁蓉、二冬、茯苓、坎版、牡蛎、紫石英、葳蕤、枇杷叶、橘皮，服之果安。滋阴降气，加以镇摄，乃虚嗽良法，非兼外感者所可用。予谓凡事皆可以感天地格神鬼，况医为性命之学耶？即此一案，可以知孟英之手眼通天，非幸获虚名者所能仰望也。（王士雄《王氏医案·卷二》）

王汇涵室久患痰嗽，食减形消，夜不能眠，寝汗舌绛，广服补剂，病日以增。孟英视之曰：固虚证之当补者，想未分经辨证，而囫囵巅顶，翻与证悖，是以无功。投以熟地、苁蓉、坎版、胡桃、百合、石英、茯苓、冬虫夏草等药，一剂知，旬日愈。以其左脉弦细而虚，右尺寸皆数，为阴亏气不潜纳之候，及阅前服方，果杂用芪、术以助气，二陈、骨脂、附、桂等以劫阴也，宜乎愈补而愈剧矣。

**【石念祖评析】**

夜不能眠二句，合之脉弦细而虚，为肾脏阴亏。右尺寸皆数，为阴亏气不潜纳。多食而肥，皆气为之，气不潜纳则食减形消矣。大熟地八钱、淡苁蓉一钱半、血龟板（杵）四两（先煨八句钟）、连皮胡桃肉三钱、百合花三钱、紫石英三钱（杵，先）、云苓三钱、冬虫夏草二钱。（石念祖《王孟英医案绎注·卷六·痰嗽》）

**【原案】**

王汇涵室，年逾六旬，久患痰嗽，食减形消，夜不能眠，寝汗舌绛，广服补剂，病日以增。孟英视之曰：固虚证之当补者，想未分经辨证，而囫囵颟顸，翻与证悖，是以无功。投以熟地、苁蓉、坎版、胡桃、百合、石英、茯苓、冬虫夏草等药，一剂知，旬日愈。以其左脉弦细而虚，右尺寸皆数，为阴亏气不潜纳之候，及阅前服方，果杂用芪、术以助气，二陈、故纸、附、桂等以劫阴也，宜乎愈补而愈剧矣。（王士雄《王氏医案续编·卷四》）

吴薇客母患痰嗽喘逆，便秘不眠，微热不饥，口干畏热。孟英切其脉右寸关弦滑而浮，左关尺细软无神，是阴虚于下，痰实于上，微兼客热也，攻补皆难偏任。与茹、贝、旋、斛、浮石、芦根、冬瓜子、枇叶、杏仁、花粉为剂，而以熟地泡汤煎服。则浊药轻投，清上滋下，是一举两全之策也。投匕果应，再服而大便行，渐次调养获瘳。

**【石念祖评析】**

右寸关弦滑而浮为痰实于上，左关尺细软无神为阴虚于下。此方除熟地外，皆镯痰肃肺之品，以熟地汤煎服，则阴复而后气行，气行而后在上之痰热悉降。此非独孟英已试之法，凡阴虚痰实之证，悉仿此法，亦百用百效，不敢自秘。姜竹茹三钱、川贝母（杵）四钱、旋覆（包，先）三钱、石斛（先煎）八钱、鲜芦根一两、生冬瓜子四钱、姜枇叶（刷，包）三钱、苦杏仁（次入）二钱、南花粉四钱、大熟地（泡煎，去渣）一两。（石念祖《王孟英医案绎注·卷七·痰嗽》）

**【原案】**

吴薇客太史令堂，患痰嗽喘逆，便秘不眠，微热不饥，口干畏热，年逾六旬，多药勿瘥。孟英切其脉右寸关弦滑而浮，左关尺细软无神，是阴虚于下，痰实于上，微兼客热也，攻补皆难偏任。与茹、贝、旋、斛、浮石、芦根、冬瓜子、枇杷叶、杏仁、花粉为剂，而以熟地泡汤煎服，则浊药轻投，清上滋下，是一举两全之策也。投匕果应，再服而大便行，渐次调养获瘳。

戊春患感证，比孟英自江西归，已不能治矣。（王孟英《王氏医案续编·卷五》）

谢某患嗽，卧难偏左。孟英切其脉，右寸软滑。曰：此肺虚而痰贮于络。以苇茎、丝瓜络、生蛤粉、贝母、冬瓜子、茯苓、葳蕤、枇杷叶、燕窝、梨肉，投之果愈。石念祖评析：脉软正虚，脉滑痰实。姜汁拌芦根八钱、丝瓜络三钱、生蛤粉（包，先）四钱、川贝母（杵）八钱、生冬瓜子四钱、云茯苓三钱、肥玉竹三钱、姜枇叶（刷，包）三钱、燕窝（包，先）三钱、连皮梨肉四钱。（石念祖《王孟英医案绎注·卷七·喘嗽》）

【原案】

谢某患嗽，卧难偏左。孟英切其脉，右寸软滑，曰：此肺虚而痰贮于络。以苇茎、丝瓜络、生蛤粉、贝母、冬瓜子、茯苓、葳蕤、枇杷叶、燕窝、梨肉投之，果愈。（王士雄《王氏医案续编·卷五》）

谢谱香，素属阴亏，情志抑郁，因远行持重而患咳逆，左胁刺痛，寸步难移，杳不知饥，卧难着枕。孟英诊之，脉象弦细软数，苔腻痰黏，便艰涩少，乃肾气不纳，肝气不舒，肺气不清，胃气不降。石念祖评析：咳逆为肺气不清；左胁刺痛，寸步难移，为肝气不舒；杳不知饥，为胃气不降；脉弦细软数，为肾虚肝郁；苔腻痰黏，便艰涩少，为肺胃不降。投以沙参、枇杷叶、茹、贝、旋、栀、龟板、鳖甲、丝瓜络、冬瓜子、青铅、白前、金铃、藕肉，而以熟地泡汤煎服。数剂而平，继渐滋镇向愈。

【石念祖评析】

北沙参四钱、姜枇叶（刷，包）三钱、姜竹茹三钱、川贝母（杵）四钱、旋覆（包，先）三钱、黑栀皮三钱、丝瓜络三钱、生冬瓜子四钱、白前一钱、熟地八钱（泡汤，去渣，先煎）、血龟板（杵）三两、血鳖甲（杵）一两、青铅二两、楝核（杵，先）四钱、藕肉（切）一两。至八句钟，再入前药。阴虚痰实之证，补阴潜阳，则痰自降，屡试不爽。（石念祖《王孟英医案绎注·卷七·咳逆胁痛》）

【原案】

谢谱香素属阴亏，情志抑郁，因远行持重而患咳逆，左胁刺痛，寸步难移，杳不知饥，卧难着枕，延孟英诊之。脉象弦细软数，苔腻痰黏，便难溲少，乃肾气不纳，肝气不舒，肺气不清，胃气不降。投以沙参、枇杷叶、茹、贝、旋、栀、龟板、鳖甲、丝瓜络、冬瓜子、青铅、白前、金铃、藕肉，而以熟地汤煎服。数剂而平，继渐滋填向愈。（王孟英《王氏医案续编·卷五》）

谢谱香体属久虚，初冬患嗽痰减食，施某视之，云是肾气不纳，命火无权。迭进肾气汤月余，遂致呕恶便溏，不饥无溺。季冬孟英诊之，脉甚弦软，苔腻舌红，乃中虚而健运失职，误投滋腻，更泄枢机，附、桂之刚，徒增肝横。予党参、白术、茯苓、泽泻、橘皮、半夏、竹茹、栀子、薏苡、蒺藜、兰叶、柿蒂之剂，培中泄木，行水蠲痰，旬日而愈。

【石念祖评析】

弦为肝脉，弦软则为脾败肝旺。潞党参三钱、炒白术三钱、云苓三钱、炒泽泻一钱半、制半夏三钱、橘皮一钱、姜竹茹三钱、黑栀皮三钱、生苡仁（杵）四钱、生白蒺三钱、建兰叶三钱、干柿蒂十个。（石念祖《王孟英医案绎注·卷十·痰嗽》）

【原案】

谢谱香体属久虚，初冬患嗽痰减食，适孟英丁艰（即丁忧，指父母之丧。——编者注），邀施某视之。云是肾气不纳，命火无权。叠进肾气汤月余，遂致呕恶便溏，不饥无溺，乃束手以为必败矣。季冬仍延孟英诊之，脉甚弦软，苔腻舌红，乃中虚而健运失职，误投滋腻，更滞枢机，附、桂之刚，徒增肝横。予党参、白术、茯苓、泽泻、橘皮、半夏、竹茹、栀子、薏苡、蒺藜、兰叶、柿蒂之剂，培中泄木，行水蠲痰，旬日而愈。

【眉批】

古人补肾不如补脾、补脾不如补肾之说，均有至理，而用违其宜，亦均足致败，此医所以首贵认证也。（王孟英《王氏医案续编·卷八》）

许守存久患痰嗽。孟英主滋水舒肝法，以阴亏而兼郁也，业已向愈。所亲某亦涉猎医书，谓滋阴药不可过服，投以温补。已而咳嗽复作，渐至咽痛。冬初又延诊于孟英，曰：六脉皆数，见于水令，其不能春乎！果验。世人不辨证之阴阳，但论药之凉热，因而偾事者多矣。（石念祖《王孟英医案绎注·卷五·疟疾》）

【原案】

许守存久患痰嗽，孟英主滋水舒肝法，以阴亏而兼郁也。业已向愈，所亲某亦涉猎医书，谓滋阴药不可过服，投以温补。已而咳嗽复作，渐至咽痛。冬初又延诊于孟英，曰：六脉皆数，见于水令，其不能春乎？果验。世人不辨证之阴阳，但论药之凉热，因而偾事者多矣。（王士雄《王氏医案续编·卷三》）

姚令舆室素患喘嗽，而病春温，医知其本元久亏，投以温补，痉厥神昏，耳聋谵语，面青舌绛，痰嗽不眠。孟英诊之，脉犹弦滑。曰：证虽危险，生机未绝。与犀角、羚羊、元参、沙参、知母、花粉、石膏，以清热息风救阴生液。石念祖评析：镑犀角、羚次尖（同先煎）（各）四钱、元参片（泡煎，去渣）一两、北沙参八钱、酒炒知母四钱、南花粉四钱、生石膏（先煎）一两六钱。佐苁蓉、石英、鳖甲、金铃、旋覆、贝母、竹沥，以潜阳镇逆，通络蠲痰，石念祖评析：淡苁蓉一钱半，作潜阳反佐，紫石英（杵）三钱、血鳖甲（杵）二两、楝核（杵）三钱、旋覆（包，先）三钱（四味同先煨八句钟）、川贝母（杵）一两、姜竹沥两大酒杯（冲）。以咸苦潜镇之品，引药力下行，合贝、沥为降中有升。三剂而平。继去犀、羚、石膏，加生地，石念祖评析：大生地（泡煎，去渣）八钱。服旬日而愈。（石念祖《王孟英医案绎注·卷七·喘嗽》）

**【原案】**

姚令舆室，素患喘嗽而病春温，新旧合邪。医知其本元久亏，投以温补，痉厥神昏，耳聋谵语，面青舌绛，痰喘不眠，肺原包心而生，故肺热必及于心。皆束手矣。延孟英诊之，脉犹弦滑，曰：证虽危险，生机未绝，遽尔轻弃，毋乃太忍。与犀角、羚羊、元参、沙参、知母、花粉、石膏，以清热息风，救阴生液；佐苁蓉、石英、鳖甲、金铃、旋覆、贝母、竹沥，以潜阳镇逆，通络蠲痰。三剂而平。继去犀、羚、石膏，加生地黄。服旬日而愈。

仲秋令舆病，竟误服温补，数日而殒，岂非命耶？（王士雄《王氏医案续编·卷五》）

叶昼三患咳逆上气，头偏左痛，口渴不饥，便泻如水。孟英视之，曰：此肝阴胃汁交虚，时令燥邪外薄。与育阴息风、清燥滋液之法，日以渐安。服至两月，大便反形干结而痊。

**【石念祖评析】**

头偏左痛，肝阴虚也；口渴不饥，胃阴伤而热邪上逆也；便泻如水，热邪急求出路，奔迫下行，不暇融化成粪；服阴药两月，大解反形干结者，阴阳和而渣滓化，从前孤阳无阴，何能融化渣滓。白头翁三钱、酒炒川黄柏一钱、楝核（杵，先）三钱、花麦冬四钱、生粉草三钱、钗石斛（杵，先）一两、鲜竹叶二钱、连皮荸荠二两、淡海蜇一两、陈木瓜三钱、血鳖甲二两（杵，先炭煨八句钟）。（石念祖《王孟英医案绎注·卷二·咳逆上气》）

**【原案】**

叶昼三患咳逆上气，头偏左痛，口渴不饥，便泻如水，王瘦石荐孟英视之。曰：此肝阴胃汁交虚，时令燥邪外薄。与育阴息风、清燥滋液之法，日以渐安。服及两月，大解反形干结而痊。（王士雄《王氏医案·卷二》）

《寓意草》谓：伤风亦有戴阳证，此为高年而言，然有似是而非者。黄鼎如母年登大耋，季冬感冒，痰嗽气逆，额汗颧红，胸痞不饥，神情躁扰。孟英诊脉左弦疾而促，右滑数而溢，苔色满布。系冬温挟痰阻肺，肢节不伸，肝阳鼓舞直升。罗谦甫有治痰火类孤阳之案，颇相似也。以小陷胸汤加薤白、旋覆、赭石、花粉、海蜇、凫茈、竹沥为大剂投之，痰活便通，数日而瘥。继有陈舜廷父，年逾花甲，患痰嗽气逆，惟饮姜汤则胸次舒畅，医者以为真属虚寒矣，连投温补之剂，驯致咽痛不食，苔色灰刺，便秘无溺。孟英诊之，脉至双弦，按之索然，略无胃气。曰：渴喜姜汤者，不过为痰阻清阳之证据耳，岂可妄指为寒，叠投刚烈？胃阴已竭，药不能为矣。

**【石念祖评析】**

戴阳证真寒假热，面赤躁扰，峻补真阳则愈。此病右脉滑数而溢，冬温挟痰阻肺，肢节不伸，肝阳因而逆上，蠲痰热则风阳自息。姜汁炒川连二钱、姜蒌仁（研）三钱、制半夏一钱、鲜薤白（打）一钱半、旋覆（包，先）三钱、生赭石（杵，先）八钱、姜花粉四钱、淡海蜇（先煎）二两、整荸荠（打）一两、姜竹沥一大酒杯（冲）。（石念祖《王孟英医案绎注·卷十·冬温》）

**【原案】**

黄鼎如令堂，年登大耋，季冬感冒，痰嗽气逆，额汗颧红，胸痞不饥，神情躁扰。孟英诊脉左弦疾而促，右滑数而溢，苔色满布。系冬温挟痰阻肺，治节不伸，肝阳鼓舞直升。罗谦甫有治痰火类孤阳之案，颇相似也。以小陷胸汤加薤白、旋覆、赭石、花粉、海蜇、凫茈、

竹沥为大剂投之，痰活便通，数日而瘳。（王士雄《王氏医案续编·卷八》）

张与之母久患痰嗽碍卧，素不投补药。孟英偶持其脉，曰：非补不可。与大剂熟地药，一饮而睡。孟英曰：脉细痰咸，阴虚水泛，非此不为功。从前服之增病者，想必杂以参、术之助气。昔人云：勿执一药以论方。故处方者贵于用药之恰当病情，而取舍得宜也。

【石念祖评析】

大熟地八钱、明天冬（切）六钱、淡苁蓉一钱半、制首乌一钱半、血龟板（杵，先）二两、鲜钗斛（先煎）一两、地骨皮五钱、川贝母（杵）四钱、肥玉竹三钱、盐水炒陈皮一钱半、旋覆花（绢包）三钱、灵磁石一两、乌梅肉一钱半（同先煨六句钟）。（石念祖《王孟英医案绎注·卷四·痰嗽》）

【原案】

张与之令堂，久患痰嗽碍卧，素不投补药。孟英偶持其脉，曰：非补不可。与大剂熟地药，一饮而睡。与之曰：吾母有十七载不能服熟地矣，君何所见而重用颇投？孟英曰：脉细痰咸，阴虚水泛，非此不为功。从前服之增病者，想必杂以参、术之助气。昔人云：勿执一药以论方，故处方者贵于用药之恰当病情，而取舍得宜也。（王士雄《王氏医案续编·卷二》）

赵春山向患痰嗽，自仲秋以来，屡发寒热，吴古年从伏暑化疟治，颇为应手，而一旬半月之后，病必复至，延至季冬。孟英按脉滑数，舌绛苔黄，渴饮溲赤，动则喘逆，夜不成眠，痰多畏冷。曰：膏粱酿痰，温补助热，是为病根，迨夏吸暑邪，互相缪輵，秋半而发，势颇类疟。古年虽识其证，惜手段小耳。因与羚羊、豆豉、连翘、薄荷、知母、花粉、竹茹、贝母、旋覆、海蜇、元参、栀子、省头草、梨汁等药，服五剂，热退不畏冷，去前四味，加沙参、麦冬、葳蕤、枇杷叶。渐能安寐，各恙递减，再加生地，服匝月而体健胜昔，登高不喘。

**【石念祖评析】**

羚次尖五钱（先煨八钟）、炒豆豉三钱、连翘壳三钱、薄荷尖一钱半、酒炒知母四钱、南花粉四钱、姜竹茹三钱、川贝（杵）五钱、旋覆（包，先）三钱、淡海蜇（先煎）二两、元参片（泡冲，去渣）八钱、姜栀皮三钱、省头草三钱、整北梨一两（打汁，冲）。嗣去前四味，加元沙参八钱、花麦冬四钱、鲜枇叶（刷，包）三钱。（石念祖《王孟英医案绎注·卷六·痰嗽》）

**【原案】**

赵春山司马，向患痰嗽，自秋仲以来，及发寒热，吴古年从伏暑化疟治，颇为应手，而一旬半月之后，病必复至，延至季冬，董兰痴嵥尹瞩其质于孟英。按脉滑数，舌绛苔黄，渴饮溲赤，动则喘逆，夜不成眠，痰多畏冷，自问不能起矣。孟英曰：无恐也，不过膏粱酿痰，温补助热，是为病根。迫夏吸暑邪，互相鞪鞯，秋半而发，势颇类疟。古年虽识其证，惜手段小耳。因与羚羊、豆豉、连翘、薄荷、知母、花粉、竹茹、贝母、旋覆、海蜇、元参、栀子、醒头草、梨汁等药。服五剂，热退不畏冷，去前四味，加沙参、麦冬、葳蕤、枇杷叶。渐能安寐，各恙递减，再加生地。服匝月而体健胜昔，登高不喘。司马云：余昔曾服参、茸大补之药而阳痿，今服君方而沉疴顿起，乃知药贵对证，不贵补也。（王士雄《王氏医案续编·卷四》）

郑妪患咳嗽，自觉痰从腰下而起，吐出甚冷。医作肾虚水泛治，渐至咽喉阻塞，饮食碍进，即勉强咽之，而胸次梗不能下，便溏溲频，无一人不从虚论。孟英诊曰：脉虽不甚有力，右部微有弦滑，苔色黄腻，岂属虚证？以苇茎汤合雪羹，加贝母、知母、花粉、竹茹、麦冬、枇杷叶、柿蒂等药，进十余剂而痊。

**【石念祖评析】**

右部微有弦滑，苔色黄腻，为痰热实证。但痰热不达极点。姜汁拌芦根五钱、生冬瓜子四钱、连皮荸荠（打）一两、淡海蜇（先煎）八钱、川贝母（杵）五钱、姜汁炒知母三钱、南花粉三钱、姜竹茹（次入）三钱、姜枇叶（刷，包，次入）三钱、干柿蒂十枚、姜汁拌花麦冬一钱。前医作肾虚水泛治，必误用温补脾肾之药，故现证如是。肾虚水泛，左尺脉必虚软，右脉亦必无力，水泛则痰为虚痰。（石念祖《王孟英医案绎注·卷四·咳嗽》）

**【原案】**

郑妪患咳嗽，自觉痰从腰下而起，吐出甚冷。医作肾虚水泛治，渐至咽喉阻塞，饮食碍进，即勉强咽之，而胸次梗不能下，便溏溲频，无一人不从虚论。孟英诊曰：脉虽不甚有力，右部微有弦滑，苔色黄腻，岂属虚证？以苇茎汤合雪羹，加贝母、知母、花粉、竹茹、麦冬、枇杷叶、柿蒂等药，进十余剂而痊。

**【眉批】**

此证明明虚寒，何以作虚寒治不效？盖虚寒乃此人之本体，而痰咳乃新受之外邪，不治其邪，而专补其虚，则邪无出路，以致积补生热，此舌苔之所以黄腻也。孟英以清热化痰为治，尚是一半治病，一半治药误也。（王士雄《王氏医案续编·卷二》）

周母年逾七旬，丧子光远惨痛，渐生咳嗽，气逆痰咸，夜多漩溺，口苦不饥。孟英曰：根蒂虚而兼怫郁也。与沙参、甘草、麦冬、熟地、龟板、石斛、贝母、蛤壳、小麦、大枣而安。迨夏间，吸暑而患腹痛滞下，小溲热涩，其嗽复作，脉仍虚弦，略加软数。但于前方增滑石，吞香连丸而瘳。因平昔畏药，既愈即停。至仲秋嗽又作，惟口不苦而能食。因于前方去沙参，加高丽参、五味、石英、牛膝，熬膏频服而痊。十月下旬，天气骤冷，陡患吐泻腹痛，肢冷音嘶。孟英视之，脉微为寒邪直中，亟与大剂理中，加吴萸、橘皮、杜仲、骨脂、石脂、余粮而瘥。周光远妻亦因悲郁而患崩漏，面黄腹胀，寝食皆废。孟英用龟板、海螵蛸、女贞、旱莲、贝母、柏叶、青蒿、白薇、小麦、茯苓、藕肉、莲子心而康。次年夏，其母患温邪痰咳嗽，脘闷汗多。孟英投石膏、竹茹、知母、花粉、旋覆、贝母、蒌仁、紫菀等药，三十剂而愈。

【石念祖评析】

根蒂虚兼怫郁方，方义主治阴虚挟痰，参甘麦大枣汤治怫郁。北沙参五钱、生粉草三钱、花麦冬四钱、大熟地八钱、血龟板（杵）四两（先煨六钟）、石斛（先煎）一两、川贝母（杵）四钱、生蛤壳（杵，先）一两、北小麦四钱、大枣一枚（擘，先）。

周母第二方：于前方增滑石五钱（先煎），针治小溲热涩。吞香连丸者，此次脉兼虚软，气分阳虚，不能偏任苦寒，故以木香行黄连之苦寒。小肠为心腑，黄连泻心，而后小溲之热涩以治。

周母第三方：口不苦而能食，则肺胃无热可知。前诊脉兼虚软，肺胃热去，故加温镇以吸纳虚阳。方加丽参三钱、五味子（杵，先）三钱、紫石英（杵，先）三钱、制牛膝一钱。

周母第四方：脉微为寒邪直中。炒干姜五钱，炒潞党三钱，炒白术三钱，生吴萸（次入）一钱，炒焦陈皮一钱半，炒骨脂（研）五钱，酒炒石脂、余粮（杵，调服）（各）一钱。

周光远妻病，为肝郁崩漏，水不涵木，肝肠侮胃。血龟板（杵，先煨六钟）四两、醋炙海螵蛸（杵，先）四钱、女贞（杵）五钱、旱莲草四钱、川贝（杵）四钱、酒炒柏叶一钱半、鲜青蒿一钱半、香白薇三钱、北小麦四钱、云苓三钱、连皮藕（切）一两、莲子心一钱。

周光远母第五方：痰热全在气分。生石膏（先煎）八钱、姜竹茹三钱、姜汁浸炒知母三钱、姜汁浸炒花粉三钱、旋覆（包，先）三钱、川贝（杵）四钱、姜蒌仁三钱、紫菀茸一钱半。（石念祖《王孟英医案绎注·卷六·咳嗽》）

【原案】

周光远无疾而逝，其母夫人年逾七旬，遭此惨痛，渐生咳嗽，气逆痰咸，夜多溺溺，口苦不饥。孟英曰：根蒂虚而兼怫郁也。与沙参、甘草、麦冬、熟地、龟板、石斛、贝母、蛤壳、小麦、大枣而安。

迨夏间，吸暑而患腹痛滞下，小溲热涩，其嗽复作，脉仍虚弦，略加软数。但于前方增滑石，去暑。吞香连丸治痢而瘳。因平昔畏药，既愈即停。

至仲秋嗽又作，惟口不苦而能食。因于前方去沙参，加高丽参、五味、石英、牛膝，熬膏频服而痊。

**【眉批】**

此因不兼外邪，故加五味、牛膝等药，径固其本。若少兼外邪者，断不可用。

其夫人亦因悲郁而患崩漏，面黄腹胀，寝食皆废。孟英用龟板、海螵蛸、女贞、旱莲、贝母、柏叶、青蒿、白薇、小麦、茯苓、藕肉、莲子心而康。

次年夏，其母夫人患温邪痰嗽，脘闷汗多。孟英投石膏、竹茹、知母、花粉、旋覆、贝母、蒌仁、紫菀等药，三十剂而愈，闻者无不叹异。（王士雄《王氏医案续编·卷四》）

庄芝阶舍人，年七十矣……至仲冬感冒风邪，痰嗽头疼，不饥寒栗，自服羌、苏、荆芥药二剂，势益甚，而口渴无溺。孟英切其脉，与季秋无异，但兼浮耳。证属风温，既服温散，所谓热得风而更炽也。舌绛无津，亟宜清化。以桑叶、枇杷叶、栀子、知母、冬瓜子、元参、菊花、花粉、贝母、梨汁为剂，投匕即减，旬日而痊。石念祖评析：前证（指庄芝阶舍人，年七十矣，患间疟，寒则战栗，热则妄言。孟英视之，脉弦数而促，苔黑口干，是素有热痰，暑邪内伏。予知母、花粉、元参、石斛、黄芩、竹茹、连翘、海蜇、芦菔、莲子心等药，数啜而瘳。——编者注）为热实阴虚，方义泻热救阴，后证为温散劫津，方义清化凉肺，似同实异。后方：冬桑叶四钱、鲜枇叶（刷，包）三钱、黑栀皮三钱、酒炒知母三钱、生冬瓜子四钱、元参片（泡冲，去渣）八钱、南花粉四钱、川贝（杵）五钱、整北梨一两（打汁，去渣，冲服）。（石念祖《王孟英医案绎注·卷十·疟疾》）

**【原案】**

至仲冬因泛湖宴客，感冒风邪，痰嗽头疼，不饥寒栗，自服羌、苏、荆芥药二剂，势益甚，而口渴无溺。孟英切其脉，与季秋无异，但兼浮耳。证属风温，既服温散，所谓热得风而更炽也。舌绛无津，亟宜清化。以桑叶、枇杷叶、栀子、知母、冬瓜子、元参、菊花、花粉、贝母、梨汁为剂，投匕即减，旬日而痊。（王孟英《王氏医案续编·卷八》）

## 不嚏医案

张雨农，体气羸惫。孟英曰：公殆久不作嚏？答曰：然。此阳气不宣布。古惟仲景论及未立法，今拟方博一嚏。高丽参、干姜、五味、石菖蒲、酒炒薤白、半夏、橘皮、紫菀、桔梗、甘草为剂，服后舆行二十里得嚏。

**【石念祖评析】**

高丽参五钱、生干姜（次入）三钱、五味子（杵，先）一钱、石菖蒲（次入）一钱、酒炒薤白（次入）三钱、制半夏四钱、赖橘红一钱五分、紫菀茸一钱、苦桔梗（次入）三钱、炒甘草三钱。五味用得极精，将欲升之，必先降之，气未有不能降而能升者也。此证阳气以虚而不宣。（石念祖《王孟英医案绎注·卷一·阳气不布》）

**【原案】**

戊戌春，张雨农司马，必欲孟英再赴环山。孟英因其受病之深，且公事掣肘，心境不能泰然，诚非药石之可以为力也，固辞不往。司马泣然哀恳：但冀偕行旋署，则任君去留可耳。并嘱赵兰舟再四代陈曲悃。孟英感其情，同舟渡江，次剡溪，司马谈及体气羸惫情形，孟英忽曰：公其久不作嚏乎？司马曰：诚然有年矣，此曷故也？孟英曰：是阳气之不宣布也。古惟仲景论及之，然未立治法。今拟鄙方奉赠，博公一嚏如何？司马称善。遂以高丽人参、干姜、五味、石菖蒲、酒炒薤白、半夏、橘皮、紫菀、桔梗、甘草为剂。舟行抵嵊，登陆取药，煎而服之，驾舆以行，未及二十里，司马命从人诣孟英车前报曰：已得嚏矣。其用药之妙如此。（王士雄《王氏医案·卷一》）

## 喘证医案

鲍继仲季春忽然发冷，而喘汗欲厥，速孟英视之。脉沉弦而软滑带数，是素患痰饮，必误服温补所致也。家人始述：去冬服胡某肾气汤，颇若相安，至今久不吐痰矣。孟英曰：病在肺，肺气展布，痰始能行，虽属久病，与少阴水泛迥殊。初服颇若相安者，方中附、桂刚猛，直往无前，痰亦不得不为之辟易；又得地黄等厚浊下趋之品，回护其跋扈跳梁之性。然暴戾之气久而必露，柔腻之质，反阻枢机，肢节不伸，二便涩少，痰无出路，愈伏愈多，一朝卒发，遂壅塞于清阳升降之路，是以危险如斯，须知与少阴虚喘，判分霄壤，切勿畏虚妄补。投以薤、蒌、枳、杏、旋、赭、橘、半、菀、茹、芦根、蛤粉、雪羹之剂而平。继与肃清肺气而涤留痰，匝月始愈。

**【石念祖评析】**

鲜薤白（打）一钱半、姜蒌皮三钱、炒枳实一钱半、苦杏仁（泥）二钱、制半夏一钱半、赖橘红一钱、紫菀茸一钱半、姜竹茹三钱、姜汁拌芦根八钱、生蛤壳（杵，先）五钱、淡海蜇（先煎）二两、连皮荸荠一两（打，入煎）。（石念祖《王孟英医案绎注·卷九·喘证》）

**【原案】**

鲍继仲于季春望日，忽然发冷，而喘汗欲厥，速孟英视之。脉沉弦而软滑带数，是素患痰饮，必误服温补所致也。家人始述：去冬服胡某肾气汤，颇若相安，至今久不吐痰矣。孟英曰：病在肺，肺气展布，痰始能行，虽属久病，与少阴水泛迥殊，辨证不明，何可妄治？初服颇若相安者，方中附、桂刚猛，直往无前，痰亦不得不为之辟易；又得地黄等厚浊下趋之品，回护其跋扈跳梁之性。然暴戾之气久而必露，柔腻之质，反阻枢机，治节不伸，二便涩少，痰无出路，愈伏愈多，一朝卒发，遂壅塞于清阳升降之路，是以危险如斯，须知与少阴虚喘，判分霄壤，切勿畏虚妄补。投以薤、蒌、枳、杏、旋、赭、橘、半、菀、茹、芦根、蛤粉、雪羹之剂而平。继与肃清肺气而涤留痰，匝月始愈。（王孟英《王氏医案续编·卷七》）

陈叟久患痰嗽气逆，夏初因恶寒，自服理中汤，遂痰中带血，气喘而厥，二便不通，冷汗腹胀。孟英察脉洪大，按腹如烙。与苇茎汤加栀、楝、旋、贝、花粉、海蜇，外以田螺、大蒜、车前草捣贴脐下，即溺行而平。

**【石念祖评析】**

痰嗽气逆，则肺气不能充周于肌表，故畏寒，并非阳虚恶寒误服温补。现证如上，脉洪大为阴虚，按腹如烙，为热蒸气分。活水芦根二两、生冬瓜子八钱、黑栀皮三钱、川楝核（杵，先）四钱、旋覆花（绢包，次入）三钱、川贝母（杵）一两、南花粉四钱、淡海蜇（先煎）二两、整田螺三个、生车前草一握、生大蒜六瓣。田螺介以潜阳、咸以软坚，车前草清凉导水，大蒜辛温反佐，同捣贴脐下，外以本青布当脐横扎。（石念祖《王孟英医案绎注·卷四·痰嗽》）

**【原案】**

陈叟，久患痰嗽气逆。肺气不清。夏初因恶寒，热结在肺。自服理中汤，遂痰中带血，气喘而厥，二便不通，冷汗腹胀。孟英察脉洪大，按腹如烙。与苇茎汤加栀、楝、旋、贝、花粉、海蜇，外以田螺、大蒜、车前草捣贴脐下，即溺行而平。（王士雄《王氏医案续编·卷二》）

古方书云：喘无善证，喘而善汗，尤属可危。潘肯堂室仲冬陡患气喘，医治日剧。孟英诊曰：两气口之脉，皆肺经所主，今肺为痰壅，气不流行，虚促虽形，未必即为虚谛。况年甫三旬，平时善饭，病起于暴，苔腻痰浓，纵有足冷面红、不饥不寐、自汗等证，无非痰阻枢机，有升无降耳。遂与石膏、黄芩、知母、花粉、旋覆、赭石、蒌仁、通草、海蜇、竹沥、菔汁、梨汁等药。一剂知，二剂平。乃去二石，加元参、杏仁，服旬日而安。俟其痰嗽全蠲，始用沙参、地黄、麦冬等，以滋阴善后。

**【石念祖评析】**

生石膏一两二钱、生赭石（杵）五钱（同先煨六钟）、酒炒知母四钱、姜汁炒花粉四钱、旋覆（包，先）三钱、姜蒌仁（研）四钱、片通草三钱、淡海蜇（先煎）一两、姜竹沥两酒杯（冲），整莱菔、整北梨（各）一两（同绞汁冲）。嗣去二石，加元参片五钱（泡冲，去渣）、苦杏仁一钱半。俟其痰嗽全蠲，去枯芩、花粉、旋覆、通草、竹沥、菔汁，加北沙参八钱、大生地八钱、花麦冬四钱（二味泡煎去渣）。（石念祖《王孟英医案绎注·卷十·气喘》）

**【原案】**

潘肯堂室，仲冬陡患气喘，医治日剧。何新之诊其脉无常候，嘱请孟英质焉。孟英曰：两气口之脉，皆肺经所主，今肺为痰壅，气不流行，虚促虽形，未必即为虚谛。况年甫三旬，平时普饭，病起于暴，苔腻痰浓，纵有足冷面红，不饥不寐自汗等证，无非痰阻枢机，有升无降耳。遂与石膏、黄芩、知母、花粉、旋覆、赭石、蒌仁、通草、海蜇、竹沥、菔汁、梨汁等药。一剂知，三认剂平。乃去二石，加元参、杏仁，服旬日而安。俟其痰嗽全蠲，始用沙参、地黄、麦冬等，以滋阴善后。（王孟英《王氏医案续编·卷八》）

古云：肥白之人多气虚，又云：痰饮须以温药和之。顾听泉体丰色白，平昔多痰，晨起必喘逆，饱食稍安，颇有气虚之象。季冬感冒，自服疏解未效。孟英诊之，左关弦，寸滑如珠，尺细而干，舌尖甚绛。乃真阴素亏，水不涵木，风阳内炽，搏液成痰，谋虑操持，心阳太扰，肺金受烁，治节不伸。苔虽白而已干，热虽微而睛赤，忌投温燥，宜予轻清。用元参、石斛、栀子、竹茹、旋覆、蛤壳、贝母、枇杷叶、竹叶、兰叶、莲心为剂，三啜而安。

**【石念祖评析】**

轻清方：元参片一两（泡冲，去渣）、石斛（先煎）一两、黑栀皮三钱、姜竹茹三钱、旋覆（包，先）三钱、生蛤壳（杵，先）五钱、川贝（杵）四钱、姜枇叶（刷，包）三钱、鲜竹叶二钱、建兰叶三钱、莲子心一钱。（石念祖《王孟英医案绎注·卷十·喘逆》）

**【原案】**

儒医顾听泉，体丰色白，平昔多痰，晨起必喘逆，饱食稍安，颇有气虚之象。季冬感冒，自服疏解未效，迓孟英诊焉。左关弦，寸滑如珠，尺细而干，舌尖甚绛。乃真阴素亏，水不涵木，风阳内炽，搏液成痰，谋虑操持，心阳太扰，肺金受烁，治节不伸。苔虽白而已干，热虽微而睛赤，忌投温燥，宜予轻清。用元参、石斛、栀子、竹茹、旋覆、蛤壳、贝母、枇杷叶、竹叶、兰叶、莲心为剂，三啜而安。（王士雄《王氏医案续编·卷八》）

顾听泉体丰色白……继又作劳复感，仍授轻清之法。两剂后又因怫怒萦思，肝阳复僭，颧红面赤，左耳时聋，夜不成眠，神情烦躁，越日陡然大汗湿透衣衾，再速孟英图之。脉极弦数而细，仍为阴虚阳越，不可误认阳虚，而妄施附、桂者。先令熏以炭醋，扑以蛎粉，随灌以大剂二至、二冬、三甲、元参、丹参、人参、黄连、童溲而瘳。继予多剂育阴清肝，始得痊愈。

**【石念祖评析】**

脉弦数细阴虚阳越方：女贞（杵）五钱、旱莲草四钱、明天冬六钱（切）、花麦冬四钱、醋煅牡蛎（杵）六两、醋炙鳖甲（杵）四两、醋炙龟板（杵）二两（三味先煨八钟）、元参片一两、丹参三钱、高丽参八分、酒炒川连一钱、童便（煎去头尾）一酒杯（冲，药温服）。（石念祖《王孟英医案绎注·卷十·喘逆》）

**【原案】**

儒医顾听泉……继又作劳复感,仍授轻清之法。两剂后又因怫怒萦思,肝阳复僭,颧红目赤,左耳时聋,夜不成眠,神情烦躁,越日陡然大汗湿透衣衾,再速孟英图之。脉极弦数而细,仍为阴虚阳越,不可误认阳虚,而妄施附、桂者。先令熏以炭醋,扑以蛎粉,随灌以大剂二至、二冬、三甲、元参、丹参、人参、黄连、童溲而瘥。继予多剂育阴清肝,始得痊愈。(王孟英《王氏医案续编·卷八》)

邵奕堂室,以花甲之年,仲冬患喘嗽,药之罔效,坐而不能卧者旬日矣。乞诊于孟英。邵述病原云:每进参汤则喘稍定,虽服补剂,仍易出汗,虑其欲脱。及察脉弦滑右甚,孟英曰:甚矣!望闻问切之难,不可胸无权衡也。此证当凭脉设治,参汤切勿沾唇,以栝楼、薤白、旋覆、苏子、花粉、杏仁、蛤壳、茯苓、青黛、海蜇为方,而以竹沥、菔汁和服。石念祖评析:脉弦为肝热挟虚,脉滑为痰热,右甚痰热在肺。蒌仁(研)四钱、薤白(打,次入)一钱半、旋覆(包,先)三钱、生苏子(研)一钱半、花粉四钱、苦杏仁(泥)二钱、云茯苓一钱半、蛤壳(杵,先)五钱、飞青黛一钱、淡海蜇(先煎)二两、姜竹沥一酒杯、放汁半酒杯(和服)。投匕即减,十余帖痊愈。同时有石媪者,患此极相似,脉见虚弦细滑。孟英于沙参、蛤壳、旋覆、杏仁、苏子、贝母、桂枝、茯苓中,重加熟地而瘥。所谓病同体异,难执成方也。石念祖评析:脉见虚弦细滑,为阴虚中兼挟阳虚痰浊。北沙参四钱、生蛤壳(杵,先)五钱、旋覆花(包,先)三钱、苦杏仁(泥)二钱、生苏子(研)二钱、川贝母(杵)四钱、酒炒桑枝二钱、云茯苓三钱、大熟地八钱(开水泡汤,去渣煎药)。(石念祖《王孟英医案绎注·卷五·喘嗽》)

**【原案】**

邵奕堂室,以花甲之年,仲冬患喘嗽,药之罔效,坐而不能卧者旬日矣。乞诊于孟英。邵述病原云:每进参汤则喘稍定,虽服补剂,仍易出汗，虑其欲脱。及察脉弦滑右甚，孟英曰：甚矣！望闻问切之难，不可胸无权衡也。此证当凭脉设治，参汤切勿沾唇，以栝蒌、薤白、旋覆、苏子、花粉、杏仁、蛤壳、茯苓、青黛、海蜇为方，而以竹沥、菔汁和服。投匕即减，十余帖全愈。（王士雄《王氏医案续编·卷三》）

王叟仲秋患痰嗽不食，气喘不卧，囊缩便秘，心摇摇不能把握，势极可危。孟英诊之曰：根蒂欲脱耳，非病也。以八味地黄汤去丹、泽，合生脉，加紫石英、青铅、龙、牡、胡桃肉、楝实、苁蓉投之，大解行而诸恙减，乃去苁蓉、麦冬，服旬日以瘳。

**【石念祖评析】**

此证认阴虚阳浮，全在囊缩便秘，心摇摇不能把握二语。大熟地八钱、淮山药四钱、山萸肉三钱、白茯苓（干切）三钱、花麦冬三钱、五味子（杵）三钱、酒炒知母一钱五分、酒炒川黄柏一钱，加紫石英（杵）五钱、青铅一两、煅龙骨二两、煅牡蛎八两（四味先炭煨八句钟，取汤代水煎药）、连衣胡桃肉五钱、川楝核（杵，先）三钱、淡苁蓉三钱。（石念祖《王孟英医案绎注·卷二·痰嗽》）

**【原案】**

邻人汪氏妇之父王叟，仲秋患痰嗽不食，气喘不卧，囊缩便秘，心摇摇不能把握，势极可危，伊女浼家慈招孟英救之。曰：根蒂欲脱耳，非病也。以八味地黄汤去丹、泽合生脉，加紫石英、青铅、龙、牡、胡桃肉、楝实、苁蓉投之，大解行而诸恙减，乃去苁蓉、麦冬，服旬日以瘳。（王士雄《王氏医案·卷二》）

王丈高年痰嗽，喘逆碍卧，肢冷颧红，饮食不进，与真武汤而安。

**【石念祖评析】**

高年痰嗽三句似热实证，辨虚寒在饮食不进。炒干姜五钱、炒熟附片五钱、炒潞党三钱、白茯苓三钱、酒炒白芍一钱五分，真武汤去白术、生姜，改煨姜三钱，加制半夏三钱、炒焦陈皮一钱、陈木瓜三钱。

(石念祖《王孟英医案绎注·卷二·喘证》)

【原案】

孟英治其令叔高年痰嗽，喘逆碍卧，肢冷颧红，饮食不进，与真武汤而安。照戴阳证例治法。（王士雄《王氏医案·卷二》）

王致青室患痰喘，胡某进补肾纳气，及二陈、三子诸方，证濒于危。孟英诊之，脉沉而涩，体冷自汗，宛似虚脱之证，惟二便不通，脘闷苔腻，是痰热为补药所遏，一身之气机窒痹而不行也。与蒌、薤、旋、赭、杏、贝、栀、菀、兜铃、海蜇、竹沥等以开降，覆杯即减，再服而安。

【石念祖评析】

病在痰热窒塞气分。姜蒌皮三钱、西薤白（打，次入）一钱半、旋覆（包，先）三钱、生赭石（杵，先）五钱、苦杏仁（泥，次入）二钱、川贝（杵）四钱、姜栀皮三钱、紫菀茸一钱半、马兜铃三钱、姜竹沥一酒杯（冲，姜汁按竹沥二成）、淡海蜇（先煎）一两。（石念祖《王孟英医案绎注·卷六·痰喘》）

【原案】

王致青醮尹令正，患痰喘，胡某进补肾纳气，及二陈、三子诸方，证濒于危。顾升庵参军，令延孟英诊之，脉沉而涩，体冷自汗，宛似虚脱之证，惟二便不通，脘闷苔腻。是痰热为补药所遏，一身之气机窒痹而不行也。与蒌、薤、旋、赭、杏、贝、栀、菀、兜铃、海蜇、竹沥等以开降，覆杯即减，再服而安。（王士雄《王氏医案续编·卷四》）

《薛氏医案》每以补中益气汤与地黄丸并用为治，虽卢不远之贤，亦或效尤，其实非用药之法也。如果清阳下陷而当升举者，则地黄丸之阴凝滞腻非所宜也；设属真阴不足当用滋填者，则升、柴之耗散不可投也。自相矛盾，纪律毫无，然上下分治，原有矩矱。

屠敬思素属阴亏，久患痰嗽，动即气逆，夜不能眠，频服滋潜，纳食渐减，稍沾厚味，呕腐吞酸。孟英视脉左弦而微数，右则软滑兼弦，水常泛溢，土失堤防，肝木过升，肺金少降，良由久投滋腻，湿浊内燔，无益于下焦，反碍乎中运，左强右弱，升降不调。以苁蓉、黄柏、当归、芍药、熟地、丹皮、茯苓、楝实、砂仁研为末，藕粉为丸，早服温肾水以清肝；以党参、白术、枳实、菖蒲、半夏、茯苓、橘皮、黄连、蒺藜生晒研末，竹沥为丸，午服培中土而消痰；暮吞威喜丸，肃上源以化浊。三焦分治，各恙皆安。悉用丸剂者，避汤药之助痰湿耳。

**【石念祖评析】**

温肾水以清肝方：淡苁蓉一两五钱、炒川黄柏一两五钱、箱归身一两、大熟地四两、白芍二两、丹皮一两五钱、云苓三两、楝核（杵）四两、砂仁末二钱，藕粉为丸。培中土以消痰方：潞党参三两、炒白术一两、炒枳实一两五钱、石菖蒲二两、制半夏四两、云苓三两、橘皮一两（淡盐水微泡，晒研）、姜川连二两、生白蒺三两（诸药生，晒研末），竹沥为丸。（石念祖《王孟英医案绎注·卷十·痰嗽》）

**【原案】**

屠敬思素属阴亏，久患痰嗽，动即气逆，夜不能眠，频服滋潜，纳食渐减，稍沾厚味，呕腐吞酸。孟英视脉左弦而微数，右则软滑兼弦，水常泛溢，土失堤防，肝木过升，肺金少降，良由久投滋腻，湿浊内燔，无益于下焦，反碍乎中运，左强右弱，升降不调。以苁蓉、黄柏、当归、芍药、熟地、丹皮、茯苓、楝实、砂仁研为末，藕粉为丸，早服温肾水以清肝；以党参、白术、枳实、菖蒲、半夏、茯苓、橘皮、黄连、蒺藜生晒研末，竹沥为丸，午服培中土而消痰；暮吞威喜丸，肃上源以化浊，三焦分治，各恙皆安。悉用丸剂者，避汤药之助痰湿耳。

**【眉批】**

方俱灵妙，可以为法。（王孟英《王氏医案续编·卷八》）

## 哮证医案

鲍继仲患哮，每发于冬，医作虚寒治更剧。石念祖评析：其为热实可知。孟英诊之：脉滑苔厚。溺赤痰浓。石念祖评析：皆热痰盘踞气分之象。与知母、花粉、冬瓜子、杏、贝、茯苓、滑石、栀子、石斛而安。

**【石念祖评析】**

姜炒知母三钱、姜汁炒花粉四钱、生冬瓜子八钱、苦杏仁（泥，次入）二钱、赤茯苓三钱、西滑石（先煎）四钱、黑栀皮三钱、鲜钗斛（杵，先）八钱。（石念祖《王孟英医案绎注·卷三·哮喘》）

**【原案】**

鲍继仲患哮，每发于冬，医作虚寒治更剧。孟英诊之：脉滑苔厚，溺赤痰浓。与知母、花粉、冬瓜子、杏、贝、茯苓、滑石、栀子、石斛而安。（王士雄《王氏医案续编·卷一》）

孙渭川侄亦患此，气逆欲死。孟英视之，口渴头汗，二便不行。石念祖评析：气分热炽阴伤。径与生石膏、橘、贝、桂、苓、知母、花粉、杏、菀、海蜇等药而愈。

**【石念祖评析】**

生石膏（先煎）一两二钱、赖橘红一钱、川贝母（杵）八钱、粗桂木（次入）三分、白茯苓三钱、酒炒知母三钱、南花粉四钱、苦杏仁（泥）二钱、紫菀茸一钱五分、泡淡海蜇（先煎）八钱。（石念祖《王孟英医案绎注·卷三·哮喘》）

**【原案】**

孙渭川令侄亦患此（指哮证。——编者注），气逆欲死。孟英视之：口渴头汗，二便不行。径与生石膏、橘、贝、桂、苓、知母、花粉、杏、菀、海蜇等药而愈。（王士雄《王氏医案续编·卷一》）

孙午泉患哮，痰多气逆，不能着枕，服温散滋纳药皆不效。孟英与北沙参、桑枝、茯苓、花粉、杏仁、冬瓜仁、丝瓜络、枇叶、旋覆、海石、蛤壳等药，覆杯即卧，数日而痊。

**【石念祖评析】**

服温散不效，则哮非风寒。服滋纳不效，则哮非肝肾阴虚。肺热则气逆，此证系热痰伏于肺络。北沙参四钱、姜汁炒桑枝三钱、白茯苓三钱、川贝母（杵）四钱、南花粉三钱、苦杏仁（泥）（次入）一钱五分、生冬瓜子三钱、丝瓜络三钱、姜汁炒枇叶（刷，包）三钱、旋覆（绢包）三钱，海石、蛤壳各四钱（同杵，先）。（石念祖《王孟英医案绎注·卷一·痰哮》）

**【原案】**

孙午泉进士患哮，痰多气逆，不能著枕。服温散滋纳药皆不效。孟英与北沙参、桂枝、茯苓、贝母、花粉、杏仁、冬瓜仁、丝瓜络、枇杷叶、旋覆、海石、蛤壳等药，覆杯即卧，数日而痊。

**【眉批】**

此是热痰伏于肺络，故用药如此。（王士雄《王氏医案·卷一》）

一耳姓回妇病哮，自以为寒，频饮烧酒，不但病加，更兼呕吐泄泻，两脚筋掣，既不能卧，又不能坐。孟英诊曰：口苦而渴乎？泻出如火乎？小溲不行乎？痰黏且韧乎？病者云：诚如君言。孟英曰：当此小寒之候，而哮喘霍乱，世俗无不硬指为寒者。与北沙参、生薏苡、冬瓜子、丝瓜络、竹茹、石斛、枇杷叶、贝母、知母、栀子、芦根、橄榄、海蜇、芦菔汁为方，一剂知，二剂已。

**【石念祖评析】**

此证可治。除当日察脉外，全在痰黏且韧一语。凡热证体实阳旺则痰黏韧，体虚阳衰则痰稀清。热证阳旺可治，阳虚不治。北沙参四钱、生苡仁（杵）八钱、生冬瓜子四钱、丝瓜络三钱、姜竹茹三钱、鲜石斛（杵，先）一两、姜枇叶（刷，包）三钱、川贝母（杵）五钱、酒炒知母三钱、黑栀皮三钱、鲜芦根二两、青果（杵，先）三枚、淡海蜇（先）一两、芦菔八钱（打汁，和服）。（石念祖《王孟英医案绎注·卷三·哮喘》）

**【原案】**

一耳姓回妇病哮，自以为寒，频饮烧酒，不但病加，更兼呕吐泄泻，两脚筋瘈，既不能卧，又不能坐。孟英诊曰：口苦而渴乎？泻出如火乎？小溲不行乎？痰黏且韧乎？病者云：诚如君言，想受寒太重使然。孟英曰：汝何愚耶！见证如是，犹谓受寒，设遇他医，必然承教，况当此小寒之候，而哮喘与霍乱，世俗无不硬指为寒者，误投姜、附，汝命休矣！与北沙参、生薏苡、冬瓜子、丝瓜络、竹茹、石斛、枇杷叶、贝母、知母、栀子、芦根、橄榄、海蜇、芦菔汁为方，一剂知，二剂已。

**【眉批】**

哮证乃热痰伏于肺络也。至冬则热为寒束，故应时而发。古人治法，于来寒时，先以滚痰丸下之，使冬时无热可束则愈。但其法太峻，人多不敢用。今孟英以轻清通透之品，搜络中之伏痰，斯有利而无弊，真可补古人所来及。（王士雄《王氏医案续编·卷一》）

## 心悸医案

黄纯光七十八岁，患湿温，至旬余，脉形歇代，呃忒连朝。孟英诊曰：脉虽歇而弦搏有根，是得乎天者厚，虽属高年，犹为实象，参以病深声哕，原非小故，而二便窒涩，苔腻而灰，似府气未宣，痰湿热阻其气化流行之道也。清宣展布，尚可图焉。以旋、茹、栀、楝、杷、杏、萸、连、菀、蒌、雪羹为剂，片通草一两，煎汤煮药，投匕即减，数服而大吐胶痰，连次更衣，遂安粥食。惟动则嗽逆，渐露下虚之象，予西洋参、龟板、牡蛎、苁蓉、石斛、牛膝、冬虫夏草、石英、茯苓、当归等药，而各恙递安，继加砂仁、熟地而起。

**【石念祖评析】**

辨实证，在脉虽歇而弦搏有根。辨腑气未宣，在二便窒涩，苔腻而灰。旋覆花（包，先）三钱、姜竹茹三钱、黑栀皮三钱、川楝核（杵，先）三钱、姜枇叶（刷，包）三钱、苦杏仁（泥，次入）三钱、紫菀茸（次入）一钱半、淡吴萸（次入）六分、姜皮三钱、酒炒川连八分、淡海䖳（先煎）八钱、整荸荠一个、片通草一两（煮汤煎药）。通草一两煮汤，轻药重用，引肺气下行最妙。此法即从重药轻投对面脱化。动则嗽逆，渐露下虚之象。西洋参三钱、血龟板（杵）二两、煅牡蛎（杵）四两、石斛一两、紫石英（杵）三钱（四味先炭煨六句钟，取汤代水煎药）、淡苁蓉一钱半、生牛膝七分、虫草二钱、云茯苓三钱、箱归身二钱，继加砂仁末炒熟地八钱（去砂仁）。（石念祖《王孟英医案绎注·卷九·湿温》）

**【原案】**

黄纯光年七十八岁，患湿温，至旬余，脉形歇代，呃忒连朝，诸医望而畏之。孟英诊曰：脉虽歇而弦搏有根，是得乎天者厚，虽属高年，犹为实象，参以病深声哕，原非小故，而二便窒涩，苔腻而灰，似腑气未宣，痰湿热阻其气化流行之道也。清宣展布，尚可图焉。何新之韪其议，因以旋、茹、栀、楝、杷、杏、萸、连、菀、荸、雪羹为剂，片通草一两，煎汤煮药，投匕即减，数服而大吐胶痰，连次更衣，遂安粥食。惟动则嗽逆，渐露下虚之象，予西洋参、龟板、牡蛎、苁蓉、石斛、牛膝、冬虫夏草、石英、茯苓、当归等药，而各恙递安。继加砂仁、熟地而起。（王孟英《王氏医案续编·卷七》）

康康侯子患心忡自汗，气短面赤，霎时溲溺数十次，澄澈如水。医金谓虚，补之日剧，就孟英诊焉。左寸关数，右弦滑，心下似阻。因作痰火阻气，心热移肺。治用蛤壳、黄连、枳实、楝实、旋覆、花粉、橘红、杏仁、百合、丝瓜络、冬瓜子、海䖳、荸荠、竹茹、竹沥、梨汁等，出入为方，服之良愈。

【石念祖评析】

首方用姜炒川连八分、丝瓜络三钱、姜竹茹三钱、炒枳实一钱五分、川楝核（杵，先）二钱、苦杏仁一钱五分、生蛤壳（杵，先）五钱、南花粉四钱、生冬瓜子四钱、旋覆花（绢包）一钱五分。初更方去川连、竹茹，加姜竹沥两酒杯（冲）、百合花三钱。三帖再更方，去丝瓜络、冬瓜子。加连皮北梨一两（打汁，冲）。再更方去瓜子、枳实、蛤壳、旋覆，加整荸荠二两、淡海蜇二两、陈橘皮一钱半。（石念祖《王孟英医案绎注·卷四·心悸》）

【原案】

康康侯司马令郎尔九，在玉环署中，患心忡自汗，气短面赤，霎时溲溺数十次，澄澈如水。医佥谓虚，补之日剧，乃来省就孟英诊焉。左寸关数，右弦滑，心下似阻。因作痰火阻气，心热移肺。治用蛤壳、黄连、枳实、楝实、旋覆、花粉、橘红、杏仁、百合、丝瓜络、冬瓜子、海蜇、荸荠、竹茹、竹沥、梨汁等，出入为方，服之良愈。而司马为职守所羁，尝患恙，函请孟英诊视者再四，竟不克往，继闻司马于冬仲竟卒于瓯，乃知病而得遇良手，原非偶然。前岁遇而今岁不能致，岂非命也耶！（王士雄《王氏医案续编·卷二》）

陆竹琴妻陡患心悸，肢冷如冰。孟英察其脉浮弦而数，视其舌尖赤无苔，乃阴虚阳越，煎厥根萌。予元参、二至、三甲、龙齿、石英、生地、牛膝、茯神、莲子心而愈。

【石念祖评析】

悸分寒热。水凌心下为寒，肝阳勃升为热。脉浮弦数，舌尖浮赤，悸为煎厥根萌。煎厥者，阴虚阳越，热似煎熬而四肢冷厥也。煅牡蛎（杵）六两、血龟板（杵）四两、血鳖甲（杵）二两、煅龙齿（杵）一两、紫石英四钱（五味先炭煨六句钟，取汤煎药）、元参片一两、女贞子（杵）五钱、旱莲草四钱、酒炒牛膝七分、云茯神三钱、莲子心一

钱。（石念祖《王孟英医案绎注·卷九·心悸》）

【原案】

太仓陆竹琴令正，陡患心悸，肢冷如冰，其子皇皇，浼吴江程勉耘恳援于孟英。察其脉浮弦而数，视其舌尖赤无苔，乃阴虚阳越，煎厥根萌。予元参、二至、三甲、龙齿、石英、生地、牛膝、茯神、莲子心而愈。（王孟英《王氏医案续编·卷七》）

濮姓女素禀阴虚，时发夜热，少餐不寐。仲夏，患感发疹，汛不当期而至。孟英用犀、羚、知、贝、石膏、生地、栀、翘、花粉、甘草、竹叶、芦根等药。疹透神清，唯鼻燥异常，吸气入喉，辣痛难忍，甚至肢冷。复于方中加元参、竹茹、菊叶、荷秆。各恙始减，而心忡吐沫，彻夜不瞑，渴汗便黑。改投西洋参、生地、麦冬、小麦、竹叶、黄连、真珠、百合、贝母、石斛、牡蛎、龟板、蔗汁诸药而愈。

【石念祖评析】

阴虚肝旺，故多夜热。肝热伤肺胃之阴，故少餐不寐。发疹及汛不当期而至，为肝阳炽逆兼袭营分，故方中用犀、羚、石膏息风镇胃。针治汛不当期而至，余皆清气之品，针治发痧。犀角（先煎）四钱、羚角（先煎）四钱、酒炒知母四钱、川贝母（杵）八钱、生石膏（先煎）一两六钱、酒炒栀皮三钱、酒炒翘壳三钱、南花粉四钱、生粉草三钱、鲜竹叶二钱、活水芦根二两、大生地八钱（开水泡，去渣，冲服）。"鼻燥异常"四句，仍系肝阳贼肺。加玄参片一两（开水泡冲，去渣）、姜竹茹（次入）三钱、菊叶二钱、荷秆三钱。尾方洋参、小麦、百合花、麦冬（各）三钱，竹叶二钱，酒炒黄连一钱，珠粉二分（舌药送），川贝（杵）五钱，石斛一两（先煎），大生地一两，青蔗二两（绞，冲），牡蛎六两，龟板三两（同先煨六句钟）。（石念祖《王孟英医案绎注·卷四·伤暑》）

【原案】

濮东明令孙女，素禀阴虚，时发夜热，少餐不寐。仲夏，患感发疹，肺热，汛不当期而至，血热。孟英用犀、羚、知、贝、石膏、生地、栀、翘、花粉、甘草、竹叶、芦根等药。疹透神清，惟鼻燥异常，肺中余热。吸气入喉，辣痛难忍，甚至肢冷。复于方中加元参、竹茹、菊叶、荷秆。各恙始减，而心忡吐沫，血因热而虚。彻夜不瞑，渴汗便泻。改投西洋参、生地、麦冬、小麦、竹叶、黄连、真珠、百合、贝母、石斛、牡蛎、龟板、蔗汁诸药而愈。季秋适姚益斋为室。

**【眉批】**

病不甚重，治亦合法，而难收捷效者，以阴虚之体，不胜温热之气也。此即四损不可正治之例，设治不如法，则危矣。（王士雄《王氏医案续编·卷二》）

王妇患心悸眩晕，广服补剂，初若甚效，继乃日剧，时时出汗，肢冷息微，气逆欲脱，灌以参汤，稍有把握，延逾半载。孟英诊之，脉沉弦且滑，舌绛而有黄腻之苔，口苦溲热，汛事仍行。病属痰热錮鬐，误补则气机壅塞。与大剂清热涤痰药，吞当归龙荟丸，服之渐以向安。

**【石念祖评析】**

脉沉弦且滑四句，痰热皆在气。汛事仍行，则病不在血可知。大剂清热涤痰方：酒炒知母三钱、姜竹茹三钱、丝瓜络三钱、酒炒川连一钱、南花粉四钱、淡海蜇（先煎）一两、鲜薤白（打）一钱半、制半夏二钱、石菖蒲一钱（三味同次入），药送龙荟丸三钱。（石念祖《王孟英医案绎注·卷六·眩晕》）

**【原案】**

王雪山令媳患心悸眩晕，广服补剂，初若甚效，继乃日剧，时时出汗，肢冷息微，气逆欲脱，灌以参汤，稍有把握，延逾半载，大费不赀。庄芝阶舍人令延孟英诊视。脉沉弦且滑，舌绛而有黄腻之苔，口苦溲热，汛事仍行。病属痰热錮鬐，误补则气机壅塞。与大剂清热涤痰药，吞当归龙荟丸，服之渐以向安。痰热体实者，此丸颇有殊功。

仲夏即受孕，次年二月诞一子。（王士雄《王氏医案续编·卷四》）

王雪山令媳患心悸眩晕治愈……惜其娠后停药，去疾未尽，娩后复患悸晕不眠，气短不饥，或作产后血虚治不效。孟英视之，脉极滑数。曰：病根未刈也。与蠲痰清气法果应。

**【石念祖评析】**

脉极滑数。蠲痰清气方：姜竹茹三钱、酒炒知母四钱、鲜芦根二两、生冬瓜子八钱、济银花一两、旋覆（包，先）三钱、生赭石（杵，先）八钱、制半夏二钱、石菖蒲一钱（二味同次入）、川贝（杵）一两、姜竹沥两大酒杯（冲）。（石念祖《王孟英医案绎注·卷六·眩晕》）

**【原案】**

惜其娠后停药，去疾未尽，娩后复患悸晕不眠，气短不饥，或作产后血虚治不效，仍请孟英视之。脉极滑数，曰：病根未刈也。与蠲痰清气法果应。（王士雄《王氏医案续编·卷四》）

## 胸痞医案

朱恒山久患胸痞多痰，诸药罔瘳。孟英诊之曰：清阳之气不司旋晕也。与参、芪、苓、术之剂。豁然顿愈。

**【石念祖评析】**

久病必实中挟虚，胸痞"痞"字注重。胸痞则气虚短于升降，此证系阳虚非痰实。炒潞党五钱、炒黄芪三钱、白茯苓（干切）三钱、姜汁制茅术四钱、西薤白（打、次入）三钱、制半夏三钱、赖氏陈皮一钱、炒干姜三钱、煨姜三片。（石念祖《王孟英医案绎注·卷一·胸痞》）

**【原案】**

朱恒山，久患胸痞多痰，诸药罔瘳。孟英诊曰：清阳之气不司旋运也。与参、芪、苓、术之剂，豁然顿愈，因极钦服。

后数年果以汗脱。闻其垂危之际，口不能言，犹以左手横三指，右手伸一指加于上，作王字状以示家人。有会其意者，急追孟英至，

而他医之中风药早灌入矣，遂以长逝。（王士雄《王氏医案·卷一》）

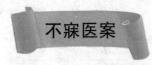

## 不寐医案

邵鱼竹起居饮食如常，惟仅能侧卧。稍一合眼，则惊窘而醒，虽再侧眠，亦彻夜不得寐矣，多年莫能治，孟英以三才合枕中丹，加黄连、肉桂，服之良效。

**【石念祖评析】**

心肾不交，系囫囵吞枣之词，实系肾阴不能上济心火。但一味滋肾无效，盖肾阴虽足，无肾阳以济之，肾阴亦不能上朝。孟英此方妙在加黄连以泻心火，加肉桂以鼓肾阴，方能收效。明天冬（切）六钱、大熟地八钱、九节蒲（杵，次入）一钱、焦远志肉（次入）一钱五分、血龟板（杵，先）三两、煅龙骨（杵，先）一两、淡盐水炒川连八分、肉桂心五分。（石念祖《王孟英医案绎注·卷二·失眠》）

**【原案】**

邵鱼竹给谏，起居食饮如常，惟仅能侧卧，略难仰卧，仰而寤无恙也。眉批：凡心肾不交之人，多不能仰卧，以仰则肾气不能上承，而心气愈浮也。稍一合眼，则惊窘而醒，虽再侧眠，亦彻夜不得寐矣。多年莫能治，孟英以三才合枕中丹，加黄连、肉桂，服之良效。心肾交治，而以黄连、肉桂媾合之，用意甚巧。（王士雄《王氏医案·卷二》）

## 神昏医案

陈蕴泉陡患昏谵，乞诊于孟英。脉甚滑数，苔色腻黄，乃平素多痰，兼吸暑热。与清解药一剂，化而为疟，脉亦较平。或谓其体弱，不宜凉药，须用人参。孟英坚持以为不可。盖暑脉颇类乎虚，而痰阻于肺，呼吸不调，又与气虚短促者相似。平昔虽虚，有病必先去病，况热能伤气，清暑热即所以顾元气也。遂连投白虎加减而愈。

**【石念祖评析】**

白虎加减方：生石膏（先煎）八钱，姜炒知母三钱，南花粉四钱，姜竹茹三钱，姜牛子（研）、丝瓜络（各）三钱，炒枳实一钱半，石菖蒲（次入）二钱，西滑石（包，先）四钱。（石念祖《王孟英医案绎注·卷八·昏谵》）

**【原案】**

陈蕴泉陡患昏谵，夤夜乞诊于孟英。脉甚滑数，苔色腻黄，乃平素多痰，兼吸暑热。与清解药一剂，化而为疟，脉亦较平。或谓其体弱，不宜凉药，须用人参。渠家惶惑，孟英坚持以为不可。盖暑脉颇类乎虚，而痰阻于肺，呼吸不调，又与气虚短促者相似。平昔虽虚，有病必先去病，况热能伤气，清暑热即所以顾元气也。

**【眉批】**

暑证人多不识此二层，昔人虽曾论及，而无此明晰。何新之亦赞是议。遂连投白虎加减而愈。（王孟英《王氏医案续编·卷六》）

陈芝田，于仲夏患感，诸医投以温散，延至旬日，神昏谵妄，肢搐耳聋，舌黑唇焦，囊缩溺滴，胸口隐隐微斑。孟英诊之，脉细数而促，曰：阴亏热炽，液将涸矣。遂用西洋参、元参、生地、二冬、知、柏、楝实、石斛、白芍、甘草梢、银花、木通、犀角、石菖蒲，大剂投之。

石念祖评析：此证可救，在溺滴、胸口隐隐微斑、脉细数以促三句。肝阴绝则溺绝；胸口隐隐微斑，邪旺正亦旺，病邪尚能外达；脉细数而促，固属热极风生，然系阳证阳脉，能任阴药，若脉濡弱则不治。元参片一两、大生地八钱、明天冬六钱（切）、花麦冬五钱（四味开水泡汤，去渣，用汤煎药）、西洋参四钱、酒炒知母三钱、酒炒川柏一钱五分、酒炒楝皮（去核）二钱、钗石斛一两（杵，先）、整白芍（杵，先）二两、生草梢三钱、济银花一两五钱、细木通一钱、镑犀角片（磨，冲）

一钱、石菖蒲（次入）一钱。次日复诊，其家人云：七八日来小溲不过涓滴，昨服药后约六七个时辰后，解得小溲半杯。孟英曰：此即转机也。然阴气枯竭，甘凉濡润，不厌其多。于前方再加龟板、鳖甲、百合须、花粉，大锅煎之，频灌勿歇。如是者八日，神气始清，诸恙悉退，纯用滋阴之药，调理匝月而瘳。孟英尝云：温热液涸神昏，有投犀角、地黄等药至十余剂，始得神清液复者。

**【石念祖评析】**

药随气为升降，气不降则药亦不降。此证孟英如接诊即用龟板、鳖甲则不效，盖气火尚浮而上逆也。至添解小溲半杯，则阴津有濡润将复之机，故介属加入能收效，但少用则药不胜病。宜用血龟板四两、血鳖甲四两（同杵，先炭煨八句钟）、百合须四钱、南花粉五钱。频灌则药力不断。（石念祖《王孟英医案绎注·卷二·厥逆》）

**【原案】**

栖流所司药陈芝田，于仲夏患感，诸医投以温散，延至旬日，神昏谵妄，肢搐耳聋，舌黑唇焦，囊缩溺滴，胸口隐隐微斑，一望而知其危矣。转邀孟英诊之，脉细数而促，曰：阴亏热炽，液将涸矣。遂用西洋参、元参、生地、二冬、知、柏、楝实、石斛、白芍、甘草梢、银花、木通、犀角、石菖蒲，大剂投之。孟英能善用大剂，故能起不治之证，亦古人所未有也。次日复诊，其家人云：七八日来小溲不过涓滴，昨药服六七个时辰后，解得小溲半杯。孟英曰：此即转机也。然阴气枯竭，甘凉濡润，不厌其多。于前方再加龟板、鳖甲、百合、花粉，大锅煎之，频灌勿歇。如是者八日，神气始清，诸恙悉退，纯用滋阴之药，调治匝月而瘳。

**【眉批】**

一派甘寒之药，既可涤热，又以生津，真治温良法也。惟湿温证宜稍加斟酌耳。

予谓：孟英学识过人，热肠独具。凡遇危险之候，从不轻弃，最肯出心任怨以图之。如此案，八日后神气始清，若经别手，纵使治法不错，而一二帖后不甚起色，必规避坚辞，致病家惑乱，谋及道旁，虽不死于病，亦必死于药矣。此在医者之识老心坚，又须病家之普于择而任之专也，谈何易耶？且闻孟英尝云：温热液涸神昏，有投犀角、地黄等药至十余剂，始得神清液复者，因温热案最夥，不暇详录，姑识此以告司人之命者。(王士雄《王氏医案·卷二》)

顾女患感十余日，耳聋不语，昏不识人。而客未入室，彼反先知，医以为祟。凡犀角地黄、牛黄清心、复脉等汤，遍服无效。延诊于孟英，脉至滑数，舌不能伸，苔色黄腻，遗溺便秘，目不交睫者已四昼夜，胸腹按之不柔。与白虎汤去米、草，加石菖蒲、玄参、犀角、鳖甲、花粉、杏仁、竹叶、竺黄、竹沥。投一剂即谵语滔滔。渠父母疑药不对病，孟英曰：不语者欲其语，是转机也。再投之，大渴而喜极热之饮，渠父母又疑凉药非宜。孟英姑应之曰：再服一剂，更方可也。三投之，痰果渐吐。四剂后舌伸便下，神识渐清。乃去菖蒲、石膏、犀角、鳖甲，加生地、石斛、麦冬、贝母数帖。热尽退，而痰味甚咸。又去杏、贝、竺黄，加西洋参、牡蛎、龟板、苁蓉，服之痊愈。

**【石念祖评析】**

原案叙脉证七语，皆肝风壅痰阻遏气机之象。生石膏（先煎）一两六钱、酒炒知母四钱、石菖蒲（次入）二钱、玄参片一两（开水泡，去渣，冲）、犀角（先煎）四钱、血鳖甲一两（先炙煨六句钟）、南花粉四钱、苦杏仁（泥，次入）二钱、鲜竹叶二钱、天竺黄三钱、姜竹沥两大酒杯（冲）。初更方去菖蒲、石膏、犀角、鳖甲，加大生地八钱、鲜石斛（先煎）八钱、花麦冬四钱、川贝母（杵）一两。再更方去杏、贝、竺黄，加西洋参三钱、煅牡蛎四两（杵）、血龟板二两（杵）（同先煨六句钟，取汤代水煎药）、淡苁蓉一钱半。(石念祖《王孟英医案绎注·卷四·神昏》)

**【原案】**

顾竹如孝廉令媛，患感十余日，耳聋不语，昏不识人。眉批：叶氏云：温邪中人，首先犯肺，其次则入心，正此病也。而客未入室，彼反先知，热极而神外越。医以为祟。凡犀角地黄、牛黄清心、复脉等汤，遍服无效。药不误，特病重药轻耳。已摒挡后事矣。所亲濮根厓暇其延诊于孟英，脉至滑数，舌不能伸，苔色黄腻，遗溺便秘，目不交睫者已四昼夜，下证已悉备。胸腹按之不柔。与白虎汤去米、草，加石菖蒲、元参、犀角、鳖甲、花粉、杏仁、竹叶、竹黄、竹沥。投一剂即循语滔滔。渠父母疑药不对病，孟英曰：不语者欲其语，是转机也。再投之，大渴而喜极热之饮，又疑凉药非宜。孟英姑应之曰：再服一剂，更方可也。三投之，痰果渐吐。四剂后舌伸便下，神识渐清。乃去菖蒲、石膏、犀角、鳖甲，加生地、石斛、麦冬、贝母数帖。温病后阴必耗竭，宜急救其阴，转方甚合法。热尽退，而痰味甚咸。又去杏、贝、竹黄，加西洋参、牡蛎、龟板、苁蓉，服之痊愈。眉批：虽不用下剂，而通经透络之品，大剂用之，亦足以荡涤邪秽。（王士雄《王氏医案续编·卷二》）

顾听泉体丰色白……自谓气虚，遽服党参、枸杞、当归等药，下咽之后，即觉火升气逆，渐至言语支离，溲频自汗，复迎孟英诊治。脉已虚促不调，即投牡蛎、龟板、鳖甲、女贞、旱莲、元参、甘草、小麦、竹叶、莲心，以和心肝之阳，而镇龙雷之奋，一剂而平。

**【石念祖评析】**

误药脉促不调方：煅牡蛎（杵）六两、血鳖甲（杵）四两、血龟板（杵）二两（三味先煨八钟）、女贞（杵）五钱、旱莲草四钱、元参片（泡煎，去渣）一两、生粉草三钱、北小麦四钱、莲子心一钱。（石念祖《王孟英医案绎注·卷十·喘逆》）

**【原案】**

儒医顾听泉……自谓气虚，遽服党参、枸杞、当归等药，下咽之后，即觉火升气逆，渐至言语支离，溲频自汗，黉夜复迎孟英诊治。脉已虚促不调，即投牡蛎、龟板、鳖甲、女贞、旱莲、元参、甘草、小麦、竹叶、莲心，以和心肝之阳，而镇龙雷之奋，一剂而平。（王孟英《王氏医案续编·卷八》）

江梦花外家（指已婚男子在家庭之外所置之妾，又称如君，或如夫人。——编者注）患两目肿痛，不能略张，医投风药，昏痉欲厥。孟英诊之，脉至洪滑，大渴便秘。与白虎汤，二剂霍然。

【石念祖评析】

生石膏（先煎）一两六钱、酒炒知母四钱、生苡仁（杵）八钱、生冬瓜子四钱、南花粉五钱、鲜竹叶二钱、济银花一两五钱、青果（连核杵，先）二钱、旋覆（包，先）三钱、生赭石（杵，先）八钱、淡豆豉一钱半、石斛（先煎）一两、淡海蜇（先煎）二两。（石念祖《王孟英医案绎注·卷七·目肿》）

【原案】

江梦花如君，患两目肿痛，不能略张，医投风药，昏痉欲厥，浼孟英诊之。脉至洪滑，大渴便秘。与白虎汤，二剂霍然。（王孟英《王氏医案续编·卷五》）

李贵患感数日，忽然昏厥。孟英见其面色灰黯，吊眼口开，按其脉尚不绝。与菖蒲、胆星、竹茹、旋覆等为剂，和入童溺，调以牛黄至宝丹灌之，覆杯而起。

【石念祖评析】

石菖蒲（次入）二钱、陈胆星（炖，和）一钱、姜竹茹三钱、旋覆（包，先）三钱、天竺黄三钱、姜炒川连一钱、净橘络五分（冲入煎去头尾）、童便一酒杯，研调西牛黄二厘、至宝丹五分。此病系痰中，先用苦辛香以开其痰。（石念祖《王孟英医案绎注·卷八·昏厥》）

【原案】

张篪伯纪纲李贵，患感数日，忽然昏厥，比沿途追求孟英往视，业已薄暮。主人谓：自朝至此，一息奄奄，恐不及灌药矣，实不便屈诊。孟英曰：余既来，且视之。见其面色灰黯，戴眼口开，按其脉尚不绝。与菖蒲、胆星、竹茹、旋覆等为剂，和入童溺，调以牛黄至宝丹灌之，覆杯而起。（王孟英《王氏医案续编·卷六》）

　　沈裕昆妻，偶发脘痛，范某与逍遥法，痛颇止，而发热咽痛。顾听泉知感温邪，与清解法。疼已而热不退，七日后，目闭鼻塞，耳聋肢搐，不言语，不饮食。孟英往诊，见其外候如是，而左手诊毕即缩去，随以右手出之。遽曰：非神昏也。继挖牙关，察其苔色白滑，询知大解未行。曰：病是风温，然不逆传膻中，而顺传胃腑，证可无恐。温邪传胃，世所常有，而此证如是骇人者，因素有痰饮，盘踞胸中，外邪入之，得以凭借，苔色之不形黄燥者，亦此故耳，不可误认为寒。脉象既形弦滑以数，但令痰饮一降，借必转黄。昔人于温证仅言逆传，不言顺传，后世遂执定伤寒在足经，温热在手经，不知经络贯穿，岂容界限！喻氏谓伤寒亦传手经，但足经先受之耳。吾谓温热亦传足经，但手经先受之耳。盖自肺之心包，病机渐进而内陷，故曰逆；自肺之胃腑，病机欲出而下行，故曰顺。今邪虽顺传，欲出未能。所谓胃病，则九窍不和，与逆传神昏之犀角地黄汤证大相径庭。郭云台云：胃实不和，投滚痰而非峻，可谓治斯疾之真诊。遂疏小陷胸合蠲饮六神汤，加枳、朴，以芦菔煮水煎药，和入竹沥一杯，送下礞石滚痰丸四钱。且谓既患骇人之病，必服骇人之药，药不瞑眩，厥疾不瘳。石念祖评析：热邪逆传于膻中而神昏，则宜犀角地黄汤，顿传于胃腑而便结，则宜滚痰丸之类。此证右关脉必弦滑数重按有力。至此方佐蠲饮六神加朴，因苔色白滑，苦寒中必佐以辛温。姜炒川连八分、制半夏米三钱、石菖蒲（次入）一钱、陈胆星（炖，和服）一钱、旋覆花（绢包）三钱、赖橘红一钱五分、炒枳实一钱五分、制根朴二钱、芦菔（切）一两（煮汤代水煎药），和入姜竹沥一酒杯，药送礞石滚痰丸四钱。翌日诊，脉证不甚减，询知昨药分数次而服。孟英曰：是势分力缓之故也，今可释疑急进，病必转机。如法服下，黎明果解胶韧痰秽数升，各恙即减，略吐语言，稍啜稀粥，苔转黄燥，药改轻清，渐以向安。嗣与育阴柔肝而愈。（石念祖《王孟英医案绎注·卷三·脘痛》）

【原案】

沈裕昆室，偶发脘痛，范某与逍遥法，痛颇止，而发热咽痛，邀顾听泉视之，知感温邪，与清散法。疼已而热不退。七日后，目闭弃塞，耳聋肢搐，不言语，不饮食，顾疑证险，愿质之孟英。而沈之两郎，乃从王瘦石学，因请决于师，瘦石亦谓孟英识超，我当为汝致之。时已薄暮，乃飞刺追邀。比孟英往诊，见其外候如是，而左手诊毕即缩去，随以右手出之，遽曰：非神昏也。继挖牙关，察其苔色白滑，询知大解未行。曰：病是风温，然不逆传腹中，而顺传胃府，证可无恐。听泉学问胜我，知证有疑窦，而虚心下问，岂非胸襟过人处。但温邪传胃，世所常有，而此证如是骇人者，因素有痰饮，盘踞胃中，外邪入之，得以凭藉，苔色之不形黄燥者，亦此故耳，不可误认为寒。夫温为热邪，脉象既形弦滑以数，但令痰饮一降，苔必转黄，此殆云遮雾隐之时，须具温太真燃犀之照，庶不为病所欺。且昔人于温证仅言逆传，不言顺传，后世遂执定伤寒在足经，温热在手经，不知经络贯串，岂容界限！喻氏谓伤寒亦传手经，但足经先受之耳。吾谓温热亦传足经，但手经先受之耳。一隅三反，既有其逆，岂无其顺？盖自肺之心包，病机渐进而内陷，故曰逆；自肺之胃府，病机欲出而下行，故曰顺。今邪虽顺传，欲出未能。所谓胃病，则九窍不和，与逆传神昏之犀角地黄汤证大相径庭。郭云台云：胃实不和，投滚痰而非峻，可谓治斯疾之真诠。遂疏小陷胸合蠲饮六神汤，加枳、朴，以芦菔煮水煎药，和入竹沥一杯，送下礞石滚痰丸四钱。沈嫌药峻，似有难色。孟英曰：既患骇人之病，必服骇人之药，药不瞑眩，厥疾勿瘳，盍再质之瘦石、听泉乎？沈颔之。王、顾阅方，全以为是。且云：如畏剂重，陆续徐投可也。翌日，孟英与听泉会诊，诊脉证不甚减，询知昨药分数次而服。孟英曰：是势分力缓之故也，今可释疑急进，病必转机。听泉深然之，病家亦胆壮矣。如法服下，黎明果解胶韧痰秽数升，各恙即减，略吐语言，稍吸稀粥，苔转黄燥。药改轻清，渐以向安。用与育阴柔肝而愈。（王士雄《王氏医案续编·卷一》）

沈新予妻母陡患昏厥，孟英视之。病者楼居，酷热如蒸。因曰：此阴虚肝阳索盛之体，暑邪吸入包络，亟宜移榻清凉之地，随以紫雪丹一钱，新汲水调下可安。如法灌药，果即帖然。（石念祖《王孟英医案绎注·卷五·麻疹》）

【原案】

沈新予令岳母，陡患昏厥，速孟英视之。病者楼居，酷热如蒸。因曰：此阴虚肝阳素盛之体，暑邪吸入包络，亟宜移榻清凉之地，随以紫雪丹一钱，新汲水调下可安。而病者自言手足已受缧绁，坚不肯移，家人惊以为祟，闻而束手。孟英督令移之，如法灌药，果即帖然。（王士雄《王氏医案续编·卷三》）

王耕蓝室，素患脘痛，近发寒热，医与温补，渐至胸痞呕呃，谵语神昏，舌绛面赤，足冷自汗，疟仍不休。孟英用元参、犀角、石膏、石菖蒲、连翘、杏仁、贝母、旋覆、竹茹、枇杷叶、竺黄、柿蒂、竹沥、郁金诸药，化服万氏牛黄清心丸。数服而愈。

【石念祖评析】

素患脘痛，为肝阳侮胃。温补烁津助热，气机全不下降。玄参片（开水泡汤，去渣煎药）一两、犀角（先煎）四钱、生石膏（先煎）一两二钱、石菖蒲（次入）二钱、连翘壳三钱、苦杏仁（次入）一钱五分、川贝母（杵）八钱、旋覆花（绢包）三钱、姜竹茹三钱、姜枇叶（刷，包）三钱、天竺黄三钱、姜竹沥两酒杯（冲，姜汁按竹沥二成）、广郁金八分，药化服万氏牛黄清心丸六分。（石念祖《王孟英医案绎注·卷四·谵语》）

【原案】

王耕蓝室，素患脘痛，近发寒热，此肝郁之证，非疟也。医与温补，渐至胸痞呕呃，谵语神昏，舌绛面赤，足冷自汗，疟仍不休。孟英用元参、犀角、石膏、石菖蒲、连翘、杏仁、贝母、旋覆、竹茹、枇杷叶、竹黄、柿蒂、竹沥、郁金诸药，全是救温补之误，而开郁降气化痰，故本病亦愈。化服万氏牛黄清心丸。数服而愈。（王士雄《王氏医案续编·卷二》）

王开荣素患痰嗽，兼有红证。今夜病头疼发热，渴饮不饥，便溏溺少，谵语神昏，面赤痰喘，自述胸中冷气上冲。孟英诊之，脉滑且数。曰：温邪挟宿饮上逆，法当清解。与北沙参、冬瓜子、知母、滑石、花粉、石菖蒲、贝母、杏仁、芦根、葱白、淡豉、竹沥。石念祖评析：脉滑为痰，数为阴虚挟热。头痛即系阴虚。以葱豉升知母苦寒于至高之分，始能解其发热面赤痰喘。北沙参八钱、生冬瓜子四钱、酒炒知母三钱、西滑石（先煎）四钱、石菖蒲（次入）一钱、川贝母（杵）五钱、南花粉四钱、苦杏仁一钱五分、姜汁拌芦根一两（次入）、连须葱白（打）二钱、淡豆豉三钱（同次入）、姜竹沥大半酒杯（和服）。两剂后面赤退，乃去葱、豉，加麦冬、桑叶、枇杷叶。石念祖评析：花麦冬三钱、冬桑叶二钱、鲜枇叶（刷，包）三钱。数帖热去泻减，谵语止，头痛息，喘定神清。乃裁菖、滑。加梨汁、地栗、海蜇。石念祖评析：梨一两、荸荠二两（同绞汁，冲）、淡海蜇（先煎）一两。服数日，痰渐少，谷渐安，渴止溺行，始进养阴法，遂以霍然。（石念祖《王孟英医案绎注·卷三·痰嗽》）

【原案】

王开荣素患痰嗽，兼有红证。今冬病头疼发热，渴饮不饥，便溏溺少，谵语神昏，自述胸中冷气上冲。医见其面赤痰喘，欲投附、桂、黑锡丹等药。所亲翁嘉顺嘱勿轻服，为延孟英诊之。脉滑且数。曰：温邪挟宿饮上逆，法当清解。与北沙参、冬瓜子、知母、滑石、花粉、石菖蒲、贝母、杏仁、芦根、葱白、淡豉、竹沥。二剂后面赤退，乃去葱、豉。加麦冬、桑叶、枇杷叶。数帖热去泻减，谵语止，头痛息，喘定神清。乃裁菖、滑，加梨汁、地栗、海蜇。服数日，痰渐少，谷渐安，渴止溺行，始进养阴法，遂以霍然。

**【眉批】**

此人肺气素不清肃，又兼阴虚挟饮，故感受温邪，弥见缠绵，非此始终如法施治，殊难奏效也。（王士雄《王氏医案续编·卷一》）

予母秋初猝仆于地。孟英诊之，脉浮弦以滑，用羚角、胆星、牡蛎、石菖蒲、丹参、茯苓、钩藤、桑叶、贝母、橘红、蒺藜等，以顺气蠲痰，息风降火而痊。石念祖评析：羚角（磨，冲）二钱、陈胆星（炖，和服）一钱五分、石菖蒲（次入）一钱、紫丹参四钱、白茯苓三钱、钩藤钩（次入）五钱、冬桑叶四钱、川贝母（杵）一两、赖橘红（次入）一钱五分、白蒺藜三钱、煅牡蛎八两（杵，炭先煨六句钟，取汤代水煎药）。此证以息风降火为主治，顺气蠲痰为辅佐。嗣其人至某年春前数日，忽作欠伸而厥，孟英切脉微弱而弦。曰：病虽与前相似，而证则异矣。以高丽参、白术、何首乌、山茱萸、枸杞、桑葚、石斛、牛膝、蒺藜、橘红、牡蛎等，镇补摄纳以瘳。

**【石念祖评析】**

脉微弱固为阳虚，弦亦虚脉，既厥则肝阳亦旺。高丽参五钱、炒白术三钱、制首乌四钱、山萸肉三钱、甘枸杞二钱、干桑葚四钱、钗石斛八钱、制牛膝四钱、白蒺藜三钱、赖橘红一钱五分、煅牡蛎六两（杵，炭先煨六句钟，取汤代水煎药）。参、术针对脉微弱，补其气分阳虚；杞子、桑葚、石斛顾阴敛肝；首乌、山萸，补其阴中之阳，乃能使阴中一线之阳上升；牛膝引药下行；蒺藜反佐舒肝；牡蛎镇怯潜阳；橘红反佐全方以行使。（石念祖《王孟英医案绎注·卷一·厥逆》）

**【原案】**

秋初，家慈猝仆于地，急延孟英诊之。脉浮弦以滑，用羚羊角、胆星、牡蛎、石菖蒲、丹参、茯苓、钩藤、桑叶、贝母、橘红、蒺藜等，以顺气蠲痰、息风降火而痊。

癸卯春前数日，忽作欠伸而厥，孟英切脉微弱而弦。曰：病虽与前相似，而证则异矣。以高丽参、白术、何首乌、山茱萸、枸杞、桑葚、石斛、牛膝、蒺藜、橘红、牡蛎等，镇补摄纳以瘳。予谓：此等证，安危在呼吸之间，观前后卒仆数案，可见其辨证之神，虽古人不多让，况世俗之所谓医乎？

家慈两次类中，予皆远出，微孟英吾将焉活？感铭五内，聊识数言，惟愿读是书者，体其济世之心，临证得能如是，将胥天下之沉疴而尽起矣。（王士雄《王氏医案·卷一》）

张鉴录，年逾花甲，中秋夜猝仆于地。孟英脉之，弦滑而大。曰：痰、气、食相并而逆于上也。先以乌梅擦开牙关，横一竹箸于口，灌以淡盐姜汤，随入鹅翎探之，吐出痰食，太息一声而苏，次与调气和中而愈。

**【石念祖评析】**

暴病无虚。脉弦滑为痰食，脉大为气虚。淡盐"淡"字注意，盐多则沉降不行。（石念祖《王孟英医案绎注·卷一·食厥》）

**【原案】**

丁酉中秋夜，牙行张鉴禄，年逾花甲，卒仆于地，急延孟英脉之，弦滑而大，曰：痰、气、食相并而逆于上也。先以乌梅擦开牙关，横一竹箸于口，灌以淡盐姜汤。随入鹅翎探之，吐出痰食，太息一声而苏。次与调气和中而愈。后数年以他疾终。（王士雄《王氏医案·卷一》）

张室患感，连服温散，旬日后倏然昏厥，自寅正至辰初不苏。孟英视之，脉伏而弦滑，与大剂犀、羚、茹、贝、知母、花粉、元参、银花，调《局方》至宝丹，灌下即安。

**【石念祖评析】**

此必阴虚之体，温散劫阴，内风陡动。自寅正自辰初，为风木司令之时。肝阳贼肺，则肺气不行，故脉伏，弦滑为肝风煽痰。方义主息风救液。镑犀角四钱、羚次尖四钱（二味同先煨八钟）、姜竹茹三钱、川贝（杵）八钱、南花粉五钱、元参片（泡冲，去渣）一两、济银花一两五钱。（石念祖《王孟英医案绎注·卷六·昏厥》）

**【原案】**

张鬻百之室患感，连服温散，继邀顾听泉诊之，云有骤变，须延孟英商治。渠之不信，旬日后倏然昏厥，自寅正至辰初不苏。病者之兄吴次欧，速孟英视之。脉伏而弦滑。与大剂犀、羚、茹、贝、知母、花粉、元参、银花，调《局方》至宝丹，灌下即安。（王士雄《王氏医案续编·卷四》）

郑九经越医陈六顺诊治，服药后汗出昏狂，精流欲脱。孟英切其脉，既数且乱，沉取极细，曰：此证颇危，生机仅存一线，亦斯人之阴分素亏，不可竟谓桂、附之罪也。以元参、知、柏、桑枝、龙、牡、生地、白芍、甘草、百合、石斛、栀子、盐水炒淡豆豉为大剂灌之，下咽即安。次日去栀、豉、甘草，加龟板、鳖甲、盐水炒橘红，十余帖而康。

**【石念祖评析】**

阴分素亏，何堪附、桂劫阴？孟英立言忠厚，学医者不可自恕。元参片一两、大生地八钱，二味开水泡汤，去渣，用汤煎药。炒知母一钱五分、炒川黄柏一钱、整白芍（杵，先煎）一两、生桑枝四钱、生甘草三钱、百合须三钱、鲜石斛（杵，先煎）一两，黑栀皮三钱、淡盐水炒豆豉一钱五分（二味同次入），煅龙骨（杵）一两、煅牡蛎八两，石斛（缺少剂量。——编者注），三味（三味前似缺字。——编者注）炭先煨六句钟。取汤合前元参、生地汤代水煮药。此证险在精流欲脱，龙牡涩精，急证急治，不得不用大剂，服法则分次徐灌。次日去栀、豉、甘草，则表解无汗可知，甘草非入下焦之品，故并去之。宜加血龟板二两，血鳖甲四两，以助龙牡而涩精止汗。煨时同前淡盐水炒橘红一钱，

一派阴药中，不可无宣中降气之品以为反佐。（石念祖《王孟英医案绎注·卷一·精流欲脱》）

**【原案】**

无棣张柳吟封翁，于乙未夏偕令嗣恒斋刺史赴滇南任，道出武林。其家人郑九者，封翁宠人之弟也，途次抱恙。抵杭日招越医陈六顺诊治，服药后汗出昏狂，精流欲脱。封翁大骇，躬诣孟英以希挽救。孟英切其脉，既数且乱，沉取极细。乃语封翁曰：此证颇危，生机仅存一线，亦斯人之阴分素亏，不可竟谓附、桂之罪也。封翁闻言大悦，曰：长者也。不斥前手之非以自伐，不以见证之险而要誉。相见恨晚，遂订忘年之交。彼此尽吐生平，始知封翁最喜谈医，岐黄之言，无所不览，惟不肯为人勘病，亦慎重之意耳。于是孟英以元参、知、柏、桑枝、龙、牡、生地、白芍、甘草、百合、石斛、栀子、盐水炒淡豆豉为大剂盛之，下咽即安。次日去栀、豉、甘草，加龟板、盆甲、盐水炒橘红，十余帖而康。（王士雄《王氏医案·卷一》）

## 谵语医案

金宽甫，初冬患感，局医黄某进以姜、桂之方，渐至足冷面赤，谵语烦躁，疑为戴阳而束手矣。孟英诊曰：此伏邪晚发，误与升提，热浮于上，清解可安。督人煎而饮之，果得霍然。

**【石念祖评析】**

热证气不下行则足冷，清其热则气下行而足温。面赤谵语烦躁，热邪在气。方用酒炒枯芩一钱五分、酒炒川连六分、黑栀皮三钱、活水芦根二两、鲜竹茹三钱、鲜茅根五钱、南花粉四钱、鲜枇叶（刷，包）三钱、鲜荷秆二尺、生苡仁（杵）八钱、陈胆星（炖，和服）七分、生冬瓜子四钱、川贝母（杵）三钱。（石念祖《王孟英医案绎注·卷二·伏暑》）

**【原案】**

金宽甫，初冬患感，局医黄某，闻其向来不拘何病，总须温药而瘥，胸怀成见，进以姜、桂之方，渐至足冷面赤，谵语烦躁，疑为戴阳而束手矣。举家才彷徨，延孟英诊焉。曰：此伏邪晚发，误与升提，热浮于上，清解可安。宽甫犹以向不服凉药，为疑方中芩、连之类，坚不肯用，乃兄愿谷中翰，极力开导，督人煎而饮之，果得霍然。（王士雄《王氏医案·卷二》）

## 厥证医案

潘翼廷酷热，啜冷石膏一碗，遂致心下痞闷，四肢渐冷，而上过肘膝，脉伏自汗。孟英往视，曰：既受暑热，复为冷饮冰伏胸中，大气不能转旋，是以肢冷脉伏，二便不行。速取六一散一两，以淡盐汤搅之，澄去滓，调下紫雪丹一钱。石念祖评析：六一散本受暑正治之药，调以紫雪，以辛香通冰伏之气，以治误啜之石膏。其先以淡盐汤搅之澄去滓者，治暑贵在去邪，尤贵功无旁挠，紫雪少用，则辛香不足以通冰伏之气，用至一钱，恐辛通后挠六一散下行泻暑之权，故先以淡盐汤搅之，使辛通后无损六一散泻暑下行之效。其必澄去滓者，药虽泻暑下行，暑先伤气，暑邪实侵气分最高之处，澄去滓则用其气不用其质，使之上而复下，尤为丝丝入扣。翌日再诊，脉现胸舒，溺行肢热，口干舌绛，暑象毕呈，化而为疟。与多剂白虎汤而愈。

**【石念祖评析】**

脉现胸舒五句，热邪皆在上焦气分。生石膏（先煎）八钱、酒炒知母三钱、活水芦根一两、生冬瓜子四钱、生苡仁（杵）八钱、南花粉四钱、钗石斛（杵，先）八钱、姜竹沥一大酒杯（冲）、细木通一钱。（石念祖《王孟英医案绎注·卷三·肢厥》）

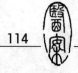 
**【原案】**

潘红茶方伯之孙翼廷，馆于许双南家。酷热之时，啜冷石花一碗，遂致心下痞闷，四肢渐冷，而上过肘膝，脉伏自汗。方某诊谓：阳虚阴暑，脱陷在即。疏大剂姜、附、丁、桂以回阳。双南在苏，其三郎杏书骇难主药，邀族人许芷卿诊而决之。芷卿云：此药断不可投。第证极危急，须逆孟英商之。时夜已半，孟英往视。曰：既受暑热，复为冷饮冰伏胸中，大气不能转旋，是以肢冷脉伏，二便不行。速取六一散一两，以淡盐汤搅之，澄去滓，调下紫雪丹一钱。藉辛香以通冰伏之气，用意精妙。翼日再诊，脉见胸舒，溺行肢热，口干舌绛，暑象毕呈，化而为疟。与多剂白虎汤而愈，丙午举于乡。

**【眉批】**

认证既确，治法又极精妙，真可谓万世法程。（王士雄《王氏医案续编·卷一》）

濮树堂室病，起即四肢厥逆，脉伏恶寒，发热头痛，左为甚，惟口渴。因与葱、豉二帖。热虽退，脉仍伏，四肢冷过肘膝，大解频行，人皆疑为虚寒。孟英曰：此证俨似阴厥，然渴饮溲赤，真情已露，岂可泥于一起即厥，而必定其为寒乎？径投凉解，热果复发，而肢冷脉伏如故。幸病者坚信，服药不疑。至第七日，大便泻出红水，溺则管痛，呕恶烦躁，彻夜不瞑，人更危之。孟英曰：热邪既已下行，可望转机。以白头翁汤加银花、通草、芩、芍、茹、滑、知、斛、栀、楝、羚角之类。投三日红水始止，四肢渐和，颇有昏瞀谵语，用王氏犀角地黄汤一剂。四肢热而脉显滑数，苔转灰黄，大渴遗溺，病人自述如卧烘箱上。于昨方加入元参、银花、竹叶、生石膏、知、贝、栀、斛。服一剂，夜间即安寐，而苔转黑燥，于昨方复加花粉。服一剂，热退而头面汗多，懒言倦寐，小溲欲解不通。孟英曰：此证幸初起即与诊视，得尽力以为死里求生之举，非比他人之病，皆因误治致危。然不明言其险者，恐病家惶惑，而筑室于道旁也。今生机已得，不过邪去真阴未复，但当惜守予法，自然水到渠成，切勿二三其德，以致为山亏篑。赖有一二知音，竟从孟英议，服西洋参、生地、苁蓉、麦冬、楝、芍、知、斛药。一剂溺行索粥；再服而黑苔退；三服而神清音朗，舌润津回。唯有韧痰不能吐，左偏头微痛。于原方加二至、桑、菊、贝母、牡蛎。又复五剂，得解硬矢一次，各患始安，眠食渐适而瘳。

**【石念祖评析】**

渴饮溲赤合肢厥，为伏热铁券。葱豉凉解方：鲜葱白（次入）三钱、淡豆豉三钱、黑栀皮三钱、酒炒知母三钱、酒炒川连八分、苦杏仁（泥）一钱五分、赖橘红八分、石菖蒲（次入）二钱、炒枳实一钱五分、连皮荸荠二两（打）、淡海蜇（先煎）一两。念按：病家俗见万不能除。即孟英当日立方，定有不便放胆放手之处，仅能从轻清宣解立方。若初治参用雪羹（荸荠、海蜇名雪羹汤），以辛苦合凉润并用，病人得周身透汗，伏热即从汗孔尽泄。徐灵胎所谓燥邪即用滋清以作汗，患温头痛，麦面肝阳，属性即系阴虚。念每治温病头痛，除用苦辛轻剂清解外，率用元参、生地一两，二者只用其一，以开水泡汤去渣，用汤煎药，取孟英另案浊药轻投，清上实下，一举两全之义。阴虚轻重，准前法为增减。屡用屡效，不敢自秘。此证若初治参用轻清汗解，未必伏热宣达，如本案所云之重。盖感证无汗，阳虚者补阳以作汗，阴虚者补阴以作汗。喻氏嘉言云三分外感，七分内伤，内伤为重。孟英明哲，断非见不及此。念论及此，见病家破格专任之难，惟念既拟立前方，本案各方不便挨拟，读者悉心揣摩，参理念注另案自悉。（石念祖《王孟英医案绎注·卷四·热厥》）

**【原案】**

濮树堂室病，孟英甫为参愈，而树堂继焉。起即四肢厥逆，脉伏恶寒，发热头痛，左为甚，惟口渴。因与葱豉二帖。解表。热虽退，脉仍伏，四肢冷过肘膝，大解频行，人皆疑为虚寒。孟英曰：此证俨似阴厥，然渴饮溲赤，真情已露，岂可泥于一起即厥，而必定其为寒乎？径投凉解，热果复发，而肢冷脉伏如故。幸病者坚信，服药不疑。至第七日，大便泻出红水，溺则管痛，呕恶烦躁，彻夜不瞑，人更危之。孟英曰：热邪既已下行，可望转机。以白头翁汤加银花、通草、芩、芍、茹、滑、知、斛、栀、楝、羚角之类。投三日红水始止，四肢渐和，颇有昏瞀谵语，用王氏犀角地黄汤一剂。四肢热而脉显滑数，苔转灰黄，大渴遗溺，病人自述如卧烘箱上。于昨方加入元参、银花、竹叶、生石膏、知、贝、栀、斛。服一剂，夜间即安寐，而苔转黑燥，于昨方复加花粉。服一剂，热退而头面汗多，阳越于上。懒言倦寐，小溲欲解不通。阴虚于下。诸戚友咸以为危，病已将愈，何危之有？各举所知，而群医金云挽救不及，病家惶惶。孟英曰：此证幸初起即予诊视，得尽力以为死里求生之举，非比他人之病，皆因误治致危。然不明言其险者，恐病家惶惑，而筑室于道旁也。今生机已得，不过邪去真阴未复，但当恪守予法，自然水到渠成，切勿二三其德，以致为山亏篑。赖有一二知音，竟从孟英议。服西洋参、生地、苁蓉、麦冬、楝、芍、知、斛药。一剂溺行索粥；再服而黑苔退；三服而神清音朗，舌润津回，唯有韧痰不能吐，左偏头微痛。于原方加二至、桑、菊、贝母、牡蛎。又复五剂，得解硬矢一次，各患始安，眠食渐适而瘳。

**【眉批】**

凡厥逆脉伏之证，其热深藏，多不易解，非卓识定力，不感于证，亦必摇于众议矣。（王士雄《王氏医案续编·卷二》）

石符生抱病，亦为陈六顺治困，孟英诊焉，脉沉而涩滞模糊，不分至数，肢凉畏冷，涎沫上涌，二便涩少，神气不爽。曰：此途次感风湿之邪，失于解散，已从热化，加以温补，致气机愈形窒塞，邪热漫无出路，必致烁液成痰，逆行而上。但予舒展气机，则痰行热降，诸恙自瘳矣。以黄连、黄芩、枳实、橘皮、栀子、淡豆豉、桔梗、杏仁、贝母、郁金、通草、紫菀、竹茹、芦菔汁等药，三服而起，调理匝旬遂愈。

**【石念祖评析】**

脉为气道，痰热阻气，则气不能升降应指，故脉沉而涩滞模糊，不分至数。肢凉畏冷，胸中一团痰浊，清气反从四旁旋绕，气不流行则表虚，故肢凉畏冷。阳动阴静，热证病邪多上行，热邪煽痰逆升，故涎沫上涌，二便涩少。气不升则亦不降，痰热窒肺，肺气不行，故二便涩少，神气不爽。肺若华盖，下覆心脏，热邪窒肺，心处于被动地位，天君岂能泰然，故神气不爽。姜制雅连八分、姜制枯芩二钱、炒枳实一钱、黑栀皮一钱五分、淡豆豉（次入）三钱、苦桔梗（次入）一钱五分、薄橘红八分、川贝母（杵）三钱、苦杏仁（泥）一钱、姜竹茹三钱。此方服一帖。更方去栀、豉，加片通草三钱、黄郁金八分、紫菀茸（次入）一钱、芦菔汁（和服）二钱。此方服两帖。（石念祖《王孟英医案绎注·卷一·痰厥》）

**【原案】**

丙申春蜀人石符生，将赴邓云压司马之招，经杭抱病，侨于张柳吟之旧馆，亦为寓侧陈六顺治困。居停主人知之，即告以柳吟仆病之事，石闻之惊然，亟遣人延孟英诊焉。脉沉而涩滞，模糊不分至数，肢凉畏冷，涎沫上涌，二便涩少，神气不爽。曰：此途次感风湿之邪，失于解散，已从热化，加以温补，致气机愈形窒塞，邪热漫无出路，必致烁液成痰，逆行而上。但与舒展气机，则痰行热降，诸恙自瘳矣。以黄连、黄芩、枳实、橘皮、栀子、淡豉、桔梗、杏仁、贝母、郁金、通草、紫菀、竹茹、芦菔汁等药，三服而起，调理匝旬遂愈。（王士雄《王氏医案·卷一》）

吴媳汛愆而崩之后，脘痛发厥，自汗肢冷。孟英脉之，细而弦滑，口苦便涩。乃素体多痰，风阳内鼓，虽当崩后，病不在血。与旋、赭、羚、茹、枳、贝、薤、蒌、蛤壳为方，痛乃渐下，厥亦止。再加金铃、延胡、苁蓉、鼠矢，服之而愈。

迨季冬因卒惊发狂，笑骂不避亲疏。孟英察脉弦滑而数，与犀、

羚、元参、丹皮、丹参、栀子、菖蒲、竹叶、鳖甲、竹沥，吞当归龙荟丸，息风阳以涤痰热，果数剂而安。然平时喜服补药，或有眩晕，不知为风痰内动，益疑为元气大虚。孟英尝谏阻之，而彼不能从。

至次年季春，因伤感而狂证陡发，毁器登高更甚于昔。孟英视之，苔黑大渴，与前方加真珠、牛黄服之，苔色转黄，弦滑之脉略减，而狂莫可制，改以石膏、朱砂、铁落、菖蒲、青黛、知母、胆星、鳖甲、金铃、旋覆、元参、竹沥为大剂，送礞石滚痰丸，四服而平。

继而脚气大发，腹痛便秘，上冲于心，肢冷汗出，昏晕欲厥。与连、楝、栀、茹、小麦、百合、旋、贝、元胡、乌药、雪羹、石英、鼠矢、黄柏、藕等药而安。

**【石念祖评析】**

脘痛发厥二句，本系血去阴伤，风阳陡动。细而弦滑，为阴虚肝热煽痰。口苦便涩，病邪在气。旋覆（包，先）三钱、生赭石一两六钱（杵，先煎八钟）、羚次尖（先煎）五钱、姜竹茹三钱、炒枳实一钱半、川贝（杵）八钱、西薤白（打次入）一钱半、姜蒌仁（研）四钱、生蛤壳（杵，先）五钱。风阳炽盛之时，遽与苦寒，病情反形格拒，惟先以旋、赭、羚、蛤息风镇逆，先引药势下行，然后再投川楝苦寒。脉细则阴中之阳亦虚，故用苁蓉。且非补其阴中之阳，则苦寒泻热之品，不能交济以有成，元胡亦咸苦泻肝药中所必资以反佐。鼠矢咸寒，针治便涩。楝核（杵，先）四钱、元胡索一钱半、淡苁蓉一钱半、鼠矢三钱。脉弦滑而数，文义注重数字。病情为风阳煽痰，兼挟阴虚。犀、羚、鳖甲、元参、竹沥息风救液治其本，余药及龙荟丸泻肝清热治其标。镑犀角四钱、羚次尖四钱（同先煎八钟）、元参片（泡煎，去渣）一两、粉丹皮二钱、紫丹参三钱、黑栀皮三钱、石菖蒲（次入）二钱、鲜竹叶二钱、血鳖甲（杵，先）四两、姜竹沥两大酒杯（冲），药送龙荟丸三钱。前方加舌药送真珠粉一分、西牛黄二厘，改以生石膏（先煎）一两六钱、整朱砂（先煎）一两六钱、飞铁落（包，先）四钱、飞青黛一钱、酒炒知母三钱、陈胆星（炖，和服）一钱、血鳖甲（杵，先）二两、楝核（杵，先）四钱、旋覆（包，先）三钱、元参片（泡冲，去渣）八钱、姜竹沥两大酒杯（冲），药送礞石滚痰丸四钱。腹痛便秘四句，为风阳炽逆。酒炒川连一钱、楝核（杵，先）三钱、黑栀皮三钱、姜竹茹三钱、北小麦四钱、百合花三钱、旋覆（包，先）三钱、川贝（杵）八钱、台乌药一钱、元胡索一钱半、淡海蜇（先煎）二两、整荸荠一两、紫石英（杵，先）五钱、鼠矢三钱、酒炒川黄柏一钱半、连皮藕（切，先）二两。此病计共四正方，第一方主清痰热，第二方主息风阳，第三方主清痰热，第四方主息风阳，相似而实不同。（石念祖《王孟英医案绎注·卷六·厥逆》）

**【原案】**

吴酝香大令仲媳，汛愆而崩之后，脘痛发厥，自汗肢冷。孟英脉之，细而弦滑，口苦便涩。乃素体多痰，风阳内鼓，虽当崩后，病不在血。与旋、赭、羚、茹、枳、贝、蕹、蒌、蛤壳为方，痛乃渐下，厥亦止。再加金铃、延胡、苁蓉、鼠矢，服之而愈。

迨季冬因卒惊发狂，笑骂不避亲疏。孟英察脉弦滑而数，与犀、羚、元参、丹皮、丹参、栀子、菖蒲、竹叶、鳖甲、竹沥，吞当归龙荟丸，息风阳以涤痰热，果数剂而安。

然平时喜服补药，或有眩晕，不知为风痰内动，益疑为元气大虚。孟英尝谏阻之，而彼不能从。至次年季春，因伤感而狂证陡发，毁器登高更甚于昔。孟英视之，苔黑大渴，与前方加真珠、牛黄服之，苔色转黄，弦滑之脉略减，而狂莫可制，改以石膏、朱砂、▲眉批：凡药中用朱砂者，宜另研冲服，不可同入煎剂。铁落、菖蒲、青黛、知母、胆星、鳖甲、金铃、旋覆、元参、竹沥为大剂，送礞石滚痰丸，四服而平。继而脚气大发，腹痛便秘，上冲于心，肢冷汗出，昏晕欲厥。与连、楝、栀、茹、小麦、百合、旋、贝、元胡、乌药、雪羹、石英、鼠矢、黄柏、藕等药而安。（王士雄《王氏医案续编·卷四》）

夏令，某登厕，忽然体冷汗出，气怯神疲。孟英视之曰：阳气欲脱也。卒不及得药，适有三年女佩姜一块，约重四五钱，急煎而灌之即安。后用培补药，率以参、芪、术、草为主，盖气分偏虚也。

**【石念祖评析】**

辨阳虚在气怯神疲，三年及约重四五钱非闲字。阳虚宜温补、忌辛散，辛审伤阳；三年女佩姜，姜得人气温养，佳于干姜；此证姜非四五钱不可，少则有病重药轻之弊；续方以参、芪、术、草为主药，其另有佐使之药可类推，宜用土炒潞党五钱、土炒西芪四钱、土炒白术三钱、土炒粉草一钱五分。参芪多于术草者，参芪为行补之品，术草则守补之品也。（石念祖《王孟英医案绎注·卷一·厥证》）

**【原案】**

甲申夏，予于登厕时，忽然体冷汗出，气怯神疲。孟英视之曰：阳气欲脱也。卒不及得药，适有三年女佩姜一块，约重四五钱，急煎而灌之即安。后用培补药，率以参、芪、术、草为主，盖气分偏虚也。

**【眉批】**

干姜辛温，故用之以回阳气，若并此不得，则令壮盛人以气呵之，亦可救仓卒之变。（王士雄《王氏医案·卷一》）

叶殿和，秋患感，旬日后汗出昏瞀，医皆束手。孟英勘之曰：此真阴素亏，过服升散，与仲圣误发少阴汗同例。下竭则上厥，岂得引亡阳为比，而以附、桂速其毙耶？以元参、地黄、知母、甘草、白芍、黄连、茯苓、小麦、龟板、鳖甲、牡蛎、阿胶为大剂，投之得愈。

**【石念祖评析】**

旬日后汗出昏瞀一语注意：旬日后汗出昏瞀，则非甫病汗出昏瞀可知；始虽升散，真阴未竭，汗出不至昏瞀可知；病者已服升散药旬日，真阴素亏者，劫阴已竭，上见厥逆，至于昏瞀可知。急证急治：元参片一两、大熟地八钱，开水同泡汤，去渣，用汤煎药；炒知母一钱；川雅连五分；生甘草三钱；整白芍四钱（杵）；云苓片三钱；北小麦四钱

（杵）；血龟板一两、血鳖甲二两、煅牡蛎四两，三味皆杵，先；阿胶二钱（炖，和服）；白芍、小麦、龟板、鳖甲、牡蛎，同先煨六句钟。汗为阴液，下竭则上厥，当专治下竭，元参、地黄滋阴以止汗；知母、黄连微泻其伤阴之热。下竭上厥，风火沸腾，生草、白芍合用，暂缓其如火燎原之势。阴伤者阳亦伤，阳伤则阴润之药不能孤立以自行，故以茯苓奠其中枢。北地土性甘寒，北小麦夜吐花，麦皮最能凉人肌肤，汗止则阴渐复。龟板、鳖甲、牡蛎名三甲，最能潜纳虚阳，汗出然后昏瞀，阳愈升则阴愈竭，阳潜则汗止，何昏瞀之有？元参、地黄泡煎，去渣避其滞腻。三甲多煎则药色黑，取其沉敛，亦上病下取之义也。（石念祖《王孟英医案绎注·卷一·厥证》）

**【原案】**

黟人叶殿和，庚寅秋患感。旬日后汗出昏瞀，热甚阴竭之象。医皆束手，乃甥余薇垣浼孟英勘之。曰：此真阴素亏，过服升散，与仲圣误发少阴汗同例。此例精当。下竭则上厥，岂得引亡阳为比，而以附、桂速其毙耶？以元参、地黄、知母、甘草、白芍、黄连、茯苓、小麦、龟板、鳖甲、牡蛎、驴皮胶为大剂，投之得愈。（王士雄《王氏医案·卷一》）

## 痫证医案

邵鱼竹孙久患痰多，胸膈满闷，连年发痫，药之罔效。孟英脉之曰：气分偏虚，痰饮阻其清阳之旋运，宜法天之健以为方，则大气自强，而流行不息，胸次乃廓然如太空矣。与六君去甘草，加黄芪、桑枝、薤白、蒌仁、石菖蒲、蒺藜、旋覆，服之满闷渐舒，痫亦不发矣。

**【石念祖评析】**

此证气先虚而痰饮中之，一味治痰，则气愈虚。故以补气治本，豁痰治标。以桑枝、蒌仁、白蒺柔肝舒肝，治兼证之痫。潞党参五钱、炒

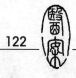
白术三钱、白茯苓三钱、炒黄芪三钱、制半夏八钱、蛀陈皮一钱五分、姜汁炒桑枝二钱、姜汁拌炒蒌仁一钱、九节蒲（研，次入）三钱、西薤白（打，次入）三钱、生白蒺（去刺）三钱（次入）、旋覆花（绢包）一钱。（石念祖《王孟英医案绎注·卷二·痫症》）

**【原案】**

其长郎子瓶（指邵鱼竹给谏长子邵子瓶。——编者注），久患痰多，胸膈满闷，连年发痫，药之罔效。孟英脉之曰：气分偏虚，痰饮阻其清阳之旋运，宜法天之健以为方，则大气自强，而流行不息，胸次乃廓然如太空矣。与六君去甘草，加黄芪、桂枝、薤白、蒌仁、石菖蒲、蒺藜、旋覆，服之满闷渐舒，痫亦不发矣。（王士雄《王氏医案·卷二》）

庄芝阶媳患搐搦，间日而作。孟英诊脉弦数，泛泛欲呕，口苦不饥，凛寒头痛，汛事愆期，溲热如火，乃厥阴暑疟也。投以大剂犀、羚、元参、栀、菊、木通、知、楝、花粉、银花之药，数日而愈。

**【石念祖评析】**

泛泛欲呕四句，皆肝风炽逆现证。镑犀角四钱、羚次尖四钱（二味同先煎八钟）、元参片（泡煎，去渣）一两、姜栀皮三钱、杭白菊三钱、细木通一钱、酒炒知母四钱、楝核（杵，先）三钱、南花粉四钱、济银花一两五钱。（石念祖《王孟英医案绎注·卷八·搐搦》）

**【原案】**

庄芝阶舍人三令媳患搐搦，间日而作。孟英诊脉弦数，泛泛欲呕，口苦不饥，凛寒头痛，汛事愆期，溲热如火，乃厥阴暑疟也。投以大剂犀、羚、元参、栀、菊、木通、知、楝、花粉、银花之药，数日而愈。（王孟英《王氏医案续编·卷六》）

## 抽搐医案

陈子孟秋患感，医与表散温补，病随药剧。至八月初，孟英视之，目瞪神呆，气喘时作，舌绛不语，便泻稀水，肢搐而厥。察其脉弦而软数，乃阴亏肝盛之质，提表助其升逆，温补滞其枢机，痰饮鳌轕，风阳肆横。与鳖甲、龙、牡、旋、赭、芩、连、楝、贝、菖、茹、胆星、犀、羚等药，息风镇逆，清热蠲痰，数帖而平。

**【石念祖评析】**

血鳖甲（杵）二两，煅牡蛎（杵）四两，煅龙骨（杵）一两，醋煅赭石（杵）八钱，镑犀角、羚次尖（各）四钱（五味同先煨八句钟，取汤代水煎药），旋覆（绢包）三钱，酒炒枯芩一钱，酒炒川连二钱，楝核（杵，先）二钱，川贝母（杵）八钱，石菖蒲（次入）二钱，姜竹茹三钱，陈胆星（炖，和服）八分。（石念祖《王孟英医案绎注·卷五·厥逆》）

**【原案】**

陈邲眉令郎，孟秋患感，医与表散温补，病随药剧。至八月初，渠叔祖陈霭山，延孟英视之。目瞪神呆，气喘时作，舌绛不语，便泻稀水，肢搐而厥，人皆以为必死矣。察其脉弦而软数，乃阴亏肝盛之质，提表助其升逆，温补滞其枢机，痰饮鳌轕，风阳肆横，祷神驱祟，有何益哉！与鳖甲、龙、牡、旋、赭、芩、连、楝、贝、葛、茹、胆星、犀、羚等药，息风镇逆，清热蠲痰，数帖而平。（王士雄《王氏医案续编·卷三》）

## 癫证医案

杨某方作事，不知背后有人潜立，回顾失惊，遂不言不食，不寐不便，别无他苦。孟英按脉沉弦。以石菖蒲、远志、琥珀、胆星、旋、贝、竺黄、杏仁、省头草、羚羊角为剂，化服苏合香丸。二剂大解行而啜粥，夜得寐而能言。复与调气宁神蠲饮药，数日霍然。

**【石念祖评析】**

大凡因惊得病，非阴分不足，即素挟痰浊。脉弦为肝热挟虚，沉弦为热结为里。石菖蒲（次入）二钱、生远志肉一钱五分、西毛珀（研，冲）八分、旋覆花（绢包）三钱、川贝母（杵）八钱、天竺黄三钱、陈胆星七分（炖，和服）、苦杏仁二钱、省头草（次入）一钱五分、羚角（先煎）四钱，药化服苏合香丸五分。调气宁神蠲饮方：鲜枇叶（刷，包）三钱、旋覆花（绢包）三钱、胆汁炒枣仁一钱五分、酒炒川连八分、石菖蒲一钱、赖氏橘红一钱、川贝母（杵）一两、生冬瓜子四钱。（石念祖《王孟英医案绎注·卷四·痫症》）

**【原案】**

杨某方作事，不知背后有人潜立，回顾失惊，遂不言不食，不寐不便，别无他苦。孟英按脉沉弦。以石菖蒲、远志、琥珀、胆星、旋、贝、竹黄、杏仁、省头草、羚羊角为剂，化服苏合香丸。二帖大解行而啜粥，夜得寐而能言。复与调气宁神蠲饮药，数日霍然。（王士雄《王氏医案续编·卷二》）

朱大镛新婚后神呆目瞪，言语失伦。或疑其体弱神怯，与镇补安神诸药，驯致善饥善怒，骂詈如狂。孟英诊之，右脉洪滑。与犀角、石膏、菖蒲、胆星、竹沥、知母，吞礞石滚痰丸而愈。其大父患四肢冷颤，常服温补，延久不痊。孟英切其脉弦而缓，曰：非虚也。与通络方，吞指迷茯苓丸而瘥。

**【石念祖评析】**

方义重涤痰热，参以息风。镑犀角（先煎）四钱、生石膏（先煎）一两六钱、石菖蒲（次入）二钱、陈胆星（炖，和服）八分、姜竹沥两大酒杯（冲）、酒炒知母四钱，药送礞石滚痰丸四钱。朱大镛脉弦而缓，系为温补窒气，并非阳虚，原吞指迷茯苓丸便见。通络方：制半夏三钱、浮橘络一钱五分、鲜薤（打）三钱、石菖蒲二钱、姜竹茹三钱、丝瓜络三钱、姜汁拌茅根四钱、姜汁炒桑枝三钱、陈胆星（炖，和服）八

分，药送指迷茯苓丸三钱。（石念祖《王孟英医案绎注·卷八·痰热神昏》）

【原案】

朱养心后人名大镛者，新婚后神呆目瞪，言语失伦。或疑其体弱神怯，与镇补安神诸药，驯致善饥善怒，骂詈如狂。其族兄已生邀孟英诊之，右脉洪滑。与犀角、石膏、菖蒲、胆星、竹沥、知母，吞礞石滚痰丸而愈。（王孟英《王氏医案续编·卷六》）

## 狂证医案

费伯元患烦躁不眠，医见其苔白也，投以温药，因而狂妄瘛疭，多方不应。孟英视之，左脉弦细而数，右软滑，乃阴虚之体，心火炽，肝风动，而痰盛于中也。先以犀、羚、桑、菊息其风，元参、丹皮、莲心、童溲清其火，茹、贝、雪羹化其痰，石念祖评析：左细数为血分阴虚；左弦细合狂妄瘛疭，为阴虚而心火炽、肝风动；右软滑为痰盛于中。镑犀角、羚次尖（同先援八钟）（各）四钱，冬桑叶四钱，杭白菊三钱，元参片（泡冲，去渣）一两，粉丹皮二钱，莲子心一钱，姜竹茹四钱，川贝母（杵）八钱，整荸荠一两，淡海蜇二两（先煎）。随与三甲、二至、磁、朱潜其阳，甘麦大枣缓其急，地黄、麦冬养其阴，渐次康复。

【石念祖评析】

续方去犀、羚、桑叶，加煅牡蛎（杵）四两、血鳖甲（杵）二两、血龟板一两、女贞（杵）五钱、旱莲草四钱、灵磁石一两、大辰砂八钱。三甲、磁朱先煨八钟，取汤代水煎药。更方去丹皮、竹茹，加生粉草三钱、北小麦四钱、大枣（擘，先）一枚。再更方去童溲、贝母，加大生地八钱、花麦冬四钱。（石念祖《王孟英医案绎注·卷七·烦躁不眠》）

**【原案】**

费伯元分司，患烦躁不眠，医见其苔白也，投以温药，因而狂妄瘛疭，多方不应。余荐孟英视之，左脉弦细而数，右软滑，乃阴虚之体，心火炽，肝风动，而痰盛于中也。先以犀、羚、桑、菊息其风，元参、丹皮、莲心、童溲清其火，茹、贝、雪羹化其痰，两剂而安。随与三甲、二至、磁朱潜其阳，甘麦大枣缓其急，地黄、麦冬养其阴，渐次康复。（王孟英《王氏医案续编·卷五》）

江某，年三十余，忽两目发赤，牙龈肿痛，渐至狂妄，奔走骂人，不避亲长。孟英诊焉，脉大而数，重按虚散。与东洋参、熟地黄、辰砂、磁石、龙齿、菖蒲、枣仁、琥珀、肉桂、金箔、龙眼肉为剂，投匕即安。

**【石念祖评析】**

脉大为虚，数为阴虚挟热，重按虚散，则阴中之阳尤虚。高丽参三钱、炒松熟地八钱、整辰砂五钱、灵磁石一两、煅龙齿八钱（三味同先炭煨八句钟）、九节蒲（研，次入）一钱、炒枣仁（研）三钱、西毛珀（研，冲）四分、肉桂心（次入）二钱、金箔（次入）七片、桂元肉（去核）三钱。（石念祖《王孟英医案绎注·卷三·癫狂》）

**【原案】**

江某，年三十余，忽两目发赤，牙龈肿痛，渐至狂妄，奔走骂人，不避亲长，其父惶惶，求孟英诊焉。脉大而数，重按虚散。与东洋参、熟地黄、辰砂、磁石、龙齿、菖蒲、枣仁、琥珀、肉桂、金箔、龙眼肉为剂，投匕即安，翌日能课徒矣。

**【眉批】**

昔余友彭香林患此证，医虽知其虚，而治不如法，竟以不起。今读此案，弥增惋叹！（王士雄《王氏医案续编·卷一》）

蒋某患疟，医与小柴胡、平胃散而渐甚；继以大剂温补，势濒于危；复用桂枝白虎，狂乱如故。孟英视之。曰：暑疟也。桂枝白虎用于起病之时则妙矣，今为温散补燥诸药，助邪烁液，脉数无伦，汗渴不已，虽宜白虎，岂可监以桂枝助热耗津，而自掣其肘邪？因与大剂白虎加花粉、竹叶、西洋参、元参、石斛。服之即安，至十余帖疟始瘳，而舌尚无苔，渴犹不止，与甘凉濡润，三十余剂始告痊。

【石念祖评析】

生石膏（先煎）一两六钱、酒炒知母五钱、南花粉五钱、鲜竹叶二钱、西洋参三钱、元参片（泡冲，去渣）八钱、石斛（先煎）一两。（石念祖《王孟英医案绎注·卷五·疟疾》）

【原案】

蒋北瓯二尹，患疟，医与小柴胡、平胃散而渐甚；继以大剂温补，势濒于危；复用桂枝白虎，狂乱如故。所亲董兰初矄尹，延孟英视之。曰：暑疟也。桂枝白虎用于起病之时则妙矣，今为温散补燥诸药，助邪烁液，脉数无伦，汗渴不已，虽宜白虎，岂可监以桂枝助热耗津，而自掣其肘耶？因与大剂白虎加花粉、竹叶、西洋参、元参、石斛。服之即安，至十余帖疟始瘳，而舌尚无苔，渴犹不止，与甘凉濡润，三十余剂始告痊。（王士雄《王氏医案续编·卷三》）

李某戊年冬醉饮夜归，受人惊吓，神志渐昏，治之罔效，至于不避亲疏，裸衣笑骂，力大无制，粪秽不知。己年夏孟英视之，用石菖蒲、远志、龙齿、龟板、犀角、羚羊角、元参、丹参、知、柏、栀子、龙胆草、枳实、黄连、竹黄、竹沥、石膏、赭石、黑铅、铁落，出入为方，十余帖。吐泻胶痰甚多，继与磁朱丸，渐以向愈。

【石念祖评析】

此必阳实阴虚挟痰之证，原案中力大无制可知。若今日阳虚疯痰，断断无治。石菖蒲一钱（次入）、生远志（次入）二钱、黑栀皮三钱、姜竹沥（冲服）两大酒杯、锓犀角片（磨冲）五分、羚角（磨冲）一钱、酒炒雅连二钱、炒枳实一钱五分、元参片五钱、生石膏（先煎）八钱。更方去栀皮、犀、羚、川连、石膏；加天竺黄三钱、紫丹参三钱、酒炒胆草三钱、生龙齿二两、生赭石一两（二味同杵，先）。再更方去胆草、龙齿、赭石，加黑铅三两、铁落五钱，加酒炒川黄柏二钱、酒炒知母一钱。再更方去黑铅、铁落，加血龟板（杵，先）四两。（石念祖《王孟英医案绎注·卷一·阴虚夹痰癫狂》）

【原案】

张养之所亲李某，戊冬醉饮夜归，为查段巡员所吓，神志即以渐昏，治之罔效，至于不避亲疏，裸衣笑骂，力大无制，粪秽不知。己夏，延孟英视之，用石菖蒲、远志、龙齿、龟板、犀角、羚羊角、元参、丹参、知、柏、栀子、龙胆草、枳实、黄连、竹黄、竹沥、石膏、赭石、黑铅、铁落，出入为方，十余帖。吐泻胶痰甚多，继与磁朱丸，渐以向愈。

【眉批】

祛痰清热，滋阴镇惊，力量甚大，此必本虚标实者，故其方如此。（王士雄《王氏医案·卷一》）

王月锄媳于庙见时，忽目偏左视，扬手妄言。孟英视之，脉弦滑而微数，苔黄脘闷。盖时虽春暮，天气酷热，兼以劳则火升，挟其素有之痰而使然也。与犀、羚、栀、翘、元参、丹参、薄荷、花粉，送礞石滚痰丸。三服而痰下神清，改投清养遂愈。

【石念祖评析】

脉必弦滑有力，弦为肝热，滑为痰实，数兼阴虚。犀角、羚角（同先煎八句钟）（各）四钱，元参片八钱，黑栀皮、连翘壳、紫丹参（各）三钱，南花粉四钱、薄荷尖（次入）一钱半，药送滚痰丸四钱。犀、羚、元参息风顾阴，花粉、滚痰丸清肺豁痰，栀、翘、薄荷轻解浮热，丹参清营安神。（石念祖《王孟英医案绎注·卷五·癫狂》）

【原案】

王月锄令媳，于庙见时忽目偏左视，扬手妄言，诸亲骇然，诘其婢媵，素无此恙，速孟英视之。脉弦滑而微数，苔黄脘闷。盖时虽春暮，天气酷热，兼以劳则火升，挟其素有之痰而使然也。与犀、羚、栀、翘、元参、丹参、薄荷、花粉，送礞石滚痰丸。三服而痰下神清，改投清养遂愈。

次年即诞子。（王士雄《王氏医案续编·卷三》）

姚禄皆遇水复受酷热患感。顾某诊为湿邪，与桂枝、葛根药三帖，病乃剧。赵某知其误治，连用清解，因见蓝斑，不肯承手。孟英视之，脉细数而体瘦，平昔阴亏，热邪藉风药而披猖，营液得温燥而干涸，（中略）斑色渐退，而昏狂遗溺，大渴不已，仍与前方，调以紫雪，数剂热退神清，而言出无伦，犹如梦呓，或虑其成癫，孟英曰：痰留包络也。与犀角、菖蒲、元参、鳖甲、花粉、竹茹、黄连、生地、木通、甘草为方，调以真珠、牛黄，始得渐安。改授存阴，调理而愈。

【石念祖评析】

姚禄皆前方：生石膏（先煎）一两二钱、鲜芦根二两、整荸荠二两、淡海蜇（先煎）二两、石斛（先煎）一两、酒炒知母三钱、酒炒川连一钱、石菖蒲（次入）二钱。痰留包络方：镑犀角（先煎）四钱、石菖蒲（次入）二钱、元参片（泡冲，去渣）一两、血鳖甲（杵，先煨六钟）二两、南花粉四钱、姜竹茹三钱、酒炒川连一钱、大生地（泡冲，去渣）八钱、细木通一钱、生粉草三钱。元参、鳖甲、生地、甘草，针治温散误药。（石念祖《王孟英医案绎注·卷八·温病》）

【原案】

姚禄皆在金陵，适遇大水，继而回杭，途次酷热患感。顾某诊为湿邪，与桂枝、葛根药三帖，病乃剧。赵笛楼知其误治，连用清解，因见蓝斑，不肯承手。迓孟英视之，脉细数而体瘦，平昔阴亏，热邪藉风药而披猖，营液得温燥而干涸，斑色既绀，危险万分。勉投大剂石膏、知母、白薇、栀子、青蒿、丹皮、竹叶、竹沥、童溲之药，调以神犀丹（神犀丹：犀角尖磨汁、石菖蒲、黄芩各六两；真生地冷水洗净浸透捣绞汁、银花各一斤，如有鲜者，捣汁用尤良；粪清、连翘各十两；板蓝根九两,无则以飞净青黛代之;香豉八两;元参七两;花粉、紫草各四两;各药生晒,切忌火炒。研细,以犀角、地黄汁、粪清和捣为丸,切勿加蜜。如难丸,可将香豉煮烂。每重三钱,凉开水化服,小儿用半丸。如无粪清,可加人中黄四两研入。王孟英自注云:温热、暑疫诸病,邪不即解,耗液伤营,逆传内陷,痉厥昏狂,谵语发斑等证,但看病人舌色干光,或紫绛,或圆硬,或黑苔,皆以此丹救之。若初病即觉神情昏躁,而舌赤口干者,是温暑直入营分。酷热之时,阴虚之体,及新产妇人,患此最多,急须用此,多可挽回,切勿拘泥日数,误投别药以偾事也。兼治痘疮毒重,夹带紫斑危证,暨痘疮后,余毒内炽,口糜咽腐,目赤神烦诸证。上本叶氏参治验。——编者注)。三服大解下如胶漆,斑色渐退,而昏狂遗溺,大渴不已,仍与前方,调以紫雪,数剂热退神清,而言出无伦,犹如梦呓,或虑其成癫,孟英曰:痰留包络也。与犀角、菖蒲、元参、鳖甲、花粉、竹茹、黄连、生地、木通、甘草为方,调以真珠、牛黄,始得渐安。改授存阴,调理而愈。(王孟英《王氏医案续编·卷六》)

周子因体素弱,偶患间疟,黄某用首乌、鳖甲、姜、枣等药,病日甚,加以参、桂,狂躁妄言。孟英视之,面赤舌绛,溲涩便溏,渴饮汗多,脉形细数,是暑证也。与元参、银花、知、芩、茹、贝、竹叶、荷秆、莲心、西瓜皮为剂,寻愈。

**【石念祖评析】**

温补助热灼津,病情尚在气分。元参片一两(泡冲,去渣)、银花一两五钱、酒炒知母三钱、酒炒枯芩一钱半、姜竹茹三钱、川贝母(杵)四钱、莲子心一钱、鲜竹叶二钱、西瓜皮四钱。元参、银花、知母、竹叶、西瓜皮救液息风。(石念祖《王孟英医案绎注·卷七·疟疾》)

**【原案】**

海盐周子因工于画,体素弱,偶患间疟,黄某用首乌、鳖甲、姜、枣等药，病日甚，加以参、桂，狂躁妄言，始延孟英视之。面赤舌绛，溲涩便溏，渴饮汗多，脉形细数，是暑证也。与元参、银花、知母、芩、茹、贝、竹叶、荷秆、莲心、西瓜衣为剂，寻愈。（王孟英《王氏医案续编·卷五》）

## 胃脘痛医案

初秋又患脘痛，上及肩尖。向以为肝气，转服破削之品。孟英曰：亦非也。以砂仁、炒熟地、炙橘红、楝实、延胡、枸杞、当归、茯苓、桑葚、蒺藜为方。服之良效，继即受孕矣。

**【石念祖评析】**

阴虚则肝肺易燥。此证系阴虚肝旺，肝阳贼胃。肝阳有余，即系肝阴不足，非真有余也。服破削之品，则肝阴愈伤。砂仁末二分、大熟地（拌炒）八钱、赖橘红一钱、川楝实（杵，先）四钱、延胡索一钱、甘枸杞三钱、箱归身二钱、白茯苓三钱、干桑葚（杵，先）三钱、生白蒺（去刺）一钱五分。（石念祖《王孟英医案绎注·卷二·脘痛》）

**【原案】**

石诵羲室……初秋又患脘痛，上及肩尖，向以为肝气，辄服破削之品。孟英曰：亦非也。以砂仁、炒熟地、炙橘红、枳实、延胡、枸杞、当归、茯苓、桑葚、蒺藜为方。服之良效，继即受孕矣。

**【眉批】**

合观二案，其人必阴虚肺燥之质，故用药如此。（王士雄《王氏医案·卷二》）

沈某患脘痛呕吐，二便秘涩，诸治不效。孟英视之，脉弦软，苔黄腻。曰：此饮证也，岂沉湎于酒乎？沈云：素不饮酒，性嗜茶耳。然恐茶寒致病，向以武彝红叶，熬浓而饮，谅无害焉？孟英曰：茶虽凉而味清气降，性不停留，惟蒸遏为红，味变甘浊，全失肃清之气，遂为酿疾

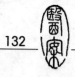

之媒。医者不察，仅知呕吐为寒，姜、萸、沉、附，不特与病相反，抑且更煽风阳，饮藉风腾，但升不降，是以上不能纳，下不得通，宛似关格，然非阴枯阳结之候。以连、楝、栀、芩、旋覆、竹茹、枇杷叶、橘、半、苓、泽、蛤壳、荷茎、生姜衣为方，送服震灵丹。数剂而平，匝月而起。

**【石念祖评析】**

方义苦寒泻风阳医药，辛温豁停饮医病。酒炒川连八分、黑栀皮三钱、酒炒楝核（杵，先）二钱、酒炒枯芩一钱五分、旋覆花（绢包）三钱、姜竹茹（次入）三钱、姜枇叶（刷，包）三钱、赖橘红一钱五分、制半夏四钱、白茯苓三钱、炒泽泻一钱五分、生蛤壳（杵，先）五钱、鲜荷茎三钱、生姜皮五分，药送震灵丹三钱。（石念祖《王孟英医案绎注·卷三·脘痛》）

**【原案】**

沈某患脘痛呕吐，二便秘涩，诸治不效，请孟英视之。脉弦软，苔黄腻。曰：此饮证也，岂沉湎于酒乎？沈云：素不饮酒，性嗜茶耳。然恐茶寒致病，向以武彝红叶，熬浓而饮，谅无害焉？孟英曰：茶虽凉而味清气降，性不停留，惟蒸遏为红，味变甘浊，全失肃清之气，遂为酿痰之媒，较彼曲蘖，殆一间耳。医者不察，仅知呕吐为寒，姜、萸、沉、附，不特与病相反，抑且更煽风阳，饮藉风腾，但升不降，是以上不能纳，下不得通，宛似关格，然非阴枯阳结之候。以连、楝、栀、芩、旋覆、竹茹、枇杷叶、橘、半、苓、泽、蛤壳、荷茎、生姜衣为方，送服震灵丹。数剂而平，匝月而起。

**【眉批】**

此上有停饮，下元虚寒，故用药如此。（王士雄《王氏医案续编·卷一》）

王炳华室，夏患臂痛。孙某曰：风也。服参、芪、归、芍数帖，臂稍愈而脘痛，孙曰：寒也。加以附、桂，痛不止而渐觉痰多。孙曰：肝肾不足也。重用熟地、枸杞，令其多服取效，不料愈服愈剧，渐至昏厥。孙尚谓体虚药轻，前方复为加重，甚而时时发厥。孟英诊之，脉沉而有弦滑且数之象。此由过投温补，引动肝风，煽其津液为痰，痰复乘风而上，此晕厥之所由来也。余波则奔流经络，四肢因而抽搐。阳气尽逆于上，宜乎鼻塞面浮；浊气不能下达，是以便滞不饥。与大剂甘寒息风化饮，佐以凉苦泄热清肝，厥果渐止，各恙递蠲。两月后康复如常。

**【石念祖评析】**

此证臂痛，本系阳虚挟痰，孙某过投温补，引动肝风，痰乘风上。脉沉为痰浊遏伏，脉弦滑为痰乘风上，脉数为温补，以致阴虚挟热。方义以息风化饮为主治，尤重息风，风不息则饮不能化。姜竹沥三两（和服）、花粉五钱、荸荠二两、泡淡海蜇一两、鲜钗斛一两（杵，先）、冬桑叶四钱、川楝实三钱、炒川黄柏一钱五分、胆星一钱（炖，和服）、石菖蒲（次入）一钱、生白蒺（去刺）三钱、生赭石一两、青果四钱（杵）、煅牡蛎六两。石斛、赭石、楝实、青果、牡蛎五味，先炭煨六句钟。取汤代水煎药。（石念祖《王孟英医案绎注·卷二·臂痛》）

**【原案】**

牙行王炳华室，夏患臂痛，孙某曰风也。服参、芪、归、芍数帖，臂稍愈而脘痛，孙曰寒也。加以附、桂，痛不止而渐觉痰多，孙曰肝肾不足也。重用熟地、枸杞，令其多服取效，不料愈服愈剧，渐至昏厥。孙尚以为药力之未到，病体之久虚，前方复为加重，甚而时时发厥，始请孟英诊之。脉沉而有弦滑且数之象，乃谓炳华曰：此由过投温补，引动肝风，煽其津液为痰，痰复乘风而上，此晕厥之由来也。余波则奔流经络，四肢因而抽搐。阳气尽逆于上，宜乎鼻塞面浮；浊气不能下达，是以便滞不饥。炳华曰：神见也。温补药服几三月矣，不知尚可救乎？孟英曰：勿疑吾药，犹有望焉。遂与大剂甘寒息风化饮，佐以凉苦泄热清肝，厥果渐止，各恙递蠲，两月后康复如常。予偶于旧书中检得无名氏钞本一册，所录多岐黄之言，内一条云：附、桂回阳，在一二帖之间，万一误投，害亦立至，功过不掩，其性之毒烈也，概可见矣。奈世人不知药为治病而设，徒以贪生畏死之念，横于胸中，遂不暇顾及体之有病无病，病之在表在里，但闻温补之药，无不欣然乐从者，模棱之辈，趋竞存心，知其死于温补而无怨悔也。乃衣钵相传，不必察其体病脉证之千头万绪，仅以温补之品二十余味，相迭为用，即成一媚世之方。且托足《金匮》之门，摹拟肾气之变，盖知熟地之阴柔，可缚附、桂之刚猛，误投不至即败，偶中又可邀功，包藏祸心，文奸饰诈，何异新莽比周公，子云学孔圣哉？人以其貌古人而口圣贤也，多深信而不疑。迨积薪既厚，突火顿燃，虽来烂额焦头之客，其不至于焚身者幸矣。较彼孟浪之徒，误投纯阳药，致人顷刻流血而死者，其罪当加十等。诛心之论，救世之言，知我罪我，不遑计焉。孟英见之，拜读千过，且曰：剿汉学以欺世，由来久矣。徐灵胎之论，无此透彻，可与退之《原道》文并峙，当考其姓字，子仲景先师庙内建护圣祠以祀之。予谓：孟英如此称许，则其可传也奚疑，故附刊此案之后，以证王氏妇温补药服及三月，即所谓阴柔束缚刚猛之故，致人受其愚而不觉者，后之人可以鉴矣。（王士雄《王氏医案·卷二》）

吴某年逾花甲，素患脘痛，以为虚寒，辄服温补，久而益剧。孟英诊曰：肝火宜清。彼不之信，延至仲夏，形已消瘦，倏然浮肿，胁背刺痛，气逆不眠，心辣如焚，善嗔畏热，大便时泻，饮食下咽即吐，诸医束手，乃恳治于孟英。脉弦软而数，与竹茹、黄连、枇杷叶、知母、栀、楝、旋、赭等药，而吐止，饮食虽进，各恙未已。投大剂沙参、生地、龟板、鳖甲、女贞、旱莲、桑叶、丹皮、银花、茅根、茹、贝、知、柏、枇杷叶、菊花等药，出入为方。二三十剂后，周身发疥疮而肿渐消，右耳出黏稠脓水而泻止。此诸经之伏热，得以宣泄也。仍以此药令其久服，迨秋始愈。

**【石念祖评析】**

此病本系肝阳侮胃，温补肝风遂炽。形已消瘦八句，内风已动。姜竹茹三钱、姜川连一钱、姜知母三钱、姜栀皮三钱、楝核（杵，先）二钱、旋覆（包，先）三钱、生赭石（杵，先）一两六钱、姜枇叶（刷，包）三钱。续方：大生地（泡煎，去渣）八钱、血鳖甲（杵，先煨六钟）四两、女贞（杵，先）五钱、旱莲草四钱、济银花一两五钱、姜竹茹三钱、川贝（杵）八钱、酒炒知母四钱。嗣去竹茹、知母，加血龟板二两（同杵，先）、姜枇叶（刷，包）三钱、酒炒川黄柏三钱。再更方，去枇叶、旱莲草，加酒炒茅根五钱。再更方，去贝母，加冬桑叶四钱。再更方，去桑叶，加杭白菊三钱、酒炒丹皮（次入）二钱。（石念祖《王孟英医案绎注·卷六·脘痛》）

**【原案】**

吴沄门年逾花甲，素患脘痛，以为虚寒，辄服温补，久而益剧。孟英诊曰：肝火宜清。彼不之信，延至仲夏，形已消瘦，倏然浮肿，胁背刺痛，气逆不眠，心辣如焚，善嗔畏热，大便时泻，饮食下咽即吐，诸医束手，乃恳治于孟英。脉弦软而数。与竹茹、黄连、枇杷叶、知母、栀、楝、旋、赭等药，而吐止，饮食虽进，各恙未已，投大剂沙参、生地、龟板、鳖甲、女贞、旱莲、桑叶、丹皮、银花、茅根、茹、贝、知、柏、枇杷叶、菊花等药，出入为方。二三十剂后，周身发疥疮而肿渐消，右耳出黏稠脓水而泻止。此诸经之伏热，得以宣泄也。仍以此药令其久服，迨秋始愈，冬间能出门矣。

**【眉批】**

所见诸证俱属痰热，与弦数之脉相合，但软则根柢不坚。初方乃急则治标之法，次方乃顾及根本，亦不易之次第也。（王士雄《王氏医案续编·卷四》）

赵听樵妻，去冬偶患脘痛，黄某治之，渐增头疼眩晕，气逆呕吐，痰多不寐，便溏不食，经事不行。始谓其虚，继疑其娠，诸药遍试，病日以进。孟英脉之，左弦而数，右滑以驶。曰：病药耳，旬余可瘳。盖病者体质虽丰，而阴虚有素，是以木少水涵，肝阳偏盛，上侮于胃，则为脘痛，斯时投以酸苦泄肝，甘凉养胃，数日而愈矣。乃温补妄施，油添火上，肺津胃液灼烁无余，怒木直升，枢机窒塞，水饮入胃，凝结为痰，虽见证多端，皆气失下降，岂可指眠食废以为劳，月汛爽以为妊耶？与以大剂清淡之品，肃清气道，俾一身治节之令，肝胆逆升之火，胃腑逗留之浊，枢机郁遏之热，水饮凝滞之痰，咸得下趋，自可向愈。投匕即效，逾旬果安。又一月经至。

**【石念祖评析】**

方用活水芦根二两、生冬瓜子四钱、生苡仁（杵）八钱、川贝母（杵）一两、南花粉四钱、花麦冬三钱、姜炒枯芩三钱、旋覆花（绢包）三钱、连皮荸荠二两、连皮北梨一两、鲜青果两个（连核杵）、生蛤壳一两、海浮石五钱（三味同先煨）。（石念祖《王孟英医案绎注·卷三·脘痛》）

**【原案】**

赵听樵室，高若舟之妹也。去冬偶患脘痛，黄某治之，渐增头疼眩晕，气逆呕吐，痰多不寐，便溏不食，经事不行，脘痛而过投香燥，亦能致此证，况误投温补乎？始谓其虚。三月后又疑为娠，诸药遍试，病日以进。若舟延孟英脉之，左弦而数，右滑以驶。曰：病药耳，旬余可瘳。赵疑大病小视，不服其方。越半月，病者颈软，头难举。医谓天柱已倒，势无望矣。若舟闻之，复恳援于孟英。疏方仍是前诊之法。赵问：此病诸医束手，大剂补药，尚无寸效，而君两次用药，皆极清淡，虽分量颇重，亦焉能有济乎？孟英曰：子何愚耶？药惟对证，乃克愈病，病未去而补之，是助桀也。病日加而补益峻，是速死也。原彼初恙，非欲以药杀人，总缘医理未明，世故先熟，不须辨证，补可媚人，病家虽死不怨，医者至老无闻，一唱百和，孰能挽此颓风！令阃体质虽丰，而阴虚有素，是以木少水涵，肝阳偏盛，上侮于胃，则为脘痛，斯时投以酸苦泄肝，甘凉养胃，叶氏独得之秘。数日而愈矣。乃温补妄施，油添火上，肺津胃液，灼烁无余，怒木直升，枢机窒塞，水饮入胃，凝结为痰，虽见证多端，皆气失下降，岂可指眠食废以为劳，月汛爽而为妊耶？予以大剂轻淡之品，肃清气道，俾一身治节之令，肝胆逆升之火，胃府逗留之浊，枢机郁遏之热，水饮凝滞之痰，咸得下趋，自可向愈。不必矫枉过正，而妄以硝、黄伤正气。所谓药贵对证，而重病有轻取之法，非敢藐视人命，故将疲药塞责也。赵极感悟。投匕即效，逾旬果安。又一月经至，嗣与滋养，康复如常。越二载又病，复惑于黄某，而孟英之功尽堕，惜哉！（王士雄《王氏医案续编·卷一》）

庄芝阶女媚居在室，陡患气冲欲厥，脘痛莫当，自服沉香、吴萸等药，病益剧，而呕吐发热，略有微寒。孟英按脉弦滑且数，苔色滑腻微黄，而渴喜冷饮，便秘溲热，眠食皆废。是伏痰内盛，肝逆上升，而兼吸受暑热也。予吴萸水炒黄连、枳实、竹茹、栝楼、石膏、旋覆、赭石、知母、半夏、雪羹。服二剂吐止痛减，五剂热退而解犹不畅，旬日始得豁然，乃去石膏、知母、旋、赭，调之而愈。

**【石念祖评析】**

气冲欲厥，脘痛莫当，本系肝阳侮胃。自服辛温，愈助肝阳。略有微寒，热极似寒，非真寒也。脉弦滑为肝热煽痰，数为兼挟阴虚。苔滑腻微黄为痰浊尚未全行披露。汤喜冷饮二句，为肺有实热。眠食皆废，为肝热侵凌心胸。呕吐非苦辛并用不开不降，故用知母、半夏。肝阳非重镇不可，故用旋、赭以引药下行。脉数非补阴不可，故用雪羹。吴萸水炒川连八分、炒枳实一钱半、姜竹茹三钱、姜蒌皮三钱、生石膏（先煎）八钱、旋覆（包，先）三钱、生赭石（杵，先）一两六钱、姜炒知母三钱、姜半夏（研，次）一钱、淡海蜇（先煎）二两、整荸荠（打）一两。雪羹兼治误药。（石念祖《王孟英医案绎注·卷九·脘痛》）

**【原案】**

庄芝阶舍人令爱，媚居在室，陡患气冲欲厥，脘痛莫当，自服沉香、吴萸等药，病益剧，而呕吐发热，略有微寒。孟英按脉弦滑且数，苔色滑肤微黄，而渴喜冷饮，便秘溲热，眠食皆废，是伏痰内盛，肝逆上升，而兼吸受暑热也。予吴萸水炒黄连、枳实、竹茹、栝楼、石膏、旋覆、赭石、知母、半夏、雪羹。服二剂吐止痛减，五剂热退而解犹不畅，旬日始得豁然，乃去石膏、知母、旋、赭，调之而愈。　（王孟英《王氏医案续编·卷七》）

## 痞满医案

高若舟偶患腹胀，医投温运，渐至有形如痞，时欲冲逆吐酸，益信为虚寒之疾。温补之药备尝，饮食日减，其痞日增，肌肉渐消，卧榻半载。孟英春诊，脉沉弦而软滑，大解不畅，小溲浑短，苔色黄腻。乃肝郁气结，郁则生热，补则凝痰。与栀、楝、萸、连、元胡、乌药、旋、枳、鸡金、鳖甲、茹、橘、苓、夏等药。石念祖评析：脉弦滑为肝热挟痰，脉沉软为肝郁气结。黑栀皮一钱五分、川楝核（杵，先）三钱、淡吴萸六分、姜炒川连八分、元胡索八分、台乌药一钱、旋覆花（绢包）三钱、炒枳实一钱五分、炙鸡金（研）四钱、血鳖甲（杵，先）八钱、姜竹茹三钱、蛀陈皮一钱五分、白茯苓三钱、半夏曲三钱。服之证虽递减，时发寒热，四肢酸痛，或疑为疟。孟英曰：此气机宣达，郁热外泄，病之出路，岂可截乎？参以秦艽、柴胡、豆卷、羚羊、蚕砂、桑枝之类，迎而导之。石念祖评析：前方当去栀、连、鳖甲，加左秦艽三钱、春柴胡一钱五分、大豆卷三钱（三味同次入）、羚角（磨冲）八分、晚蚕砂三钱、酒炒桑枝（次入）三钱。寒热渐息，攻冲亦止。按其腹尚坚硬，时以龙荟滚痰丸缓导之，饮食递加，渐次向愈。

**【石念祖评析】**

此坚硬必在大腹。滚痰丸二钱，龙荟丸一钱，作一服。　（石念祖《王孟英医案绎注·卷三·痞证》）

**【原案】**

高若舟偶患腹胀，医投温运，渐至有形如痞，时欲冲逆吐酸，益信为虚寒之疾。温补之药备尝，饮食日减，其痞日增，肌肉渐消，卧榻半载。甲辰春，迓孟英诊。脉沉弦而软滑，大解不畅，小溲浑短，苔色黄腻。乃肝郁气结，郁则生热，补则凝痰。与栀、楝、萸、连、元胡、乌药、旋、枳、鸡金、鳖甲、茹、橘、苓、夏等药。服之证虽递减，时发寒热，四肢酸痛，或疑为疟。此少阳之气，郁而欲伸之象。孟英曰：此气机宣达，郁热外泄，病之出路，岂可截乎？参以秦艽、柴胡、豆卷、羚羊、蚕砂、桑枝之类，迎而导之。清热涤饮，条达肝气，允属合法。人皆疑久病元虚，药过凉散，而若舟坚信不疑，孟英识定不惑。寒热渐息，攻冲亦止。按其腹尚坚硬，时以龙荟滚痰丸缓导之，峻药缓投法。饮食递加，渐次向愈。若舟善作隶，因集诗品书一联，以赠孟英云：古镜照神，是有真宰；明漪绝底，如见道心。盖颂其隔垣之视也。（王士雄《王氏医案续编·卷一》）

孟英切康康侯脉滑数，而左歇右促，且肝部间有雀啄，气口又兼解索，望其面宛如鲧黄，头汗自出，呼吸粗促，似不接续，坐卧无须臾之宁，便溺涩滞，浑赤极臭，心下坚硬拒按，形若覆碗，观其舌色，边紫苔黄。殊不甚干燥。问其所苦，曰：口渴甜腻，不欲饮食。苟一合眼，即气升欲喘，烦躁不能自持，胸中懊憹，莫可言状。孟英曰：此由湿热误补，漫无出路，充斥三焦，气机为其阻塞而不流行，蔓延日久，津液为之凝滞而成痰饮。医见肢冷自汗，不知病由壅闭而然……（中略）孟英曰：脉证多怪，皆属于痰，今胸痞如斯，略无痰吐，盖由痰能阻气，气不能运痰耳。宜温胆中加薤白、蒌仁，通其胸中之阳，又合小陷胸为治饮痞之圣法；参以栀、豉，泄其久郁之热，以除懊憹；佐以兰草，涤其陈腐之气，而醒脾胃。石念祖评析：由脉滑数左歇右促二十一句，皆湿热误补，因实致虚，易升难降之病情，须逐句深思之。半夏曲一钱五分、淡盐水炒陈皮一钱、白茯苓一钱五分、炒枳实一钱、姜竹茹四钱、姜栀皮三钱、西薤白（打，次入）一钱五分、姜汁炒蒌仁（研）三钱、姜汁炒雅连八分、建兰叶（次入）三钱、炒香豉一钱五分。连投二剂，各恙皆减，脉亦略和，而病者误服大黄丸二次、承气汤半帖。孟英急止之曰：畏虚进补固非，欲速妄攻亦谬。盖湿蒸为热，灼液成痰，病非一朝一夕而成，治以上下分消为是，不比热邪传腑，可一荡而愈也。越日下部果渐肿。与前法加黄芩合泻心意，再配雪羹投之。石念祖评析：前方去栀、豉，加酒炒枯芩一钱五分、淡海蜇八钱、连皮荸荠（打）一两。痰果渐吐，痞亦日消，而自腹至足，以及茎囊，肿势日加。孟英谓势已如此，难以遽消，但从三焦设法，病必无虞。拟用河间桂苓甘露饮意，众议仍投前日之药。孟英曰：前药原可服也，嫌力不足耳。次日痰中带血甚多，孟英曰：湿热熏蒸不已，自气及营矣。以知、柏、生地、犀角、鳖甲、白芍、苡仁、贝母、石斛、茅根、麦冬、滑石、栀子、藕汁、童溺，投之而止。石念祖评析：世所畏者劳怯吐血。此证湿热扰营，系属实证，血不足虑。酒炒知母三钱、酒炒川黄柏一钱五分、大生地（开水泡冲，去渣）八钱、镑犀角（磨，冲）一钱、血鳖甲（杵，先）八钱、酒炒白芍一钱五分、生苡仁（杵）八钱、川贝母（杵）三钱、钗石斛（件，先）一两、鲜茅根五钱、花麦冬四钱、西滑石（先煎）五钱、黑栀皮一钱五分、藕汁一酒杯（冲）、童溺一大酒杯（煎去沫，冲）。逾数日又吐，且肢冷自汗，心馁畏脱。孟英曰：脉来屡变，无怪疑为大虚。然望闻问切，不可独凭于指下。今溲如赭石汤，浑赤有滓，其为湿热之病，昭昭若揭。初伤于气分，则津液受灼以为痰，渐及于营分，则阴血不安而妄溢，邪气内盛，岂非病实，而真实类虚。坚守前方，服二剂血果止。孟英曰：血之复吐也，由于气分之邪以扰之也，欲清气道之邪，必先去其邪所依附之痰。盖津液既为邪热灼烁以成痰，而痰即为邪热之山险也，不妨峻攻其实，而缓行其势。初进滚痰丸三钱，得下泄气一次，为四十日未有之通畅也。连投数日，始解胶痰黑矢多遍，而小溲亦渐清长，苔色亦退，寝食遂安。石念祖评析：此证中间清肝止血，旋以滚痰缓进攻痰，先治血，后治痰，系湿热扰营吐血，急则治标之变法。惟下部之肿犹尔也。孟英曰：谛参脉证，病不在脾。况善饥便燥，口渴溺多，吾方虑转消证，亟投甘润之不遑，恶可渗利伤阴，补土劫液耶？且脾虚下陷之肿，与湿盛而肿之肿，其膝之上下内外形势，必然相贯。今膝之上下内外凹凸迥判，毫不毗连，盖由湿热所酿之痰饮，既误补而痞塞中焦，复妄攻以流窜隧络，所谓不能一荡而蠲，势必旁趋四射，吾当以法取之。会又咳痰带血，而精神食饮如常。孟英曰：无恐也，此乃前次嚼三七太多，兜涩留瘀，最不宜止，吐而去之极妙，但须金木同治，冀咳止而血络不震动为要耳。与甘露饮加藕汁、童溺服之。四剂而止，咳嗽亦宁。石念祖评析：大生地八钱、明天冬（切薄片）六钱、花麦冬四钱（开水泡绞冲，去渣）、钗石斛（杵，先）一两、酒炒西茵陈二钱、酒炒枯芩一钱、炒枳壳一钱五分、姜枇叶（刷，包，次入）三钱、藕汁一酒杯（冲）、童溺两大酒杯（煎去沫，冲。药温服）。于是专治其下部之肿以固本，加知、柏、贝母、花粉、旋覆、橘络、丝瓜络、羚羊角、楝核、葱须、豆卷、苡仁、竹沥，出入为剂。二三帖间，其高突隆肿之处，即觉甚痒，搔之出水如汗，而作葱气。石念祖评析：大生地八钱、明天冬（切）六钱、花麦冬四钱、酒炒知母二钱、酒炒川黄柏一钱、川贝母四钱、南花粉三钱、旋覆花（绢包）三钱、净橘络（次入）一钱五分。两帖后去知、柏、贝母，加丝瓜络三钱、羚角（磨，冲）一钱、楝核（杵，先）四钱、鲜葱须（次入）一钱、大豆卷（次入）三钱、生苡仁（杵）八钱、姜竹沥一大酒杯（冲）。药温服。六七日后，两腿反觉干瘦燥痛，茎囊亦随之而消矣。孟英曰：用此润药消肿，尚且干燥咽痛，设从他议而投燥脾利水之法，更当何如哉？盖寒湿则伤阳，热湿则伤阴，血液皆阴也。善后之法，还宜滋养血液，稍佐竹沥以搜络中未净之痰，使愈后不为他日之患，更属法中之法。服之饮食中节，便溺有权，幸无消渴之虞，而竟愈焉。（石念祖《王孟英医案绎注·卷二·痰实结胸》）

【原案】

季秋顾听泉邀孟英视康康侯副转之恙，切其脉滑数，而右歇左促，且肝部间有雀啄，气口又兼解索，望其面宛如熏黄，头汗自出，呼吸粗促，似不接续，坐卧无须臾之宁，便溺涩滞，浑赤极臭，心下坚硬拒按，形若覆碗，观其舌色，边紫苔黄，殊不甚干燥。问其所苦，曰：口渴甜腻，不欲饮食，苟一合眼，即气升欲喘，烦躁不能自持，胸中懊侬，莫可言状。孟英曰：此由湿热误补，漫无出路，充斥三焦，气机为其阻塞而不流行，蔓延日久，津液为之凝滞而成痰饮，不啻人禽杂处，苗莠同畴，邪正混为一家。医见肢冷自汗，不知病由塞闭而然，欲以培正，而邪气方张，得补反为树帜，岂非资寇兵而赍盗粮哉？非其类者锄而去之，乃为吃紧之治。听泉曰：良是也。夏间起病，闻自心悸少寐，杨某以为虚而补之，时尚出差办事，暑湿外侵，受而不觉，迨闻差未竣，其病斯发，而诸医之药，总不外乎温补一途，以致愈补愈剧。今拟温胆法待君可否？孟英曰：脉证多怪，皆属于痰，今胸痞如斯，略无痰吐，盖由痰能阻气，气不能运痰耳。宜于温胆中加薤白、蒌仁，通其胸中之阳；又合小陷胸为治饮痞之圣法；参以栀、豉泄其久郁之热，以除懊侬；佐以兰草，涤其陈腐之气而醒脾胃。听泉深然之。连投二剂，各恙皆减，脉亦略和，而病者以为既系实证，何妨一泻而去之。连服大黄丸二次，承气汤半帖。孟英急止之曰：畏虚进补固非，欲速妄攻亦谬。盖湿蒸为热，灼液成痰，病非一朝一夕而成，治以上下分消为是，不比热邪传府，可一泻而愈也。越日下部果渐肿，孟英曰：攻痞太速之戒，古人不我欺也。与听泉商以前法加黄芩合泻心意，再配雪羹投之，痰果渐吐，痞亦日消，而自腹至足，以及茎囊，肿势日加。孟英谓：势已如此，难以速消，但从三焦设法，则自上而下，病必无虞。与听泉商用河间桂苓甘露饮意。而姚平泉孝廉，力主崇土胜湿之法，深以寒凉为不可用，众议仍投前日之药。孟英曰：前药原可服也，嫌力不足耳。次日痰中带血甚多，孟英曰：湿热熏蒸不已，自气及营矣。与听泉暨王子能参军，商以知、柏、生地、犀角、鳖甲、白芍、苡仁、贝母、石斛、茅根、麦冬、滑石、栀子、藕汁、童溺，投之而止。逾数日又吐，且肢冷自汗，心馁畏脱。姚平泉谓气不摄血，当主归脾汤以统之。举家惶惶，连请诊脉者三次。孟英曰：脉来屡变，陈芝江所以不能指实其病，而杨、阮诸人，皆疑为大虚之候也。然望闻问切，不可独凭于指下，今溲如赭石汤，浑赤有脚，其为湿热之病，昭昭若揭。初伤于气分，则津液受灼以为痰，渐及于营分，则阴血不安而妄滋，邪气内盛，岂非病实，而真实类虚，吾不受病之欺也。坚守前议，静镇不摇，服二剂果止。孟英曰：血之复吐也，由于气分之邪以扰及也，欲清气道之邪，必先去其邪所依附之痰。盖津液既为邪热灼烁以成痰，而痰反即为邪热之山险也，不妨峻攻其实，而缓行其势。眉批：前云不可妄攻，此又投峻下之剂，何也？盖前徒攻其热，故不中病而致生他证，此则直攻其痰，始能与病相当也。初进滚痰丸三钱，得下泄气一次。副转云：四十日来未有之通畅也。连投数日，始解胶痰黑矢多遍，而小溲亦渐清长，苔色亦退，寝食遂安，惟下部之肿犹尔也。马香崖、陆虚舟皆主实脾行水之法，孟英曰：谛参脉证，病不在脾，况善饥便燥，口渴溺多，吾方虑转消证，亟投甘润之不速，恶可渗利伤阴，补土劫液耶？且脾虚下陷之肿，与湿盛而肿之肿，其膝之上下内外形势，必然相贯。今膝之上下内外凹凸迥判，毫不毗连，盖由湿热所酿之痰饮，既误补而痞塞中焦，复妄攻以流窜隧络，所谓不能一荡而蠲，势必旁趋四射，吾当以法取之。会又咳痰带血，而精神食饮如常。孟英曰：无恐也，此乃前次嚼三七太多，兜涩留瘀，最不宜用，吐而去之极妙，但须金水同治，冀咳止而血络不震动为要耳。与甘露饮加藕汁、童溺服之。四剂而止，咳嗽亦宁。于是专治其下部之肿以固本，加知、柏、贝母、花粉、旋覆、橘络、丝瓜络、羚羊角、楝实、葱须、豆卷、薏苡、竹沥，出入为剂。二三帖间，其高突隆肿之处，即觉甚痒，搔之水出如汗，而作葱气。六七日后，两腿反觉干瘦燥痛，茎囊亦随之而消矣。孟英曰：用此润药消肿，

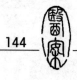

尚且干痛咽燥，设从他议而投燥脾利水之法，更当何如哉宁盖寒湿则伤阳，热湿则伤阴，血液皆阴也。善后之法，还宜滋养血液，稍佐竹沥以搜络中未净之痰，使愈后不为他日之患，更属法中之法。服之饮食中节，便溺有权，幸无消渴之虞，而竟愈焉。（王士雄《王氏医案·卷二》）

宋氏妇患感反复，已经向痊。忽然腹胀上至心下，气喘便泻溺闭，汤饮不能下咽，自汗不能倚息。孟英拟方以桑枝、石膏、旋、赭、杏、朴、芩、半、黄连、通草为剂，果覆杯而病若失。

【石念祖评析】

酒炒桑枝三钱、生石膏（先煎）八钱、旋覆花（包，先）三钱、生赭石（杵，先）一两六钱（二味同先煎六句钟）、苦杏仁（泥）二钱、制半夏一钱半、制厚朴八分、酒炒枯芩二钱、酒炒川连一钱、片通草三钱。（石念祖《王孟英医案绎注·卷九·腹胀》）

【原案】

宋氏妇患感反复，已经向痊。忽然腹胀上至心下，气喘便泻溺闭，汤饮不能下咽，自汗不能倚息，家人惶惶，且极贫不能延诊，走乞孟英拟方挽救。因以桂枝、石膏、旋、赭、杏、朴、芩、半、黄连、通草为剂，果覆杯而病若失。张养之目击，叹为神治。（王孟英《王氏医案续编·卷七》）

辛酉秋，盛行霍乱转筋之证。一男子胸次拒按，孟英以芦菔子、枳实、槟榔等导之。

【石念祖评析】

此证系寒霍乱挟食。（石念祖《王孟英医案绎注·卷十·霍乱》）

【原案】

辛酉秋，余息濮院，盛行霍乱转筋之证。一男子胸次拒按，余以芦菔子、枳实、槟榔等导之。（王士雄《随息居重订霍乱论·第三医案篇·梦影》）

## 结胸证医案

陈赤堂妻患感，面赤不眠，烦躁谵语，口甘渴腻，溲涩而痛。某多剂清解未应。孟英切其脉，左弦洪而数，右滑而溢，胸次痞结，大解未行，肝阳上浮，肺气不降，痰热阻痹，邪乃逗留。与小陷胸，合温胆、雪羹，加旋、薤投之。石念祖评析：脉左弦洪而数，为阴虚挟热；右滑而溢，为痰挟风阳。肺病较急于肝。治法涤痰热即所以息风阳。薏仁（研）四钱、姜炒川连二钱、制半夏二钱、炒枳实一钱、姜竹茹三钱、荸荠（打）一两、淡海蜇（先煎）二两、旋覆（包，先）三钱、西薤白（打，次）一钱半。胸结渐开，乃去半、薤，而送当归龙荟丸。石念祖评析：药送龙荟丸三钱。谵语止，且能眠，参以通幽汤下其黑矢。三剂后始进养阴和胃而痊。

**【石念祖评析】**

养阴和胃方：大生地八钱、明天冬（切）六钱、女贞（杵）五钱、生粉草三钱、花麦冬四钱、酒炒知母三钱、乌梅肉（炭）一钱、大枣（擘，先）一枚、川贝（杵）四钱。（石念祖《王孟英医案绎注·卷七·痰实结胸》）

**【原案】**

陈赤堂令正患感，面赤不眠，烦躁谵语，口甘渴腻，溲涩而疼，顾听泉多剂清解未应。孟英切其脉，左弦洪而数，右滑而溢，胸次痞结，大解未行，肝阳上浮，肺气不降，痰热阻痹，邪乃逗留。与小陷胸，合温胆、雪羹，加旋、薤投之。胸结渐开，乃去半、薤，而送当归龙荟丸。谵语止，且能眠，参以通幽汤下其黑矢。三次后始进养阴和胃而痊。（王士雄《王氏医案续编·卷五》）

郁某，热逾半月，自胸次胀及少腹，痛而不可抚摩，便秘溺赤，舌黑口干，自汗烦躁，六脉弦强无胃。曰：此恙酷似伤寒大结胸证，结胸

烦躁，无药可治。越二日便行而殁。孟英曰：伤寒之邪在表，误下则邪
陷而成结胸，未经误下，不为结胸。温热之邪在里，逆传于心包，而
误汗则内闭以外脱。顺传于胃腑，而误汗则盘踞而成结胸。前人但云：
误汗劫夺胃汁而未及于结胸者，因结胸证不多见耳。然亦不可不知也，
故谨识之。郁病初起，某医用葛根一剂，继则胡某之柴、葛、羌、防
十余剂，酿成是证。（石念祖《王孟英医案绎注·卷三·泄泻》）

**【原案】**

魏翎谷浼孟英视其郁甥之病。热逾半月，自胸次胀及少腹，痛而不
可抚摩，便秘溺赤，舌黑口干，自汗烦躁，六脉弦强无胃。曰：此恙酷
似伤寒大结胸证，结胸烦躁，无药可治。越二日便行而殁。孟英曰：伤
寒之邪在表，误下则邪陷而成结胸，未经误下，不为结胸。湿热之邪在
里，逆传于心包，而误汗则内闭以外脱；顺传于胃腑，而误汗则盘踞而
结胸。前人但云：误汗劫夺胃汁而未及于结胸者，因结胸证不多见耳。
然亦不可不知也，故谨识之。郁病初起，某医用葛根一剂，继则胡某之
柴、葛、羌、防十余剂，酿成是证。

**【眉批】**

温病忌误汗，不忌误下，以汗则津涸而热益炽，下则热势可藉以少
减也。（王士雄《王氏医案续编·卷一》）

## 噯气医案

某，素患噫气，凡体稍不适，其病即至，既响且多。戊子冬，发之
最甚，苦不可言。孟英曰：此阳气式微，而浊阴上逆也。先服理中汤一
剂，随以旋覆代赭汤投之，遂愈。嗣后，每发如法服之，辄效。

**【石念祖评析】**

噫气有二：一阳虚，一邪实。此证辨阳虚在既响且多，冬发最苦。
肺如钟，撞则鸣，言肺为邪贼，则发音顿失其常；肺如钟，空则鸣，言

肺气为实邪所窒，则不能金声玉振。此证噫气如因肺阻实邪，断不能既响且多、冬发最苦。清阳虚则卫外之阳亦虚，表阳不充于皮毛，故冬寒易发。浊阴上逆，由于阳气式微，当专治阳微。气为阳，气以虚而上逆，补阳则气纳丹田，而上逆何有？先服理中者，阳虚致病，必脾阳、肾阳两足，而后中气升降适常。随以旋覆代赭投之者，经云"上病下取"，浊阴上逆，必阳不归阴，故以代赭引人参之力下行，以靖浮越。服理中，宜用土炒潞党五钱、炒白术三钱、炒甘草二钱、炒厚附片三钱、炒干姜四钱。服旋覆代赭，宜用土炒潞党五钱、土炒甘草二钱、制半夏三钱、原方生姜改煨姜三钱、大枣一枚、醋煅赭石三钱、旋覆花一钱五分，大枣、赭石均先煨，半夏、旋覆均次入。（石念祖《王孟英医案绎注·卷一·噫气》）

**【原案】**

予素患噫气，凡体稍不适，其病即至，既响且多，势不可遏。戊子冬发之最甚，苦不可言。孟英曰：此阳气式微，而浊阴上逆也。先服理中汤一剂，随以旋覆代赭汤投之，遂愈。用后，每发如法服之，辄效。后来发亦渐轻，今已不甚发矣。予闻孟英常云，此仲圣妙方，药极平淡，奈世人畏不敢用，殊可陋也。

**【眉批】**

法本喻氏。（王士雄《王氏医案·卷一》）

许妇患腿痛而素多噫气，若指头一搓，或眉间一抹，其噫即不已。向以为虚，时服补剂竟不能愈。孟英诊脉弦滑，乃痰阻于络，气不得宣也。以丝瓜络、竹茹、旋覆、橘络、羚羊、茯苓、豆卷、金铃、柿蒂、海䖳、荸荠、藕为方，吞当归龙荟丸而安。

**【石念祖评析】**

噫即不已，为内风暗动。脉弦滑为肝风煽痰。此病温补灼津，痰乘风上。雪羹、羚、楝，救液息风。丝瓜络三钱、姜竹茹三钱、旋覆（绢包）三钱、净橘络（次入）一钱、羚次尖（先煎八钟）四钱、云苓三钱、大豆卷（次入）三钱、楝核（杵，先）四钱、干柿蒂十个、淡海蜇（先煎）二两、整荸荠一两、藕（切）二两，药送龙荟丸三钱。（石念祖《王孟英医案绎注·卷五·噫气》）

【原案】

许太常滇生之夫人，患腿痛而素多噫气，若指头一搓，或眉间一抹，其噫即不已。向以为虚，在都时服补剂竟不能愈。冬间旋里，孟英诊脉弦滑，乃痰阻于络，气不得宣也。以丝瓜络、竹茹、旋覆、橘络、羚羊、茯苓、豆卷、金铃、柿蒂、海蜇、荸荠、藕为方，吞当归龙荟丸而安。（王士雄《王氏医案续编·卷三》）

袁某患噫，声闻于邻。俞某与理中汤，暨旋覆代赭汤皆不效。孟英诊之，尺中虚大，乃诘之曰：尔觉气自少腹上冲乎？病者云：诚然。孟英曰：此病在下焦。用胡桃肉、骨脂、韭子、菟丝、小茴、鹿角霜、枸杞、当归、茯苓、覆盆、龙齿、牡蛎。服一剂，其冲气即至喉而止，不作声为噫矣。再剂寂然。多服竟愈。

【石念祖评析】

此证认肾中阳虚，肾阳虚逆，在尺中虚大。连衣胡桃肉一两、炒骨脂（研）五钱、炒韭子（研）五钱、炒菟丝饼二钱、小茴香（次入）一钱五分、鹿角霜（炖，和服）二钱、炒甘枸杞二钱、箱归身二钱、云茯苓（干切）三钱、炒覆盆子（研）五钱、醋煅龙齿四钱、醋煅牡蛎八钱（二味同先煨八句钟）。（石念祖《王孟英医案绎注·卷三·噫气》）

【原案】

袁某患噫，声闻于邻。俞某与理中汤，暨旋覆代赭汤皆不效。孟英诊之，尺中虚大，乃诘之曰：尔觉气自少腹上冲乎？病者云：诚然。孟英曰：此病在下焦。用胡桃肉、故纸、韭子、菟丝子、小茴、鹿角霜、枸杞、当归、茯苓、覆盆、龙齿、牡蛎。服一剂，其冲气即至喉而止，不作声为噫。再剂寂然。多服竟愈。（王士雄《王氏医案续编·卷一》）

## 呕吐医案

陈芰裳母陡患呕吐，彻夜不止。孟英疏方芩、连、栀、楝，以大苦寒为剂，投之良愈。

**【石念祖评析】**

暴病无虚，况彻夜不止乎？此证认气分实热，在彻夜不止四字。酒炒枯芩二钱、酒炒雅连一钱、川楝核（杵，先）三钱、黑栀皮三钱、川贝母（杵）三钱、生冬瓜子四钱、生苡仁（杵）八钱、石菖蒲（次入）一钱、炒枳实一钱、陈胆星（炖，和服）一钱、姜竹茹三钱、旋覆花（绢包）三钱、枯青果（杵，先）三个、生赭石一两（同杵，先）。（石念祖《王孟英医案绎注·卷二·呕吐》）

**【原案】**

陈芰裳之太夫人，陡患呕吐，彻夜不止，次早延孟英诊之。自述因寒而致，孟英知芰裳进场，家无主药之人，若明言属热，必致畏药不服矣。漫应曰：固寒也，而疏方则芩、连、栀、楝，以大苦寒为剂，投之良愈。（王士雄《王氏医案·卷二》）

黄履吉患痛吐，孟英已为治愈。仲冬复发，他医药之，已七日不进谷矣。二便秘涩，形肉遽消。再托孟英诊之，与旋、赭、茹、萸、芩、连、柿蒂、楝实、延胡等药，一剂知，三剂愈。

**【石念祖评析】**

此病为肝阳侮胃，肺失肃降，脾亦不健。旋覆（包，先）三钱、生赭石（杵，先）二两、姜竹茹三钱、云苓三钱、淡吴萸六分、姜川连一钱、干柿蒂十个、楝核（杵，先）三钱、元胡索一钱半。（石念祖《王孟英医案绎注·卷六·痛吐》）

**【原案】**

黄履吉患痛吐，孟英已为治愈。冬仲复发，他医药之，已七日不进谷矣。二便秘涩，形肉遽消，再托孟英诊之。与旋、赭、茹、苓、萸、连、柿蒂、楝实、延胡等药，一剂知，三剂愈。（王士雄《王氏医案续编·卷四》）

继有孙氏妇患此（指脚肿呕吐，寒热便秘。——编者注），亦以是药（龙胆泻肝汤。——编者注）获痊。（石念祖《王孟英医案绎注·卷四·呕吐》）

**【眉批】**

此亦肝经郁热之证，孟英善于调肝，故应手辄效。（王士雄《王氏医案续编·卷二》）

蒋敬堂母年七十四，陡患呕泻，身热腹痛，神思不清。孟英诊之，脉微弱而数。曰：暑脉自虚，不可以高年而畏脱，辛散痧药，则不免耗伤其津液。爰定芩、连、滑、斛、茹、柏、银花、竹叶、橘皮、枇杷叶之方，冬瓜汤煎。一剂而热退神清，再剂霍然。

**【石念祖评析】**

酒炒枯芩一钱半、酒炒川连一钱、酒炒川柏三钱、西滑石（先煎）四钱、济银花一两五钱、鲜竹叶二钱、酒炒枇叶（刷，包）三钱、五爪红一钱半、冬瓜二两（煨汤煎药）。（石念祖《王孟英医案绎注·卷十·呕泻》）

**【原案】**

蒋敬堂令堂年七十四，陡患呕泻，身热腹痛，神思不清，或以为霍乱，或虑其虚脱，迎余诊之。脉微弱而数，曰：暑脉自虚，不可以高年而畏脱，辛散痧药，则不免耗伤其津液。爰定芩、连、滑、斛、茹、柏、银花、竹叶、橘皮、枇杷叶之方，冬瓜汤煎，一剂而热退神清，再剂霍然。敬堂慷慨多情，知医施药，余契友也。庚申春闻其争先拒贼，竟以被戕，惜哉！（王士雄《随息居重订霍乱论·第三医案篇·梦影》）

金朗然之母，偶发脘疼呕吐，医与温补药，初若相安，渐至畏寒不寐，四肢不仁，更医云是风痹，仍投温补，因而不饥不食，二便不行，肌肉尽削，带下如溺。孟英诊之，曰：暑伏肺胃耳。其多投温补而不遽变者，以熟地等阴柔腻滞为之挟制也。然津气灼烁而殆尽，脂液奔迫以妄行，治节无权，阳明涸竭。与白虎汤加西洋参、竹茹、橘皮、丝瓜络、石斛、花粉、竹沥、海蜇。石念祖评析：脘疼呕吐，本系阴虚肝阳犯胃，先后温补，愈助肝阳灼烁肺胃阴液。案叙病情六语，热邪皆在上焦气分。生石膏（先煎）八钱、姜炒知母四钱、西洋参三钱、姜竹茹四钱、赖橘红一钱五分、丝瓜络三钱、钗石斛（杵、先）一两、南花粉四钱、姜竹沥两大酒杯（和服）、淡海蜇（先煎）二两。连进二十剂，始解黑矢而各恙渐安。嗣与和肝胃、调八脉以善后遂愈。（石念祖《王孟英医案绎注·卷三·脘痛》）

**【原案】**

金朗然之母，偶发脘疼呕吐，医与温补药，初若相安，渐至畏寒不寐，四肢不仁，更医云是风痹，仍投温补，因而不饥不食，二便不行，肌肉尽削，带下如溺，始延孟英诊之。曰：暑伏肺胃耳。其多投温补而不遽变者，以熟地等阴柔腻滞为之挟制也。然津气灼烁而殆尽，脂液奔迫以妄行，治节无权，阳明涸竭，焉能卫皮毛而畅四肢，利机关以和九窍哉！与白虎汤加西洋参、竹茹、橘皮、丝瓜络、石斛、花粉、竹沥、海蜇。连进二十剂，始解黑矢而各恙渐安。嗣与和肝胃、调八脉以善后遂愈。

**【眉批】**

汪子与证，误服熟地而不救，此证误服温补兼熟地而竟愈，盖体有虚实，治有达早，邪有重轻，未可以一端拘耳。（王士雄《王氏医案续编·卷一》）

陆厚甫室产后经旬，偶发脘痛，专用与温补药。因寒热气逆，自汗不寐，登圊不能解，而卧则稀水自流，口渴善呕，杳不纳谷，金云不起矣。孟英诊之，脉弦数而滑。曰：本属阴亏，肝阳侮胃，误投温补涩滞之剂，气机全不下降，以致诸证蜂起。与沙参、竹茹、楝实、延胡、

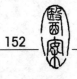

栀、连、橘、贝、杏、斛、枇杷叶。为肃肺以和肝胃法，覆杯即安。但少腹隐隐作痛，于前方去杏、贝、竹茹，加知母、花粉、苁蓉、白芍、橘核、海蜇。乃解宿垢而瘳。

**【石念祖评析】**

阴亏肝阳侮胃为远因，温补窒肺为近因。治法近因较重。北沙参四钱、姜竹茹四钱、川楝核（杵，先）三钱、黑栀皮三钱、酒炒川连一钱、赖橘红一钱、苦杏仁（泥）二钱、川贝母（杵）八钱、鲜石斛（杵，先）一两、姜枇叶（刷，包）三钱、元胡索七分。沙参、竹茹、橘、贝、杏、枇肃肺，楝、栀、连、斛和肝胃，延胡反佐为使。少腹隐隐作痛，此是好消息。盖口渴善呕，杳不纳谷，皆热邪上阻清道之象。兹则少腹隐痛，热邪得肃肺以下行，惟阴亏者，气必资津液以濡布，津液不复，则气无所实以下行。加酒炒知母三钱、南花粉三钱、淡苁蓉一钱半、整大白芍（杵，先）八钱、橘核（杵，次入）一钱、淡海蜇（先煎）一两。苁蓉为花粉、海蜇反佐，橘核为知母、白芍反佐。（石念祖《王孟英医案绎注·卷四·便血》）

**【原案】**

陆厚甫室，陈芷浔主事之女也。产后经旬，偶发脘痛，专用与温补药。脘痛何以投温补，不问可知其误矣。因寒热气逆，自汗不寐，登圊不能解，而卧则稀水自流，口渴善呕，杳不纳谷，金云不起矣。乃父速孟英诊之，脉弦数而滑，曰：本属阴亏，肝阳侮胃，误投温补涩滞之剂，产后肝血大亏，所以阴虚，肝失血养，故阳独盛。气机全不下降，以致诸证蜂起，医者见而却走，是未明其故也。与沙参、竹茹、楝实、延胡、栀、连、橘、贝、杏、斛、枇杷叶。为肃肺以和肝胃法，覆杯即安。但少腹隐隐。（王士雄《王氏医案续编·卷二》）

某赤膊不容盖覆，犹云五内如焚，目陷音嘶，苔黄大渴，而啜饮即吐，肢厥脉伏。市医令服姜汤一杯，幸不受。适孟英至，亟取冷雪水，命将小匙徐灌之，遂不吐，更以石膏、黄连、知母，泻其逆冲之火而愈。

【石念祖评析】

此证可治在苔黄大渴，得饮即吐。生石膏（先煎）一两二钱、酒炒川连一钱、酒炒知母五钱、鲜枇叶（刷，包）三钱、鲜芦根二两、石斛（先煎）一两、南花粉四钱、西滑石（先煎）五钱、旋覆（包，先）三钱、陈木瓜一钱半、石菖蒲（次入）二钱。（石念祖《王孟英医案绎注·卷十·霍乱》）

【原案】

一妇袒胸，不容盖覆，犹云五内如焚，目隐音嘶，苔黄大渴，而啜饮即吐，肢厥脉伏，市医令服姜汤一杯，幸不受，适余至，亟取冷雪水，命将小匙徐灌之，遂不吐，更以石膏、黄连、知母泻其逆冲之火而愈。（王士雄《随息居重订霍乱论·第三医案篇》）

钱某患霍乱，兼吐蛔十余条，而口干脉细，是暑伏厥阴以犯中也。以连、梅、茹、楝、苡、斛、苏、芩清之而愈。

【石念祖评析】

酒炒川连一钱，酒炒楝核（杵，先）、乌梅肉（杵，先）三钱，姜竹茹三钱，生苡仁（杵）八钱，石斛（先煎）一两，酒炒枯芩一钱半，紫苏叶（次入）四分。（石念祖《王孟英医案绎注·卷十·霍乱》）

【原案】

钱某证兼吐蚘十余条，而口干脉细，是暑伏厥阴，以犯中也。以连、梅、茹、楝、苡、斛、苏、芩清之而愈。（王士雄《随息居重订霍乱论·第三医案篇·梦影》）

魏女患脚肿呕吐，寒热便秘，孟英与龙胆泻肝汤而立效。继有孙氏妇患此，亦以是药获痊。

【石念祖评析】

辨实证在呕吐、便秘。姜汁炒胆草三钱、姜汁炒枯芩一钱、姜栀皮三钱、生泽泻三钱、细木通一钱、车前子（研，先）三钱、春柴胡（次入）三钱。（石念祖《王孟英医案绎注·卷四·呕吐》）

【原案】

魏女患脚肿呕吐，寒热便秘，孟英与龙胆泻肝汤而立效。（王士雄《王氏医案续编·卷二》）

吴绿园仲夏陡患发热呕吐，茎缩腹痛。孟英诊脉，弦软而数，苔色黄腻，宜清厥阴蕴热，非痧也。与楝、茹、连、斛、栀、柏、银花、通草、丝瓜络为方。一剂知，数剂愈。石念祖评析：辨厥阴蕴热，在茎缩腹痛。酒炒楝核（杵，先）二钱、姜竹茹三钱、酒炒川连一钱、酒炒川柏三钱、石斛（先煎）一两、黑栀皮三钱、济银花一两五钱、片通草三钱、丝瓜络三钱。或问半痴（指王士雄。——编者注）曰：既肝郁于土而食不下行矣，何以干矢自遗而不觉乎？半痴谓胃与大肠，原一气相贯，惟其食滞于胃而不化，似与大肠气不相贯，故广肠宿粪出而不觉。经云：中气不足，溲便为之变，是亦变也。所谓不足者，非言中气虚也，以中气为病所阻，则不足于降浊升清之职，故溲便为之改常也。因思霍乱之吐泻无度，于霍乱之便秘不行，皆变也，皆中气为病所阻而不足于降浊升清之职也。设泥不足为虚，则诸霍乱皆当补中气为治矣。此说与前释邪之所凑其气必虚之说，可以互证。（石念祖《王孟英医案绎注·卷十·呕吐》）

【原案】

妇兄吴绿园，癸丑仲夏，陡患发热呕吐，茎缩腹痛，亟招余诊。脉弦软而数，苔色黄腻，宜清厥阴蕴热，非痧也。予楝、茹、连、斛、栀、柏、银花、通草、丝瓜络为方，一剂知，数剂愈。（王士雄《随息居重订霍乱论·第三医案篇·梦影》）

余某年三十余，发热数日。医投凉解之法，遂呕吐自汗，肢冷神疲。孟英诊之，脉微弱。曰：内伤也，岂可视同伏暑。与黄芪建中去饴，加龙骨、生姜、茯苓、橘皮，投剂即安。石念祖评析：辨阳虚内伤，在脉微弱。炒干姜五钱、炒厚附片五钱、炒黄芪三钱、制半夏米（杵）三钱、浓姜汁煅龙骨（杵，先）四钱、连皮生姜三钱、炒云苓三钱、炒焦陈皮一钱五分、肉桂心（次入）一钱。续加参、术。石念祖评析：前方去龙骨，加炒潞党三钱、炒白术二钱。逾旬而愈。（石念祖《王孟英医案绎注·卷三·内伤发热》）

**【原案】**

某年三十余，发热数日。医投凉解之法，遂呕吐自汗，肢冷神疲。重延孟英诊之，脉微弱。曰：内伤也，岂可视同伏暑，而一概治之，径不详辨其证耶！与黄芪建中去饴，加龙骨、生姜、茯苓、橘皮，投剂即安。续加参、术，逾旬而愈。（王士雄《王氏医案续编·卷一》）

## 不食医案

金某久患脘痛，按之漉漉有声，便秘溲赤，口渴苔黄，杳不知饥，绝粒五日，诸药下咽，倾吐无余。孟英察脉沉弱而弦，用海蜇、荸荠各四两煎汤饮之，径不吐，痛亦大减。继以此汤煎高丽参、黄连、楝实、延胡、栀子、枳椇、石斛、竹茹、柿蒂等药，送服当归龙荟丸，旬日而安。续与春泽汤调补收绩。盖其人善饮而嗜瓜果以成疾也。

**【石念祖评析】**

脘痛为肝阳侮胃。便秘溲赤三句，皆肝阳贼肺现证。脉沉为痰热遏伏，弦为肝热，弱为脾阳伤败。雪羹先治其倾吐无余，使气降受药，丽参针治脉弱，延胡亦因脉弱防苦寒过剂。高丽参（切）一钱半、酒炒川连一钱、楝核（杵，先）三钱、酒炒延胡索（次入）一钱五分、黑栀皮一钱五分、枳椇子（杵，先）四钱、石斛（先煎）一两、姜竹茹三钱、干柿蒂十个，药送龙荟丸三钱。春泽汤五苓加参，孟英必加泻肝润胃之品。（石念祖《王孟英医案绎注·卷四·脘痛》）

**【原案】**

金某久患脘痛，按之漉漉有声，便秘溲赤，口渴苔黄，杳不知饥，绝粒五日，诸药下咽，倾吐无余。孟英察脉沉弱而弦。用海蜇、荸荠各四两煮汤饮之，径不吐，痛亦大减。继以此汤煎高丽参、黄连、楝实、延胡、栀子、枳椇、石斛、竹茹、柿蒂等药，送服当归龙荟丸。旬日而安。续与春泽汤调补收绩。益其人善饮而嗜瓜果以成疾也。

**【眉批】**

此肝气挟痰。饮上逆也。缘素嗜瓜果，胃阳久伤，故于平肝涤饮之中，加参以扶胃气。（王士雄《王氏医案续编·卷二》）

## 呃逆医案

何新之患感旬日，胡某诊谓势欲内陷。孟英视之，呃忒苔腻，便秘痰多，心下拒按，持其脉，右手洪大滑数。与小陷胸加沙参、菖、贝、菀、薤、茹、杏、旋、杷之剂，数帖而安。继以甘凉，二旬后得大解而痊。

**【石念祖评析】**

姜川连二钱、制半夏一钱半、蒌仁三钱、北沙参四钱、石菖蒲八分、川贝母（杵）四钱、紫菀茸一钱、鲜薤白（打）一钱半、姜竹茹三钱、苦杏仁（泥）一钱半、旋覆（绢包）一钱半、姜枇叶（刷，包）三钱。（石念祖《王孟英医案绎注·卷五·痰实结胸》）

**【原案】**

何新之亦儒医也。患感旬日，胡士扬诊谓势欲内陷，举家惶惶。梁表弟沈悦亭茂才，亦工岐黄，而心折于孟英，因拉视之。呃忒苔腻，便秘痰多，心下拒按，持其脉，右手洪大滑数。与小陷胸加沙参、菖、贝、菀、薤、茹、杏、旋、杷之剂，数帖而安。继以甘凉，二旬后得大解而痊。何乃执柯，为王、沈联姻娅焉。（王士雄《王氏医案续编·卷三》）

吴竹溪时感将瘥，患呃三日，声闻于邻，人皆危之。与通腑行气法，便行痰吐而痊。

**【石念祖评析】**

通腑行气，用酒炒枯芩一钱半、酒炒川连一钱、鲜芦根二两、鲜枇叶（刷，包）三钱、制半夏一钱、姜竹茹三钱、旋覆（包，先）三钱、苦桔梗（次入）三钱、石菖蒲（次入）一钱、淡海蜇（先煎）一两、鲜芦菔（切）一两、炒枳实一钱半。（石念祖《王孟英医案绎注·卷十·呃逆》）

**【原案】**

吴竹溪时感将瘥，患呃三日，声闻于邻，人皆危之，予通府行气法，便行痰吐而痊。（王士雄《随息居重订霍乱论·第三医案篇·梦影》）

一老人霍乱后，目闭呃忒，医谓脱陷在即，拟与桂附回阳未服。孟英询知溺赤口干，诊得脉情软数，改与肃清肺胃之剂，果得渐安。

**【石念祖评析】**

目为肝窍，肝热逆冲则目闭。呃为动象，热伤肺气则呃忒。溺赤口干，为肺热津虚。脉情濡数，为阴虚中兼挟阳虚。黑栀皮三钱、酒炒知母一钱五分、酒炒川连六分、淡豆豉（次入）三钱、南花粉三钱、云茯苓三钱、苦杏仁（泥）一钱五分、姜竹茹三钱、鲜芦根八钱。（石念祖《王孟英医案绎注·卷一·阴虚呃逆》）

**【原案】**

一老人霍乱后，目闭呃忒，医谓脱陷在即，与桂、附回阳之药，业已煎矣。适孟英至，询知溺赤口干，诊得脉形软数，而药香扑鼻，即曰：此药中有肉桂，叟勿服也，服之必死。迫令将药倾泼，而与肃肺清胃之剂，果得渐安。（王士雄《王氏医案·卷一》）

朱鸣岐患下利转筋，医见肢冷，即投温补，服药即吐，既而呃忒不已，温补加峻，病日以危延至九朝。孟英按脉，至左弦滑，右弱不应指，苔黄厚而腻浊，小水不行，脐上拒按。因谓曰：病原不重，误药致剧，命不应死，幸而得吐。与枳、桔、芩、连、茹、夏、苏、翘、芦根、枇杷叶、滑石，开痰行食，舒结通阳。两剂呃果止，而遍身赤斑。又两剂燥矢下而苔化溺行，右脉渐振，随与清肃法调养而瘳。此证若初治得法，一二剂可愈。举世以泻证、吐证、霍乱证、霍乱转筋证，皆为寒证，往往不察病情，辄投热药。今见肢冷而右脉软弱，彼方以为虚寒的据，况服药即吐，呃忒随来，以霍乱转筋而见呃忒，惶惶然以为虚脱之象，故温补日以加峻，纵使一蹶不起。病者无怨，医家不悔，授受相承，伎俩如是，良可慨已。此外如胸腹疼痛、疟疾哮喘、经阻产后等证，世俗亦多指为寒病，虽以热药杀之不知，呃忒则尤多枉死。孟英尝治一角妓，患呃累日。破身太早，固是虚证，然血去阴伤，岂可反以温燥助热，遂致下焦不摄？妓性畏药，用一味鸡子黄，连进数服而安。

**【石念祖评析】**

炒枳实一钱半、苦桔梗（次入）三钱、酒炒枯芩一钱半、酒炒川连八分、制半夏二钱、姜竹茹三钱、生苏子（研，次）一钱半、连翘壳三钱、姜枇叶（刷，包）三钱、鲜芦根一两、西滑石（先煎）四钱。（石念祖《王孟英医案绎注·卷十·霍乱转筋》）

**【原案】**

朱鸣岐患下利转筋，医见肢冷，即投温补，而服药即吐，既而呃忒不已，温补加峻，病日以危，延至九朝，已万无生理，备后事矣。子耘主其家，嘱请余援。脉至左弦滑，右弱不应指，苔黄厚而腻浊，小水不行，脐上拒按，因谓曰：病原不重，误药致剧，命不应死，幸而得吐，否则早为泉下人也。予枳、桔、芩、连、茹、夏、苏、翘、芦根、枇杷叶、滑石，开痰行食，舒结通阳。两剂呃果止，而遍身赤斑。又两剂燥矢下，而苔化溺行，右脉渐振，随与清肃调养法而瘳。勘朱证时，适子耘令弟子方茂才在座，曰：如此重证，君胡以为病原不重也？余谓：世间重证，大半因误治而成。此证若初治得法，一二剂可愈也。奈举世以泻证、吐证、霍乱证、霍乱转筋证皆为寒证，往往不察病情，辄投热药，今见肢冷而右脉软弱，彼方以为虚寒的据，况服药即吐，呃忒随来，以霍乱转筋而见呃忒，何暇更问其余，惶惶然以为虚脱之象，故温补日以加峻，纵使一蹶不起，病家无怨，医者不悔也。每见此地市医临证，虽极轻之病，必立重案，预为避罪邀功之地，授受相承，伎俩如是，良可慨已！此外，如胸腹疼痛，疟疾哮喘，经阻产后等证，世俗亦多指为寒病，虽以热药杀之，而彼此不知者，而呃忒则尤多枉死焉。（王士雄《随息居重订霍乱论·第三医案篇·梦影》）

朱浦香年五十六，自幼患童劳，继以吐血，三十外即绝欲，得延至此，而平素便如羊矢，其血分之亏如是。今秋陡患呃忒，连服滋镇温纳之药，势濒于危。延孟英诊，脉至弦滑搏数，苔黄厚而腻，口苦溺赤。主大剂凉润，如雪羹、蒌仁、竹沥、枇杷叶、芦根、元参、紫菀、射干、兜铃、菖蒲等多剂，连下赤矢始瘳。如此衰年虚体，尚因痰热致呃，故虚寒之呃，殊不多见。

**【石念祖评析】**

大剂凉润，用淡海蜇（先煎）二两、整荸荠一两、姜蒌仁（研）四钱、姜竹沥一大酒杯（冲）、姜枇叶（刷，包）三钱、鲜芦根二两、元参片（泡冲，去渣）八钱、紫菀茸一钱半、姜射干三钱、马兜铃三钱、石菖蒲（次入）二钱。（石念祖《王孟英医案绎注·卷十·呃逆》）

**【原案】**

南浔朱君浦香，年五十六，自幼患童劳，继以吐血，三十外即绝欲，得延至此，而平素便如羊矢，其血分之亏如是。今秋陡患呃忒，连服滋镇温纳之药，势濒于危，陆定圃进士嘱延余诊。脉至弦滑搏数，苔黄厚而腻，口苦溺赤，遂力排众议，主大剂凉润，如雪羹、蒌仁、竹沥、枇杷叶、芦根、元参、紫菀、射干、兜铃、菖蒲等多剂，连下赤矢始瘳。如此衰年虚体，尚因痰热致呃，故虚寒之呃，殊不多见，而医者不知辨证察脉，率以丁香、姜、桂为不祧之药，何哉？（王士雄《随息居重订霍乱论·第三医案篇·梦影》）

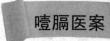 **噎膈医案**

潘馥堂女患感，沈悦亭治之渐愈，惟咽阻无形，水谷碍下。孟英以竹叶石膏汤，加紫菀、白前、旋覆、枇杷叶以清肺，而降肺气。果即帖然。

**【石念祖评析】**

咽阻无形二句，为肺有实热，肺气不降。鲜竹叶二钱、生石膏（先煎）八钱、酒炒知母四钱、制半夏（研，次入）一钱、紫菀茸一钱半、白前二钱、旋覆（包，先）三钱、鲜枇叶（刷，包）三钱。（石念祖《王孟英医案绎注·卷七·热病后期》）

**【原案】**

潘馥堂令爱患感，沈悦亭治之渐愈，惟咽阻无形，水谷碍下。孟英以竹叶石膏汤，加紫菀、白前、旋覆、枇杷叶以清肺热，而降肺气，果即帖然。（王孟英《王氏医案续编·卷五》）

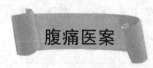 **腹痛医案**

陈春湖子体素弱，季秋患腹痛自汗，肢冷息微，咸谓元虚欲脱。孟英诊之，脉虽沉伏难寻，而苔色黄腻，口干溺赤，当从证也。与连、朴、楝、栀、元胡、蚕砂、省头草等药而康。（石念祖《王孟英医案绎注·卷六·腹痛》）

**【原案】**

陈春湖令郎子庄，体素弱，季秋患腹痛自汗，肢冷息微，咸谓元虚欲脱。孟英诊之，脉虽沉伏难寻，痛脉多沉。而苔色黄腻，口干溺赤，当从证也。与连、朴、楝、栀、元胡、蚕砂、省头草等药而康。

次年患感，复误死于补。（王士雄《王氏医案续编·卷四》）

许仲筠患腹痛不饥，医与参、附、姜、术诸药，疼胀日加，水饮不沾，沉沉如寐。孟英诊脉弦细，苔色黄腻。投以枳、朴、黄、连、栀、楝、香附、蒺藜、延胡等药。二剂便行脉起，苔退知饥而愈。

**【石念祖评析】**

脉弦为肝热，脉细为阴虚中兼挟阳虚。炒枳实一钱半、制厚朴一钱、淡吴萸六分、姜栀皮三钱、姜川连一钱、楝核（杵，先）三钱、生香附八分、生白蒺三钱、元胡索一钱半。（石念祖《王孟英医案绎注·卷六·腹痛不饥》）

**【原案】**

许仲筠患腹痛不饥，医与参、术、姜、附诸药，疼胀日加，水饮不沾，沉沉如寐。孟英诊脉弦细，苔色黄腻。投以枳、朴、萸、连、栀、楝、香附、蒺藜、延胡等药。二剂便行脉起，苔退知饥而愈。（王士雄《王氏医案续编·卷四》）

阮范书室患腹痛欲厥，医见其体甚弱，与镇逆通补之法，而势日甚。孟英察脉弦数左溢，是愤怒而肝阳勃升也。便秘不饥，口苦而渴。与雪羹、栀、楝、旋、绛、元胡、丹皮、茹、贝，下左金丸而愈。

**【石念祖评析】**

脉弦数左溢，为阴虚挟汗热。便秘不饥二语，为肝风逆升之象。淡海蜇（先煎）二两、整荸荠（打）二两、黑栀皮三钱、楝核（杵，先）四钱、旋覆（包，先）三钱、新绛屑六分、元胡索一钱半、粉丹皮二钱、姜竹茹三钱、川贝母（杵）四钱。雪羹合楝核、丹皮能息风肃肺。药送左金丸二钱。（石念祖《王孟英医案绎注·卷七·腹痛》）

**【原案】**

阮范书明府令正，患腹痛欲厥，医见其体甚弱也，与镇逆通补之法，而势日甚。孟英察脉弦数左溢，是因忿怒而肝阳勃升也。便秘不饥，口苦而渴。与雪羹、栀、楝、旋、绛、元胡、丹皮、茹、贝，下左金丸而愈。

逾年以他疾殁于任所。（王孟英《王氏医案续编·卷五》）

王妇年五十余，初患左目赤，渐至发热，医投温散，便泻而厥，进以补剂，少腹宿瘕攻痛，势极危殆。孟英诊之，脉甚弦软，舌绛而渴。与苁蓉、橘核、当归、元胡、龟板、石英、螵蛸、茯苓、栀、楝、萸、连，数服而安。

**【石念祖评析】**

此病肝风内动故厥。肝风一动，则周身之气逆上，故少腹宿瘕攻痛。脉弦为阴虚肝热，脉软为阴中之阳虚，重用龟板、石英以潜镇。血龟板（杵）四两、紫石英（杵）五钱、醋炙海螵蛸（杵）四钱（三味先煨八钟）、淡苁蓉三钱、橘核（杵，次入）一钱、箱归身二钱、元胡索一钱半、云苓三钱、黑栀皮三钱、楝核（杵，先）三钱、淡吴萸六分、酒炒川连八分。（石念祖《王孟英医案绎注·卷六·目赤》）

**【原案】**

王天成牙行一妇，年五十余，初患左目赤，渐至发热，医投温散，便泄而厥，进以补剂，少腹宿瘕攻痛，势极危殆。丐孟英诊之，脉甚弦软，舌绛而渴。与苁蓉、橘核、当归、元胡、龟板、石英、螵蛸、茯苓、栀、楝、苓、连，数服而安。

逾年以他病卒。（王士雄《王氏医案续编·卷四》）

王季杰外家（指已婚男子在家庭外包养的女人。——编者注），秋夜陡患霍乱，腹痛异常。诊其脉，细数而弦，肢冷畏寒，盖覆甚厚。询其口，不渴而泻，亦不热。然小便全无，吐者极苦，舌色甚赤。新凉外束，伏暑内发也。绛雪、玉枢丹灌之皆不受，泻至四五次，始觉渐热而口大渴，仍不受饮，语言微謇。孟英令捣生藕汁徐灌之，渐能受，随以苓、连、苡、楝、栀、茹、桑、斛、蒲公英煎服，痛即减，吐泻亦止。改用轻清法而愈。石念祖评析：酒炒枯苓一钱半、酒炒川连八分、生苡仁（杵）八钱、酒炒楝核二钱（杵，先）、酒炒栀皮一钱半、冬桑叶三

钱、姜竹茹（次入）三钱、石斛（先煎）八钱、蒲公英五钱。药温服。（石念祖《王孟英医案绎注·卷十·霍乱转筋》）

【原案】

季杰之妾，秋夜陡患霍乱，腹痛异常，诊其脉细数而弦，肢冷畏寒，盖覆甚厚，询其口不渴，而泻亦不热，然小溲全无，吐者极苦，舌色甚赤，新凉外束，伏暑内发也。绛雪、玉枢丹灌之皆不受。泻至四五次，始觉渐热，而口大渴，仍不受饮，语言微謇，余令捣生藕汁徐灌之，渐能受，随以芩、连、苽、楝、栀、斛、桑、茹、蒲公英煎服，痛即减，吐泻亦止，改用轻清法而愈。（王士雄《随息居重订霍乱论·第三医案篇》）

翁氏妇患目疾，自春徂夏，治不能瘳，渐至腹中痞胀，痛不可当，食不能下，便秘形消。孟英视之，乃肝郁痰滞而误补以致殆也。脉弦数而滑，与金铃子散合雪羹煎，吞当归龙荟丸及礞石滚痰丸。三投即效，服至二十余日，各恙皆蠲。

【石念祖评析】

楝核（杵，先）四钱、元胡索（次入）二钱、淡海蜇二两、整荸荠一两，药送滚痰丸三钱、龙荟丸一钱。（石念祖《王孟英医案绎注·卷五·腹胀》）

【原案】

翁氏妇患目疾，自春徂夏，治不能瘳，渐至腹中痞胀，痛不可当，食不能下，便秘形消。孟英视之，乃肝郁痰滞而误补以致殆也。脉弦数而滑，与金铃子散合雪羹煎，吞当归龙荟丸暨礞石滚痰丸。三投即效，服至二十余日，各恙皆蠲，眠食如旧。（王士雄《王氏医案续编·卷三》）

又孟英视钱妪腹痛欲绝证，因见弦滑之脉，与当归龙荟丸而安。（石念祖《王孟英医案绎注·卷六·腹痛》）

**【原案】**

又夏酝泉延孟英视钱妪腹痛欲绝证，因见弦滑之脉，与当归龙荟丸而安。（王士雄《王氏医案续编·卷四》）

张月波弟陡患腹痛，适饱啖羊肉面条之后，医皆以为食滞，连进消导，痛甚而渴，得饮大吐，二便不行。又疑寒结，叠投燥烈，其病益加，呻吟欲绝，已四日矣。孟英视之，脉弦数，苔干微黄，按腹不坚，以海蜇一斤，凫茈一斤，煎汤频灌，果不吐。令将余汤煎栀、连、楝、斛、茹、芩、枇杷叶、知母、延胡、柿蒂、旋覆为剂，吞龙荟丸。投匕而溲行痛减，次日更衣而愈。

**【石念祖评析】**

痛甚而渴三句，本系温药伤阴，肝阳逆上，叠投燥烈，阴津将涸，故以大剂雪羹频灌救阴。汤煎黑栀皮三钱、酒炒川连一钱、酒炒楝核（杵，先）二钱、石斛（先煎）一两、姜竹茹三钱、酒炒枯芩一钱半、鲜枇叶（刷，包）三钱、酒炒知母三钱、元胡索一钱半、干柿蒂十个、旋覆（包，先）三钱，药送龙荟丸三钱。（石念祖《王孟英医案绎注·卷七·腹痛》）

**【原案】**

张月波令弟，陡患腹痛，适饱啖羊肉面条之后，医皆以为食滞，连进消导，痛甚而渴，得饮大吐，二便不行。又疑寒结，益投燥热，其病益加，呻吟欲绝，已四日矣。孟英视之，脉弦数，苔干微黄，按腹不坚，以海蜇一斤，凫茈一斤，煎汤频灌，果不吐，令将余汤煎栀、连、楝、斛、茹、芩、枇杷叶、知母、延胡、柿蒂、旋覆为剂，吞龙荟丸。投匕而溲行痛减，次日更衣而愈。（王孟英《王氏医案续编·卷五》）

朱湘槎子忽于饱食后大吐而厥，冷汗息微。孟英视之，厥甫回而腹痛异常，口极苦渴，二便不行，脉来弦缓，乃痰滞而热伏厥阴，肝气无从疏泄也。投雪羹、栀、楝、元胡、苁蓉、黄、连、橘核、旋覆、竹茹、蒎汁之药。石念祖评析：大吐而厥脉证六句，皆肝热塑痰，肝不疏泄之象。淡海蜇（先煎）二两、荸荠（打）一两、黑栀皮三钱、川楝核（杵，先）三钱、元胡索一钱半、淡吴萸六分、姜炒川连八分、橘核（杵）一钱半、姜竹茹三钱、蒎汁半酒杯（冲）、淡苁蓉一钱半。一剂痛减，再服便行而愈。（石念祖《王孟英医案绎注·卷七·厥逆》）

**【原案】**

朱湘槎令郎留耕，忽于饱食后大吐而厥，冷汗息微，急延孟英视之。厥甫回而腹痛异常，口极苦渴，二便不行，脉来弦缓，乃痰滞而热伏厥阴，肝气无从疏泄也。投雪羹、栀、楝、元胡、苁蓉、萸、连、橘核、旋覆、竹茹、蒎汁之药。一剂痛减，再服便行而愈。（王孟英《王氏医案续编·卷五》）

## 腹胀医案

石子章患腹胀，朱某与大剂温补之药，殊若相安。孟英曰：形瘦脉数，舌色干红，此为阴虚热胀，昔年范次侯妻暨杨改之如君之恙，皆类此，医咸攻补遍施，病无小效。吾以极苦泄热、微辛通络之法投之，应手而瘳。石念祖评析：白头翁一钱、炒川黄柏一钱五分、川楝核（杵，先）三钱、青果（杵，先）三钱、生白蒺（次入）三钱、大生地（开水泡汤煎药，去渣）八钱、鲜钗斛（杵，先）一两、济银花八钱、元参片（泡煎，去渣）一两、陈木瓜三钱、生赭石（杵，先）一两、旋覆花（绢包）三钱。今子病初起时胀不碍食，证非气分可知，而温补不助胀，遂服之不疑。不知阴愈耗，石念祖评析：温补劫阴。络愈痹，石念祖评析：阴虚者气随津布，津液耗则气不行。胀虽不加，而肌愈削，石念祖评析：气不随津布则肉枯。脉愈数，石念祖评析：温补伤阴则脉数。干呛气急，石念祖评析：温补伤阴，阳日见其有余，阴日见其不足，则干呛气急。与女子之风消息贲何以异耶？石念祖评析：女子患阳有余阴不足，致水不涵木，则肝阳逆上，名内风。风消者，言内风能消耗其肌肉，肉阴类。息贲者，贲训奔，言肺气有升无降。若人之奔驰者言，以上皆温补劫阴所必致。寻果不起。予按：喻氏始言男子亦有血蛊证，可见男女虽别，而异中有同，同中有异，临证者不可胶柱以鼓瑟也。（石念祖《王孟英医案绎注·卷三·腹胀》）

**【原案】**

石子章患腹胀，朱某与大剂温补之药，殊若相安。孟英见而非之。彼云：服之略不助胀，正须多服图痊，君何疑焉？孟英曰：形瘦脉数，舌色干红，此为阴虚热胀，昔年范次侯室暨杨改之如君之恙，皆类此，医咸攻补遍施，病无小效。吾以极苦泄热、微辛通络之法投之，应手而瘥。今子病初起时胀不碍食，证非气分可知，而温补不助胀，遂服之不疑。不知阴愈耗，络愈痹，胀虽不加，而肌愈削，脉愈数，干哕气急，与女子之风消息贲何以异耶？寻果不起。予按：喻氏始言男子亦有血蛊证，可见男女虽别，而异中有同，同中有异，临证者不可胶柱以鼓瑟也。（王士雄《王氏医案续编·卷一》）

## 泄泻医案

广孔愚久患泄泻，而舌黑气短，自春徂冬，治而不效。孟英视之，曰：劳心太过，阳烁其阴，人见其泄泻，辄与温中，不知肺受火刑，气失清肃，而短促于上，则水源不生，自然溺少便泻矣。投以肃肺清心、凉肝滋肾之法，果得渐瘥。

**【石念祖评析】**

溏泻多寒虚证。而舌黑气短，"而"字着眼，言此溏泻非寒虚证也。溺少便泻四字，度尽金针，便泻多寒虚证，溺少则为热实阴伤证。虽便泻合之溺少舌黑气短则为热炽阴伤，此便泻必臭味差池，寒泻无臭，热泻大臭。方用活水芦根二两、酒炒雅连八分、北沙参八钱、花麦冬四钱、南花粉五钱、鲜石斛（杵，先）一两、川楝核（杵，先）四钱、淡海蜇（先煎）四两、连皮荸荠（打）二两、生蛤壳一两、海浮石五钱（二味同杵，先）、乌梅肉三钱、玄参片八钱（开水泡冲，去渣）。（石念祖《王孟英医案绎注·卷二·泄泻》）

**【原案】**

广孔愚司马，久患溏泄，而舌黑气短，自春徂冬，治而不效。孟英视之，曰：劳心太过，阳烁其阴，人见其溏泄，辄与温中，不知肺受火刑，气失清肃，而短促于上，则水源不生，自然溺少便泻矣。投以肃肺清心、凉肝滋肾之法，果得渐瘳。（王士雄《王氏医案·卷二》）

何揩阶妻素患肝厥，仲夏患感。沈樾亭按温证法治之，内风不致陡动，而大便泄泻，脉细而弦，渴饮痰多，不饥不寐。孟英商投白头翁汤，加三甲、石斛、茯苓、竹茹而安。随以峻补善后而痊。

**【石念祖评析】**

辨证在不饥不寐。不饥不寐为热炽阳浮，肝风暗动。白头翁一钱半、酒炒川连一钱、酒炒黄柏三钱、云苓三钱、姜竹茹四钱、煅牡蛎（杵）六两、血龟板（杵）四两、血鳖甲（杵）二两（三味同先煨八钟，取汤代水煎药）。峻补方：大生地八钱、明天冬（切）六钱、花麦冬四钱、女贞（杵）五钱、川贝（杵）四钱、赖橘红一钱、云茯苓三钱、陈木瓜一钱半、楝核（杵，先）四钱、血鳖甲（杵）四两、血龟板（杵）一两（三味先煨八钟，取汤代水煎药）、清阿胶（炖，和服）二钱。（石念祖《王孟英医案绎注·卷七·肝厥》）

**【原案】**

何揩阶令正，素患肝厥，仲夏患感。沈樾亭按温证法治之，内风不至陡动，而大便泄泻，泄泻乃湿温应有之证，不足为异。脉细而弦，渴饮痰多，不饥不寐，因邀孟英商之。投白头翁汤，加三甲、石斛、茯苓、竹茹而安。随以峻补善后而痊。（王孟英《王氏医案续编·卷五》）

康康侯妇久伤谋虑，心火外浮，面赤齿疼，因啖西瓜，遂脘闷不舒，喜得热按，泄泻不食，自觉舌厚数寸，苔色灰腻。孟英与厚朴、滑石、葱白、薤白、枇杷叶、橘皮、薄荷、旋覆、省头草。一剂霍然。

**【石念祖评析】**

此系医食之药。心火外浮二语，本阴虚火升之象。误食西瓜过剂，遂致甘寒败脾。制厚朴一钱、西滑石（先煎）三钱、鲜葱白一钱半、鲜薤白（打）一钱半、姜枇叶（刷，包）三钱、陈橘皮一钱五分、苏荷尖八分、旋覆花（绢包，先煎）一钱半、省头草三钱。此方得力尤在厚朴、葱白。阴虚误食甘寒伤脾，以辛凉分别升泄之，自然泻止苔化。（石念祖《王孟英医案绎注·卷四·伤食》）

**【原案】**

康康侯司马之夫人，久伤谋虑，心火外浮，面赤齿疼，因啖西瓜，遂脘闷不舒，喜得热按，泄泻不饥，自觉舌厚数寸，苔色灰腻。此寒湿郁闭其热也，用辛通淡渗之剂，斯愈矣。孟英与厚朴、滑石、葱白、薤白、枇杷叶、橘皮、薄荷、旋覆、省头草。一剂霍然。（王士雄《王氏医案续编·卷二》）

康康侯妻泄泻频年，纳食甚少，稍投燥裂，咽喉即痛，多医不效。孟英诊曰：脾虚饮滞，肝盛风生之候也。用参、术、橘、半、桂、苓、楝、芍、木瓜、蒺藜，投之渐愈。

**【石念祖评析】**

泄泻频年，纳食甚少，脾元虚寒可知。若脾热泄泻，则泄去一分热邪，即能进一分食品。稍投燥裂，咽喉即痛者，咽喉部位最高，肝风逆上，戕贼肺阴，燥裂入咽喉先受之，故觉痛。肝盛生风之因，起于脾虚饮滞，脾所融化之津液，先已变成痰饮，更何能阴庇肝肾，靖息风阳？故治脾虚饮滞宜偏重。潞党参三钱、炒白术二钱、制半夏米八钱、赖橘红一钱五分、白茯苓三钱、粗桂木（次入）三分、川楝核（杵，先）三钱、整大白芍（杵，先）四钱、陈木瓜二钱、生白蒺（去刺，次入）八

分。(石念祖《王孟英医案绎注·卷三·泄泻》)

**【原案】**

康康侯司马之夫人,泄泻频年,纳食甚少,稍投燥烈,咽喉即疼。治经多手,不能获效。孟英诊曰:脾虚饮滞,肝盛风生之候也。用参、术、橘、半、桂、苓、楝、芍、木瓜、蒺藜。健脾涤饮平肝,丝丝入扣。投之渐愈。(王士雄《王氏医案续编·卷一》)

某新秋陡患洞泻如注,即浑身汗出如洗,恹恹一息。孟英往勘,脉来沉细,身不发热,俨似虚寒之证,惟苔色黄腻,小溲全无,乃湿热病也。与桂苓甘露饮加厚朴,投匕而瘳。

**【石念祖评析】**

木猪苓三钱、生泽泻三钱、云苓一钱半、生石膏(先煎)一两二钱、西滑石(先煎)五钱、制厚朴(次入)一钱。(石念祖《王孟英医案绎注·卷十·泄泻》)

**【原案】**

仲韶弟主于叶氏,乙卯新秋,陡患洞泻如注,即浑身汗出如洗,恹恹一息,黄夜速余往勘。脉来沉细,身不发热,俨似虚寒之证,惟苔色黄腻,小溲全无,乃湿热病也。予桂苓甘露饮加厚朴,投匕而瘳。(王士雄《随息居重订霍乱论·第三医案篇·梦影》)

吴孙患发热洞泻,大渴溲少,涕泪全无。孟英曰:暑风行于脾胃也。以沙参、生薏苡、生扁豆、银花、石斛、滑石、甘草、竹叶、冬瓜皮,澄地浆煎服,数日而痊。

按:此等证,幼科无不作惊风治,因而夭折者多矣。

**【石念祖评析】**

北沙参三钱,生苡仁(杵)四钱,生扁豆(杵,先)一钱半,济银花、石斛(先煎)(各)五钱,西滑石(包,先)三钱,生粉草二钱,鲜竹叶一钱,冬瓜皮四钱,澄地浆煎服。(石念祖《王孟英医案绎注·卷五·泄泻》)

【原案】

吴酝香孝廉令孙兑官，患发热洞泻，大渴溲少，涕泪全无。孟英曰：暑风行于脾胃也。以沙参、生薏苡、生扁豆、银花、石斛、滑石、甘草、竹叶、冬瓜皮，澄地浆煎服，数日而痊。

按：此等证，幼科无不作惊风治，因而夭折者多矣。（王士雄《王氏医案续编·卷三》）

杨氏妇，孀居，患泻，久治不瘳。孟英曰：风木行胃也。误招张某，大进温补，乃致腹胀不食，夜热不眠，吐酸经秘，头疼如劈。复乞孟英诊之，先投苦泄佐辛通以治其药，嗣以酸苦息风安胃，匝月乃瘳。续与调补，汛至而康。

【石念祖评析】

孀居抑郁伤肝，肝阳犯胃，胃不能胜而泻，为风木行胃。温补愈助肝阳，故有腹胀不食四句现证。苦涩佐辛通方：白头翁三钱、姜炒川黄柏三钱、赖橘红（次入）一钱五分、石菖蒲（次入）一钱、姜竹茹三钱、丝瓜络三钱、生莱菔子（研）三钱、晚蚕砂五钱。酸苦息风安胃方：绿萼梅二钱、干桑葚（杵）三钱、鲜青果（连核杵，先）三个、乌梅肉三钱、整大白芍（杵，先）二两、川楝核（杵，先）四钱、酒炒胆草二钱、生粉草三钱、钗石斛（杵，先）一两、生石膏（先煎）八钱、花麦冬四钱、南花粉五钱。（石念祖《王孟英医案绎注·卷三·泄泻》）

【原案】

杨氏妇，孀居，患泻，久治不瘳。孟英曰：风木行胃也。彼不之信，另招张某，大进温补，乃致腹胀不食，夜热不眠，吐酸经秘，头疼如劈。复迄孟英视之。先投苦泄佐辛通以治其药，嗣以酸苦息风安胃，匝月乃瘳。续与调补，汛至而康。（王士雄《王氏医案续编·卷一》）

姚树庭，古稀久泻，群医杂治不效。孟英曰：弦象独见于右关，按之极弱，乃土虚木贼也。前方皆主温补升阳，理原不背，义则未尽耳。如姜、附、肉蔻、骨脂之类，气热味辣，虽能温脏，反助肝阳，肝愈强则脾愈受戕。且辛走气，而性能通泄，与脱者收之之义大相刺谬。鹿茸、升麻，可治气陷之泻，非斡旋枢机之品。至熟地味厚滋阴，更非土受木克，脾失健行之所宜。纵加砂仁酒炒，终不能革其腻滞之性，方方用之，无怪乎愈服愈泻，徒藉景岳"穷必及肾"为口实也。与异功散加山药、扁豆、莲子、乌梅、木瓜、芍药、蒺藜、石脂、余粮，服之果效。恪守百日，竟得康强。

**【石念祖评析】**

右关脉主脾胃，切脉以沉分为主。土虚木贼，土虚则木贼之，偏重土虚，木贼则兼证也。潞党参五钱，炒白术四钱，白茯苓三钱，炒甘草三钱，炒焦蛀陈皮一钱，炒山药三钱，炒扁豆三钱，生建莲（去心不去皮）三钱，乌梅肉三钱，陈木瓜三钱，土炒白芍一钱五分，炒白蒺藜（去刺）六分，土炒赤石脂、余粮（各）一钱，药和服。四君合山药、扁豆、莲子补土虚为正治。莲子留皮去敛涩，去心恐苦寒败土；无陈皮，则一派补土中无宣降之品，炒焦者恐其辛窜；乌梅、木瓜、白芍为兼证肝阳药；白芍减用恐微寒；蒺藜又为乌梅、木瓜、白芍反佐之品；石脂、余粮和服，取其涩肠止泻，急则治标之义也。（石念祖《王孟英医案绎注·卷一·泄泻》）

**【原案】**

姚树庭以古稀之年而患久泻，群医杂治不效，金以为不起矣。延至季秋，邀孟英决行期之早晚，非敢望愈也。孟英曰：弦象独见于右关，按之极弱，乃土虚木贼也，调治得法，犹可引年，何以遽尔束手乎？乃出从前诸方阅之，皆主温补升阳。曰：理原不背，义则未尽耳。如姜、附、肉蔻、骨脂之类，气热味辣，虽能温脏，反助肝阳，肝愈强则脾愈受戕。且辛走气，而性能通泄，与脱者收之之义大相刺谬。而鹿茸、升麻可治气陷之泻，而非斡旋枢机之品。至熟地味厚滋阴，更非土受木克、脾失健行之所宜。纵加砂仁酒炒，终不能革其腻滑之性，方方用之，无怪乎愈服愈泻，徒藉景岳"穷必及肾"为口实也。眉批：语语精义，由此类推，可以知用药之权衡矣。与异功散加山药、扁豆、莲子、乌梅、木瓜、芍药、蒺藜、石脂、余粮，扶脾抑肝，加以收摄下焦，须看其与病证针锋相对处。服之果效。恪守百日，竟得康强。越三载，以他疾终。（王士雄《王氏医案·卷一》）

叶杏江子患发热泄泻，医治十七日不效，骨瘦如柴，音嘶气逆。孟英诊之，脉数大渴，汗多苔黄。以竹叶石膏汤加减，十余剂渐以向愈。大解反坚燥，继与滋养而康。

【石念祖评析】

脉数为阴虚挟热，余皆热炽肺伤之象。鲜竹叶二钱，生石膏（先煎）一两二钱，酒炒知母四钱，活水芦根二两，鲜枇叶（刷，包）三钱，海浮石、生蛤壳（各）五钱（同杵，先），旋覆花（绢包，先煎）三钱，淡海蜇（先煎）一两。（石念祖《王孟英医案绎注·卷四·泄泻》）

【原案】

叶杏江仲郎，患发热泄泻，肺移热于大肠。医治十七日不效，骨瘦如豺，音嘶气逆。所亲许芷卿荐孟英诊之。脉数大渴，汗多苔黄。以竹叶石膏汤加减，十余剂渐以向愈。大解反坚燥，继与滋养而康。（王士雄《王氏医案续编·卷二》）

一男子患便血，医投温补，血虽止而反泄泻浮肿，延及半年。孟英诊之，脉数舌绛。曰：此病原湿热，温补反伤阴液。与芩、连、栀、芍、桑叶、丹皮、银花、石斛、楝实、冬瓜皮、鳖甲、鸡金等药，旬余而愈。

【石念祖评析】

脉数舌绛，均属阴虚挟热。酒炒枯芩一钱五分、酒炒川连六分、黑栀皮一钱五分、川楝核（杵，先）二钱、整大白芍（杵，先）八钱、冬桑叶四钱、丹皮二钱、济银花一两、鲜石斛（杵，先）一两、冬瓜皮三钱、血鳖甲一两（杵，先煨八句钟）、炙鸡金（研）三钱。（石念祖《王孟英医案绎注·卷四·便血》）

**【原案】**

一男子患便血，医投温补，血虽止而反泄泻浮肿，延及半年。孟英诊之，脉数舌绛，曰：此病原湿热，温补反伤阴液。与芩、连、栀、芍、桑叶、丹皮、银花、石斛、楝实、冬瓜皮、鳖甲、鸡金等药，旬余而愈。（王士雄《王氏医案续编·卷二》）

一人患晨泻有年，累治不效，春间尤甚。孟英按其脉曰：汝虽苦泻，而泻后腹中反觉舒畅乎？其人对曰：诚然。苟不泄泻，又胀闷减食矣。而服四神、附、桂之药，其泻必加，此何故也？曰：此非温升补涩之证，乃肝强脾弱，木土相凌。处一方令其常服，数帖即安，后竟无此恙矣。方用白术、苡仁、黄连、楝实、桂枝、茯苓、木瓜、芍药、蒺藜、橘皮而已。

**【石念祖评析】**

春间尤甚，已露肝强。泻后腹中反觉舒畅者，肝强贼脾。得泄泻稍解其郁抑之苦，服四神、附、桂反加者，温热助肝贼脾。肝强脾弱，两脏俱病，惟肝强较重。炒白术三钱、炒苡仁（杵）八钱、酒炒川连八分、川楝实（杵，先）四钱、鲜桑枝三钱、白茯苓四钱、陈木瓜三钱、整白芍（杵，先）二两、生白蒺（去刺）三钱、蛀陈皮一钱五分。（石念祖《王孟英医案绎注·卷二·泄泻》）

**【原案】**

一人患晨泄有年，累治不效，而春间尤甚。孟英按其脉曰：汝虽苦泻，而泻后腹中反觉舒畅乎？曰：诚然。苟不泄泻，又胀闷减食矣。而服四神、附、桂之药，其泻必加，此曷故也？曰：此非温升补涩之证，乃肝强脾弱，木土相凌。处一方令其常服，数帖即安，后竟无此恙矣。方用白术、苡仁、黄连、楝实、桂枝、茯苓、木瓜、芍药、蒺藜、橘皮而已。

**【眉批】**

扶脾抑肝，制方灵动。（王士雄《王氏医案·卷二》）

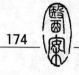

詹耀堂子年二十，患霍乱，服姜、桂数剂，泻不止，素吸鸦片，疑为虚漏，补之泻益甚。孟英视之，大渴而脉弦数，幸而起病不因暑热，然阴分素亏，虽饮冷贪凉，热药岂堪过剂？设无便泻以分其药力，则津液早枯矣。与白头翁汤合封髓丹，加银花、绿豆、石斛。一剂知，二剂已。石念祖评析：方义甘凉救阴，苦寒泻暑。酒炒白头翁一钱半、酒炒川柏三钱、酒炒川连一钱、大生地八钱、明天冬（切）六钱（开水泡煎，去渣）、济银花一两五钱、生绿豆（先煎）五钱、石斛（先煎）一两。（石念祖《王孟英医案绎注·卷十·霍乱》）

**【原案】**

婺源詹耀堂子，年二十，患霍乱，服姜、桂数剂，泻不止，素吸鸦片，疑为虚漏，补之泻益甚，始延余视。大渴而脉弦数，幸而起病不因暑热，然阴分素亏，虽饮冷贪凉，热药岂堪过剂，设无便泻以分其药力，则津液早枯矣。予白头翁汤合封髓丹，加银花、绿豆、石斛，一剂知，二剂已。（王士雄《随息居重订霍乱论·第三医案篇·梦影》）

赵菊斋媳素患阴虚内热，时或咯血，去年孟英已为治愈，既而汛事偶愆，孟英诊曰：病去而孕矣。今春娩后患泻，专科进以温热之方，而咳嗽乃作；更医改授养营之剂，则滑泄必加；签药乩方，备尝莫效。孟英投以甘麦大枣配梅连之法，证渐轻减。继为姻党尼之，多方蛮补，遂致腹痛减餐，日下数十行，皆莹白坚圆，如白蒲桃之形，上紫血丝。乞援孟英，予仲景当归生姜羊肉汤，每剂吞鸦胆仁二十一粒，以龙眼肉为衣。果两服而便转为溏，痛即递减。再与温养奇经之龟板、鹿角霜、归、苓、杞、菟、甘、芍、乌鲗、苁蓉、蒲桃、藕等药，调理而痊。

**【石念祖评析】**

温养奇经方：醋炙龟板八钱、醋炙乌贼骨五钱（同杵，先）、鹿角霜（炖，和服）三钱、箱归身三钱、云茯苓三钱、炒杞子二钱、炒菟丝饼三钱、炒粉草一钱、酒洗葡萄干三钱、酒炒赤芍一钱半、藕粉（包煎）三钱。（石念祖《王孟英医案绎注·卷九·泄泻》）

**【原案】**

赵菊斋仲媳，素患阴虚内热，时或咯血，去年孟英已为治愈，既而汛事偶愆，孟英诊曰：病去而孕矣。今春娩后患泻，适孟英赴豫章之诊，专科进以温热之方，而咳嗽乃作；更医改授养营之剂，则滑泄必加；签药乩方，备尝莫效。比孟英归，投以甘麦大枣配梅连之法，证渐轻减。继为其姻党尼之，多方蛮补，遂致腹痛减餐，日下数十行，皆莹白坚圆，如白蒲桃之形，上紫血丝。菊斋悔闷，仍乞援于孟英。予仲景当归生姜羊肉汤，每剂吞鸦胆仁二十一粒，以龙眼肉为衣。果两服而便转为溏，痛即递减。再与温养奇经之龟板、鹿霜、归、苓、杞、菟、甘、芍、乌鰂、苁蓉、蒲桃、藕等药，调理而痊。（王孟英《王氏医案续编·卷七》）

## 便秘医案

高氏妇因戒鸦片而服外洋丸药，诸无所苦，惟便秘不通，医治两月，迄不能下，且仍安谷，而面赤龈胀欲挑，每以银针嵌入齿缝，而拔出之时，银色已如煤黑。孟英诊脉滑数，与犀角、石膏、硝、黄、升麻、蜣螂为剂，和以鲜银花汁一杯。服后夜间登圊三四行，而病去及半，再予清解化毒而痊。

**【石念祖评析】**

辨中热毒，在银针拔出色如煤黑。辨实证，在脉滑数兼便秘两月。便秘脉不滑数，仍不宜下。以升麻升苦寒于至高之分，肺与大肠相表里，肺肃然后便通。犀角四钱、生石膏一两六钱（同先煎）、生厢黄四钱、元明粉一钱、生升麻一钱半、蜣螂一对（三味同次入）、鲜银花二两（开水泡，绞汁，冲）。（石念祖《王孟英医案绎注·卷九·便秘》）

**【原案】**

高氏妇因戒鸦片而服外洋丸药，诸无所苦，惟便秘不通，医治两月，迄不能下，且仍安谷，而面赤龈胀欲挑，每以银针嵌入齿缝，而拔出之时，银色已如煤黑。孟英诊脉滑数，予犀角、石膏、硝、黄、升麻、蜣螂为剂，解毒妙品。和以鲜银花汁一杯。服后夜间登圊三四行，而病去及半，再予清解化毒而痊。（王孟英《王氏医案续编·卷七》）

沈东屏年逾八秩，患腹胀便秘。孟英诊曰：耄年脉实，天畀独厚，证属阳结，法宜清火。与西洋参、石膏、白芍、知母、花粉、桑皮、橘皮、枳壳、甘草，送更衣丸，四剂而愈。

**【石念祖评析】**

西洋参三钱、生石膏（先煎）八钱、整大白芍（杵，先）二两、酒炒知母三钱、南花粉五钱、生桑白皮四钱、甜杏仁三钱、盐水炒橘皮一钱、生枳壳二钱、生粉草三钱，药送更衣丸三钱。（石念祖《王孟英医案绎注·卷三·腹胀便秘》）

**【原案】**

沈东屏年逾八秩，患腹胀便秘。孟英诊曰：耄年脉实，天畀独厚，证属阳结，法宜清火。与西洋参、石膏、白芍、知母、花粉、桑皮、杏仁、橘皮、枳壳、甘草，送更衣丸。四剂而愈。设投别药，势必迁延而败。人亦谓天年之得尽，断不料其药治之误也。

后四年始殁。（王士雄《王氏医案续编·卷一》）

姚欧亭初夏偶患大泻，后苦脾约，更旬始一更衣，既而匝月一行，甚至月余一行，极其艰滞，而先硬后溏，汗出神惫，年逾六秩，步履蹇滞，虽广服人乳及润导诸药，率不效。间或纳食如梗，呕吐酸辣，六脉迟软，苔色白润不渴，小便清长，腹无胀痛。此真中气不足，溲便为之变也，岂肠燥便秘，可以润药濡之哉？既不宜润，更不可下，以中虚开阖无权，恐一开而不复阖，将何如耶？亦不可升提，盖吐酸食哽，已形下秘上冲之势，又素吸洋烟，设一阖而竟不开，又将何如耶？爰以参、术、橘、半、旋、芍、鸡金、木瓜、枇杷叶为方。服六剂，更衣两次，解四弹丸。又三剂，解十五六丸。又三剂，下九丸而始畅，并不坚燥，亦无溏矢，毫不怯力，是药证已符，为留调理法而别。设或吐酸食哽，则暂用参、连、橘、半、旋、茹、苏叶、枇杷叶、紫石英以清肃镇息之。（石念祖《王孟英医案绎注·卷十·泄泻》）

【原案】

钱塘姚欧亭协转，复宰崇明，闻余在沪，新秋嘱令弟？庵比部持函聘余往游。以初夏偶患大泻，后苦脾约，两旬始一更衣，既而匝月一行，甚至月余一行，极其艰滞，而先硬后溏，汗出神惫，年逾六秩，步履蹇滞，虽广服人乳及润导诸药，率不效，间或纳食如梗，呕吐酸辣，六脉迟软，苔色白润，不渴，小便清长，腹无胀痛，此真中气不足，溲便为之变也，岂肠燥便秘可以润药濡之哉？既不宜润，更不可下，以中虚开阖无权，恐一开而不复阖，将何如耶？亦不可升提，盖吐酸食哽，已形下秘上冲之势，又素吸洋烟，设一阖而竟不开，又将何如耶？爰以参、术、橘、半、旋、芍、鸡金、木瓜、枇杷叶为方，服六剂，更衣两次，解四弹丸，又三剂，解十五六丸，又三剂，下九丸而始畅，并不坚燥，亦无溏矢，毫不怯力，是药证已符，为留调理法而别。设或吐酸食哽，则暂用参、连、橘、半、旋、茹、苏叶、枇杷叶、紫石英以清肃镇息之。（王士雄《随息居重订霍乱论·第三医案篇·梦影》）

姚雪樵母年逾花甲，患感两月，医皆束手。孟英诊之，身已不能转侧，水饮难于下咽，声音不出，便溺不通。曰：此热邪逗留不去，津液剥削殆尽，计其受病之时，正当酷暑，岂即温补是投，但知其虚而不知其病耶？前方惟初手顾听泉从吸受暑邪、轻清开上立治合法，余方与病无涉，而阮某小柴胡方，服之最多。盖医执此和解之法，谓不犯汗、吐、下三者之险，病家见其参、胡并用，谓补正祛邪具一举两全之美，最为上策。孰知和解足少阳传经伤寒之剂，不可以概和各经各气之各病，徒使参、胡提升热邪以上逆，致一身之治节，无以清肃下行；而姜、枣温腻湿浊于中焦，致运化之枢机，失其灌溉之布，气机愈窒，津液愈干，和解之汤愈进，而气愈不和，病愈不解，今咽喉仅容点滴，气结津枯已极。乃疏甘凉濡润之方，属其不限时刻，不计多寡，频以水匙挑入，使其渐渗下喉。一日仅灌一小杯许，灌至旬余，气机始渐流行，药可服小半剂矣。坚守前法，日以向愈，粥食递加，惟大解久不行。孟英曰：谷食安而津液充，则自解矣。若欲速妄攻，则久不纳谷之胃，尚有何物以供其荡涤哉！至九月下旬，始有欲解之势，孟英连与补气益血之药，尚不能下，于前方加蜣螂一对，热服即解。凡不更衣者，计及五十日矣。继以平补善后而痊。

**【石念祖评析】**

此病本系时疟，医误作正疟治。以小柴治伤寒之法用人参补阳，非寒虚证，则愈伤阴。身已不能转侧四句，热邪皆在气分，气伤则津伤。甘凉濡润方：蜜炙枇叶（刷，包）三钱、生甘草三钱、蜜炙桑白皮四钱、南花粉三钱、鲜地骨皮四钱、甜杏仁三钱、海浮石（先煎）四钱、干桑葚（杵，先）三钱、连皮青蔗（劈，先）一两。津回食进，宜兼补气，不可沿用凉润，致伤阳气。补气益血方：潞党参三钱、生黄芪三钱、生粉草三钱、箱归身二钱、花麦冬三钱、云茯神（人乳拌，蒸）三钱、大生地八钱、乌梅肉三钱。（石念祖《王孟英医案绎注·卷二·伤寒》）

**【原案】**

姚雪樵孝廉之太夫人，年逾花甲，患感两月，医皆束手，始延孟英诊之。身已不能转侧，水饮难于下咽，声音不出，便溺不通。曰：此热邪逗留不去，津液剥削殆尽，计其受病之时，正当酷暑，岂即温补是投，但知其虚而不知其病耶？阅前服诸方，惟初手顾听泉从吸受暑邪，轻清开上立治，为合法耳，余方非不是起死回生之药，其如与病无涉何，而阮某小柴胡方，服之最多。盖医者执此和解之法，谓不犯汗、吐、下三者之险，岂不稳当？病家见其参、胡并用，谓补正祛邪具一举两全之美，最为上策。孰知和解足少阳传经伤寒之剂，不可以概和各经各气之各病，徒使参、胡提升热邪以上逆，致一身之治节，无以清肃下行；而姜、枣温腻湿浊于中焦，致运化之枢机，失其灌溉之布，气机愈窒，津液愈干，和解之汤愈进，而气愈不和，病愈不解，今则虽有良治，而咽喉仅容点滴，气结津枯，至于此极，英雄无用武之地矣。雪樵昆季，力恳挽救。乃疏甘凉清润之方，嘱其不限时刻，不计多寡，频以水匙挑入，使其渐渗下喉。而一日之间，仅灌一小杯许，其病势之危，于此可想。直灌至旬余，气机始渐流行，药可服小半剂矣。人见转机之难，不无议论旁生，赖孟英静镇不摇，乃得日以向愈，粥食渐加，惟大解久不行，或以为忧。孟英曰：无恐也，水到渠成，谷食安而津液充，则自解矣。若欲速妄攻，则久不纳谷之胃，尚有何物以供其荡涤哉！至九月下旬，始有欲解之势，孟英连与补气益血之药，尚不能下，于前方加蜣螂一对，热服即解。凡不更衣者，计及五十日矣，闻者莫不惊异。继以平补善后而痊。（王士雄《王氏医案·卷二》）

余皆山患疟。范某云：春寒所致，用辛温散之。来某谓酒湿之疴，治以五苓，且杂参、归、姜、枣之类。病乃日甚。旬日后，脘闷腹胀，便秘气逆，躁渴自汗，昏瞀不瞑。孟英视之，曰：蕴湿固然，惟温风外袭，已从热化，何必夏秋始有热疟耶？清解之法，十剂可安。服之果效，旬日径瘥。

**【石念祖评析】**

脘闷腹胀四句，热邪皆在上焦气分。方用黑栀皮三钱，酒炒知母三钱，生石膏（先煎）八钱，炒枳实一钱五分，陈胆星（炖，和服）八分，生冬瓜子四钱，盐水炒橘皮一钱，活水芦根二两，生苡仁（杵）八钱，石菖蒲（次入）一钱，姜竹茹（次入）三钱，海浮石、蛤壳（各）五钱（杵、先），芦菔一两（煨汤煎药）。（石念祖《王孟英医案绎注·卷三·疟疾》）

**【原案】**

遂安余皆山贰尹，起复赴都，道出武林而患疟。范某云：春寒所致，用辛温散之。来某谓酒湿之疴，治以五苓，且杂参、归、姜、枣之类。病乃日甚。旬日后，脘闷腹胀，便秘气逆，躁渴自汗，昏瞀不瞑。亟迎孟英视之。曰：蕴湿固然，而温风外袭，已从热化，何必夏秋始有热疟耶？清解之法，十剂可安。服之果效，旬日径瘥。（王士雄《王氏医案续编·卷一》）

俞子患感，即兼腹痛而胀。胡某投以温散，二便不行，昏谵大渴，舌苔黑刺。孟英以犀、翘、楝、薄、栀、连、花粉、元参、大黄。服之便下神清，为去犀角，加丹皮，二帖苔化热退，惟少腹梗胀，不甚知饥。改投栀、连、楝、蒺、延胡、橘核、苁蓉、花粉、制军诸药，连解黑矢，渐以向安。

【石念祖评析】

此证孟英用下，必有脉情可据，断非仅以证论。镑犀角（先煎）四钱、连翘壳三钱、楝核（杵，先）四钱、薄荷尖（次入）一钱半、酒炒川连一钱、南花粉五钱、元参片（泡冲，去渣）一两、生厢黄（泡，纹，冲）四钱。嗣去犀角，加粉丹皮二钱。此证少腹梗胀必拒按，故以辛温行苦寒之制军。改投黑栀皮三钱、酒炒川连八分、楝核（杵，先）三钱、生白蒺三钱、延胡索一钱半、橘核（杵）一钱、淡苁蓉一钱半、药泡制军四钱。（石念祖《王孟英医案绎注·卷五·腰痛》）

【原案】

俞博泉令郎患感，即兼腹痛而胀。胡某投以温散，二便不行，昏谵大渴，舌苔黑刺。孟英以犀、翘、楝、薄、栀、连、花粉、元参、大黄。服之便下神清，为去犀角，加丹皮，二帖苔化热退，惟少腹梗胀，不甚知饥。改投栀、连、楝、蒺、延胡、橘核、苁蓉、花粉、制军诸药，连解黑矢，渐以向安。正欲养阴之际，而惑于旁言，另招金某，服大剂温补药，以图元气骤复，不知余烬内燔，营受灼而血上溢，液被烁而肌渐消，犹谓吐血宜补，形瘦为虚，竟竭力补死而后已。（王士雄《王氏医案续编·卷三》）

张妇年逾古稀，患气逆殿屎，烦躁不寐。孟英切脉滑实，且便秘面赤，舌绛痰多。以承气汤下之霍然。

**【石念祖评析】**

病在气分热实。黑栀皮三钱、丝瓜络三钱、冬瓜皮三钱、川贝母（杵）四钱、生冬瓜子四钱、石菖蒲（次入）一钱、酒炒川连一钱、元明粉一钱、生厢黄三钱（二味开水同泡冲，去渣）。（石念祖《王孟英医案绎注·卷六·气逆》）

**【原案】**

张孟皋少府令堂，年逾古稀，患气逆殿屎（指愁苦呻吟。——编者注），烦躁不寐。孟英切脉滑实，且便秘面赤，舌绛痰多。以承气汤下之霍然。逾年以他疾终。（王士雄《王氏医案续编·卷四》）

## 痢疾医案

曹左，患疟痢并作，寒少热多，滞下五色。孟英视之，面垢苔黄，干呕口渴，痛胀溺赤，汗出神疲，脉至洪数不清。与大剂芩、连、滑、朴、知母、花粉、银花、石膏、连翘、竹茹等药。投匕即减，三服而起。

**【石念祖评析】**

面垢苔黄五句，证属实热，惟干呕为阳郁不舒，神疲为阳因汗泄，故方中参用厚朴。脉洪数为阴虚挟热，故方中参用花粉。酒炒枯芩一钱半、酒炒川连一钱、酒炒知母三钱、制厚朴一钱、南花粉五钱、济银花一两五钱、生石膏（先煎）一两二钱、连翘壳三钱、姜竹茹四钱。（石念祖《王孟英医案绎注·卷五·疟疾》）

**【原案】**

曹泳之二尹，将赴代理昌化任，而疟痢并作，寒少热多，滞下五色。逆孟英视之。面垢苔黄，干呕口渴，痛胀溺赤，汗出神疲，脉至洪数不清。与大剂芩、连、滑、朴、知母、花粉、银花、石膏、连翘、竹

茹等药。投匕即减，三服而起。（王士雄《王氏医案续编·卷三》）

陈昼三病滞下，某进通因通用法，痛泄无度，呕恶不纳，汗出息微，脉弱眩晕。孟英曰：近多伏暑之痢，此独非其证也，元将脱矣。急投大剂温补，脉候渐安。一月后甫得健复。

【石念祖评析】

此证认阳微在息微脉弱。炒西芪五钱、炒潞党五钱、炒白术三钱、制半夏四钱、炒焦陈皮一钱五分、炒干姜五钱、炒厚附片（杵）三钱、五味子（研）三钱、陈木瓜三钱、紫石英五钱（杵，炭先煨八句钟）。（石念祖《王孟英医案绎注·卷三·滞下》）

【原案】

陈昼三病滞下，某进通因通用法，痛泄无度，呕恶不纳，汗出息微，脉弱眩晕。孟英曰：近多伏暑之痢，此独非其证也，元将脱矣。急投大剂温补，脉候渐安。一月后甫得健复。（王士雄《王氏医案续编·卷一》）

高汉芳患滞下色酱，日数十行，年已七十七岁。自去秋以来，渐形疲惫，即服补药，驯致见痢。黄某径用温补，势乃剧。孟英诊之，右脉弦细芤迟，口渴溲涩，时时面赤自汗。乃吸受暑邪，误作虚治，幸其所禀极坚，尚能转痢。一误再误，邪愈盛而正反虚矣。以白头翁汤加参、术、银花、芩、芍、楝、斛、延胡。二剂即减，五剂而安。继与调补，竟得霍然。

【石念祖评析】

滞下色酱，本挟热邪。补药留邪，素案极坚，尚能运邪下行作痢。脉弦为肝热，细为阴虚，芤迟为阳弱。酒炒白头翁一钱半、炒潞党三钱、炒白术三钱、济银花八钱、酒炒枯芩一钱、酒炒白芍一钱半、楝核（杵，先）二钱、石斛（先煎）四钱、酒炒元胡索（次入）一钱半。（石念祖《王孟英医案绎注·卷五·滞下》）

**【原案】**

丙午春，高汉芳患滞下色酱，日数十行，年已七十七岁。自去秋以来，渐形疲惫，即服补药，驯致见痢。黄某径用温补，势乃剧。延孟英诊之，右脉弦细乳迟，脉虚证实。口渴溲涩，时时面赤自汗。乃吸受暑邪，误作虚治，幸其所禀极坚，尚能转痢。一误再误，邪愈盛而正反虚矣。以白头翁汤加参、术、银花、芩、芍、楝、斛、延胡。二剂即减，五剂而安。继与调补，竟得霍然。

后三载，以他疾终。（王孟英《王氏医案续编·卷三》）

高若舟之庶母，年逾花甲，体丰善泻。张某向用参、术取效。今秋患白痢，张谓寒湿滞中，仍与理中加减，病遂日增，因疑老年火衰，蒸变无权，前药中复加附子，白痢果减，而腹胀且疼，不食不溺，哕逆发热，势已危殆。孟英视之，脉沉而滑数梗梗。曰：暑热未清，得毋补药早投乎？与芩、连、杏、朴、曲、芍、滑、楝、银花、海蜇、鸡内金之类。石念祖评析：白痢果减四句，热邪皆在气分。玩腹胀且疼上"而"字，则白痢不当止可知。脉沉而滑数梗梗，则实热结遏，不能自行宣达又可知。方用姜炒枯芩一钱五分、姜炒川连八分、苦杏仁（泥）二钱、姜制根朴一钱、生神曲（杵）一钱五分、酒炒白芍一钱五分、西滑石（先煎）四钱、川楝核（先）三钱、济银花八钱、淡海蜇（先煎）一两、炙鸡金（研）三钱。一剂溺行痛减，而痢下仍白。孟英曰：病机隐伏，测识匪易，前此之止，非邪净而止之止，乃邪得补而不行之止，邪气止而不行，是以痛胀欲死。夫强止其痢，遽截其疟，犹之乎新产后妄涩其恶露也。世人但知恶露之宜通，而不知间有不可通者；但知疟痢之当止，不知邪未去而强止之，其害较不止为尤甚也！今邪未清涤，而以温补药壅塞其流行之道，以致邪不能出，逆而上冲，哕不能食，是痢证之所畏。吾以通降凉润之剂，搜邪扫浊，惟恐其去之不速，病家勿以白痢为忧。寻愈。（石念祖《王孟英医案绎注·卷三·泄泻》）

**【原案】**

高若舟之庶母，年逾花甲，体丰善泻。张某向用参、术取效。今秋患白痢，张谓寒湿滞中，仍与理中加减，病遂日增，因疑老年火衰，蒸变无权，前药中复加附子，白痢果减，而腹胀且疼，不食不溺，哕逆发热，势已危殆，始迓孟英视之。脉沉而滑数梗梗。曰：暑热未清，得无补药早投乎？与芩、连、杏、朴、曲、芍、滑、楝、银花、海蜇、鸡内金之类。一剂溺行痛减，而痢下仍白。其女为屠西园之室，乃云：向服补药，白痢已止，今服凉药，白痢复作，盖病本久寒，凉药不可再用矣。孟英曰：言颇近理，使他医闻之，必改温补，但病机隐伏，测识匪易，前此之止，非邪净而止之止，乃邪得补而不行之止，邪气止而不行，是以痛胀欲死。夫强止其痢，遽截其疟，犹之乎新产后妄涩其恶露也。世人但知恶露之宜通，而不知间有不可妄通者；但知疟痢之当止，而不知邪未去而强止之，其害较不止为尤甚也！今邪未清涤，而以温补药壅塞其流行之道，以致邪不能出，逆而上冲，哕不能食，是痢证之所畏。吾以通降凉润之剂，搜邪扫浊，惟恐其去之不速，胡反以白痢复作为忧，岂欲留此垢滞于腹中，冀其化脂膏而填空隙，故若是之宝惜而不愿其去耶？

**【眉批】**

通达之论，医所宜知。幸若舟深信，竟从孟英议。寻愈。（王士雄《王氏医案续编·卷一》）

管氏妇，自去秋患赤痢，多医罔效，延至暮春。孟英诊脉弦数，苔黄渴饮，腹胀而坠，日热夜甚。用白头翁汤合金铃子散加芩、芍、栀、斛，吞驻车丸。浃旬而愈。

**【石念祖评析】**

此证热邪大伤气分之阴，其人体气必实。酒炒白头翁一钱五分、酒炒川连八分、川楝核（杵，先）三钱、酒炒枯芩一钱五分、元胡索（次入）一钱五分、整大白芍（杵，先）二两、黑栀皮三钱、鲜钗斛（杵，

先）一两，药送驻车丸三钱。方义取驻车丸内有干姜，可以行使一派苦寒。（石念祖《王孟英医案绎注·卷四·痢疾》）

**【原案】**

管氏妇，自去秋患赤痢，多医罔效，延至暮春。孟英诊脉弦数，苔黄渴饮，腹胀而坠，五热夜甚。用白头翁汤合金铃子散，加芩、芍、栀、斛，吞驻车丸。浃旬而愈。（王士雄《王氏医案续编·卷二》）

金魁官九月间患五色痢，日下数十行，七八日来，口噤不纳，腹痛呻吟，危在旦夕矣。孟英视之，曰：暑挟食耳，误服热药矣，攻补皆不可施也，轻清取之，可即愈焉。以北沙参、黄连、鲜莲子、栀子、黄芩、枇杷叶、石斛、扁豆、银花、桔梗、山楂、神曲、滑石为方。石念祖评析：痢日下数十行四句，病情皆在气分。暑伤气阴，攻则伤正，补则助邪。经云："上焦如羽，非轻不举。"北沙参三钱、姜炒川连六分、姜炒枯芩一钱五分、鲜莲子三钱、黑栀皮一钱五分、姜炒鲜枇叶（刷，包）三钱、鲜石斛（杵，先）四钱、生扁豆（杵）一钱五分、济银花三钱、苦桔梗（次入）一钱、生山楂（杵，次入）一钱、生神曲（杵，次入）一钱五分、西滑石（包，先）三钱。覆杯即安，旬日而起。孟英尝曰：莲子最补胃气而镇虚逆，若反胃由于胃虚而气冲不纳者。但以干莲子细嚼而咽之，胜于他药多矣。凡胃气薄弱者，常服玉芝丸（猪肚一具洗净，以莲子去心入肚内，水煎糜烂收干，捣为丸服用即可。——编者注），能令人肥健。至痢证噤口，皆是热邪伤其胃中清和之气。故以黄连苦泄其邪。即仗莲子甘镇其胃。唯鲜莲子煎之清香不浑，镇胃之功独胜。（石念祖《王孟英医案绎注·卷二·五色痢》）

**【原案】**

金愿谷舍人次郎魁官，九月间患五色痢，日下数十行，七八日来，口噤不纳，腹痛呻吟，危在旦夕矣。有主人参以补之者，有主生军以荡之者，举家惶惶，不知所措。孟英视之曰：暑挟食耳，误服热药矣，攻补皆不可施也，轻清取之，可即愈焉。以北沙参、黄连、鲜莲子、栀子、黄芩、枇杷叶、石斛、扁豆、银花、桔梗、山楂、神曲、滑石为方。其家以为病深药淡，恐不济事。西席庄晓村云：纵使药不胜病，而议论极是，定不致加病也。竭力赞其居停投之，覆杯即安，旬日而起。予闻孟英尝曰：莲子最补胃气而镇虚逆，若反胃由于胃虚而气冲不纳者，但日以干莲子细嚼而咽之，胜于他药多矣。凡胃气薄弱者，常服玉芝丸，能令人肥健，至痢证噤口，皆是热邪伤其胃中清和之气，要言不烦。故以黄连苦泄其邪，即仗莲子甘镇其胃。今肆中石莲皆伪，味苦反能伤胃，切不可用。惟鲜莲子煎之清香不浑，镇胃之功独胜。如无鲜莲则干莲亦可用。或产莲之地，湖池中淘得入水不腐之老莲，即古所谓真石莲也。昔人治噤口痢多用此，然可不必拘泥，庶免作伪之人，以赝乱真，反致用而无效，徒使病不即愈也。

**【眉批】**

噤口痢，虚热在胃也。补虚则碍热，清热则妨虚。兹又加以食积，尤为棘手，须看其用药圆到处。

附：玉芝丸：猪肚一具，治净，以莲子去心，入肚内，水煎糜烂，收干，捣为丸服。（王士雄《王氏医案·卷二》）

孟英治乍浦人滞下证，昼夜百余行，不饥不渴，而欲呕，腹痛上及于心胸，切其脉颇平和，是寒湿也，与时行暑湿痢大相径庭。投姜、桂、萸、朴之剂，数服霍然。

**【石念祖评析】**

炒干姜四钱、肉桂心二钱、生吴萸（次入）一钱半、制厚朴三钱、制半夏四钱、炒陈皮一钱半、省头草三钱、煨姜三钱、鲜薤白（打）三钱、鲜葱白三钱、陈木瓜三钱。（石念祖《王孟英医案绎注·卷八·滞下》）

**【原案】**

谢再华请孟英治乍浦人滞下证，昼夜百余行，不饥不渴，而欲呕，腹痛上及于心胸，切其脉颇平和，是寒湿也，与时行暑湿痢大相径庭。

投姜、桂、萸、朴之剂，数服霍然。（王孟英《王氏医案续编·卷六》）

戚妪病痢，朱某以其年老，而为舍病顾虚之治，渐至少腹结块，攻痛异常，大渴无溺，杳不知饥，昼夜百余行，五色并见，呼号欲绝。孟英诊之，脉至沉滑而数，因谓曰：纵使暑湿深受，见证奚至是耶？此必温补所酿耳！夫痢疾古称滞下，明指欲下而涩滞不通也，顾名思义，岂可以守补之品，更滞其气？燥烈之药，再助其虐乎？少腹聚气如瘕，痢证初起，因于停滞者有之，今见于七八日之后，时欲冲逆，按之不硬，则显非停滞之可拟，实为药剂之误投。及检所服诸方，果是参、术、姜、萸、附、桂、粟壳、骨脂、川椒、乌梅等一派与病刺谬之药。但知年老元虚，不闻邪盛则实。幸未呕哕，尚可希冀一二。遂与苁蓉、楝、芍、芩、连、橘、斛、楂、曲、元胡、绿梅、鳖甲、鸡金、鼠矢、海蜇，出入互用，数帖渐安。石念祖评析：舍病顾虚最谬。邪能伤正，邪不去则虚者愈虚。少腹结块七语及脉至沉滑而数一语，皆温补助热耗伤肺胃阴分之象。脉沉滑为热痰结伏，数为阴虚挟热。幸未呕哕，尚可希冀一二者，热痢误投温补，全仗胃气通润下行，方得热蠲阴复，呕哕则肝阳贼胃，胃且自失其用，何能通润下行？酒炒枯芩三钱、酒炒川连一钱、陈橘皮一钱、生山楂（件）一钱五分、生神曲（杵）二钱（三味同次入）、整大白芍（杵，先）二两、两头尖三钱、钗石斛（杵，先）一两。更方去芩、连、橘皮，加绿萼梅（次入）一钱五分、川楝核（杵，先）四钱。再更方去楂、曲，加元胡索（次入）一钱五分、血鳖甲一两（多杵，先煨六句钟）。再更方去元胡、绿梅，加泡洗海蜇（先煎）二两、淡苁蓉三钱、炙鸡金（研）五钱。继加驻车丸吞服（前方每日以药送丸二钱）。逾月始健。（石念祖《王孟英医案绎注·卷三·痢疾》）

【原案】

黄莲泉家戚妪病痢，朱某以其年老，而为舍病顾虚之治，渐至少腹结块，攻痛异常，大渴无溺，杳不知饥，昼夜百余行，五色并见，呼号欲绝，始延孟英诊之。脉至沉滑而数，因谓曰：纵使暑热深受，见证奚至是耶？此必温补所酿耳！夫痢疾古称滞下，明指欲下而涩滞不通也，顾名思义，岂可以守补之品，更滞其气？燥烈之药，再助其虐乎？少腹聚气如瘕，痢证初起，因于停滞者有之，今见于七八日之后，时欲冲逆，按之不硬，则显非停滞之可拟，实为药剂之误投，以致邪浊蟠踞，滋蔓难图。及检所服诸方，果是参、术、姜、萸、附、桂、粟壳、故纸、川椒、乌梅等一派与病刺谬之药。孟英曰：彼岂仇于妆哉？畏老而补之，见痢而止之，亦未尝不煞费苦心，而欲汝病之即愈，惜徒有欲愈之心，未明致愈之道，但知年老元虚，不闻邪盛则实，彼亦年近古稀，悬壶多载，竟毕世沉迷于立斋、景岳诸书，良可叹也！岂造化果假权于若辈乎？不然何彼书、彼术之风行哉！戚云：壬寅之病，赖君再生，今乃一误至此，恐仙丹不能救矣。孟英曰：幸未呕哕，尚可希冀一二。遂与苁蓉、楝、芍、芩、连、橘、斛、楂、曲、元胡、绿梅、鳖甲、鸡金、鼠矢、海蜇，出入互用，数帖渐安。继加驻车丸吞服，逾月始健。

【眉批】

痢疾初起即补，变成噤口者有之，延为休息者有之，邪因补而固结不解，虽有明手，无如之何，良可叹恨。（王士雄《王氏医案续编·卷一》）

沈绶斋母患滞下色白，医与温运，病势日剧，腹胀昏瞀，汤饮不下。孟英诊为伏暑。用芩、连、滑、朴等药。沈疑高年，且素患脘痛，岂可辄用苦寒。孟英再四剖陈，始服半剂，病果大减，不数帖即愈。

【石念祖评析】

姜汁炒枯芩三钱、姜汁炒川连一钱、姜制厚朴一钱、滑石（先煎）四钱、姜汁炒枇叶（刷，包）三钱、姜竹茹三钱、晚蚕砂四钱、石菖蒲（次入）一钱。（石念祖《王孟英医案绎注·卷四·滞下》）

**【原案】**

沈绥斋令堂，患滞下色白，医与温运，病势日剧，腹胀昏瞀，汤饮不下，孟英诊为伏暑。用芩、连、滑、朴等药。沈疑高年，且素患脘痛，岂可辄用苦寒。孟英再四剖陈，始服半剂，病果大减，不数帖即愈。按此等证甚多，奈执迷不悟者，虽剀切言之，不能解其惑，亦可哀也已。(王士雄《王氏医案续编·卷二》)

盛犀林仆，患血痢，自秋徂冬，半年罔效。孟英察脉细弱，而口干，腰膝酸疼，与鹿角霜、苁蓉、枸杞、杜仲、菟丝、续断、血余、石脂、木瓜、砂仁末、炒熟地黄。十余剂而痊。

**【石念祖评析】**

脉证为阴虚中兼挟阳虚。血余行瘀，石脂涩肠。鹿角霜(炖，和服)三钱、淡苁蓉一钱半、甘枸杞三钱、菟丝饼四钱、绵杜仲二钱、川续断二钱、血余灰(绢包)一钱、陈木瓜一钱半、砂仁末炒熟地八钱，药汁调服赤石脂末二钱。(石念祖《王孟英医案绎注·卷四·血痢》)

**【原案】**

盛犀林广文仆，患血痢，自秋徂冬，半年罔效。孟英察脉细弱，而口干，腰膝瘦疼，与鹿角霜、苁蓉、枸杞、杜仲、菟丝、续断、血余、石脂、木瓜、砂仁末、炒熟地黄，十余剂而痊。(王士雄《王氏医案续编·卷二》)

孙心言以七十之年患滞下，胡某知为暑热，以清麟丸下之，治颇不谬。继则连投术、朴、夏、葛等药，渐至咽疼口糜，呃忒噤口，诸医进补，其势孔亟。孟英诊之，右脉滑数上溢，身热面赤，溲涩无眠，体厚痰多，时欲出汗。在痢疾门中，固为危候，第以脉证参之，岂是阳虚欲脱？实由升散温燥之剂烁其阴液，肺胃之气窒塞而不能下行也。与大剂肃清之药，一剂知，二剂已。随以生津药溉之，痢亦寻愈。

**【石念祖评析】**

鲜芦根二两，黑栀皮三钱，酒炒枯芩一钱半，酒炒知母三钱，整荸荠一两，淡海蜇二两，石斛（先煎）一两，南花粉五钱，元参片（泡冲，去渣）八钱，海浮石、生蛤壳（各）五钱（同先煎），旋覆（包，先）三钱，生石膏（先煎）一两二钱。（石念祖《王孟英医案绎注·卷五·滞下》）

**【原案】**

孙心言以七十之年患滞下，胡某知为暑热，以清麟丸下之，治颇不谬。继则连投术、朴、夏、葛等药，渐至咽疼口糜，呃忒噤口，诸医进补，其势孔亟。伊婿童秋门迓孟英诊之。右脉滑数上溢，身热面赤，溲涩无眠，体厚痰多，时欲出汗。在痢疾门中，固为危候，第以脉证参之，岂是阳虚欲脱？实由升散温燥之剂烁其阴液，肺胃之气窒塞而不能下行也。与大剂肃清之药，一剂知，二剂已，随以生津药溉之，痢亦寻愈。

按：此等痢呃，古书未载，而治法悬殊，世人但守成法，不知变通，治而不愈，读之证危，况属高年，病家亦不之咎也，孰知有此随时而中之妙法耶！（王士雄《王氏医案续编·卷三》）

汪震官春前陡患赤痢。孟英诊之，脉滑数而沉，面赤苔黄，手足冷过肘膝，当脐硬痛，小溲涩少，伏热为病也。与大剂芩、连、栀、楝、滑石、丹皮、砂仁、延胡、楂、曲、银花、草决明等药。两服手足渐温，而脚背红肿起疱如蒲桃大一二十枚。四服后腹痛减，苔退而渴，于原方去楂、曲、砂仁，加白头翁、赤芍、海蜇。旬日后，痢色转白，而腿筋抽痛。乃去丹皮、滑石、赤芍，加鸡金、橘红、生苡、石斛。两服痛止溲长，粪色亦正，脚疱溃黄水而平，谷食遂安。改用养胃阴清余热之法而愈。闻孟英治此证，每剂银花辄两许，尚须半月而瘳。

**【石念祖评析】**

脉滑数而沉，为痰热遏伏兼挟阴虚。面赤为热伤肺气。苔黄为湿郁化热。手足冷过肘膝，此证必误补助邪，热伤肺气，气不外达下行，故冷过肘膝。当脐硬痛，为痰食结于腹中之明证。小溲涩少，热伤肺胃之阴，肺胃气失下行。酒炒枯芩一钱五分、酒炒川连八分、黑栀皮三钱、川楝核（杵，先）三钱、西滑石（包，先）五钱、粉丹皮二钱、西砂仁（研冲，和服）六分、玄胡索（次入）一钱五分、生山楂（杵，次入）一钱五分、生神曲（杵，次入）二钱、济银花一两、草决明三钱。手足渐温，为邪减气通。脚背红肿起疱，为热邪下行外泄。腹痛减，热邪伤阴，气不随津液流行，则邪不尽去，苔退而渴。热邪前因痰滞阻遏，故当脐硬痛。得迭次苦辛宣泄，邪浊渐减，则热邪仍返还于气分。此温病病情所必致。去楂、曲、砂仁，加白头翁、赤芍、海蜇。邪浊渐减，热邪已得宣达于气分。再用砂仁、楂、曲，则过剂伤阴。加白头翁、赤芍、海蜇者，病本赤痢，热邪已得宣达，恐其耗伤血液，故加白头翁息风泻热，赤芍入血行瘀。数脉为阴虚挟热，前因邪浊盘踞腹中，方藉砂仁、楂、曲辛温，佐芩、连、楝苦寒以宣泄。斯时中焦胃脘不通，若遽用海蜇顾阴，则一派苦咸寒过剂，辛温失其佐使之权，寒凉不能涤秽，反行冰伏胸中。此际苔退而渴，热象得宣，不加海蜇，则热邪将耗肺胃之阴。应加酒炒白头翁一钱、赤芍三钱、淡海蜇（先）一两。腿筋抽痛，肝主周身之筋，此为肝胃之阴不足。去丹皮、滑、芍，恐凉泄伤脾。加鸡、橘运脾宣气，苡、斛清肝顾阴。鸡金三钱、橘皮一钱、生苡仁八钱、石斛一两。（石念祖《王孟英医案绎注·卷四·痢疾》）

【原案】

庄芝阶舍人之外孙汪震官，春前陡患赤痢。孟英诊之，脉滑数而沉，面赤苔黄，手足冷过肘膝，当脐硬痛，小溲涩少，伏热为病也。与大剂芩、连、栀、楝、滑石、丹皮、砂仁、延胡、楂、曲、银花、草决明等药。此大实证也，何不加大黄荡涤之。两服手足渐温，清热之效。而脚背红肿起疱如蒲桃大一二十枚。湿热下注也。若于前方加大黄荡涤，当不至此。四服后腹痛减，苔退而渴，于原方去楂、曲、砂仁，加白头翁、赤芍、海蜇。旬日后，痢色转白，而腿筋抽痛。乃去丹皮、滑石、赤芍，加鸡金、橘红、生苡、石斛。热久伤阴也，古人急下存阴之法，原以防此，救法好。两服痛止溲长，粪色亦正，脚疱溃黄水

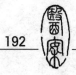 

而平，谷食遂安。改用养胃阴清余热之法而愈。合法。闻孟英治此证，每剂银花辄两许，尚须半月而瘳，设病在他家，焉能如此恪信。苟遇别手，断无如此重剂，况在冬春之交，诚古所未有之痢案，后人恐难企及。

【眉批】

此案步步合法，特少一番荡涤之功，故觉少延时日耳。然凉剂已畏其寒，若加荡涤之品，必不敢服，此治病之所以难也。（王士雄《王氏医案续编·卷二》）

汪左泉病滞下，昼夜数十行。孟英切脉弦滑，苔黄满布，曰：易事耳。重用芩、连，佐以楂、朴，送服青麟丸四钱，投匕而痊。

【石念祖评析】

此证脉弦滑必重按有力搏指，方任大剂苦寒。姜炒枯芩四钱、姜炒川连二钱、姜制根朴一钱、焦楂肉（杵）二钱，药送青麟丸四钱。（石念祖《王孟英医案绎注·卷三·伤暑》）

【原案】

汪左泉病滞下，昼夜数十行。而即日须补岁考遗才，浼孟英商速愈之策。切脉弦滑，苔黄满布。曰：易事耳。重用芩、连，佐以枳、朴，送服青麟丸四钱，投匕而痊。略无他恙。（王士雄《王氏医案续编·卷一》）

王瘦石夫人患滞下，腹痛微呕，不饥口苦，溲短耳鸣。孟英诊曰：脉见细弱之形，肌无华泽之色，汛不行而早断，舌紫黯以无津，是素质阴亏，情怀悒郁，二阳默炽，五液潜消，虽吸暑邪，莫投套药。予白头翁汤加雪羹、银花、栀子、楝实，数剂而减。继去雪羹，加生地、苁蓉、柿饼、藕汁而安。改授甘麦大枣，加西洋参、生地、苁蓉、竹茹、归、芍、蒲桃干，而以藕汤煎服，调养体质以痊。

【石念祖评析】

二阳指心肝之阳，五液指五脏阴液，液消则阳炽。酒炒白头翁一钱半、酒炒川连一钱、楝核（杵，先）三钱、淡海蜇（先煎）二两、整荸荠（打入）二两、济银花一两五钱、黑栀皮三钱、酒炒黄柏二钱。（石念祖《王孟英医案绎注·卷九·滞下》）

**【原案】**

王瘦石夫人患滞下，腹痛微呕，不饥口苦，溲短耳鸣。孟英诊曰：脉见细弱之形，肌无华泽之色，汛不行而早断，舌紫黯以无津，是素质阴亏，情怀悒郁，二阳默炽，五液潜消，虽吸暑邪，莫投套药。予白头翁汤加雪羹、银花、栀子、楝实，先清暑邪，数剂而减。继去雪羹，加生地、苁蓉、柿饼、藕汁而安。改授甘麦大枣，加西洋参、生地、苁蓉、竹茹、归、芍、蒲桃干，而以藕汤煎服，调养体质以痊。（王孟英《王氏医案续编·卷七》）

王苇塘患滞下，医投枳、朴、槟、楂之药。数服后，肢冷自汗，杳不进谷，脘闷腹胀，小溲牵疼。孟英视脉细涩，舌绛无津，是高年阴亏，伏暑伤液，况平昔茹素，胃汁不充，加以燥烈之药，津何以堪？因与沙参、银花、苁蓉、白芍、石斛、木瓜、甘草、楝实、扁豆花、鲜稻头。数剂痛闷渐去，汗止肢温。乃加生地、阿胶、麦冬、柿饼、葡萄干等以滋之。居然而痢止餐加，惟舌色至匝月始津润复常。

**【石念祖评析】**

脉细涩是阴虚中兼挟阳虚，楝实苦寒泻暑。北沙参八钱、济银花一两、淡苁蓉一钱半、整大白芍（杵）八钱、川楝核（杵）五钱、鲜石斛一两（三味同先煎）、陈木瓜一钱半、生粉草三钱、扁豆花三钱（次入）、鲜稻头（绢包）三钱。嗣加大生地八钱、花麦冬三钱、柿饼肉（去霜）四钱、葡萄干三钱（四味同先煎）、阿胶二钱（炖，和服）。（石念祖《王孟英医案绎注·卷四·滞下》）

**【原案】**

王苇塘患滞下，医投枳、朴、槟、楂之药。数服后，肢冷自汗，杳不进谷，脘闷腹痛，小溲牵疼，举家惶惶。孟英视脉细涩，舌绛无津，是高年阴亏，伏暑伤液，况平昔茹素，胃汁不充，加以燥烈之药，津何以堪？因与沙参、银花、苁蓉、白芍、石斛、木瓜、甘草、楝实、扁豆花、鲜稻头。滋阴养液、兼调肝气。数剂痛闷渐去，汗止肢温。乃加生地、阿胶、麦冬、柿饼、蒲桃干等以滋之。居然而痢止餐加，惟舌色至匝月始津润复常，阴液之难充也如此。（王士雄《王氏医案续编·卷二》）

吴尔纯八月下旬患滞下，腹痛异常。孟英往诊，形瘦，脉数而弦，口渴，音微，溺涩。乃阴分极虚，肝阳炽盛，伏暑为痢。治法不但与寒痢迥异，即与他人之伏暑成痢者，亦当分别用药也。与白头翁汤，加知母、花粉、银花、丹皮、金铃、延胡、沙参、芩、连服之。次日复视，痢减音开，而右腹疼胀拒按，为加冬瓜子、乌药、鼠矢，三剂而消，滞下亦愈。惟薄暮火升，面赤自汗，重加介类潜阳而痊。

【石念祖评析】

重用苦寒泻暑，则肝阳无所凭借。花粉、银花、丹皮、沙参微顾其阴。酒炒白头翁一钱半、酒炒知母三钱、楝核（杵，先）二钱、酒炒枯芩一钱半、酒炒川连一钱、南花粉五钱、济银花一两五钱、酒炒粉丹皮二钱、元胡索（次入）一钱半、北沙参八钱。续加生冬瓜子四钱、台乌药（次入）一钱半、两头尖三钱。薄暮火升，面赤自汗。去花粉、沙参、芩、连、冬瓜子、丹皮，加煅牡蛎（杵）四两、血龟板（杵）二两、生蛤壳（杵）一两（同先煨八钟）。（石念祖《王孟英医案绎注·卷六·滞下》）

【原案】

吴尔纯八月下旬患滞下，腹痛异常，伊外祖许仲廉，延孟英往诊。形瘦，脉数而弦，口渴，音微，溺涩。乃阴分极虚，肝阳炽盛，伏暑为痢。治法不但与寒痢迥异，即与他人之伏暑成痢者，亦当分别用药也。与白头翁汤，加知母、花粉、银花、丹皮、金铃、延胡、沙参、芩、连服之。亦治通伏暑成痢之方。次日复视，痢减音开，而右腹疼胀拒按，为加冬瓜子、乌药、鼠矢，三剂而消，滞下亦愈。惟薄暮火升，面赤自汗，重加介类潜阳而痊。此方顾及阴虚。（王士雄《王氏医案续编·卷四》）

徐有堂妻病痢，医作寒湿治，广服温补之剂。痢出觉冷，遂谓沉寒，改投温燥。半月后，发热无溺，口渴不饥，腹疼且胀，巅痛不眠。孟英察脉弦细，沉取甚数，舌绛无津，肌肉尽削，是暑热胶锢，阴气受烁。与北沙参、肉苁蓉、芩、斛、楝、芍、银花、桑叶、丹皮、阿胶，合白头翁汤为剂。石念祖评析：发热无溺四句，暑邪大伤气分之阴。弦细为阴虚，沉取甚数为温补胶锢其暑热之象，腹疼为暑热胶锢，胀及巅痛不眠，为肝阴受烁。苁蓉补肝阳，作胶、斛、沙参反佐，使芩、楝无偏于苦寒流弊。北沙参八钱、淡苁蓉三钱、酒炒枯芩一钱五分、鲜钗斛（杵，先）一两、酒炒川楝核（杵，先）三钱、整大白芍（杵，先）八钱、济银花一两五钱、冬桑叶四钱、粉丹皮二钱、酒炒白头翁一钱。次日，各患皆减，痢出反热。孟英曰：热证误投热药，热结为大便不行者有之；或热势奔迫，而泄泻如火者有之；若误服热药，而痢出反冷者，殊不多见也。无怪医者指为久伏之沉寒。吾以脉证参之，显为暑热。然暑热之邪，本无形质，其为滞下也，必挟身中有形之垢浊。故治之之道，最忌补涩壅滞之品。设误用之，则邪得补而愈炽，浊被壅而愈塞，耗其真液之灌溉，阻其正气之流行。液耗则出艰，气阻则觉冷。大凡有形之邪，皆能阻气机之周流，如痰盛于中，胸头觉冷，积滞于腑，脐下欲熨之类，皆非真冷，人不易识，吾曾治愈多人矣。仍议育阴涤热，病果渐瘳。（石念祖《王孟英医案绎注·卷三·痢疾》）

【原案】

十八涧徐有堂室病痢，医作寒湿治，广服温补之药。痢出觉冷，遂谓沉寒，改投燥热。半月后，发热无溺，口渴不饥，腹疼且胀，巅痛不眠。翁嘉顺嘱其求诊于孟英。察脉弦细，沉取甚数，舌绛无津，肌肉尽削，是暑热胶锢，阴气受烁。与北沙参、肉苁蓉、芩、斛、楝、芍、银

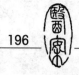

花、桑叶、丹皮、阿胶，合白头翁汤为剂。次日，各患皆减，痢出反热。有堂不解问故？孟英曰：热证误投热药，热结而大便不行者有之；或热势奔迫，而泄泻如火者有之；若误服热药，而痢出反冷者，殊不多见也，无怪医者指为久伏之沉寒。吾以脉证参之，显为暑热。然暑热之邪，本无形质，其为滞下也，必挟身中有形之垢浊。故治之之道，最忌补涩壅滞之品。设误用之，则邪得补而愈炽，浊被壅而愈塞，耗其真液之灌溉，阻其正气之流行。液耗则出艰，气阻则觉冷。大凡有形之邪，皆能阻气机之周流，如痰盛于中，胸头觉冷，积滞于府，脐下欲熨之类，皆非真冷，人不易识，吾曾治愈多人矣。徐极叹服，仍议育阴涤热，病果渐瘳。（王士雄《王氏医案续编·卷一》）

一叟患滞下，色白不黏，不饥不渴，腹微痛而不胀。孟英切脉迟微。进大剂真武汤加参而愈。

**【石念祖评析】**

辨阳虚在脉迟微。土炒干姜五钱、土炒熟附片五钱、炒白术三钱、炒云苓三钱、炒潞党三钱、陈木瓜三钱、鲜薤白三钱（次入）、炒骨脂五钱（研，先）。（石念祖《王孟英医案绎注·卷四·滞下》）

**【原案】**

一叟患滞下，色白不黏，不饥不渴，腹微痛而不胀。孟英切脉迟微。进大剂真武汤加参而愈。（王士雄《王氏医案续编·卷二》）

朱浚宣母患滞下，医闻色白，而与升提温补。旬日后，肢冷自汗，液脱肛坠。群医束手，虑其虚脱。延诊于孟英。曰：药误耳。与大剂行气、蠲痰、清热之药，果渐吐痰而痢愈。又其弟同时患此，五色并见，神昏肢搐，大渴茎肿，腹痛夜热，危险异常。孟英察脉细数，与白头翁汤加犀角、生地、银花、石斛、楝实、延胡、芩、连、滑石、丹皮、木通、甘草梢等药。三帖后，热退神清，溺行搐止。乃去犀角、草梢、丹皮、滑石、木通，加砂仁拌炒熟地、山楂炭。服之渐安，半月而愈。

**【石念祖评析】**

前证升提温补助热酿痰。行气蠲痰清热方：姜汁炒枯芩三钱、姜炒川连八分、赖橘红一钱、生白芥子二钱、黑栀皮三钱、紫菀茸一钱五分、姜竹茹三钱、姜竹沥两酒杯（冲）、南花粉四钱、鲜石斛（先煎）一两。两证阴虚同，但彼病在气，此病在血，此为病同经异。酒炒白头翁一钱五分、犀角（先煎）四钱、大生地八钱、济银花一两五钱、鲜石斛（先煎）一两、楝核（杵，先）三钱、延胡索（次入）八分、酒炒枯芩一钱、酒炒川连八分、西滑石（先煎）四钱、粉丹皮二钱、细木通一钱、生粉草梢三钱。三帖后去犀角、草梢、丹皮、滑石、木通，加砂仁末二分拌炒熟地八钱去砂仁、焦楂肉（杵，次入）一钱。（石念祖《王孟英医案绎注·卷四·滞下》）

**【原案】**

朱浚宣令堂患滞下，医闻色白，而与升提温补。旬日后，肢冷自汗，液脱肛坠。群医束手，虑其虚脱。因浼濮树堂乞诊于孟英。曰：药误耳。与大剂行气、蠲痰、清热之药，果渐吐痰而痢愈。（王士雄《王氏医案续编·卷二》）

朱某患痢，表散荡涤滋腻等药，备尝之矣，势濒于危。孟英诊之，神气昏沉，耳聋脘闷，口干身热，环脐硬痛异常，昼夜下五色者数十行，小溲涩痛，四肢抽搐，时时晕厥。曰：此暑湿之邪，失于清解，表散、荡涤，正气伤残，而邪乃传入厥阴，再以滋腻之品补而锢之，遂成牢不可拔之势，正虚邪实，危险极矣。与白头翁汤加楝实、苁蓉、芩、连、栀、芍、银花、石斛、桑叶、橘叶、羚羊角、牡蛎、海蜇、鳖甲、鸡金等药，大剂频灌，一帖而抽厥减半，四帖而抽厥始息。旬日后便色始正，溲渐清长，粥食渐进。半月后脐间之硬，始得尽消。改用养阴调理，逾月而康。

**【石念祖评析】**

凡治病必先知气之升降难易。药随气行，未有气不随药为升降而药能效者。原案论病情极是，惟此证最难得效在四肢抽搐、时时晕厥二语。四肢抽搐，时时晕厥，则肝风有升无降。风不息则气不降，气不降则药气无所依以下行，故方中潜阳苦寒之品，万不可轻。偏证偏治，急证急治，理为法母。白头翁三钱、川楝核（杵，先）四钱、淡苁蓉三钱、酒炒枯芩三钱、酒炒雅连一钱、黑栀皮一钱五分、酒炒白芍一钱五分、济银花一两五钱、钗石斛（杵，先）一两、冬桑叶四钱、鲜橘叶（次入）七片、羚角（磨，冲）二钱、淡海蜇二两、炙鸡金（研）五钱、煅牡蛎八两、血鳖甲二两（二味同杵，先炭煨八句钟，取汤代水煎药）。（石念祖《王孟英医案绎注·卷二·痢疾》）

**【原案】**

朱某患痢于越，表散荡涤滋腻等药，备尝之矣。势濒于危，始返杭乞孟英诊之。神气昏沉，耳聋脘闷，口干身热，环脐硬痛异常，昼夜下五色者数十行，小溲涩痛，四肢抽搐，时时晕厥。曰：此暑湿之邪，失于清解，表散、荡涤，正气伤残，而邪乃传入厥阴，再以滋腻之品补而锢之，遂成牢不可拔之势，正虚邪实，危险极矣，与白头翁汤加楝实、苁蓉、芩、连、栀、芍、银花、石斛、桑叶、橘叶、羚羊角、牡蛎、海蜇、鳖甲、鸡内金等药，大剂频灌，一帖而抽厥减半，四帖而抽厥始息。旬日后便色始正，溲渐清长，粥食渐进。半月后脐间之硬，始得尽消。改用养阴，调理逾月而康。（王士雄《王氏医案·卷二》）

朱念民患泄泻，自谓春寒偶薄而饮烧酒，次日转为滞下，左腹起一痞块，痢时绞痛异常。孟英曰：阴虚木燥，侮胃为泄，误饮火酒，怒木愈张，非寒也。亟屏辛温之物，用白头翁加芩、楝、栀、连、海蜇、银花、草决明、枳椇子、绿豆皮。十余剂而愈。

**【石念祖评析】**

论证尽于原案。且左脉必浮弦数，重按有力。白头翁三钱、黑栀皮三钱、酒炒川连一钱、酒炒枯芩二钱、济银花（次）一两五钱、草决明三钱、绿豆皮五钱。更方去连、芩、栀皮，加泡淡陈海蜇四两（先煎）、

枳椇子（杵，先）八钱。以苦寒泻热治标。以咸寒育阴治本。（石念祖《王孟英医案绎注·卷三·泄泻》）

【原案】

朱念民患泄泻，自谓春寒偶薄而饮烧酒，次日转为滞下，左腹起一痞块，痢时绞痛异常。孟英曰：阴虚木燥，侮胃为泄，误饮火酒，怒木愈张，非寒也。亟屏辛温之物，用白头翁汤加芩、楝、栀、连、海蜇、银花、草决明、枳椇子、绿豆皮。十余剂而愈。（王士雄《王氏医案续编·卷一》）

朱叶氏上年四月分娩。七月患赤痢，其家谓产后之病，不敢服药。延至今春，肌消膝软，见食欲呕。孟英诊之，左细软，右滑数。伏暑为病，幸未误药。与沙参、陈仓米、归、芍、续断、木瓜、扁豆、连、斛、石莲、荷蒂、枇杷叶、橘皮为方，送驻车丸而愈。

【石念祖评析】

脉左细软为血分阴虚，右滑数为暑邪壅遏气分，故方中泻暑清气之药较多。北沙参四钱、陈仓米（洗）三钱、酒炒白芍一钱半、箱归身一钱、陈木瓜一钱半、生扁豆（杵）三钱、川续断一钱半、酒炒川连二钱、石斛（先煎）五钱、陈石莲（杵，先）二钱、干荷蒂三钱、干柿蒂十个、鲜枇叶（刷，包）三钱、陈橘皮（次入）一钱半，药送驻车丸三钱。驻车丸：黄连、阿胶、干姜、当归，木瓜合黄连为酸苦泄肝；黄连合橘皮为苦辛治呕；驻车内黄连、阿胶针治脉右滑数；干姜当归针治左细软。（石念祖《王孟英医案绎注·卷五·痢疾》）

【原案】

叶昼三侄女适朱氏，上年四月分娩。七月患赤痢，其家谓产后之病，不敢服药。延至今春，肌消膝软，见食欲呕。昼三迓孟英诊之，左细软，右滑数，伏暑为病，幸未误药。与沙参、陈仓米、归、芍、续断、木瓜、扁豆、连、斛、石莲、荷蒂、枇杷叶、橘皮为方，送驻车丸而愈。（王士雄《王氏医案续编·卷二》）

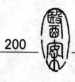
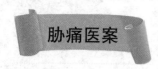

单左，患右胁痛，医与温运药，病益甚，至于音瘖不能出声，仰卧不能反侧，坐起则气逆如奔，便溺不行，汤饮不进者已三日矣。孟英诊其脉沉而弦，与旋覆、赭石、薤白、蒌仁、连、夏、茹、贝、枳实、紫菀，加雪羹服之。一剂知，数剂愈。

**【石念祖评析】**

脉弦为肝热，沉为热邪锢闭。旋覆（包，先）三钱、生赭石（杵）一两（同先煎）、鲜薤白（次入）三钱、栝楼仁（研）四钱、酒炒川连二钱、制半夏（研，次）二钱、姜竹茹三钱、川贝母（杵）四钱、炒枳实一钱、紫菀茸（次入）一钱半、淡海蜇（先煎）二两、整荸荠（打入）一两。（石念祖《王孟英医案绎注·卷五·胁痛》）

**【原案】**

单小园巡检，患右胁痛。医与温运药，病益甚，至于音瘖不能出声，仰卧不能反侧，坐起则气逆如奔，便溺不行，汤饮不进者已三日矣。孟英诊其脉沉而弦。与旋覆、赭石、薤白、蒌仁、连、夏、茹、贝、枳实、紫菀，加雪羹服之。一剂知，数剂愈。（王士雄《王氏医案续编·卷三》）

王雪山上年误饵透土丹之时，孟英诊治向愈，即嘱其常饮柿饼汤，以杜关格于将来。次年四月，形体日瘦，张某进以导湿疏风补气之药，孟英力劝其温补莫投，竟误仍服补剂。延至秋间，孟英视之。胁痛畏风，周身络胀，时欲敲扑，食少便难，日晡微有寒热，脉来弦涩而数，右寸关弦软以滑，是升降之令久窒，痰邪袭于隧络，关格之势将成。勉与沙参、茹、贝、薇、蒿、旋、斛、栀、楝、兰草、枇杷叶、丝瓜络、冬瓜子、芦根、茅根等，出入为方。服之寒热既罢，胁痛亦减。石念祖评析：此证误服温补，升降之令久窒为远因，痰邪袭于隧络为近因。欲涤痰邪，先调升降弦数为热，故方中多凉润清通之品。姜竹茹三钱、川贝母（杵）四钱、姜栀皮三钱、姜枇叶（刷，包）三钱、丝瓜络三钱、姜汁拌芦根八钱、佩兰草三钱。更方去栀皮、枇叶，加北沙参四钱。再更方去竹茹，加石斛（先煎）八钱。再更方去沙参，加楝核（杵，先）三钱。再更方加香白薇一钱、鲜青蒿一钱半、旋覆（包，先）三钱。脉涩则痰邪阻气之征也。脉颇转和，第肝阴久为谋虑所伤，最怕情志不怡。无如嗔怒萦思，屡生枝节。复误温散温补，遂至舌色干紫，津涸而亡。（石念祖《王孟英医案绎注·卷七·关格》）

**【原案】**

王雪山于上年误饵透土丹之时，孟英诊治向愈，即嘱其常饮柿饼汤，以杜关格于将来。迨今四月间，形体日瘦，张某进以导湿疏风补气之药。孟英偶见之，力劝其温补莫投，且以凡物遇火则干瘪，得滋则肥润为譬。雪山深韪之，奈为张某辈朝夕虚言所眩，仍服补剂。延至秋间，始延孟英视之。胁痛畏风，周身络胀，时欲敲扑，食少便难，日晡微有寒热，脉来弦涩而数，右寸关弦软以滑，是升降之令久窒，痰邪袭于隧络，关格之势将成。将断语与脉证合参，便知审病之法。再四求治，与沙参、茹、贝、薇、蒿、旋、斛、栀、楝、兰草、枇杷叶、丝瓜络、冬瓜子、芦根、茅根等，出入为方。服之寒热既蠲，胁痛亦减。

雪山大喜，复请诊之。脉颇转和，第肝阴久为谋虑所伤，最怕情志不怡，必生枝节，小愈奚足为恃？嘱其另邀明眼图之。渠即招沈辛甫、顾听泉、吴卯君、任心柏诸君商之，方案皆与孟英相合。雪山转恳孟英设法，且云：读君之案，洞彻病情，侥幸成全，足感再生之德，即使无效，我亦瞑目而亡。孟英感其言，殚竭心力，以图久延，无如嗔怒萦思，诸多枨触，频有转关，屡生枝节，大便必极槌背尻而始解，上则吐痰恶谷，果成关格之候。肩至伊子旋杭，惑于谗言，翻以竹茹、竹沥为药性太凉，而以不用温补为谤，求乩方，径以麻黄、细辛、鹿角等药投之，遂至舌色干紫，津涸而亡。不知者未免以成败论，所谓道高谤多。然柿饼汤投于年余未病之前，其卓见已不可及，而见危受命，勉力图维，肠热心孤，更可钦也。特采其案，以为世之有识者鉴焉。

**【眉批】**

此证即叶氏所谓下竭上结之候也。叶氏虽有方案，亦未知果能取效否？不知古名家遇此当作何治法？方书中迄无论及者。孟英此案，已是开人不敢开之口，至其悉当病情与否，则殊未敢轻论也。（王孟英《王氏医案续编·卷五》）

杨素园精医，其妻多病，自治不瘳。孟英据信述病状，拟方立案云：细阅病原，证延二十余年，始因啖杏，生冷伤乎胃阳，肝木乘虚，遂患胁痛挛掣，身躯素厚，湿盛为痰，温药相投，与湿似合，与痰大悖，驯致积温成热，反助风阳，消烁胃津，渐形瘦削。而痰饮者，本水谷之悍气，缘肝升太过，胃降无权，另辟窠囊，据为山险。初则气滞以停饮，继则饮蟠而气阻，气既阻痹，血亦慁其行度，积以为瘀。前此神术丸、控涎丹之涤饮，丹参饮、桃核承气之逐血，治皆近似。迨延久元虚，即其气滞而实者，亦将转为散漫而无把握矣。是以气升火浮，颧红面肿，气降火息，黄瘦日增，苟情志不怡，病必陡发，以肝为刚脏，在志为怒，血不濡养，性愈俳张。胃土属阳，宜通宜降，通则不痛，六腑以通为用，更衣得畅，体觉宽舒，是其征也。体已虚，病则实，虚则虚于胃之液，实则实于肝之阳。中虚原欲纳食，而肝逆蛔扰欲呕，吐出之水已见黑色，似属胃底之浊阴，风鼓波澜，翻空向上，势难再攻。脉至两关中取似形鼓指，重按杳然。讵为细故，际此春令，正鸢飞鱼跃之时，仰屋图维，参彻土绸缪之议，立方如下：

沙参八钱、鲜竹茹四钱、川椒红二分、乌梅肉炭六分、茯苓三钱、旋覆三钱、金铃肉二钱、柿蒂十个、仙半夏一钱、淡肉苁蓉一钱五分、吴萸汤炒黄连四分、冬虫夏草一钱五分。

另用炙龟板、藕各四两。漂淡陈海蜇二两、凫茈一两、赭石四钱，先煮清汤，代水煎药。

【石念祖评析】

病情：简言之为温补助肝贼胃。茯苓、半夏微顾胃阳，龟板、藕、雪羹滋助胃液，柔戢肝阳，梅、楝、连酸苦泄肝，柿蒂、沙参甘凉益胃，竹茹、旋覆涤痰降气，苁蓉益阳配阴，赭石重药轻用，川椒反佐，微剂苦寒，虫草作升降变化之引导。

逾旬日又亲往复诊。初诊案云：证逾二十年，右胁聚气，有升无降，饮阻不宜，呕逆减餐亦将半载，二便非攻不畅，容色改换不常，吐苦吞酸，苔黄舌绛，渴喜冷饮，畏食甘甜，甘能缓中，冷堪沃热，病机于此逗露，根深难即蠲除，标实本虚，求瘥匪易。据述脉亦屡迁，似无定象，显属于痰。兹按脉左缓滑，右软迟，两尺有根，不甚弦涩，是汛愆因乎气阻，尚非阴血之枯。春令肝木乘权，胃土久受戕克，病已入络，法贵缓通，通则不痛，腑以通为补，法虽时变，不能舍通字以图功，立方如下：

沙参八钱、鲜竹茹四钱、青黛五分、旋覆三钱、酒炒黄连六分、白前一钱、生白蒺三钱、紫菀一钱、海石五钱、川楝肉三钱、川贝一两、黑栀三钱。

另以生蛤粉、生冬瓜子、芦根、芦蕧各一两，丝瓜络五钱，漂蜇二两，柿蒂十个，先煮汤，代水煎药，葱须二分（后下）。

【石念祖评析】

病情：简言之，渴喜冷饮为热，畏食甘甜为痰。汛愆因乎气阻，病在血实在气。此方义主凉润清通，参以楝、连、黛、蒺，虽治肝实治肺，余八味皆清涤流气之品，海石重药轻用，葱须微佐辛通。

再诊：左脉如昨兼弦，右寸亦转缓滑，中脘气渐下降，二便欲解不行，盖升降愆常，枢机窒涩，由乎风阳浮动，治节横斜，肺既不主肃清，一身之气皆滞也。轻可去实，先廓上游。

前方去海石，加栝楼三钱，枳实一钱。

三诊：脉来较静，小溲渐行，虽未更衣，已能安谷，浊得下降，导以清通。

前方去贝、楝，加归尾钱半，桃仁十粒，送服导水丸十粒。

【石念祖评析】

脉来较静四句，皆气行浊降之象。微加行瘀血药以治汛阻，深得气为血帅之旨。

四诊：腿凉便滞，气少下趋，颧面时红，火炎上僭，两胁较热，络聚痰瘀。叠授清宣，更衣色黑，瘿气渐罢，酸水不呕，纳谷颇增，脉稍和缓，法仍缓导，冀刈根株。

前方去枳实、归尾，减导水丸五粒。

【石念祖评析】

腿凉便滞六句，病情系肺胃痰热，得清涤而愈彰显，必至大便色黑，痰热乃全行下降。去枳、归，减导水丸，仍重清气。

五诊：各恙皆减，眠食渐安，火犹易升，头痛面赤，颊酸结核，胁热未蠲，脉渐柔和，且参清养。

前方去白前、青黛、紫菀、黄连，加银花、贝母、黄菊、丹参、陈细茶、橄榄。

【石念祖评析】

银花一两五钱、川贝（杵）四钱、黄菊二钱、丹参三钱、陈细茶三钱、青果（杵，先）三个。

六诊：积痰下降，颈核渐平，舌紫口干，卯辰热僭，阴虚木旺，气道尚未肃清，养血靖风，自可使其向愈。

前方去陈茶、葱须，加石斛。

【石念祖评析】

石斛靖风养血，（先煎）一两。

留赠善后方：（便色转正用此）

沙参八钱、冬虫夏草二钱、女贞三钱、丹参三钱、鲜竹茹四钱、川斛五钱、盐水泡橘红八分、黄菊三钱、旋覆三钱、黑栀三钱、川贝四钱、金铃肉钱半。

另以炙鳖甲、漂蜇各一两，苇茎二两，丝瓜络五钱，煮汤代水煎药。

【石念祖评析】

方义仍主肃肺。且即以清肝之药清肺。煮汤四味。又于阴药中善行其升降。

又：诸恙尽瘳用此滋养。前方去橘红、菊花、金铃、栀子、旋覆，加石英、沙蒺、茯苓各三钱，苁蓉、当归各钱半，汤引去苇茎，加炙坎版一两、藕二两。

【石念祖评析】

计时迭得大便，自宜潜镇益阳，以补其阴中之阳。所谓阴中求阳，以期阴复汎通，阴虚汎阻，最忌通瘀。（石念祖《王孟英医案绎注·卷八·胁痛》）

【原案】

定州杨素园明府宰宜黄，吏治有声，精于医学。其夫人多病，自治不痊。毗陵吴子和，嘱其函恳酝香，屈孟英诊视。而孟英因母老，急欲旋里，坚辞不往，即据来信所述病状，拟方立案云：细阅病原，证延二十余年，始因啖杏，生冷伤乎胃阳，肝木乘虚，遂患胁疼挛掣，身躯素厚，湿盛为痰，温药相投，是其效也。驯致积温成热，反助风阳，消烁胃津，渐形瘦削。而痰饮者，本水谷之悍气，缘肝升太过，胃降无权，另辟窠囊，据为山险。初则气滞以停饮，继则饮蟠而气阻，气既阻痹，血亦愆其行度，积以为瘕。前此神术丸、控涎丹之涤饮，丹参饮、桃核承气之逐血，皆为杰构，已无遁情。迨延久元虚，即其气滞而实者，亦将转为散漫而无把握矣。是以气升火浮，颧红面肿，气降火息，黄瘦日增，苟情志不怡，病必陡发，以肝为刚脏，在志为怒，血不濡养，性愈俳张。胃土属阳，宜通宜降，通则不痛，六腑以通为用，更衣得畅，体觉宽舒，是其征也。体已虚，病似实，虚则虚于胃之液，实则实于肝之阳。中虚原欲纳食，而肝逆蛔扰欲呕，吐出之水已见黑色，似属胃底之浊阴，风鼓波澜，翻空向上，势难再攻。承示脉至两关中取似形鼓指，重按杳然。讵为细故，际此春令，正鸢飞鱼跃即之时，仰屋图维，参彻土绸缪之议，是否有当，仰就斥绳。

沙参八钱、鲜竹茹四钱、川椒红二分、乌梅肉炭六分、茯苓三钱、旋覆三钱、金铃肉二钱、柿蒂十个、仙半夏一钱、淡肉苁蓉一钱五分、吴萸汤炒黄连四分、冬虫夏草一钱五分。

另用炙龟板、藕各四两，漂淡陈海蜇二两、凫茈一两、赭石四钱，先煮清汤，代水煎药。

正月十四日，上拟方案，来差星夜赍回，于十六日到宜。素园读案狂喜，以为洞见脏腑，必欲孟英一诊，以冀霍然。遂夤夜备舆，专丁持函，求孟英暂缓归期。酝香笃于寅谊，再四劝驾，并嘱四令郎季眉偕行。孟英迫于情不可却，二十二日抵宜署。

初诊案云：证逾二十年，右胁聚气，有升无降，饮阻不宣，呕逆减餐亦将半载，二便非攻不畅，容色改换不常，吐苦吞酸，苔黄舌绛，渴喜冷饮，畏食甘甜，甘能缓中，冷堪沃热，病机于此逗露，根深难即蠲除，标实本虚，求痊匪易。据述脉亦屡迁，似无定象，夫既流善幻，显属于痰，兹按脉左缓滑，右软迟，两尺有根，不甚弦涩，是汛愆因乎气阻，尚非阴血之枯。春令肝木乘权，胃土久受戕克，病已入络，法贵缓通，通则不痛，腑以通为补，法虽时变，不能舍通字以图功，布鼓雷门，诸希教正。

沙参八钱、鲜竹茹四钱、青黛五分、旋覆三钱、酒炒黄连六分、白前一钱、生白薇三钱、紫菀一钱、海石五钱、川楝肉三钱、川贝一两、黑栀三钱。

另以生蛤粉、生冬瓜子、芦根、芦菔各一两，丝瓜络五钱，漂蜇二两，柿蒂十个，先煮汤，代水煎药，葱须二分后下。

再诊：左脉如昨兼弦，右寸亦转缓滑，中脘气渐下降，二便欲解不行，盖开降愆常，枢机窒涩，由乎风阳浮动，治节横斜，肺既不主肃清，一身之气皆滞也。轻可去实，先廓上游。

前方去海石，加栝蒌三钱，枳实一钱。

三诊：脉来较静，小溲渐行，虽未更衣，已能安谷，浊得下降，导以清通。

前方去贝、楝，加归尾钱半，桃仁十粒，送服导水丸十粒。

四诊：腿凉便滞，气少下趋，颧面时红，火炎上僭，两胁较热，络聚痰瘀。叠授清宜，更衣色黑，噫气渐罢，酸水不呕，纳谷颇增，脉稍和缓，法仍缓导，冀刈根株。

前方去枳实、归尾，减导水丸五粒。

五诊：各恙皆减，眠食渐安，火犹易升，头疼面赤，颊瘰结核，胁热未蠲，脉渐柔和，且参清养。

前方去白前、青黛、紫菀、黄连，加银花、贝母、黄菊、丹参、陈细茶、橄榄。

六诊：积痰下降，颈核渐平，舌紫口干，卯辰热僭，阴虚木旺，气道尚未肃滴，养血靖风，自可使其向愈。

前方去陈茶、葱须，加石斛。

留赠善后方：便色转正用此。

沙参八钱、冬虫夏草二钱、女贞三钱、丹参三钱、鲜竹茹四钱、川斛五钱、盐水泡橘红八分、黄菊三钱、旋覆三钱、黑栀三钱、川贝四钱、金铃肉钱半。

另以炙鳖甲、漂海蜇各一两，苇茎二两，丝瓜络五钱，煮汤代水煎药。

又：诸恙尽瘳用此滋养。

前方去橘红、菊花、金铃、栀子、旋覆，加石英、沙蒺、茯苓各三钱，苁蓉、当归各钱半，汤引去苇茎，加炙坎版一两、藕二两。

【眉批】

予室人患痰饮胁痛二十年矣。初则畏寒喜热，颇宜健脾利气之品。

至甲辰冬服神术丸一粒，夙患顿捐，渐不畏寒。

己酉冬，因气恼而复病，误服游山散钱许，势遂披猖，得孟英诊视，始渐就安痊。但痰饮未能尽除，每日须按摩数百下，嗳气数十口，方觉稍快，否则胸痞异常，二便恒秘，而便出仍不干燥，偶有时二便通调，则为之体适者终日，正《内经》所谓得后与气则快然而衰也。明明痰饮之证，特以阴血久亏，既不任香燥，而气机素滞，又不利滋填，遂至莫可为计，安得孟英常加诊视，而尽刈其根株耶？（王孟英《王氏医案续编·卷六》）

朱氏妇，素畏药，虽极淡之品，服之即吐。近患晡寒夜热，寝汗咽干，咳嗽胁疼。月余后，渐至减餐经少，肌削神疲。孟英诊之，左手弦而数，右部涩且弱，曰：既多悒郁，又善思虑，所谓病发心脾是也。而平昔畏药，岂可强药再戕其胃。以甘草、小麦、红枣、藕四味，令其煮汤频饮勿辍。病者尝药大喜，径日夜服之，逾旬复诊。脉证大减。孟英曰：此本仲圣治脏燥之妙剂，吾以红枣易大枣，取其色赤补心，气香悦胃，加藕以舒郁怡情，合之甘、麦，并能益气养血，润燥缓急。恪守两月，病果霍然。

【石念祖评析】

生粉草三钱、连皮肥藕（切，先）二两、北小麦（杵）四钱、红枣（擘，先）四钱。（石念祖《王孟英医案绎注·卷三·胁痛》）

【原案】

朱氏妇，素畏药，虽极淡之品，服之即吐。近患晡寒夜热，寝汗咽干，咳嗽胁疼。月余后，渐至减餐经少，肌削神疲。始迁孟英诊之。左手弦而数，右部涩且弱，曰：既多悒郁，又善思虑，所谓病发心脾是也。而平昔畏药，岂可强药再戕其胃，诚大窘事。再四思维，以甘草、小麦、红枣、藕四味，妙想可以益人神志。令其煮汤频饮勿辍。病者尝药大喜，径日夜服之。逾旬复诊，脉证大减。其家请更方。孟英曰：毋庸。此本仲圣治脏躁之妙剂，吾以红枣易大枣，取其色赤补心，气香悦胃，加藕以舒郁怡情，合之甘、麦，并能益气养血，润燥缓急，虽若平淡无奇，而非恶劣损胃之比，不妨久任，胡可以果子药而忽之哉！恪守两月，病果霍然。（王士雄《王氏医案续编·卷一》）

## 黄疸医案

吴某劳伤之后，发热身黄。孟英察脉软数，是湿温重证，故初起即黄，亟与清解。大便渐溏，小溲甚赤，湿热已得下行，其热即减。辍药七八日后复热，谵语昏聋，抽痉遗溺。孟英视之，湿热之邪扰营矣。投元参、犀角、菖蒲、连翘、竹茹、竹叶、银花、石膏，泄卫清营之法，佐牛黄丸、紫雪丹而瘳。臀皮已塌，亟令贴羊皮金，不致成疮而愈。

【石念祖评析】

吴某湿温清解方：酒炒西茵陈一钱半、冬瓜皮三钱、云茯苓三钱、黑栀皮三钱、炒豆豉一钱半、生苡仁（杵）四钱、苦杏仁（泥）一钱半、省头草三钱、酒炒枯芩一钱半、细木通一钱、姜汁拌芦根一两。湿

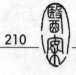

热扰营方：元参片（泡冲，去渣）八钱、磨犀角（冲）二钱、石菖蒲
（次入）二钱、连翘壳三钱、姜竹茹三钱、济银花一两五钱、牛黄丸
（炖，和）二分、紫雪丹（和服）一分。（石念祖《王孟英医案绎注·
卷九·湿温》）

【原案】

翁嘉顺之妇弟吴某，劳伤之后，发热身黄，自以为脱力也。孟英察
脉软数，是湿温重证，故初起即黄，亟与清解。大便渐溏，小溲甚赤，
湿热已得下行，其热即减，因家住茅家埠，吝惜舆金，遽尔辍药。七八
日后复热，谵语昏聋，抽痉遗溺，再恳孟英视之，湿热之邪扰营矣。投
元参、犀角、菖蒲、连翘、竹茹、竹叶、银花、石膏，泄卫清营之法，
佐牛黄丸、紫雪丹而瘳。臀皮已塌，亟令贴羊皮金，不致成疮而愈。
（王孟英《王氏医案续编·卷七》）

张某患发热，医知其非寒邪也，用清解药数帖，腿痛异常，身面渐
黄。孟英诊之，脉滑实，腹胀口干。与茵陈大黄汤，两剂便行，而各恙
霍然。

【石念祖评析】

辨腑实在脉实，若非脉实，虽腹胀并非下证。此证脉系胃实，清解
则升浮之表热已清，热邪下行结实于胃腑。脏病及腑，故燥矢结于手阳
明大肠，热邪上蒸而身面渐黄。胃主周身之机关，胃热下注，故腿痛异
常。肝主周身之筋，腿痛似肝病实胃病，故肝病治胃。酒炒西茵陈二
钱、酒炒栀皮三钱、西洋参三钱、生粉草三钱、生冬瓜子四钱、炒枳壳
二钱、整大白芍（杵，先）八钱、酒炒大黄（先煎）四钱。（石念祖
《王孟英医案绎注·卷四·发热》）

【原案】

张某患发热，医知其非寒邪也，用清解药数帖，腿痛异常，身面渐
黄。孟英诊之，脉滑实，腹胀口干。与茵陈大黄汤。两剂便行，而各恙
霍然。（王士雄《王氏医案续编·卷二》）

## 积聚医案

其子荷官（指陈芰裳之子陈荷官。——编者注），病痞积腹胀，发热干呛，善食黄瘦，便溏溺赤，儿科药广服无功。孟英以黄连、白芍、牡蛎、鳖甲、鸡内金、五谷虫、霞天曲、木瓜、山楂、楝实、橘皮、桔梗、旋覆、栀子、丹皮等药。一剂知，旬余愈。

**【石念祖评析】**

此证系肝胃俱强，肝热贼脾。发热干呛，为阴虚肝热袭肺；善食为胃热易饥；黄瘦便溏为脾受肝克，脾不能运；溺赤为肝有实热。此证热邪究在肝肺气分。酒炒川连六分、酒炒白芍一钱五分、苦桔梗一钱、旋覆花（绢包）八分、黑栀皮一钱五分、粉丹皮一钱、五谷虫二钱、焦楂肉（杵）一钱、陈皮七分；更方去川连、白芍、桔梗、栀皮，加川楝实（杵，先）二钱、炙鸡内金一钱五分；再更方去旋覆、丹皮，加血鳖甲四钱、煅牡蛎八钱（二味同先炭煨六句钟）、霞天曲（杵）一钱、陈木瓜二钱。（石念祖《王孟英医案绎注·卷二·积聚》）

**【原案】**

其子荷官，病痞积腹胀，发热干呛，善食黄瘦，便溏溺赤，儿科药广服无功，已将绝望矣。孟英闻而怜之，曰：吾于幼科虽未讨论，姑赠一方，或有生机也。以黄连、白芍、牡蛎、鳖甲、鸡肫皮、五谷虫、霞天曲、木瓜、山楂、楝实、橘皮、桔梗、旋覆、栀子、丹皮等药投之。作痎疾治。一剂知，旬余愈。（王士雄《王氏医案·卷二》）

## 头痛医案

陈茂才患头痛，三日一发，发则恶寒，多药不效。孟英察脉甚弦，重按则滑。曰：热暑伏厥阴也。温补皆为戈戟。与左金加楝、芍、栀、桑、羚、丹、菊、橘为剂，煎吞当归龙荟丸。三服而减，旬日即痊。

**【石念祖评析】**

三日一发者，邪正相争，正能胜邪则止，正不胜邪则发。发则恶寒者，热伤肺，肺气不能宣达则恶寒。脉甚弦，为暑伏厥阴。重按则滑，为肝挟热痰。龙荟中有大黄，故以煎方送龙荟丸。酒炒川连一钱、淡吴萸（次入）四分、川楝核（杵，先）三钱、整大白芍（杵，先）八钱、黑栀皮一钱五分、冬桑叶四钱、磨羚角（冲）一钱、粉丹皮二钱、杭菊花四钱、赖氏橘红（次入）一钱，药送龙荟丸三钱。（石念祖《王孟英医案绎注·卷三·头痛》）

**【原案】**

上虞陈茂才，患头痛，三日一发，发则恶寒，多药不效，饮食渐减。或拟大剂姜、附，或议须投金石。葛仲信嘱其质于孟英。察脉甚弦，重按则滑。曰：热暑伏厥阴也。温补皆为戈戟，与左金加楝、芍、栀子、桑、羚、丹、菊、橘为剂，煎吞当归龙荟丸。三服而减，旬日即痊。（王士雄《王氏医案续编·卷一》）

继其（指王一峰。——编者注）母发热善呕，频吐黏沫，头痛如劈，口苦耳聋，神识昏瞀，脉弦而数。乃伏暑挟内风之鸱张。与犀角、元参、竹茹、花粉、知、翘、苓、斛、栀、菊、雪羹等药，七日而瘳。

**【石念祖评析】**

王一峰母方：镑犀角（先煎）四钱、元参片（泡冲，去渣）一两、姜竹茹三钱、南花粉四钱、酒炒知母四钱、连翘壳三钱、云苓三钱、石斛（先煎）一两、荸荠一两、淡海蜇（先煎）二两。（石念祖《王孟英医案绎注·卷八·疟疾》）

**【原案】**

继其令堂发热善呕，频吐黏沫，头疼如劈，口苦耳聋，神识昏瞀，脉弦而数。乃伏暑挟内风之鸱张。与犀角、元参、竹茹、花粉、知、

翘、苓、斛、栀、菊、雪羹等药，七日而瘳。（王孟英《王氏医案续编·卷六》）

魏西林侄女，娩后恶露延至两月，继闻夫父及两弟丧，悲哀不释，而为干嗽吐血，头痛偏左，不饥不食，不眠不便，渴饮而溲，必间日一行，久治不效。孟英切脉，虚弦豁大。与甘麦大枣，加熟地、首乌、鳖甲、二至、菊花、旋覆、芍药、贝母、麻仁、青盐等药。

**【石念祖评析】**

病情为阴虚肝逆，肺胃不降，阴中之阳亦虚。血鳖甲二两（杵，先煎八钟，取汤代水煎药）、生粉草三钱、北小麦四钱、大枣一枚（擘，先）、大熟地八钱、制首乌二钱、女贞（杵）五钱、旱莲草四钱、杭白菊二钱、旋覆（包，先）三钱、酒炒白芍一钱半、川贝（杵）三钱、麻仁（研）三钱、青盐一分。服后脉渐敛，血亦止。七八剂头痛始息，旬日后便行安谷。（石念祖《王孟英医案绎注·卷七·产后恶露不净》）

**【原案】**

魏西林令侄女，娩后恶露延至两月，继闻乃翁条珊主政及两弟卒于京，悲哀不释，而为干嗽吐血，头痛偏左，不饥不食，不眠不便，渴饮而溲，必间日一行，久治不效。孟英切脉，虚弦豁大。与甘麦大枣，加熟地、首乌、鳖甲、二至、菊花、旋覆、芍药、贝母、麻仁、青盐等药，服后脉渐敛，血亦止。七八剂头疼始息，旬日后便行安谷。

逾年接枢悲恸，血复溢，误投温补而亡。（王孟英《王氏医案续编·卷五》）

谢再华室素患肝厥，孟英于癸卯岁授药一剂，六载安然。今夏偶患齿衄，继见臭腐，头痛汛阻，彻夜无眠。盖秦某作格阳证治，进以肾气汤数服而致剧也。孟英与大剂神犀汤，加知、柏，旬日而瘳。

**【石念祖评析】**

镑犀角（先煎八钟）四钱、大生地八钱、元参片一两（二味泡煎去渣）、酒炒知母四钱、酒炒川黄柏一钱半、济银花一两五钱、血鳖甲

（杵）四两、血龟板（杵）二两、生赭石（杵）二两、鲜青果（杵）三个（三味先煎八钟）、南花粉五钱、飞青黛一钱。方按神犀汤加减。（石念祖《王孟英医案绎注·卷八·肝厥》）

【原案】

谢再华室素患肝厥，孟英于癸卯岁授药一剂，六载安然。今夏偶患齿衄，继渐臭腐，头疼汛阻，彻夜无眠。盖秦某作格阳证治，进以肾气汤数服而致剧也。孟英与大剂神犀汤，加知、柏，旬日而瘳。（王孟英《王氏医案续编·卷六》）

## 眩晕医案

曹稼梅女，患眩晕脘痛，筋瘈吐酸，渴饮不饥，咽中如有炙脔。朱某与温胃药，病日剧。孟英诊脉弦滑，投茹、贝、萸、连、旋、赭、栀、楝、枳、郁、雪羹之药，十余剂始愈。

【石念祖评析】

眩晕脘痛四句，为肝阳侮胃，胃气不降。脉弦为阴虚肝热，滑为痰热。姜竹茹三钱、川贝母（杵）五钱、淡吴萸（次入）六分、酒炒川连一钱、旋覆（包，先）三钱、生赭石（杵，先）二两、酒炒楝核（杵，先）三钱、炒枳实一钱半、黄郁金一钱、整荸荠（打）一两、淡海蜇（先煎）二两。（石念祖《王孟英医案绎注·卷七·眩晕胁痛》）

【原案】

曹稼梅令爱，患眩晕脘痛，筋瘈吐酸，渴饮不饥，咽中如有炙脔。朱某与温胃药，病日剧。孟英诊脉弦滑，投茹、贝、萸、连、旋、赭、栀、楝、枳、郁、雪羹之药，和肝开郁清痰。十余剂始愈。（王孟英《王氏医案续编·卷五》）

胡女年甫笄，往岁患眩晕。孟英切其脉滑，作痰治，服一二剂未愈。更医谓虚，进以补药颇效，渠信为实。然今冬复病，径服补药，半月后，眠食皆废，闻声惊惕，寒颤自汗，肢冷如冰，以为久虚欲脱，乞援孟英。脉极细数，目赤便秘，胸下痞塞如柈，力辨其非虚证，盖痰饮为患，乍补每若相安，具只眼者，始不为病所欺也。投以旋、赭、茹、贝、蛤壳、花粉、桑、栀、蒌、薤、连、枳等药，数服即安，而晕不能止。乃去赭、薤、蒌、枳，加元参、菊花、二至、三甲之类。服匝月始能起榻。

**【石念祖评析】**

此证阴虚痰实。脉滑废食，皆为痰实。脉极细数，为阴虚挟热。便秘胸痞皆胃实。目赤为痰郁生火。温补助热酿痰，蠲痰即以涤热。旋覆（包，先）三钱、生赭石（杵，先）一两二钱、姜竹茹三钱、川贝（杵）四钱、生蛤壳（杵，先）五钱、姜花粉四钱、冬桑叶二钱、姜栀皮三钱、姜蒌皮三钱、西薤白（打）一钱半、姜川连八分、炒枳实一钱半。嗣去赭、薤、蒌、枳，加元参片八钱、杭白菊二钱、女贞（杵）五钱、旱莲草四钱、煅牡蛎（杵）四两、血鳖甲（杵）二两、血龟板（杵）一两。（石念祖《王孟英医案绎注·卷六·眩晕》）

**【原案】**

胡秋谷令爱，年甫笄，往岁患眩晕。孟英切其脉滑，作痰治，服一二剂未愈。更医谓虚，进以补药颇效，渠信为实。然今冬复病，径服补药，半月后，眠食皆废，闻声惊惕，寒颤自汗，肢冷如冰，以为久虚欲脱，乞援于孟英。脉极细数，阴已伤矣。目赤便秘，胸下痞塞如柈，力辨其非虚证。盖痰饮为患，乍补每若相安，具只眼者，始不为病所欺也。投以旋、赭、茹、贝、蛤壳、花粉、桑、栀、蒌、薤、连、枳等药，数服即安，而晕不能止，乃去赭、薤、蒌、枳，加元参、菊花、二至、三甲之类。服匝月始能起榻。

**【眉批】**

痰火为患，十人常居八九，而医书所载皆治寒痰之法，十投而十不效。今得孟英大阐治热痰之法，真可谓独标精义矣。（王士雄《王氏医

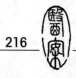 

案续编·卷四》)

今冬又患眩晕头汗，面热肢冷，心头似绞，呻吟欲绝。石念祖评析：此证全是肝盛生风。孟英以石英、苁蓉、牡蛎、绿萼梅、苓、蒺、楝、芍、旋覆为方。竟剂即康。

**【石念祖评析】**

紫石英（杵，先）五钱、淡苁蓉三钱、煅牡蛎（杵，先）六两、绿萼梅（次入）二钱、生白蒺（次入）三钱、白茯苓三钱、川楝核（杵，先）四钱、整大白芍（杵，先）一两、旋覆（包）三钱。（石念祖《王孟英医案绎注·卷三·泄泻》）

**【原案】**

康康侯司马之夫人……今冬又患眩晕头汗，面热肢冷，心头似绞，呻吟欲绝。孟英以石英、苁蓉、牡蛎、绿萼梅、苓、蒺、楝、芍、旋覆为方，仍是柔肝涤饮之法。竟剂即康。（王士雄《王氏医案续编·卷一》）

魏氏女因事惊骇，次日即不知饥，眩晕便秘。医谓神虚，投补数帖，反致时欲昏厥。更医作中风治，势益甚。旬日后，孟英持其脉弦伏而滑，胸腹无胀闷之苦，旬余不更衣，是惊则气乱，挟痰逆升，正仲圣所谓诸厥应下者，应下其痰与气也。以旋、赭、栀、连、雪羹、楝、贝、金箔、竹沥、菔汁为方，并以铁器烧红淬醋，令吸其气。二剂厥止，旬日而瘳。

**【石念祖评析】**

旋覆（包，先）三钱、生赭石（杵，先）一两六钱、黑栀皮三钱、姜炒川连一钱、整荸荠（打）一两、淡海蜇（先煎）二两、川贝母（杵）八钱、川楝核（杵，先）三钱、金箔七页、姜竹沥两酒杯（姜汁按竹沥二成）、菔汁大半酒杯（冲）。（石念祖《王孟英医案绎注·卷五·神昏》）

【原案】

杭城温元帅，例于五月十六日出巡遣疫。有魏氏女者，家住横河桥之北，会过其门，将及天晓，适有带发头陀，由门前趋过，瞥见之大为惊骇，注目视之，知为僧也，遂亦释然。而次日即不知饥，眩晕便秘。医谓神虚，投补数帖，反致时欲昏厥。不问何证，概投温补，何其愚耶？更医作中风治，势益甚。旬日后，孟英持其脉弦伏而滑，胸腹无胀闷之苦，旬余不更衣，是惊则气乱，挟痰逆升，正仲圣所谓诸厥应下者，应下其痰与气也。以旋、赭、栀、连、雪羹、楝、贝、金箔、竹沥、菔汁为方，并以铁器烧红淬醋，令吸其气。二剂厥止，旬日而瘳。（王士雄《王氏医案续编·卷三》）

一老广文，俸满来省验看。患眩晕，医谓上虚，进以参、芪等药，因而不食不便，烦躁气逆。孟英诊曰：下虚之证，误补其上，气分实而不降，先当治药，然后疗病。与栀、豉、芩、桔、枳、橘、菀、贝。一剂粥进便行，石念祖评析：下虚则上眩。不食不便，烦躁气逆，病在气热而实。以豉、桔升发黄芩之苦寒。气不热即无所谓实，气下降自然食进便行。黑栀皮三钱、炒豆豉三钱、酒炒枯芩三钱、苦桔梗三钱、炒枳实一钱、赖橘红八分、紫菀茸一钱五分、川贝母（杵）四钱。嗣用滋阴息风之法而愈。

【石念祖评析】

方用蜜水拌芦根一两、蜜炙枇叶（刷，包）三钱、鲜钗斛（杵，先）一两、生粉草三钱、元参片八钱、明天冬六钱、川楝核（杵，先）三钱、乌梅肉（杵）三钱、鳖甲（杵，先）二两。（石念祖《王孟英医案绎注·卷三·眩晕》）

【原案】

一老广文，俸满来省验看。患眩晕，医谓上虚，进以参、芪等药，因而不食不便，烦躁气逆。孟英诊曰：下虚之证，误补其上，气分实而不降，先当治药，然后疗病。与栀、豉、芩、桔、枳、橘、菀、贝。一

剂粥进便行，嗣用滋阴息风法而愈。（王士雄《王氏医案续编·卷一》）

张春桥，家禀不坚，头眩脑鸣，频服温补药，甚觉畏冷。辛丑春延孟英诊之。脉甚数，曰：阴亏也，温补非宜。改服滋水培元之剂，颇为有效。夏间或劝以灸火，云可以除百病。盖未知灼艾之可以除百病者，谓可除寒湿凝滞，阳气不能宣通之证，非谓内伤外感一切之病，皆可灸而除之也。故仲景有"微数之脉，慎不可灸"之训，正以艾火大能伤阴也。灸后数日，即寒少热多，宛如疟疾。医者以为脾寒病，投以温散，日以滋甚。孟英切其脉滑数倍加，曰：阴虚之体，内热自生，灸之以艾，火气内攻，时当溽暑，天热外烁，三者相交，阴何以堪？再投温散，如火益热，当从瘅疟治，专以甘寒息热，则阴津不致枯涸，而寒热不攻自去，所谓治病必求其本也。竟不用一分表散药而治愈。

**【石念祖评析】**

头眩脑鸣，阴本不足；温补畏冷，热深厥亦深也；脉滑为痰，数为阴虚挟热。生石膏一两六钱（包，先）、酒炒知母（次入）三钱、南花粉四钱、姜竹沥两大酒杯（冲服）、活水芦根二两、鲜枇叶（刷，包）三钱、生北梨三两、青甘蔗一两（皆不去皮，同榨汁，冲）。（石念祖《王孟英医案绎注·卷二·眩晕》）

**【原案】**

湖墅张春桥，素禀不坚，头眩脑鸣，频服温补药，甚觉畏冷，人皆谓其体偏于寒也。辛丑春，始请孟英诊之。脉甚数，曰：阴亏也，温补非宜。改服滋水培元之剂，颇为有效。夏间或劝以灸火，云可以除百病。盖未知灼艾之可以除百病者，谓可除寒湿凝滞、阳气不能宣通之证，非谓内伤外感一切之病，皆可灸而除之也。故仲景有微数之脉，慎不可灸之训，正以艾火大能伤阴也。灸后数日，即寒少热多，宛如疟疾。医者以为脾寒病，投以温散，日以滋甚。春桥知药治未符，坚不肯服，乃父与之询其故，漫曰：要儿服药，须延王先生诊视。与之遂邀孟英治之。切其脉滑数倍加，曰：阴虚之体，内热自生，灸之以艾，火气内攻，时当溽暑，天热外烁，三者相交，阴何以堪？再投温散，如火益热，当从瘅疟治。专以甘寒息热，孟英长技。则阴津不至枯涸，而寒热不攻自去，所谓治病必求其本也。竟不用一分表散药而治愈。

**【眉批】**

眼前道理，而人多不悟，一经拈出，便成名论。此与以针治虚损者，同一悖谬。（王士雄《王氏医案·卷二》）

## 中风医案

赖母年近古稀，患左半不遂，医与再造丸暨补剂，服二旬病如故。孟英按脉弦缓而滑，颧赤苔黄，音微舌謇，便涩无痰。曰：此痰中也，伏而未化。与犀、羚、茹、贝、菖、夏、花粉、知母、白薇、豆卷、桑枝、丝瓜络等药。服三剂而苔化，音渐清朗。六七剂腿知痛，痰渐吐，便亦通。既而腿痛难忍，其热如烙，孟英令涂葱蜜以吸其热，痛果渐止。半月后，眠食渐安，二旬外，手能握，月余可扶腋以行矣。

**【石念祖评析】**

颧赤苔黄三句，为肝风内动，气机失其升降。方义以息肝风、调升降为主要。镑犀角四钱、羚次尖四钱（同先煎八钟）、姜竹茹三钱、川贝（杵）五钱、石菖蒲（次入）一钱、制半夏一钱半、南花粉四钱、香白薇三钱、大豆卷一钱半、姜汁炒桑枝三钱、丝瓜络三钱。（石念祖《王孟英医案绎注·卷六·中风》）

**【原案】**

赖炳也令堂，年近古稀，患左半不遂，医与再造丸暨补剂，服二旬病如故。孟英按脉弦缓而滑，颧赤苔黄，音微舌謇，便涩无痰。曰：此痰中也，伏而未化。与犀、羚、茹、贝、菖、夏、花粉、知母、白薇、豆卷、桑枝、丝瓜络等药。服三剂而苔化，音渐清朗。六七剂腿知痛，痰渐吐，便亦通，既而腿痛难忍，其热如烙，孟英令涂葱蜜以吸其热，

痛果渐止。半月后，眠食渐安，二旬外，手能握，月余可扶腋以行矣。（王士雄《王氏医案续编·卷四》）

某，秋间患感，日治日剧，渐至神昏谵妄，肢振动惕。施、秦两医皆谓元虚欲脱，议投峻补。孟英诊曰：无恐也，通络蠲痰，可以即愈。用石菖蒲、羚羊角、丝瓜络、冬瓜子、苡仁、桑枝、橘络、葱须、贝母、钩藤、胆星为剂，化服万氏牛黄清心丸一钱，覆杯即安。

**【石念祖评析】**

神昏谵妄，肢振动惕，合之为痰热化风之象，是邪实，非元虚。石菖蒲（次入）二分、羚角（磨，冲）五分、丝瓜络三钱、生冬瓜子四钱、生苡仁（杵）四钱、生姜炒桑枝三钱、旋覆花（绢包）一钱五分、净橘络（次入）八分、鲜葱须（次入）六分、川贝母（杵）三钱、钩藤钩（次入）四钱、陈胆星（炖，和服）七分。（石念祖《王孟英医案绎注·卷一·中风》）

**【原案】**

家叔南山，于秋间患感，日治日剧，渐至神昏谵妄，肢振动惕。施、秦两医皆谓元虚欲脱，议投峻补。家慈闻而疑之，曰：盍与孟英商之。孟英诊曰：无恐也，通络蠲痰，可以即愈。用石菖蒲、羚羊角、丝瓜络、冬瓜子、苡仁、桑枝、旋覆、橘络、葱须、贝母、钩藤、胆星为剂，化服万氏牛黄清心丸一顺，覆杯即安，调理半月而愈。（王士雄《王氏医案·卷一》）

徐梦香年近六旬，患手颤不能握管，孟英以通补息风药，吞指迷茯苓丸而安。仲秋类中，遗溺痰升，昏瞀妄言，汗多面赤。孟英视之，脉浮弦洪滑，盖吸受暑邪，而连日适服参汤也。与羚羊角、石菖蒲、连翘、栀子、桑叶、菊花、楝、斛、知母、花粉、竹沥、银花、蒿、薇等药。石念祖评析：病情为温补助热，肝风煽痰逆升而厥。羚次尖（先煎）四钱、石菖蒲（次入）二钱、连翘壳三钱、黑栀皮三钱、冬桑叶四钱、杭白菊三钱、川楝核（杵，先）二钱、石斛（先煎）一两、酒炒知母三钱、南花粉四钱、姜竹沥两大酒杯（冲）、银花一两五钱、鲜青蒿一钱半、香白薇二钱。方以苦甘寒息风救液，菖、蒿反佐。一剂知，二剂神清。乃去羚、菖，加茹、贝、滑石投之。石念祖评析：加姜竹茹三钱、川贝母（杵）四钱、西滑石（先煎）五钱。下利白如脓垢者数日，始知饥纳谷，继以调理而愈。（石念祖《王孟英医案绎注·卷七·震颤》）

【原案】

徐梦香年近六旬，患手颤不能握管，孟英以通补息风药，吞指迷茯苓丸而安。仲秋类中，遗溺痰升，昏瞀妄言，汗多面赤，急延孟英视之。脉浮弦洪滑，盖吸受热邪，而连日迭服参汤也。与羚羊角、石菖蒲、连翘、栀子、桑叶、菊花、楝、斛、知母、花粉、竹沥、银花、蒿、薇等药。一剂知，二剂神清，乃去羚、菖，加茹、贝、滑石投之。下利赤白如脓垢者数日，始知饥纳谷，渐以调理而愈。匝月即能作画，季秋仍幕游江右。（王孟英《王氏医案续编·卷五》）

徐月岩室，患周身麻木，四肢瘫痪，口苦而渴，痰冷如冰，气逆欲呕，汛愆腹胀，频饮极热姜汤，似乎畅适。深秋延至季冬，服药不愈。孟英诊脉沉弦而数。曰：溺热如火乎？间有发厥乎？病者唯唯。遂以雪羹、旋、赭、栀、楝、茹、斛、知母、花粉、桑枝、羚羊、橄榄、蛤壳为方，送下当归龙荟丸。服之递效，二十剂即能起榻，乃去羚、赭，加西洋参、生地、苁蓉、藕。投之渐愈。

【石念祖评析】

人知口苦而渴为热，不知痰冷如冰，尤为热邪深锢。肺气不行现证，溺热如火，时或发厥，皆热结肝经之证。荸荠一两、淡海蜇二两、旋覆（绢包）三钱、生赭石（杵）一两六钱（同先煎）、姜栀皮一钱半、楝核（杵，先）二钱、酒炒知母四钱、南花粉四钱、酒炒桑枝三钱、羚角（先煎）四钱、青果（连核杵）三个、生蛤壳（杵）五钱（同先煎），药送龙荟丸三钱。（石念祖《王孟英医案绎注·卷四·肢麻》）

**【原案】**

徐月岩室，患周身麻木，四肢瘫痪，口苦而渴，痰冷如冰，气逆欲呕，汛愆腹胀，频饮极热姜汤，似乎畅适，深秋延至季冬，服药不愈。孟英诊脉沉弦而数。曰：溺热如火乎？间有发厥乎？病者唯唯。遂以雪羹、旋、赭、栀、楝、茹、斛、知母、花粉、桑枝、羚羊、橄榄、蛤壳为方，送下当归龙荟丸。服之递效，二十剂即能起榻，乃去羚、赭，加西洋参、生地、苁蓉、藕。投之渐愈。（王士雄《王氏医案续编·卷二》）

章养云室患感，适遇猝惊，黄、包二医，皆主温补，乃至昏谵痉厥，势极危殆，求诊孟英。证交三十八日，脉至细数无伦，两手拘挛，宛如角弓之反张，痰升自汗，渴饮苔黄，面赤臀穿，昼夜不能合眼。先与犀、羚、贝、斛、元参、连翘、知母、花粉、胆星、牛黄、鳖甲、珍珠、竺黄、竹叶、竹茹、竹沥为方。三剂，两手渐柔，汗亦渐收。又五剂，热退痰降，脉较和，而自言自答，日夜不休。乃去羚、斛、珠、黄，加西洋参、生地、大块朱砂两许。服之聒絮不减，复于方中加青黛、龙、牡。服二剂，仍喋喋不已。孟英苦思数日，径于前方加木通一钱，投匕即效。次日病者自云：前此小溲业已通畅，不甚觉热，昨药服后，似有一团热气从心头直趋于下，由溺而泻。从此神气安谧，粥食渐加，两腿能动，大解亦坚。忽咽肿大痛，水饮不下。孟英曰：余火上炎也。仍与前方，更吹锡类散而安。惟臀疮未敛，腿痛不已，乃下焦气血伤残，改用参、芪、归、芍、生地、合欢、山药、麦冬、牛膝、石斛、木瓜、桑枝、藕肉。数服痛止餐加，又与峻补生肌而愈。

**【石念祖评析】**

病情为温补助邪，肝风大动。血鳖甲四两、镑犀角、羚次尖（各）四钱、石斛一两（开水先炭煨八句钟，取汤代水煎药）、川贝母（杵）四钱、元参片（开水泡冲去渣）八钱、连翘壳三钱、酒炒知母四钱、南花粉四钱、陈胆星（炖，和服）八分、西牛黄（研，和服）二厘、濂珠粉（舌，药送）一分、天竺黄三钱、鲜竹叶（次入）二钱、姜竹茹三钱、姜竹沥两大酒杯（冲）。嗣去羚、斛、珠、黄，加西洋参三钱、大生地八钱、大块朱砂一两二钱，复加飞青黛一钱、煅龙骨（杵）一两、煅牡蛎（杵）四两，终加细木通一钱。下焦气血伤残方：潞党参三钱、生西芪三钱、箱归身二钱、酒炒白芍一钱半、大生地八钱、合欢皮一钱半、淮山药三钱、花麦冬四钱、制牛膝七分、石斛（先煎）一两、陈木瓜三钱、酒炒桑枝三钱、连皮藕肉（切，先）一两。（石念祖《王孟英医案绎注·卷五·中风》）

**【原案】**

章养云室患感，适遇猝惊。黄、包二医，皆主温补，乃至昏谵痉厥，势极危殆，棺衾咸备，无生望矣。所亲陈仰山闻之，谓云：去秋顾奏云之恙，仅存一息，得孟英救愈，子盍图之？章遂求诊于孟英。证交三十八日，脉至细数无伦，阴将竭矣。两手拘挛，肝无血养。宛如角弓之反张，痰开自汗，渴饮苔黄，面赤臀穿，昼夜不能合眼。先与犀、羚、贝、斛、元参、连翘、知母、花粉、胆星、牛黄、鳖甲、珍珠、竹黄、竹叶、竹沥、竹茹为方。三剂，两手渐柔，汗亦渐收。又五剂，热退痰降，脉较和，而自言自答，日夜不休。乃去羚、斛、珠、黄，加西洋参、生地，大块朱砂两许。服之聒絮不减，或疑为癫，似有摇惑之意。孟英恐其再误，嘱邀许芷卿商之。芷卿极言治法之丝丝入扣，复于方中加青黛、龙、牡。热在心而用肝肾药，宜乎不效。服二剂，仍喋喋不已。孟英苦思数四，径于前方加木通一钱，投匕即效。次日病者自云：前此小溲业已通畅，不甚觉热，昨药服后，似有一团热气从心头直趋于下，由溺而泄。从此神气安谧，粥食渐加，两腿能动，大解亦坚，忽咽肿大痛，水饮不下。孟英曰：余火上炎也。仍与前方，更吹锡类散而安，惟臀疮未敛，腿痛不已，乃下焦气血伤残，改用参、芪、归、芍、生地、合欢、山药、麦冬、牛膝、石斛、木瓜、桑枝、藕肉。数服痛止餐加，又与峻补生肌而愈。（王士雄《王氏医案续编·卷三》）

郑芷塘妻母年逾花甲，仲春患右手足不遂，舌謇不语，面赤便秘。医与疏风不效，延诊孟英。右洪滑，左弦数，为阳明腑实之候。疏石菖蒲、胆星、知母、花粉、枳实、蒌仁、秦艽、旋覆、麻仁、竹沥为方。或虑便泻欲脱，置不敢用。而不知古人中藏宜下之"藏"字，乃府字之讹。柯氏云：读书无眼，病人无命。延至二旬，病势危急。孟英视之，苔裂舌绛，米饮不沾，腹胀息粗，阴津欲竭，非急下不可也。即以前方加大黄四钱绞汁服，连下黑矢五次，舌謇顿减，渐啜稀糜，乃去大黄，加西洋参、生地、麦冬、丹皮、薄荷。服五剂，复更衣，语言乃清，专用甘凉充津涤热，又旬日舌色始淡，纳谷如常。改以滋阴，渐收全绩。

**【石念祖评析】**

石菖蒲（次入）二钱、陈胆星（炖，和服）一钱、酒炒知母五钱、南花粉四钱、姜蒌仁四钱、左秦艽（次入）一钱半、旋覆（包，先）三钱、大麻仁（研）三钱、姜竹沥二大酒杯（冲）。方延半月未服，加大黄四钱（绞汁，冲服）。此证右脉洪滑，必重按搏指不挠。嗣去大黄，加西洋参三钱、大生地八钱、花麦冬四钱、粉丹皮四钱、薄荷尖（次入）一钱半。连下黑矢五次，气分暑邪略尽，重加凉血之品。针治左脉弦数阴虚，仍加薄荷，使升浮凉润于上焦气分，斯为丝丝入扣。（石念祖《王孟英医案绎注·卷五·中风》）

**【原案】**

郑芷塘令岳母，年逾花甲。仲春患右手足不遂，舌謇不语，面赤便秘。医与疏风不效，第四日延诊于孟英。右洪滑，左弦数，为阳明府实之候。疏石菖蒲、胆星、知母、花粉、枳实、蒌仁、秦艽、旋覆、麻仁、竹沥为方。或虑便泻欲脱，置不敢用。而不知古人中藏宜下之"藏"字，乃府字之讹。柯氏云：读书无眼，病人无命，此之谓也。延至二旬，病势危急。芷塘浣童秋门复恳孟英视之。苔裂舌绛，米饮不沾，腹胀息粗，阴津欲竭，非急下不可也。即以前方加大黄四钱绞汁服，急下存阴合法。连下黑矢五次，舌蹇顿减，渐吸稀糜，乃去大黄，加西洋参、生地、麦冬、丹皮、薄荷。滋阴生津尤合法。服五剂，复更衣，语言乃清，专用甘凉充津涤热，又旬日舌色始淡，纳谷如常。改以滋阴，渐收全绩，逾三载闻以他疾终。（王士雄《王氏医案续编·卷三》）

祝雯年近古稀，春赴席，忽仆地痰涌，肢强眼斜，舌謇不语。孟英视之，投六君子加蝎梢、羚角、胆星、石菖蒲、竹沥、姜汁而瘳。

**【石念祖评析】**

此脾虚兼挟肝阳之证。潞党参四钱、炒白术三钱、白茯苓三钱、炒甘草二钱、制半夏四钱、赖橘红一钱五分、蝎梢（次入）六分、羚角（磨，冲）五分、石菖蒲（次入）六分、姜竹沥五钱（冲服）。（石念祖《王孟英医案绎注·卷一·中风》）

**【原案】**

一祝叟，年近古稀，己亥春赴席，忽仆地痰涌，肢强眼斜，舌謇不语。外科王瑞芝荐孟英视之。投六君子加蝎梢、羚羊角、胆星、石菖蒲、竹沥、姜汁而瘳。扶脾抑肝驱痰，面面圆到。（王士雄《王氏医案·卷一》）

## 郁证医案

顾升庵子久患多疑善恐，不出房者数年矣。食则不肯与人共案，卧则须人防护，寡言善笑，时或遗精，多医广药，略无寸效。孟英切脉甚滑数，与玄参、丹参、竺黄、竹茹、丹皮、黄连、花粉、栀子、海蜇、荸荠为剂，送服当归龙荟丸。四帖即能出署观剧。

**【石念祖评析】**

多疑善恐六句，皆肝有痰热现证，龙荟丸泻肝痰热。遗精之因起于肝热，遗精之祸流为肾亏。玄参、雪羹针治遗精。玄参片（泡煎，去渣）八钱、紫丹参三钱、天竺黄三钱、姜竹茹三钱、粉丹皮二钱、酒炒

川连二钱、黑栀皮一钱五分、淡海蜇二两、整荸荠一两,药送当归龙荟丸三钱。(石念祖《王孟英医案绎注·卷四·多疑善恐》)

**【原案】**

顾升庵参军之仲郎,久患多疑善恐,痰之见证。不出房者数年矣。食则不肯与人共案,卧则须人防护,寡言善笑,热之见症。时或遗精,多医广药,略无寸效。孟英切脉甚滑数,脉与证合。与元参、丹参、竹黄、竹茹、丹皮、黄连、花粉、栀子、海蜇、荸荠为剂,从痰火治,送服当归龙荟丸。四帖即能出署观剧,游净慈而登吴山。参军大喜,以为神治。次年为之配室。(王士雄《王氏医案续编·卷二》)

胡孟绅患疑,坐卧不安,如畏人捕,自知为痰,饵白金丸吐之,汗出头面,神躁妄闻。孟英切其脉,弦滑洪数,不为指挠。投石膏、竹茹、枳实、黄连、旋覆、花粉、胆星、石菖蒲,加雪羹、竹沥、童溲,吞礞石滚痰丸。下其痰火,连得大解,夜分较安,惟不能断酒,为加绿豆、银花、枳椇子,吞当归龙荟丸。旬余脉证渐平,神气亦静,尚多疑惧。改授犀角、元参、丹皮、竹叶、竹茹、贝母、百合、莲心、猪胆汁炒枣仁、盐水炒黄连,吞枕中丹,以清包络肝胆之有余而调神志。又旬日,各恙皆蠲,继与十味温胆法善其后。

**【石念祖评析】**

白金丸内白矾苦能化燥,薄荷升阳助热,至郁金亦非热痰主要之药,故汗出头面,神躁妄闻。生石膏(先煎)一两六钱、姜竹茹三钱、炒枳实一钱半、酒炒川连一钱、旋覆(包,先)三钱、南花粉四钱、陈胆星(炖,和服)八分、石菖蒲(次入)二钱、淡海蜇(先煎)二两、整荸荠二两、童便(煎,去头尾,冲)一酒杯,药送礞石滚痰丸四钱。嗣去石膏、竹茹、连、枳,加生绿豆二两、济银花一两五钱、枳椇子(杵)四钱,药送当归龙荟丸三钱。嗣改授镑犀角四钱(先煎)、元参片(泡冲,去渣)八钱、粉丹皮二钱、鲜竹叶二钱、姜竹茹三钱、川贝(杵)四钱、百合花三钱、莲子心一钱、胆汁炒枣仁(研)三钱、盐水炒川连一钱，药送枕中丹三钱。胡季权凉膈散方：酒炒枯芩三钱、黑栀皮三钱、炒豆豉三钱、鲜竹叶二钱、生粉草三钱、酒洗生厢黄三钱、元明粉一钱（二味同入煎）。大剂凉润清肃方：鲜芦根二两、生冬瓜子四钱、酒炒枯芩三钱、鲜枇叶（刷，包）三钱、川贝（杵）五钱、陈胆星（炖，和服）八分、南花粉四钱、姜竹茹三钱、石菖蒲（次入）二钱、整荸荠（打）三个。（石念祖《王孟英医案绎注·卷八·痰蒙清窍》）

**【原案】**

己酉春，胡孟绅山长患疑，坐卧不安，如畏人捕，自知为痰，饵白金丸吐之，汗出头面，神躁妄闻。撩动其猖狂之势。孟英切其脉，弦滑洪数，不为指挠。投石膏、竹茹、枳实、黄连、旋覆、花粉、胆星、石菖蒲，加雪羹、竹沥、童溲，吞礞石滚痰丸。下其痰火，连得大解，夜分较安，惟不能断酒，加绿豆、银花、枳椇子，吞当归龙荟丸。旬余脉证渐平，神气亦静，尚多疑惧。改授犀角、元参、丹皮、竹叶、竹茹、贝母、百合、丹参、莲心、猪胆汁炒枣仁、盐水炒黄连，吞枕中丹，以清包络肝胆之有余而调神志。又旬日，各恙皆蠲，即能拈韵，继与十味温胆法善其后。（王孟英《王氏医案续编·卷六》）

圃人妻因雷震火药局惊醒，即觉气不舒畅，半载以来，渐至食减形消，神疲汛少，惟卧则其病如失，药治罔效。孟英诊之，病人坐起，果即面赤如火，气息如奔，似不能接续者，苟登圃溲便，必贲逆欲死。前所服药，破气行血，和肝补肺，运脾纳肾，清火安神，诸法俱备，如水投石。孟英仿喻氏治厥巅疾之法用药，一剂知，旬余愈。

**【石念祖评析】**

喻氏治厥巅疾原秦会内经铁落镇坠之义，以赭石、胆草、芦荟、黄连之属，降其上逆之气，以蜀漆、丹皮、赤芍之属，行其上脘之血，以牡蛎、龙骨、五味之属，敛其浮游之神。最要在每剂药中加入猪胆汁二枚，盖以少阳热炽，胆汁必干。连进十数剂，热退身凉，饮食有加，便泻自止，惟行动觉身如叶，不能久支，恐药太苦，不宜多服。去猪胆及芦、龙等，加当归一钱、人参三分，姜枣为引，平调数日痊愈。彼证因雷震火药局，惊则伤肝。胆为肝腑，医法脏病治腑，惟此案无彼案暴怒经停二因，故此案但云仿喻氏治巅疾之法用药。方用醋煅赭石（杵，先）八钱、酒炒胆草一钱、酒炒雅连六分、醋煅牡蛎（杵，先）二两、醋煅龙骨（杵，先）一两、五味子（杵，先）三钱、生猪胆汁三茶匙（和服），加乌梅肉（杵，先）三钱、陈木瓜（先煎）三钱、旋覆花（绢包）三钱、白茯苓三钱、制半夏三钱、生白蒺（去刺）一钱五分。（石念祖《王孟英医案绎注·卷三·气不舒畅》）

**【原案】**

一圃人，诣孟英泣请救命，诘其所以，云：家住清泰门内马婆巷，因本年二月十五日卯刻，雷从地奋，火药局适当其冲，墙垣庙宇，一震泯然，虽不伤人，而附近民房，撼摇如簸。其时，妻在睡中惊醒，即觉气不舒畅，半载以来，渐至食减形消，神疲汛少，惟卧则其病如失，药治罔效，或疑邪祟所凭，祈禳厌镇，亦属无灵，敢乞手援，幸无却焉。孟英许之，往见妇卧于榻，神色言动，固若无恙。诊毕，病人云：君欲睹我之疾也。坐而起，果即面赤如火，气息如奔，似不能接续者，苟登圊溲便，必贲逆欲死。前所服药，破气行血，和肝补肺，运脾纳肾，清火安神，诸法具备，辄如水投石。孟英仿喻氏治厥巅疾之法用药，一剂知，旬余愈。

**【眉批】**

仍是治肝之法。（王士雄《王氏医案续编·卷一》）

王季杰簉室因夜间未寐，侵晨饮酒解寒，适见人争谇，即觉心跳欲吐，家人疑其醉也，而欲吐不出，气即逆奔如喘，且肢麻手握，语言难出。孟英视之，脉象弦驶。曰：夜坐阳升，饮醇则肝阳益浮，见人争谇，是惊则气更上逆，不可刺也。灌以苏合香丸一颗，下咽即瘥。

**【石念祖评析】**

是案必脱漏一段。饮醇肝阳益浮，其人平素阴虚肝旺可知，岂可专治以苏合丸之辛香。仿孟英另案用六一散一两，淡盐开水搅之，澄去滓，研调苏合香丸一钱。(石念祖《王孟英医案绎注·卷四·气逆》)

【原案】

孟英治其令弟季杰之篷室，因夜间未寐，侵晨饮酒解寒，适见人争诤，即觉心跳欲吐，家人疑其醉也，而欲吐不出，气即逆奔如喘，且肢麻手握，语言难出。又疑为急痧而欲刺之，孟英闻而视之，脉象弦驶。曰：夜坐阳升，饮醉则肝阳益浮，见人争诤，是惊则气更上逆，不可刺也。灌以苏合香丸一颗，下咽即瘳。

【眉批】

此当是痰闭气结之故，苏合丸辛香通气故愈。若是肝浮气逆，益以香窜之药，安能愈乎？(王士雄《王氏医案续编·卷二》)

## 颤证医案

李华甫妻患头震，孟英脉之弦滑。乃肝经郁怒火升也。投当归龙荟丸而瘳。石念祖评析：青果一枚（连核杵，先煨），汤送龙荟丸三钱。然不能惩愤，其病屡发之后，更兼溺秘腹胀，喘汗欲绝。孟英视之，脉甚弦涩，口苦苔黄，舌色紫黯，汛虽不愆，内有瘀滞也。以雪羹加金铃、旋覆、栀子、滑石、桃仁、茺蔚、车前子、木通，仍吞龙荟丸，石念祖评析：辨瘀滞在腹胀脉弦涩、舌色紫黯。淡海蜇（先煎）二两、荸荠一两、楝核（杵，先）四钱、旋覆（包，先）三钱、黑栀皮一钱半、西滑石（先煎）五钱、生桃仁（研）三钱、茺蔚子（杵，先）四钱、车前子（杵，先）四钱、细木通一钱，仍药送龙荟丸三钱。外以田嬴、大蒜、车前草捣贴脐下。服后果先下黑血，溲即通，继而更衣，粪色亦黑，遂愈。(石念祖《王孟英医案绎注·卷七·头震》)

【原案】

李华甫令正患头震，孟英脉之弦滑，乃肝经郁怒火升也。投当归龙荟丸而瘥。然不能惩忿，其病屡发之后，更兼溺秘腹胀，喘汗欲绝，亟邀孟英视之。脉甚弦涩，口苦苔黄，舌色紫黯，汛虽不愆，内有瘀滞也。以雪羹加金铃、旋覆、栀子、滑石、桃仁、茺蔚、车前子、木通，仍吞龙荟丸，外以田蠃、大蒜、车前草捣贴脐下。服后果先下黑血，溲即随通，继而更衣，粪色亦黑，遂愈。（王孟英《王氏医案续编·卷五》）

## 水肿医案

黄履吉截疟后患浮肿，赵某闻其体素虚，切其脉弦细，遂用温补，驯致呃忒不休，气冲碍卧，饮食不进，势濒于危。孟英曰：脉虽弦细而有力，子必误服温补矣。肯服吾药，犹可无恐。因与栝楼、薤白合小陷胸、橘皮竹茹汤，加柿蒂、旋覆、苏子、香附、赭石、紫菀、杷叶为方。四剂而瘥。

**【石念祖评析】**

栝楼仁（研）三钱、鲜薤白（打）一钱半、姜炒川连二钱、制半夏一钱、赖橘红（次入）八分、姜竹茹三钱、生粉草一钱、姜枇叶（刷，包）三钱、干柿蒂十个、生苏子（研，次入）二钱、生香附（次入）七分、紫菀茸一钱半、生赭石（杵，先）五钱（炭煨六句钟）、旋覆花（包，先）三钱。（石念祖《王孟英医案绎注·卷四·水肿》）

**【原案】**

黄履吉截疟后患浮肿，赵某闻其体素虚，切其脉弦细，遂用温补，驯致呃忒不休，气冲碍卧，饮食不进，势濒于危，请孟英决其及返余杭否。孟英曰：脉虽弦细而有力，子必误服温补矣。肯服吾药，犹可无恐。因与栝蒌、薤白合小陷胸、橘皮竹茹汤，加柿蒂、旋覆、苏子、香附、赭石、紫菀、杷叶为方。四剂而瘥。（王士雄《王氏医案续编·卷二》）

男子患喉痹，专科治之甫愈，而通身肿势日甚，医者惊走。孟英诊之曰：病药也。投附子理中汤，数剂而痊。喉痹治以寒凉，法原不谬，而药过于病，翻成温补之证。孟英尝云：病于病而死者十之三。病于药而死者十之七。

**【石念祖评析】**

肿，水病也，脾阳败则肿日甚。土炒潞党五钱、土炒白术三钱、土炒甘草二钱、土炒干姜三钱、土炒熟附片五钱（先杵后炒）。（石念祖《王孟英医案绎注·卷一·水肿》）

**【原案】**

一男子患喉痹，专科治之甫愈，而通身肿势日甚，医者惊走。孟英诊之曰：病药也。投附子理中汤，数剂而痊。予谓：喉痹治以寒凉，法原不谬，而药过于病，翻成温补之证，是病于药也，非病于病也。尝闻孟英云：病于病而死者十之三，病于药而死者十之七。以予观之，诚非激论也，吁可叹已！（王士雄《王氏医案·卷一》）

石北涯妻久患龈痛，渐至身面浮肿，或以为虚，或以为湿，病日以剧，气逆不饥。孟英察脉，左洪数，右弦滑，阴分虽虚，先当清其肺胃之痰热者。投白虎加沙参、花粉、冬瓜皮、枇杷叶、栀子、竹茹、芦根。服之肿即消，继佐滋阴，龈痛亦止。

**【石念祖评析】**

此证右脉弦滑，必较甚于左脉。生石膏（先煎）一两二钱、酒炒知母四钱、北沙参八钱、南花粉四钱、冬瓜皮三钱、姜枇叶（刷，包）三钱、黑栀皮三钱、姜竹茹三钱、姜汁拌芦根二两。继去石膏、枇叶、栀子、冬瓜皮、芦根，佐淡海蜇二两、元参片（泡冲，去渣）八钱、石斛（先煎）一两、花麦冬四钱、乌梅肉炭一钱。（石念祖《王孟英医案绎注·卷七·水肿》）

**【原案】**

石北涯令正，久患龈疼，渐至身面浮肿，或以为虚，或以为湿，病日以剧，气逆不饥。孟英察脉，左洪数，右弦滑，阴分虽虚，先当清其肺胃之痰热者。投白虎加沙参、花粉、冬瓜皮、枇杷叶、栀子、竹茹、芦根。服之肿即消，继佐滋阴，龈疼亦止。（王孟英《王氏医案续编·卷五》）

钟耀辉，年逾花甲，在都患肿，起自肾囊，气逆便溏，诸治不效。孟英治之，切其脉微而弱，询其溺清且长，五苓、八正、肾气、五皮遍尝之矣，而病反日剧者何哉？孟英曰：此土虚不制水也。通利无功，滋阴亦谬。法宜补土胜湿，与大剂参、术，果即向安。

**【石念祖评析】**

土炒潞党五钱、土炒茅术五钱、酒炒白芍一钱五分、土炒西芪三钱、土炒甘草二钱、土炒干姜五钱、炒骨脂（杵）五钱、熟附片五钱、北五味（杵）三钱、土炒陈木瓜三钱。肾为脾胃根键，大凡脾阳极败，如不挟风寒痰滞，非兼补肾阳不可。木瓜不独入脾消肿，合参、草酸甘化阴。姜附虽多，绝无偏阳温燥流弊。（石念祖《王孟英医案绎注·卷一·水肿》）

**【原案】**

钟耀辉年逾花甲，在都患肿。起自肾囊，气逆便溏，诸治不效，急买车返杭，托所亲谢金堂邀孟英治之。切其脉微而弱，虚象显然。询其溺清且长。曰：都中所服，其五苓、八正耶？抑肾气、五皮也？钟云：诚如君言，遍尝之矣，而病反日剧者何哉？孟英曰：此土虚不制水也。通利无功，滋阴亦谬。法宜补土胜湿，此即张景岳所云理中加茯苓、附子之证也。与大剂参、术，果即向安。

越八载，以他疾终。（王士雄《王氏医案·卷一》）

## 淋证医案

陈苃裳患淋久不愈，延至溽暑。孟英诊之，曰：易事耳。与补中益气汤而愈。

【石念祖评析】

淋证之因不一。此证因脾阳衰败，气不摄精，右脉必重按无力。炒潞党五钱、炒西芪五钱、炒粉草三钱、炒白术三钱。炒茅苍术四钱、炒焦陈皮一钱五分、炒干姜五钱、制半夏五钱、炒骨脂（研）五钱。（石念祖《王孟英医案绎注·卷二·淋证》）

【原案】

陈芰裳患淋久不愈，延至溽暑，邀孟英诊之。曰：易事耳。与补中益气汤而愈。（王士雄《王氏医案·卷二》）

周菊生妻患少腹酸坠，小溲频数而疼，医投通利不效，继以升提温补，诸法备试，至于不食不寐，大解不行，口渴不敢饮水，闻声即生惊悸。孟英脉之曰：厥阴为病也，不可徒治其足太阳。先与咸苦以泄其热，续用甘润以滋其阴，毫不犯通渗之药而愈。

【石念祖评析】

通渗所以治实证。少腹酸坠，酸为热邪灼液。小溲频数而疼，此为热实兼挟阴虚。大解不行，肺胃生化之源已伤。闻声即生惊悸，心肝之阴大耗。先与咸苦泄热以治其实，续用甘润滋阴以治其虚。此证实中挟虚，通渗则犯虚虚之戒。方用白头翁三钱、酒炒川连八分、酒炒川黄柏三钱、乌梅肉三钱、生白蒺（去刺）三钱、整白芍（杵，先）二两、血鳖甲（杵，先炭煨八句钟）四两、干海参五钱（温水泡发，去沙，用汤煎药）、玄参片八钱。更方大生地八钱、玄参片一两、济银花一两五钱、蒲桃干三钱、明天冬（切）六钱、肥玉竹三钱、菟丝饼五钱、乌梅肉三钱、龟板胶二钱（炖，和服）、川楝核（杵，先）四钱。（石念祖《王孟英医案绎注·卷二·尿频》）

【原案】

周菊生令正，患少腹痠坠，小溲频数而疼，医投通利不效，继以升提温补，诸法备试，至于不食不寐，大解不行，口渴不敢饮水，闻声即生惊悸。孟英脉之曰：厥阴为病也，不可徒治其太阳。先与咸苦以泄其热，续用甘润以滋其阴，毫不犯通渗之药而愈。（王士雄《王氏医案·卷二》）

朱妇患小溲涩痛，医与渗利，反发热头痛。不饥口渴。夜不成眠。孟英诊之，脉细数，乃阴虚奸郁，化热生风，津液已烁。岂容再利？与白薇、栀子、金铃、知母、花粉、紫菀、麦冬、石斛、菊花，服之即愈。其侄媳怀娠患痢，医投温燥止涩，腹痛甚，而遍身发黄，饮食不思。孟英视之：暑湿也。与芩、连、银花、茅根、桑叶、栀、楝、竹叶、茵陈、冬瓜皮而愈。

**【石念祖评析】**

小溲涩痛，为阴虚挟热，渗利则愈伤其阴。肝热至于发热、头痛、不饥不眠，则肝风炽逆矣，口渴为肝阳灼肺。香白薇三钱、黑栀皮三钱、楝核（杵，先）四钱、酒炒知母三钱、南花粉五钱、紫菀茸一钱半、花麦冬八钱、石斛（先煎）一两、杭白菊四钱。热痢宜以凉泻为治，温燥止涩，则暑湿上蒸于肌肤而身黄，窒塞于肺胃而厌食。病邪皆在气分。酒炒枯芩一钱半、酒炒川连八分、济银花八钱、酒拌茅根五钱、冬桑叶三钱、黑栀皮三钱、鲜竹叶二钱、酒炒西茵陈一钱、冬瓜皮四钱。（石念祖《王孟英医案绎注·卷六·小便涩痛》）

**【原案】**

朱湘槎令媳，患小溲涩痛，医与渗利，反发热头疼，不饥口渴，夜不成眠。孟英诊之，脉细数，乃阴虚肝郁，化热生风，津液已烁，岂容再利？与白薇、栀子、金铃、知母、花粉、紫菀、麦冬、石斛、菊花，服之即愈。愈后仍当以滋阴善后。（王士雄《王氏医案续编·卷四》）

## 癃闭医案

马香谷患溺秘欲死。孟英视之，脉坚体厚，口渴苔黄。石念祖评析：脉坚则阳实，阳实则能任苦寒。投知、柏、栀、楝、犀、菀、蒌、茹之药，送当归龙荟丸而瘳，竟不复发。

**【石念祖评析】**

酒炒知母三钱、酒炒川黄柏一钱、黑栀皮三钱、川楝核（杵，先）三钱、镑犀角（先煨八钟）四钱、蒌仁（研）四钱、姜竹茹四钱，药送龙荟丸三钱。肝为风脏，肝热极为风升，风升则周身之气不降。溺秘欲死者，内风升也。犀角靖内风。（石念祖《王孟英医案绎注·卷七·溺秘》）

**【原案】**

运粮千总马香谷，患溺秘欲死。所亲赵春山司马，延孟英视之。脉坚体厚，口渴苔黄。投知、柏、栀、楝、犀、菀、蒌、茹之药，送当归龙荟丸而瘳，竟不复发。（王士雄《王氏医案续编·卷五》）

## 遗精医案

屠某患梦遗，久治不愈，耳出脓水，目泪难开，肩胁胸背酸疼，微有寒热，食减神疲。孟英察脉左弦数，右虚软。以三才封髓，加龙、牡、黄芪、桑、丹、栀、菊。

**【石念祖评析】**

左弦数为肝脏阴虚挟热，右虚软为气分阳虚。炒潞党三钱、炒西芪三钱、淡苁蓉一钱半、西砂仁（研，次入）六分、酒炒川黄柏一钱半、大熟地八钱、明天冬（切）五钱、醋煅牡蛎（杵）四两、醋煅龙骨（杵）一两（二味同先煨八钟）、冬桑叶三钱、杭白菊二钱、焦神曲（杵）一钱半、丹皮二钱、黑栀皮三钱。（石念祖《王孟英医案绎注·卷七·梦遗》）

**【原案】**

屠某患梦遗，久治不愈，耳出脓水，目泪难开，肩胁胸背酸疼，微有寒热，食减神疲。孟英察脉左弦数，右虚软。以三才封髓，加龙、牡、黄芪、桑、丹、栀、菊，旬日而瘳。（王孟英《王氏医案续编·卷五》）

一少年骤患遗精，数日后形肉大脱，连服滋阴涩精之药，如水投石。孟英与桂枝汤加参、芪、龙、牡，服下即效，匝月而瘳。

**【石念祖评析】**

遗精数日，形肉大脱，是脾败，非阴亏。炒粗桂木（次入）一钱、煨姜三钱、土炒甘草三钱、土炒潞党一两、土炒西芪五钱、大枣三枚、醋煅龙骨一钱、醋煅牡蛎二钱（同杵，先）。（石念祖《王孟英医案绎注·卷一·遗精》）

**【原案】**

一少年骤患遗精，数日后形肉大脱。连服滋阴涩精之药，如水投石。孟英与桂枝汤加参、芪、龙、牡，服下即效，匝月而瘳。此阳浮于上，阴孤于下，故非滋阴涩精所能治。仲景桂枝龙骨牡蛎汤，能调和阴阳，收摄精气，又复参、芪以建其中，故取效甚速。（王士雄《王氏医案·卷一》）

## 血证/衄血医案

孙执中于春前四日，忽患鼻衄如注，诸法莫塞。孟英视之，脉弦而数。曰：冬暖气泄，天令不主闭藏，今晚雷声大振，人身应之，肝阳乃动，血亦随之上溢，不可以其体肥头汗，畏虚脱而进温补也。投以元参、生地、犀角、牡蛎、知母、生白芍、牛膝、茯苓、侧柏叶、童溺诸药。一剂知，二剂已。石念祖评析：元参片一两、大生地八钱、磨犀角（冲）一钱、煅牡蛎（杵，先）六两、酒炒知母二钱、生大白芍一两、酒制牛膝一钱、白茯苓三钱、酒炒柏叶（次入）一钱五分、清童便一酒杯（冲）。既而胁痛流乳。孟英与甘露饮加女贞、旱莲、龟板、鳖甲、牡蛎而瘳。石念祖评析：大生地一两、大熟地八钱、明天冬（切）六钱、女贞子（杵）五钱、旱莲草四钱、煅牡蛎八两、血鳖甲四两、血龟板二两（合石斛先炭煨八句钟，取汤代水煎药）、石斛一两、酒炒枯芩一钱五分、蜜炙枇叶（刷，包）三钱、大片生粉草三钱。（石念祖《王孟英医案绎注·卷三·鼻衄》）

**【原案】**

孙执中于春前四日，忽患鼻衄如注，诸法莫塞。黄夜请孟英视之。脉弦而数。曰：冬暖气泄，天令不主闭藏，今晚雷声大振，人身应之，肝阳乃动，血亦随而上滋，不可以其体肥头汗，畏虚脱而进温补也。投以元参、生地、犀角、牡蛎、知母、生白芍、牛膝、童溺诸药。一剂知，二剂已。既而胁痛流乳，人皆异之。孟英与甘露饮加女贞、旱莲、龟板、鳖甲、牡蛎而瘳。（王士雄《王氏医案续编·卷一》）

吴酝香仆患感鼻衄数升，苔黄大渴，脉滑而洪，孟英投白虎汤二帖而安。遽食肥甘，复发壮热，脘闷昏倦，孟英以枳实栀豉汤而瘥。数日后，又昏沉欲寐，发热自汗，舌绛溺涩。孟英诊之，左尺细数而虺，右尺洪大，是女劳复也。细诘之果然。与大剂滋阴清热药，吞猳鼠矢而愈。

**【石念祖评析】**

羚次尖四钱（先煎）、生石膏（先煎）一两六钱、酒炒知母四钱、石斛（先煎）一两、西洋参三钱、济银花一两五钱、川贝母（杵）四钱、南花粉五钱、晚蚕砂五钱、建兰叶三钱、鲜芦根二两。枳实栀豉汤加味：炒枳实二钱、黑栀皮三钱、炒豆豉三钱、酒炒枯芩三钱、丝瓜络三钱、生冬瓜子八钱、连翘壳三钱、鲜薤白（打）一钱半、焦楂肉（杵）一钱半、整荸荠（打入煎）一两。女劳复方：元参片一两、大生地八钱、明天冬（切）六钱、女贞子（杵）五钱、淡苁蓉一钱半、山萸肉一钱半、石斛（先煎）一两、酒炒知母四钱、血龟板（杵）四两、血鳖甲（杵）二两、紫石英五钱（同先煨六句钟），药送鼠矢二钱。（石

念祖《王孟英医案绎注·卷五·鼻衄》)

【原案】

吴酝香之仆吴森，在越患感，旋杭日鼻衄数升，苔黄大渴，脉滑而洪，孟英投白虎汤二帖而安。遽食肥甘，复发壮热，脘闷昏倦，孟英以枳实栀豉汤而痊。数日后，又昏沉欲寐，发热自汗，舌绛溺涩，仍求孟英诊之。左尺细数而礼，右尺洪大，是女劳复也。研诘之果然。与大剂滋阴清热药，吞瘕鼠矢而愈。（王士雄《王氏医案续编·卷三》)

赵子循每啖蔗则鼻衄必至，或疑蔗为大热之性。孟英曰：蔗甘而凉，然甘味太重，生津之力有余，凉性甚微，荡热之功不足，津虚热不甚炽者，最属相宜，风温证中救液之良药，吾名之曰天生复脉汤。若湿热痰火内盛者服之，则喻氏所谓翻受胃变从而化热矣。凡药皆当量人之体气而施，岂可拘乎一定之寒热邪？子循之体，水虚而火旺者也，蔗性不能敌，反从其气而化热，正如蔗经火炼则成糖，全失清凉之本气矣。枸杞子亦然。

【石念祖评析】

水虚火旺方：元参片一两、明天冬（切）八钱、菟丝饼四钱、女贞（杵）五钱、地骨皮四钱、酒炒知母四钱、酒炒川黄柏一钱半、茺蔚子（杵，先）四钱、焦栀皮一钱半、酒炒枇叶（刷，包）一片。（石念祖《王孟英医案绎注·卷五·鼻衄》)

【原案】

继闻赵秋舲进士令郎子循，每啖蔗则鼻衄必至，或疑蔗为大热之性。孟英曰：蔗甘而凉，然甘味太重，生津之力有余，凉性甚微，荡热之功不足，津虚热不甚炽者，最属相宜，风温证中救液之良药，吾名之曰天生复脉汤。若湿热痰火内盛者服之，则喻氏所谓翻受胃变从而化热矣。凡药皆当量人之体气而施，岂可拘乎一定之寒热耶？子循之体，水虚而火旺者也，蔗性不能敌，反从其气而化热，正如蔗经火炼则成糖，全失清凉之本气矣。枸杞子亦然。

**【眉批】**

精透之论，由斯类推，可以知药性之功能矣。（王士雄《王氏医案续编·卷三》）

蒲艾田年逾花甲，陡患鼻衄，诸法不止。孟英诊之，而色黑黯而有红光，脉弦洪而芤，询知冬间广服助阳药。是热亢阴虚之证。与大剂犀角、元参、茅根、女贞、旱莲、石斛、茯苓、泽泻、天冬、知母，投匕而安。续与滋阴药，填补而康。

**【石念祖评析】**

脉情为热实阴虚。镑犀角（先煎八钟）四钱、元参片一两、明天冬（切）八钱（开水泡冲，去渣）、鲜茅根五钱、女贞（杵，先）五钱、旱莲草四钱、石斛（先煎）一两、生泽泻一钱、酒炒知母四钱。鼻衄不止，则风升而肝血随之，故以救液息风为要。（石念祖《王孟英医案绎注·卷七·鼻衄》）

**【原案】**

蒲艾田年逾花甲，陡患鼻衄，诸法不能止，速孟英救之。面色黑黯而有红光，脉弦洪而芤脉，询知冬间广服助阳药，是热亢阴虚之证。与大剂犀角、元参、茅根、女贞、旱莲、石斛、茯苓、泽泻、天冬、知母，投匕而安。续予滋阴药，填补而康。（王士雄《王氏医案续编·卷五》）

沈悦亭妻齿衄，五日不止，去血已多，诸方不应。孟英脉之弦滑上溢。投犀角、泽兰、元参、旋覆、生地、花粉、茯苓、牛膝、桃仁、泽泻而安。既而询其经事，本月果已愆期，盖即逆行之候也。继用滋阴清热，乃渐康复。石念祖评析：去血已多合脉弦滑上溢，为阴涸风升，煽痰逆上。镑犀角（先煎）四钱、泽兰叶（次入）一钱半、元参片一两、旋覆（包，先）三钱、大生地八钱、南花粉四钱、云茯苓三钱、制牛膝一钱、生桃仁（研）一钱半、生泽泻一钱半。继而询其经事，本月果已愆期，盖即逆行之候也。继用滋阴清热，乃渐康复。（石念祖《王孟英

医案绎注·卷七·齿衄》)

**【原案】**

沈悦亭令正齿衄，五日不止，去血已多，诸方不应，孟英脉之弦滑上溢。投犀角、泽兰、元参、旋覆、生地、花粉、茯苓、牛膝、桃仁、泽泻而安。既而询其经事，本月果已愆期，盖即逆行之候也。继用滋阴清热，乃渐康复。(王孟英《王氏医案续编·卷五》)

孙氏女年将及笄，久患齿衄，多医莫疗。孟英诊曰：六脉缓滑，天癸将至耳。与丹参、生地、桃仁、牛膝、茯苓、白薇、滑石、茺蔚子。一剂知，数日愈。寻即起汛，略无他患。

**【石念祖评析】**

脉缓为脾脏挟湿，脉滑为挟热气不下行，气不下行则血上逆故齿衄。齿衄为血热，血上逆必挟瘀，故治以凉血行瘀。紫丹参四钱、大生地五钱、生桃仁（研）三钱、白茯苓三钱、西滑石（先煎）五钱、香白薇一钱、茺蔚子（杵，先）四钱、酒炒淮牛膝一钱。(石念祖《王孟英医案绎注·卷三·齿衄》)

**【原案】**

孙氏女，年将及笄，久患齿衄，多医莫疗。孟英诊曰：六脉缓滑，天癸将至耳。与丹参、生地、桃仁、牛膝、茯苓、白薇、滑石、茺蔚子。亦治倒经之法。一剂知，数日愈。寻即起汛，略无他患。(王士雄《王氏医案续编·卷一》)

## 血证/吐血医案

陈秋槎大便骤下黑血数升，继即大吐鲜红之血，而汗出神昏，肢冷搐溺，躁乱妄言。孟英察其脉，左手如无，右弦软，按之数。曰：高年阴分久亏，肝血大去，而风阳陡动，殆由愤怒，兼服热药所致耶？其妻云：日来颇有郁怒，冬间久服姜枣汤，且饮都中药烧酒一瓶耳。孟英曰：是矣。以西洋参、犀角、生地、银花、绿豆、栀子、元参、茯苓、羚羊、茅根为剂，冲入热童溲灌之。石念祖评析：脉以沉分为主，按之数，阴虚挟热。此方系脉证互参。西洋参三钱、镑犀角、羚次尖（各）四钱（同炭煨八句钟）、元参片一两、大生地八钱（泡煎，去渣）、济银花一两五钱、生绿豆一两、黑栀皮三钱、云茯苓三钱、鲜茅根五钱、童便一大酒杯（煎，去头尾，冲）。外以烧铁淬醋令吸其气，龙、牡研粉扑汗，生附子捣贴涌泉穴，引纳浮阳。两服血止，左脉渐起。又加以龟板、鳖甲，石念祖评析：血龟板（杵）四两、血鳖甲（杵）二两（二味同先炭煨六句钟）。服二帖神气始清，各恙渐息，稍能啜粥，乃去犀、羚，加麦冬、天冬、女贞、旱莲投之，石念祖评析：花麦冬四钱、明天冬（切）六钱、女贞子（杵）五钱、旱莲草四钱。眠食日安，半月后始解黑燥矢，两旬外便溺之色始正。与滋补药调痊。（石念祖《王孟英医案绎注·卷七·便血》）

【原案】

戊申元旦，陈秋槎参军，大便骤下黑血数升，血为热迫而妄行。继即大吐鲜红之血，而汗出神昏，肢冷搐溺，躁乱妄言。心无血养故神昏，肝无血养故痉厥。速孟英至，举家跪泣救命。察其脉左手如无，右弦软，按之数。虚在阴分，热在气分。以六十八岁之年，金虑其脱，参汤煎就，将欲灌之。孟英急止勿服，曰：高年阴分久亏，肝血大去，而风阳陡动，殆由忿怒，兼服热药所致耶？其夫人云：日来颇有郁怒，热药则未服也，惟冬间久服姜枣汤，且饮都中药烧酒一瓶耳。孟英曰：是矣。以西洋参、犀角、生地、银花、绿豆、栀子、元参、茯苓、羚羊、茅根为剂，冲入热童溲灌之；外以烧铁淬醋，令吸其气；龙、牡研粉扑汗；生附子捣贴涌泉穴，引纳浮阳。两服血止，左脉渐起，又加以龟板、鳖甲。介以潜阳法。服三帖，神气始清，各恙渐息，稍能啜粥，乃去犀、羚，加麦冬、天冬、女贞、旱莲投之，眠食日安，半月后始解黑燥矢，两旬外便溺之色皆正，与滋补药调痊，仍充抚辕巡捕，矍铄如常。

秋间赴任绍兴。己酉秋以他疾终。（王士雄《王氏医案续编·卷五》）

范庆簪，年逾五十，素患痰嗽。乙酉秋，在婺骤然吐血，势颇可危。孟英诊曰：气虚而血无统摄也，虽向来咳嗽阴亏，阴药切不可服。然非格阳吐血，附、桂更为禁剂。乃以潞参、芪、术、苓、草、山药、扁豆、橘皮、木瓜、酒炒芍药为方，五帖而安。石念祖评析：素患痰嗽，病在气分，不在血分。孟英诊断气虚，必左右脉皆无力，右脉重按尤软。气虚忌用冬、地阴药固已，但非格阳吐血，若用一毫附桂，便伤其兼证之阴亏。宜用炒潞参五钱、炒西芪四钱、炒白术三钱、云苓片三钱、炒粉草一钱五分、炒山药三钱、炒扁豆三钱、陈橘皮一钱五分、陈木瓜一钱五分、酒炒白芍一钱五分。此证注重气虚，但补气不可伤阴。方中甘草、木瓜并用，于补气中取酸甘化阴之义，亦即引阳入阴之法。但主要病情在气虚，参、芪少用不足补气，全方一时全服，亦恐非重药轻投之义。宜仿仲景、许叔微成法，分次徐服。此必孟英当日所有。继去甘草、木瓜，加熟地、阿胶、紫石英、麦冬、五味子、龙骨、牡蛎熬膏，服之痊愈。

**【石念祖评析】**

更方系从阳引阴之义。除前方各加十倍外，去甘草、木瓜，恐甘酸之性滞腻气分，不能摄阳入阴，使阴亏咳嗽之兼证并蠲。宜用熟地二两、阿胶二两、紫石英一两、整麦冬一两、五味子一两（杵）、龙骨二两、牡蛎二两，石英、龙、牡先煨。熟地、阿胶、麦冬治阴虚，石英、五味、龙、牡敛镇，为阴药下行之使。（石念祖《王孟英医案绎注·卷一·吐血》）

**【原案】**

范庆簪，年逾五十，素患痰嗽。乙酉秋，在婺骤然吐血，势颇可危。孟英诊曰：气虚而血无统摄也，虽向来咳嗽阴亏，阴药切不可服。

然非格阳吐血，附、桂更为禁剂。乃以潞参、芪、术、苓、草、山药、扁豆、橘皮、木瓜、酒炒芍药为方，五帖而安。继去甘草、木瓜，加熟地黄、黑驴皮胶、紫石英、麦冬、五味子、龙骨、牡蛎熬膏，服之痊愈，亦不复发。后范旋里数年，以他疾终。（王士雄《王氏医案·卷一》）

金母陡吐狂血，肢冷自汗。孟英切脉弦涩，察血紫黯，乃肝郁凝瘀也。证虽可愈，复发难瘳。与丹参、丹皮、茺蔚、旋覆、苓、栀、柏叶、郁金、海蜇之方，覆杯果愈。然不能惩忿，逾二年复吐，竟不起。

【石念祖评析】

脉弦涩，已露肝郁凝瘀，察血紫黯益信。复发难瘳者，血为阴类，阴中有阳，陡吐狂血，阴伤阳亦随之，脉弦涩，阴中之阳已不能鼓舞热邪升浮于上，残阴无几，何堪肝郁再吐，阴阳交贼乎？酒炒丹参三钱、酒炒丹皮一钱半、茺蔚子（杵，先）四钱、旋覆（包，先）三钱、云苓三钱、黑栀皮一钱半、酒炒柏叶一钱半、黄郁金一钱、淡海蜇（先煎）一两。（石念祖《王孟英医案绎注·卷六·吐血》）

【原案】

丁未春，金朗然令堂，陡吐狂血，肢冷自汗。孟英切脉弦涩，察血紫黯，乃肝郁凝瘀也。证虽可愈，复发难瘳。予丹参、丹皮、茺蔚、旋覆、苓、栀子、柏叶、郁金、海蜇之方，覆杯果愈。（王士雄《王氏医案续编·卷四》）

邵子受妻患吐血，肌肤枯涩，口渴，脉虚大。孟英曰：气分之阴亏也。温补既非，滋填亦谬。以参、芪、二冬、知母、百合、玉竹、石斛、桑叶、枇杷叶，投之而愈。

【石念祖评析】

吐血分虚、实两大门，此为虚证。辨气分阴亏，在肌肤枯涩、口渴、脉虚大。温补固与病情相反，滋填则系应补肺阴，勿补肾阴。潞党参五钱、生黄芪五钱、花麦冬四钱、明天冬（切）三钱、酒炒知母一钱五分、百合须三钱、肥玉竹三钱、钗石斛八钱、冬桑叶四钱、蜜炙枇叶（刷，包）三钱。（石念祖《王孟英医案绎注·卷二·吐血》）

**【原案】**

邵子受令壶（指邵子受之妻。——编者注）患吐血，肌肤枯涩，口渴，脉虚大。孟英曰：气分之阴亏也。温补既非，滋填亦谬。以参、芪、二冬、知母、百合、葳蕤、石斛、桑叶、枇杷叶，投之而愈。

**【眉批】**

用补亦要用得其宜，方能奏效，非一味蛮补即能愈疾也。案中诸法可以为法。（王士雄《王氏医案·卷二》）

锁某，弱冠吐血。医进归脾汤，吐益甚。孟英视之，面有红光，脉形豁大，因问曰：足冷乎？探之果然。遂与六味地黄汤送饭丸肉桂心一钱，覆杯而愈。

**【石念祖评析】**

面有红光，为虚火上炎。脉形豁大及足冷，为阴中之阳亦虚，肾气不能潜纳。归脾中参、芪性皆上升，故吐益甚。易以引火归原之法斯愈矣。大熟地八钱、淮山药四钱、白茯苓三钱、山萸肉三钱，药送饭丸肉桂心一钱。（石念祖《王孟英医案绎注·卷三·吐血》）

**【原案】**

锁某，弱冠吐血。杨医连进归脾汤，吐益甚。孟英视之，面有红光，脉形豁大，因问曰：足冷乎？探之果然。遂与六味地黄汤送饭丸肉桂心一钱，覆杯而愈。

**【眉批】**

此虚火上炎之证，归脾中参、芪性皆上升，故吐益甚。易以引火归原之法，斯愈矣。（王士雄《王氏医案续编·卷一》）

王子能妻久患吐血，医不能愈，延孟英视之。脉弦滑而搏指，右手较甚，渴喜冷饮，米谷碍于下咽，小溲如沸，夜不成眠，久服滋阴，毫无寸效。孟英以苇茎汤合雪羹，加石膏、知母、花粉、枇杷叶、竹茹、旋覆、滑石、梨汁，大剂投三十剂而痊。

【石念祖评析】

脉弦滑而搏指六句，全系痰热窒肺，久服滋阴，是肺病治肾，宜乎不效。鲜芦根二两、生冬瓜子八钱、整荸荠二两、淡海蜇（先煎）一两、生石膏（先煎）一两六钱、浓酒炒知母四钱、姜花粉五钱、姜枇叶三钱、姜竹茹三钱、旋覆（包，先）三钱、西滑石（包，先）四钱、生梨一两（绞汁，冲）。（石念祖《王孟英医案绎注·卷八·吐血》）

【原案】

王子能参军令正，久患吐血，医不能愈，延孟英视之。脉弦滑而搏指，右手较甚，渴喜冷饮，米谷碍于下咽，小溲如沸，夜不成眠，久服滋阴，毫无寸效。孟英以苇茎汤合雪羹，加石膏、知母、花粉、枇杷叶、竹茹、旋覆、滑石、梨汁，大剂投三十剂而痊。

继而参军旋省，患久积忧劳，真阴欲匮，竟难救药，寻果仙游。（王孟英《王氏医案续编·卷六》）

郑某吐血盈碗，孟英脉之，右关洪滑，自汗口渴，稍一动摇，血即上溢。与白虎汤加西洋参、大黄炭，一剂霍然。

【石念祖评析】

洪脉为虚，滑脉为实，源稍一动摇血即上溢二语。此证实多虚少。生石膏（先煎）八钱、酒炒知母三钱、西洋参三钱、大黄炭一钱（入药汁内泡服，去渣）。（石念祖《王孟英医案绎注·卷二·吐血》）

【原案】

郑某吐血盈碗，孟英脉之，右关洪滑，自汗口渴，稍一动摇，血即上溢，人皆虑其脱，意欲补之。孟英曰：如脱惟我是问。与白虎汤加西洋参、大黄炭，一剂霍然。（王士雄《王氏医案·卷二》）

## 血证/尿血医案

陈足甫溲后见血，管痛异常，减餐气短。孟英以元参、生地、知母、楝实、银花、侧柏叶、栀子、桑叶、丹皮、绿豆为方，藕汤煎服。二剂病大减，乃去丹皮、柏叶，加西洋参、熟地，服之而瘥。

【石念祖评析】

管痛异常二句，为阴虚肝热贼肺，故以元参、生地、知、楝、银花、柏叶、丹皮育阴凉血，兼泻血分之热，以栀子、桑叶、绿豆皮清气分之热。减餐气短，肝热贼肺，肺伤则气不接续，有似乎短，肺实并非肺虚。故用栀、桑、绿豆以治之。西洋参泻热下气，略兼补肺，并非单纯补品。元参片一两、大生地八钱（二味开水泡汤，去渣用汤煎药）、酒炒知母三钱、楝核（杵，先）三钱、济银花八钱、酒炒侧柏叶一钱、黑栀皮（次入）三钱、冬桑叶三钱、绿豆皮四钱、粉丹皮二钱、连皮藕二两（切、煨汤煎药）。更方去丹皮、柏叶，加西洋参三钱清气，大熟地八钱育阴，开水同泡煎去渣。（石念祖《王孟英医案绎注·卷四·尿血》）

【原案】

陈足甫溲后见血，管痛异常，减餐气短。孟英以元参、生地、知母、楝实、银花、侧柏叶、栀子、桑叶、丹皮、绿豆为方，藕汤煎服。二剂病大减，乃去丹皮、柏叶，加西洋参、熟地，服之而瘥。（王士雄《王氏医案续编·卷二》）

胡振华以花甲之年，患溺后出血水甚痛，自云溲颇长激，似非火证。孟英察脉有滑数之象。与元参、生地、犀角、栀、楝、槐蕊、侧柏、知母、花粉、石斛、银花、甘草梢、绿豆等药，旬日而痊。逾四载以他疾终。

【石念祖评析】

此必气体偏阳，滑数有力之脉。方义取苦甘寒为治。元参片一两、大生地八钱、磨犀角（冲）二钱、黑栀皮一钱五分、川楝核（杵，先）二钱、酒炒陈槐花一钱五分、酒炒侧柏叶八分、酒炒知母三钱、济银花一两五钱、生草梢三钱、连皮绿豆四两（煮汤代水煎药）。（石念祖《王孟英医案绎注·卷四·尿血》）

**【原案】**

胡振华以花甲之年，患溺后出血水甚痛，自云溲颇长激，似非火证。孟英察脉有滑数之象。与元参、生地、犀角、栀、楝、槐蕊、侧柏、知母、花粉、石斛、银花、甘草梢、绿豆等药，旬日而痊。逾四载以他疾终。（王士雄《王氏医案续编·卷二》）

李华甫继室，陡患霍乱兼溺血如注，头疼如劈，自汗息微，势极危殆，速孟英诊视。脉甚弦驶，此肝火内炽，暑热外侵。以犀角、木通、滑石、栀子、竹茹、薏苡、银花、茅根、菊叶为大剂，和入藕汁，送当归龙荟丸，吐泻即已，溺血亦减，惟小便时头犹大痛，必使人紧抱其头，重揿其巅，始可略耐，尚是风阳僭极，肺胃不清也。以苇茎汤去桃仁，加百合、白薇、元参、小蓟、蒲公英、竹叶、西瓜翠衣、莲子心为方，和入童溺，仍吞龙荟丸。服旬日痊愈。

**【石念祖评析】**

镑犀角（先煎）四钱、细木通一钱、滑石（先煎）五钱、黑栀皮三钱、姜竹茹三钱、生苡仁八钱、银花一两五钱、鲜茅根五钱、鲜菊叶二钱、藕二两（打汁冲），药送龙荟丸三钱。次方清肺胃佐息风阳，肺胃清，风阳始有下降之机。鲜芦根二两、生冬瓜子四钱、生苡仁（杵）八钱、百合花三钱、香白薇一钱、元参片（泡冲，去渣）八钱、蒲公英一两、小蓟一钱半、鲜竹叶二钱。西瓜皮四钱、莲子心一钱、童便（煎，去头尾，冲）一大酒杯，仍药送龙荟丸三钱。（石念祖《王孟英医案绎注·卷十·霍乱溺血》）

**【原案】**

李华甫继室，陡患霍乱而兼溺血如注，头疼如劈，自汗息微，势极危殆，迎孟英诊视。脉极弦驶，是肝阳内炽，暑热外侵。先用犀角、木通、滑石、栀子、竹茹、薏苡、银花、茅根、菊叶为大剂，和入藕汁，送当归龙荟丸，而霍乱即安，惟溺血虽减，而小溲时头犹大痛，必使人紧抱其头，重搋其巅，始可略耐。尚是风阳僭极，肺胃不清也。以苇茎汤去桃仁，加百合、白薇、元参、竹叶、西瓜翠衣、菊叶、莲子心为方，和入童溺，仍吞龙荟丸，服旬日而愈。（王士雄《王氏医案三编·卷一》）

## 血证/便血医案

陈某患霍乱，而所下皆血，苔黄大渴，而舌色紫黯。乃暑毒深伏，起病时又饮烧酒也。用犀角、益母、地丁、茅根、菖蒲、绿豆、银花、芩、连、黄柏、藕汁大剂灌之，投匕而瘳。

**【石念祖评析】**

镑犀角（先煎）四钱、益母草五钱、紫地丁三钱、鲜茅根五钱、生绿豆（先煎）一两、银花一两五钱、酒炒枯芩一钱半、酒炒川连一钱、酒炒川柏三钱、藕二两（打汁冲）、石菖蒲（次入）一钱。（石念祖《王孟英医案绎注·卷十·霍乱》）

**【原案】**

陈某所下皆血，苔黄大渴，而舌色紫黯，乃暑毒深伏，起病时又饮烧酒也。用犀角、益母、地丁、茅根、菖蒲、绿豆、银花、芩、连、黄柏、藕汁，大剂灌之，皆投匕而瘳。（王士雄《随息居重订霍乱论·第三医案篇·梦影》）

王开荣偶患腹中绞痛，自服治痧诸药，而大便泻血如注。孟英诊之，左颇和。右关尺弦大而滑，面色油红，喘逆不寐。与苇茎汤合金铃子散，加银花、侧柏叶、栀、斛、芩、连。二剂后，面红退，血亦止，乃裁柏叶、银花，加雪羹、枯荷秆。又二剂始发热，一夜得大汗周身，而腹之痛胀，爽然若失，即能安寐进粥。改投沙参、知母、花粉、桑叶、杷叶、石斛、白芍、橘络、杏仁、冬瓜子、茅根、荷秆。三剂大解行，而脉柔安谷。

**【石念祖评析】**

痧分寒热两大门。寒痛痛止不移，热痛痛必不静，此阳动阴静之定理。此证腹中绞痛，本系热痛，自服治痧诸药，必误服治寒痧之药。大便泻血如注，肺与大肠相表里，香燥大伤肺阴。脉弦大为肝热挟虚，滑为肺有热痰。面色油红二句，皆肺阴大伤之明证。活水芦根二两、生冬瓜子八钱、生桃仁（研）三钱、济银花一两五钱、酒炒侧柏叶（次入）一钱五分、川楝核（杵，先）四钱、酒炒元胡索（次入）一钱五分、黑栀皮三钱、鲜石斛（杵，先）一两、酒炒枯芩三钱、酒炒川连一钱。二剂面红退血亦止。方义以清肺阴为君，泻肝热为臣，佐以银花、石斛、栀皮，使以桃仁、胡索。嗣裁柏叶、银花，加雪羹、连皮大荸荠二两（打）、泡淡海蜇二两、枯荷秆三钱。大凡涉及气阴血阴温病，必由阴分血分反还于气分，周身得汗乃解。沙参八钱，酒炒知母三钱，花粉四钱，桑叶三钱，枇叶（刷，包）三钱，石斛（杵，先）一两，酒炒白芍一钱半，橘络一钱，苦杏仁一钱半，生冬瓜子、茅根、荷秆（各）三钱。（石念祖《王孟英医案绎注·卷四·腹痛》）

**【原案】**

王开荣偶患腹中绞痛，伏暑在内。自服治痧诸药，而大便泻血如注。香燥可以益热。孟英诊之，左颇和，右关尺弦大而滑，弦滑者痰也，大者热也。面色油红，喘逆不寐。与苇茎汤合金铃子散，加银花、侧柏叶、栀、斛、芩、连。二帖后，面红退，血亦止，乃裁柏叶、银花，加雪羹、枯荷秆。又二帖始发热，一夜得大汗周时，而腹之痛胀，爽然若失，即能安寐进粥。改投沙参、知母、花粉、桑叶、杷叶、石斛、白芍、橘络、杏仁、冬瓜子、茅根、荷秆。三帖大解行，而脉柔安

谷。(王士雄《王氏医案续编·卷二》)

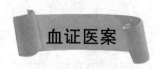

吴永言于十年前，读《论语》不撤姜食之文，因日服之，虽盛夏
不辍。至三年前患大溢血，虽以凉药治瘰，而时时火升，迄今不愈。
季冬就诊于孟英，身不衣绵，头面之汗蓬蓬也。且云：服芩、连则烦
渴益甚，以苦能化燥也；用生地即闷滞不饥，以甘能缓中也；蔗、梨
入口亦然。按其脉、沉取滑数，是从前之积热，深伏于内。与白虎汤
去草、米，加竹叶、竹茹、花粉、海蜇、荸荠、银花、绿豆恣服，渐
吐胶痰而愈。

**【石念祖评析】**

治法在脉。沉取滑数，沉字注意。沉取滑数，则气失升降可知，清
气则气分有权，而痰得吐，痰得吐则积热即从痰去，肺气日臻清肃，而
痛可愈矣。生石膏（先煎）一两六钱、酒炒知母四钱、鲜竹叶二钱、姜
竹茹三钱、整荸荠（打）一两、淡海蜇（先煎）二两、济银花八钱、绿
豆皮四钱。(石念祖《王孟英医案绎注·卷五·时时火升》)

**【原案】**

歙人吴永言，于十年前，读《论语》不撤姜食之文，因日服之，虽
盛夏不辍。至三年前患大溢血，虽以凉药治瘰，而时时火升，迄今不
愈。季冬就诊于孟英，身不衣绵，头面之汗蓬蓬也。且云：服芩、连则
烦渴益甚，以苦能化燥也；用生地即闷滞不饥，以甘能缓中也；蔗、梨
入口亦然。按其脉，沉取滑数，是从前之积热，深伏于内。与白虎汤去
草、米，加竹叶、竹茹、花粉、海蜇、荸荠、银花、绿豆恣服，渐吐胶
痰而愈。(王士雄《王氏医案续编·卷三》)

## 痰饮医案

周子朝患恶寒头痛发热，酷似伤寒，而兼心下疼胀。孟英脉之，右部沉滑，苔黄不渴，溲如苏木汁。先以葱豉汤加栀、连、杏、贝、蒌、橘为方。服后微汗，而不恶寒反恶热，虽汤饮略温，即气逆欲死。孟英曰：客邪解矣，清其痰热可也。与知母、花粉、杏、贝、旋、滑、斛、橘、杷、茅根、芦根、地栗、海蜇等药。果吐胶痰甚多，而纳食渐复，惟动则欲喘，于肃上之中佐以滋下，为善其后而瘥。

**【石念祖评析】**

头痛多属肝阳。心下痛胀，为肝阳侮胃。脉右沉滑，为痰热结伏气分，与苔黄不渴、溲如苏木汁同为伏热。故先以葱、豉，合黄连之苦寒以升泄之。鲜葱白二钱、淡豆豉三钱、黑栀皮三钱、姜炒川连二钱、苦杏仁（泥）二钱、薄橘红一钱、川贝母（杵）四钱、姜蒌皮三钱。不恶寒反恶热三句，为痰热得清解而愈宣达之象。酒炒知母三钱、南花粉三钱、苦杏仁（泥）二钱、赖橘红一钱五分、川贝母（杵）五钱、旋覆花（绢包）三钱、西滑石（先煎）四钱、鲜石斛（杵，先）五钱、姜炒枇叶三钱、姜汁拌芦根八钱、连皮荸荠（打）二两、淡海蜇一两。动则欲喘，前方去橘红、滑石、枇叶、芦根，佐生蛤壳（杵，先）一两、生赭石（杵，先）八钱、血鳖甲（杵，先）一两、元参片八钱、明天冬（切）六钱、乌梅肉（杵，先）一两。（石念祖《王孟英医案绎注·卷四·头痛》）

**【原案】**

周子朝患恶寒头痛发热，酷似伤寒，而兼心下疼胀。孟英脉之，右部沉滑，苔黄不渴，溲如苏木汁。先以葱豉汤加栀、连、杏、贝、蒌、橘为方。先解表。服后微汗，而不恶寒反恶热，虽汤饮略温，即气逆欲死。孟英曰：客邪解矣，清其痰热可也。与知母、花粉、杏、贝、旋、滑、斛、橘、杷、茹、茅根、芦根、地栗、海蜇等药。后清里。果吐胶痰甚多，而纳食渐复，惟动则欲喘，于肃上之中佐以滋下，为善其后而痊。（王士雄《王氏医案续编·卷二》）

## 汗证医案

胡秋纫于酷热时偶有不适，医以柴、葛、香薷散之，反恶寒胸痞，更医用枳、朴、槟榔以泻之，势日剧。孟英视之，自汗不收，肢背极冷，奄奄一息，脉微无神。曰：禀赋素亏，阳气欲脱，此必误认表证使然。与救逆汤加参、芪，服之渐安。继以补气生津，调理匝月而痊。

**【石念祖评析】**

恶寒胸痞为阳虚。肢背极冷，脉微无神，奄奄一息，合之自汗不收，为阳气欲脱。方用炒潞党五钱、炒西芪五钱、炒粉草三钱、炒干姜五钱、炒熟附片五钱。（石念祖《王孟英医案绎注·卷二·误药自汗》）

**【原案】**

胡秋纫于酷热时偶有不适，医以柴、葛、香薷散之，反恶寒胸痞，更医用枳、朴、槟榔以泻之，势日剧，延孟英视之。自汗不收，肢背极冷，奄奄一息，脉微无神。曰：禀赋素亏，阳气欲脱，此必误认表证使然。与救逆汤加参、芪，服之渐安。继以补气生津，调理匝月而痊。（王士雄《王氏医案·卷二》）

王某，久患吐血，体极孱弱，孟英治之小愈。而酷暑之时，陡患霍乱转筋，大汗如雨，一息如丝。孟英视曰：阴血久夺，暑热鸱张，吾《霍乱论》中之缺典也，姑变法救之。用北沙参、枇杷叶、龙、牡、木瓜、扁豆、苡仁、滑石、桑叶、蚕砂、石斛、豆卷，投之良愈。调理每日仍服滋补以治宿恙。

**【石念祖评析】**

此证危险在大汗如雨。汗为阴液，汗多则阴伤，汗止则阴复，阴复则转筋止、脉息起。阴血久夺句本病重，暑热鸱张句标病轻。北沙参四钱、生龙骨（杵）二两、煅牡蛎（杵）八两（二味炭先煨六句钟，取汤煎药）、鲜枇叶（刷，包）三钱、陈木瓜三钱、生扁豆（杵）三钱、生苡仁（杵）八钱、西滑石四钱（包，先）、冬桑叶四钱、晚蚕砂五钱、钗石斛（杵，先）一两、大豆卷（次入）三钱。龙、牡重镇止汗为君，沙参、石斛顾阴止汗为臣，木瓜、扁豆酸涩止汗，苡仁、滑石、蚕砂清肝泻暑，使以枇叶、桑叶轻浮止汗，豆卷反佐清余热。豆卷在热霍乱证本禁药，入大剂重镇清肝药中，反能上清浮热。（石念祖《王孟英医案绎注·卷二·血虚霍乱转筋》）

**【原案】**

王某久患吐血，体极屡弱。沈琴痴嘱其丐孟英治之。服药甫有小愈，而酷暑之时，陡患霍乱转筋，大汗如雨，一息如丝。孟英视曰：阴血久夺，暑热鸱张，吾《霍乱论》中之缺典也，姑变法救之。用北沙参、枇杷叶、龙、牡、木瓜、扁豆、苡仁、滑石、桑叶、蚕砂、石斛、豆卷，投之良愈。调理每日仍服滋补以治宿恙。

越二载，闻服温补药，致血暴涌而亡。（王士雄《王氏医案·卷二》）

王瘦石禀属阴亏，卒闻惊吓之声，而气逆肢冷，自汗息微，速孟英视之。身面皆青绿之色，脉沉弦而细，乃素伤忧虑，而风阳陡动也。与牡蛎四两、鳖甲二两、蛤壳一两、石英五钱，龙齿、小麦、辰砂、麦冬、茯神、贝母、竹茹为方，一剂知，二剂已，续以滋养而瘳。

**【石念祖评析】**

煅龙齿（杵，先）一两、北小麦四钱、整辰砂（杵，先）一两二钱、花麦冬四钱、云茯神三钱、川贝（杵）五钱、姜竹茹三钱。（石念祖《王孟英医案绎注·卷六·惊吓气逆》）

**【原案】**

王瘦石禀属阴亏，卒闻惊吓之声，而气逆肢冷，自汗息微，速孟英视之。身面皆青绿之色，脉沉弦而细，乃素伤忧虑，而风阳陡动也。与牡蛎四两、鳖甲二两、蛤壳一两、石英五钱，龙齿、小麦、辰砂、麦冬、茯神、贝母、竹茹为方，一剂知，二剂已，续以滋养而瘥。

【眉批】

凡阴虚之体，血不足以养肝，则肝阳易僭，用大剂镇逆养阴开郁治法，丝丝入扣，宜乎应手辄效也。（王士雄《王氏医案续编·卷四》）

余朗斋母秋间患伏暑，孟英已为治愈。失于调理，复患气冲自汗，肢冷少餐，攻补不投，仍邀孟英治之。与填补冲任，清涤伏痰法，合甘麦大枣以补血而愈。

【石念祖评析】

此病系余暑乘肝虚痰实，煽动肝阳。羚次尖（先煎八钟）四钱，石菖蒲（研）、制半夏（同次入）（各）一钱，大生地（泡煎，去渣）八钱，济银花一两五钱，石斛一两（先煎），楝核（杵，先）三钱，酒炒知母三钱，川贝（杵）一两，梨汁（磨），枳实六分（和服）；俟痰浊全蠲，去羚、菖、枳实，加生粉草三钱、北小麦四钱、箱归身二钱。孟英用方义不泥方药，大枣温腻非宜。（石念祖《王孟英医案绎注·卷八·伏暑》）

【原案】

余朗斋令堂，秋间患伏暑，孟英已为治愈。失于调理，复患气冲自汗，肢冷少餐，攻补不投，仍邀孟英治之。与填补冲任，清涤伏痰法，合甘麦大枣以补血而愈。（王孟英《王氏医案续编·卷六》）

## 虚损医案

高石泉媳骨小肉脆，质本素虚，冬间偶涉烦劳，不饥不寐，心无把握，夜汗耳鸣。冯某连进滋阴法，病日甚。孟英察其左寸甚动，两关弦滑，苔色腻黄。乃心肝之火内燔，胃府之气不降，阴亏固其本病，滋填未可为非，然必升降先调，而后补之有益。授盐水炒黄连、石菖蒲、元参、丹参、栀子、石斛、小麦、知母、麦冬、竹叶、莲子心等药，服之即应。续与女贞、旱莲、牡蛎、龟板、地黄，善后而痊。

**【石念祖评析】**

调升降靖心肝方：盐水炒黄连一钱、石菖蒲（次入）二钱、元参片一两、花麦冬四钱（二味泡冲，去渣）、丹参三钱、黑栀皮一钱半、石斛（先煎）一两、北小麦四钱、酒炒知母三钱、鲜竹叶二钱、莲子心一钱。此方得力，大致在苦辛并用。大凡阴虚火升之证，骤用苦寒泻之、甘寒濡之，升浮之火热不能骤降，本身气机既不下行，药饵亦无所用其力。一惟化裁重药轻投之义，使一派阴药能升浮于上焦气分而复下降，则火平气敛，阴药乃借以奏功。嗣前方去连、菖、栀、斛、小麦、竹叶、莲心、麦冬，加女贞（杵）五钱、旱莲草四钱、煅牡蛎（杵）四两、血龟板（杵）二两（二味先煨八钟）、大生地八钱（泡煎，去渣）。（石念祖《王孟英医案绎注·卷十·虚劳》）

**【原案】**

高石泉仲媳，骨小肉脆，质本素虚，冬间偶涉烦劳，不饥不寐，心无把握，夜汗耳鸣。冯某连进滋阴法，病日甚。孟英察其左寸甚动，两关弦滑，苔色腻黄。乃心肝之火内燔，胃府之气不降，阴亏固其本病，滋填未可为非，然必升降先调，而后补之有益。精要语，业医者宜谨识之。授盐水炒黄连、石菖蒲、元参、丹参、栀子、石斛、小麦、知母、麦冬、竹叶、莲子心等药，服之即应。续予女贞、旱莲、牡蛎、龟板、地黄，善后而瘥。（王孟英《王氏医案续编·卷八》）

吴酝香自仲春感冒而起，迨夏徂秋，痰多气逆，肌肉消瘦。延至初冬，诸证蜂起，耳鸣腰痛，卧即火升，梦必干戈，凛寒善怒。多医咸主补虚，迄无小效。孟英诊脉弦细，而左寸与右尺甚数，右寸关急搏不调，且病者颈垂不仰，气促难言，舌黯无苔，面黧不渴。孟英曰：病虽起于劳伤挟感，而延已经年，然溯其所自，平昔善饮，三十年来期在必醉，非仅外来之客邪，失于清解，殆由内伏之积热，久锢深沉，温补杂投，互相煽动，营津受烁，肉削痰多，升降愆常，火浮足冷，病机错杂，求愈殊难。姑且按经设法。以石膏、知母、花粉、黄芩等清肺涤痰，青蒿、鳖甲、栀子、金铃等柔肝泄热，元参、女贞、天冬、黄柏等壮水制火，竹茹、旋覆、杷叶、橘红等宣中降气，出入为方，间佐龙荟丸，直泻胆经之酒毒，紫雪丹搜逐隧络之留邪。服三剂而舌布黄苔，蕴热渐泄。服六剂而嗽减知饥，渴喜热饮，伏痰渐化。十剂后凛寒始罢，足亦渐温，肺气已得下降。继而梦清夜寐。方中参以西洋参、生地、麦冬充其液，银花、绿豆、雪羹化其积。肌肉渐丰，面黑亦退。

**【石念祖评析】**

左寸与右尺甚数，为心肾阴亏火炽，右寸关急搏不调，为肺胃热炽煽痰逆升。颈垂不仰四句，皆温补煽助痰热，窒遏气机之象。治法必须先清肺胃。生石膏（先煎）八钱、酒炒知母四钱、姜花粉四钱、姜栀皮三钱、姜竹茹三钱、旋覆（包，先）三钱、姜枇叶（刷，包）三钱、赖氏橘红（次入）一钱，药送紫雪丹一分；三帖后去知母，加酒炒枯芩一钱半、酒炒楝核（杵，先）三钱、鲜青蒿（次入）一钱半，药并送当归龙荟丸二钱；又三帖后去紫雪、石膏、茹、枇、花粉、栀皮、黄芩及龙荟丸，加酒炒黄柏一钱半、整荸荠二两、淡海蜇（先煎）一两、血鳖甲（杵，先煎八钟）一两、女贞（杵）五钱、元参片八钱、明天冬（切）六钱（二味泡煎去渣）；六帖后去荸荠、海蜇，加西洋参三钱、大生地八钱、花麦冬四钱（二味同泡煎）、绿豆一两、济银花八钱。（石念祖《王孟英医案绎注·卷八·感冒失治》）

**【原案】**

吴酝香大令宰金溪，自春仲感冒而起，迨夏徂秋，痰多气逆，肌肉消瘦。延至初冬，诸证蜂起，耳鸣腰痛，卧即火升，梦必干戈，凛寒善怒。多医咸主补虚，迄无小效，卧理南阳，已将半载。群公子计无所施，飞函至家，嘱大公子汾伯，副车叩求孟英来署，已冬仲之杪日矣。诊脉弦细，而左寸与右尺甚数，右寸关急搏不调，且病者颈垂不仰，气促难言，舌黯无苔，面黧不渴。孟英曰：病虽起于劳伤挟感，而延已经年，然溯其所自，平昔善饮，三十年来期在必醉，非仅外来之客邪，失于清解，殆由内伏之积热，久锢深沉，温补杂投，互相煽动，营津受烁，肉削痰多，升降愆常，火浮足冷，病机错杂，求愈殊难。既承千里相招，姑且按经设法。以石膏、知母、花粉、黄芩等清肺涤痰，青蒿、鳖甲、栀子、金铃等柔肝泄热，元参、女贞、天冬、黄柏等壮水制火，竹茹、旋覆、杷叶、橘红等宣中降气，出入为方，间佐龙荟丸，直泻胆经之酒毒，紫雪丹搜逐隧络之留邪。服三剂而舌布黄苔，蕴热渐泄。服六剂而嗽减知饥，渴喜热饮，伏痰渐化。季冬八日，即能出堂讯案。十剂后凛寒始罢，足亦渐温，肺气已得下降。望日出署行香，继而兵火之梦渐清，夜亦能眠，迎春东郊，审结积案，亦不觉其劳矣。方中参以西洋参、生地、麦冬充其液，银花、绿豆、雪羹化其积。至庚戌岁朝，各处贺年，午后护日，极其裕如，且肌肉渐丰，面黑亦退，药之对病，如是之神。调养至开篆时，起居如旧，各恙皆瘳，而孟英将赴宜黄杨明府之招，酝香为录其逐日方案，跋而蚨之，兹特采其大略如此。

**【眉批】**

酝香之证，予于五月间曾为一视，知其感受温邪，投以清解。三服后颇觉轻减，又以赴饮而病复如故，然步履尚无恙也。后乃惑于温补之说，熟地、鹿胶等腻滞之药，患服不辍，比孟英至而其势已棘，虽逐渐清解，大势向愈，然病久元虚，邪去而正亦随之，此所以终于不起也。（王孟英《王氏医案续编·卷六》）

## 痹证医案

高某，患两膝筋络酸痛，略不红肿，卧则痛不可当，彻夜危坐。孟英切脉虚细，苔色黄腻，咽燥溺赤。与知、斛、栀、楝、牛膝、豆卷、桑枝、竹沥为方，送虎潜丸。旬日而瘳。

【石念祖评析】

此证为阴虚挟热。以豆卷升知、楝之苦寒于咽喉至高之处。证虽阴虚，苔色黄腻，滋腻难投。竹沥顾阴豁痰，两擅其长。酒炒知母三钱、鲜石斛（杵，先）八钱、黑栀皮三钱、川楝核（杵，先）二钱、生牛膝五分、天豆卷（次入）三钱、酒炒桑枝（次入）三钱、姜竹沥两酒杯（冲），药送虎潜丸三钱。（石念祖《王孟英医案绎注·卷四·膝痛》）

【原案】

高某，患两膝后筋络酸疼，血不养筋。略不红肿，卧则痛不可当，彻夜危坐。孟英切脉虚细，苔色黄腻，咽燥溺赤。与知、斛、栀、楝、牛膝、豆卷、桂枝、竹沥为方，送虎潜丸。阴虚于下，火炎于上，煎剂以治其上，丸药以培其下，井井有法。旬日而瘳。（王士雄《王氏医案续编·卷二》）

徐氏妇重身而患四肢痛，不可屈伸，药之罔效。孟英诊曰：暑热入于隧络耳，吾室人曾患此，愈以桑枝、竹叶、扁豆叶、丝瓜络、羚羊、豆卷、知母、黄芩、白薇、栀子者。照方服之，果愈。

【石念祖评析】

酒炒桑枝四钱、鲜竹叶二钱、扁豆叶三钱、丝瓜络三钱、羚次尖（先煎）四钱、大豆卷（次入）三钱、酒炒知母三钱、酒炒枯芩一钱半、香白薇一钱半、黑栀皮三钱。（石念祖《王孟英医案绎注·卷五·肢痛》）

【原案】

徐氏妇重身而患四肢疼痛，不可屈伸，药之罔效。或疑为瘫痪。任殿华令其舍专科而质于孟英。诊曰：暑热入于隧络耳，吾室人曾患此，愈以桑枝、竹叶、扁豆叶、丝瓜络、羚羊、豆卷、知母、黄芩、白薇、栀子者。照方服之，果即得愈。（王士雄《王氏医案续编·卷三》）

一劳力人阴分素亏，骤感风湿，两膝刺痛酸软，不能稍立。孟英以六味地黄汤加独活、豆卷，一剂知，二剂已。

**【石念祖评析】**

阴分素亏，风湿中于两膝，法当以补阴治本，以轻扬风湿之药治标。凡病在下部血分者，非引之至气分不能尽解。酸者，热灼液也。大熟地一两、山萸肉二钱、淮山药四钱、云苓一钱五分、粉丹皮二钱、生泽泻一钱、西独活（次入）三钱、大豆卷（缺分量。——编者注）、麻黄（水炒、次入）三钱。阴亏者非补阴不能作汗。（石念祖《王孟英医案绎注·卷一·风湿》）

**【原案】**

一劳力人阴分素亏，骤感风湿，两膝刺痛疲软，不能稍立。此证延久即成鹤膝风。孟英以六味地黄汤加独活、豆卷，精当。一剂知，二剂已。（王士雄《王氏医案·卷一》）

## 痿证医案

王某，夏患感，谢树金治之。病虽退而能食矣，但不能起坐，类乎瘫痪，延已月余。孟英视之，曰：此多服表散，汗出过分，气血两伤，肢骸失其营养，脉微而细，舌亮无苔。与大剂参、芪、归、术、熟地、杜仲、菟丝、牛膝、山药、木瓜、萸肉、桑枝，数十帖而起。

**【石念祖评析】**

血赖气生，表散过分，则气伤而血亦伤，不能起坐。气伤则气不能下行以滋培腰肾，血伤则血不能上行以衔接清阳，脉微而细，是脉细尤过于脉微，微阳弱，细阴弱，合之舌亮无苔，阴亏尤过于阳亏。潞党参五钱、生西芪四钱、净归身二钱、炒白术三钱、炒熟地八钱、绵杜仲三钱、菟丝饼四钱、制牛膝二钱、甘枸杞三钱、淮山药四钱、陈木瓜三钱、山萸肉三钱、肥玉竹三钱、川续断三钱、酒炒桑枝四钱。以参、芪、术补气以生血；以熟地、菟丝、枸杞补阴；以杜仲、萸肉、续断补阴中之阳，使阴能上行以交乎阳；以山药、玉竹调和乎阴阳之间；以牛膝、桑枝分别下行入

络。（石念祖《王孟英医案绎注·卷一·病后虚弱》）

【原案】

夏间，王某患感，越医谢树金治之，病虽退而能食矣，但不能起坐，类乎瘫痪，延已月余，人皆谓其成废。所亲钟某，浼孟英视之，曰：此多服表散，汗出过分，气血两伤，肢骸失其营养。脉微而细，舌亮无苔。与大剂参、芪、归、术、熟地、杜仲、菟丝、牛膝、枸杞、山药、木瓜、萸肉、葳蕤、续断、桑枝，气血双补，而补血之药重于补气，以汗为血液，阴分偏伤也。数十帖而起。（王士雄《王氏医案·卷一》）

## 腰痛医案

董晓书妇素患脘痛，甚至晕厥。今秋病腰疼腿木，胸闷气逆，不能卧。胡某进温补药而喘汗欲脱，杳不思谷。孟英切脉，虚细中兼有弦滑，舌绛而渴，乃阴虚挟痰耳。与沙参、苁蓉、木瓜、石斛、蛤壳、蒺藜、石英、茯苓、紫菀、杏仁、楝实、首乌、牛膝诸药。旬日而安。继加熟地黄服之痊愈。

【石念祖评析】

此证平素脘痛晕厥，为肝阳侮胃，秋证仍属肝阳，但较平素为重，温补反助肝阳，故现证如是。脉虚细为阴虚中挟阳虚，脉兼弦滑为正虚，中兼挟肝经痰热。北沙参八钱、淡苁蓉一钱半、陈木瓜一钱半、鲜钗斛（先煎）一两、生蛤壳一两、紫石英三钱（同杵，先）、云茯苓三钱、紫菀茸一钱五分、苦杏仁（泥）二钱、川楝核（杵，先）五钱、制首乌一钱半、生牛膝七分。继加大熟地八钱。（石念祖《王孟英医案绎注·卷四·腰痛》）

【原案】

董晓书令正，素患脘痛，甚至晕厥。今秋病腰疼腿木，胸闷气逆，不能卧。胡某进温补药而喘汗欲脱，杳不思谷。孟英切脉虚细中兼有弦滑，舌绛而渴，乃阴虚挟痰耳。与沙参、苁蓉、木瓜、石斛、蛤壳、茯苓、紫菀、楝实、蒺藜、杏仁、石英、首乌、牛膝诸药。滋阴调肝而不腻，祛饮利痰而不燥，此孟英独得之秘。旬日而安。继加熟地黄服之全愈。（王士雄《王氏医案续编·卷二》）

段春木秋杪患发热，而腰腿痛如刀割。孟英视之，略不红肿，脉至细数，苔色黑燥，溺赤便黑。与西洋参、麦冬、生地、犀角、银花、楝实、石斛、知母、甘草、竹沥、蔗汁为大剂投之。热渐退，痛渐已，惟舌绛无津。仍与甘凉濡润为方。数日后，忽舌绛倍加，燥及咽隔，水饮不能下咽。孟英曰：真阴涸竭，药难奏绩矣。嗣询悉病人自误于女劳复。孟英曰：烧裈散、鼠矢汤，皆从足少阴以逐邪，不过热邪袭入此经，所谓阴阳易是也。今少腹无绞痛之苦，原非他人之病易于我，真是女劳之复，以致真阴枯涸，更将何药以骤复其真阴哉！然从此而女劳复与阴阳易，一虚一实有定论，不致混同而谈治矣。

**【石念祖评析】**

脉至细数三句，为阴虚风动，肝阳逆冲肺胃，肺胃不能荫庇腰肾。西洋参三钱、花麦冬四钱、大生地（泡冲，去渣）一两、犀角（先煎）四钱、楝核（杵，先）三钱、石斛（先煎）一两、酒炒知母四钱、生粉草三钱、竹沥三两、蔗汁一两（和服）。（石念祖《王孟英医案绎注·卷四·腿痛》）

**【原案】**

段春木秋杪患发热，外感温邪。而腰腿痛如刀割，真阴内损。孟英视之：略不红肿，脉至细数，热伤少阴。苔色黑燥，溺赤便黑。与西洋参、麦冬、生地、犀角、银花、楝实、石斛、知母、甘草、竹沥、蔗汁为大剂投之。热渐退，痛渐已，惟舌绛无津。阴亏也。仍与甘凉濡润为方。数日后，忽舌绛倍加，燥及咽隔，水饮不能下咽。孟英曰：真阴涸竭，药难奏绩矣。然窃疑其何以小愈之后，骤尔阴枯？或者背予而服别

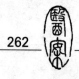

药乎？继其契友来询云：段死而舌出，此曷故欤？孟英闻之，爽然大悟。因撷《伤寒》女劳复之文示之，其人顿足云良然。彼于小愈后，曾宿于外，次日归即转剧，苟直陈不讳，或尚可治。孟英曰：未必然也，烧裈散、鼠矢汤，皆从足少阴以逐邪，不过热邪袭入此经，所谓阴阳易是也。今少腹无绞痛之苦，原非他人之病易于我，真是女劳之复，以致真阴枯涸，更将何药以骤复其真阴哉！然从此而女劳复与阴阳易，一虚一实有定论，不致混同而谈治矣。（王士雄《王氏医案续编·卷二》）

某媪年六十余，患腰腿串痛，闻响声即两腿筋挈不可耐，日必二三十次，卧榻数载，诸药罔效。孟英察脉沉弦，苔腻便秘，亦广服温补而致病日剧也。与雪羹、羚、楝、胆星、橘络、竹沥、丝瓜络，吞礞石滚痰丸及当归龙荟丸。四剂，大泻数十次，臭韧异常，筋挈即已。乃去二丸，加栀、连、羊藿。服六剂，即健饭而可扶掖以行矣。

**【石念祖评析】**

整荸荠（打）一两、淡海蜇（先煎）二两、羚次尖（先炭煨八句钟）四钱、楝核（杵，先）四钱、陈胆星（炖，和服）八分、净橘络（次入）一钱、姜竹沥两大酒杯（冲）、丝瓜络三钱，药送滚痰丸三钱、龙荟丸一钱。（石念祖《王孟英医案绎注·卷五·腰腿串痛》）

**【原案】**

某媪年六十余，患腰腿串痛，闻响声即两腿筋挈不可耐，日必二三十次，卧榻数载，诸药罔效。孟英察脉沉弦，苔腻便秘，亦广服温补而致病日剧也。与雪羹、羚、楝、胆星、橘络、竹沥、丝瓜络，吞礞石滚痰丸及当归龙荟丸。四剂，大泻数十次，臭韧异常，筋挈即已。乃去二丸，加栀、连、羊藿。服六剂，即健饭而可扶掖以行矣。

**【眉批】**

此人初病，必系血虚不足以养肝，因妄服温补，以致积痰蕴热，胶固不开。孟英治法，亦是救药误为多，愈后必继以滋养血液之药，方收全功。（王士雄《王氏医案续编·卷三》）

一妇患带下腰痛，足心如烙，不能移步。孟英投大剂甘露饮而瘳。

【石念祖评析】

大生地一两、大熟地八钱、大冬（切）六钱、花麦冬四钱、石斛（先煎）一两、酒炒西茵陈一钱、酒炒知母三钱、血龟板（杵，炭先煨六句钟）四两、淡苁蓉一钱半、川乌梅肉炭一钱、清阿胶二钱（炖和）。（石念祖《王孟英医案绎注·卷五·腰痛》）

【原案】

一妇患带下腰疼，足心如烙，不能移步。孟英投大剂甘露饮而瘳。

【石念祖评析】

大生地一两、大熟地八钱、大冬（切）六钱、花麦冬四钱、石斛（先煎）一两、酒炒西茵陈一钱、酒炒知母三钱、血龟板（杵，炭先煨六句钟）四两、淡苁蓉一钱半、川乌梅肉炭一钱、清阿胶二钱（炖和）。（王士雄《王氏医案续编·卷三》）

【原案】

一妪，患右腰痛胀欲捶，多药不效。孟英视其形虽羸瘦，而脉滑痰多，苔黄舌绛。曰：体虚病实，温补非宜。苟不攻去其疾，徒以疲药因循，则病益实，体益虚。先以雪羹加竹茹、楝实、绿萼梅、杏仁、花粉、橘红、茯苓、旋覆花，送控涎丸，服后果下胶痰，三进而病若失，嗣与调补获痊。

【石念祖评析】

脉滑、苔黄、舌绛，皆为热邪。舌绛为阴虚挟热。连皮荸荠（打）二两、泡淡海蜇（先煎）一两、姜竹茹三钱、川楝核（杵，先）三钱、绿萼梅二钱、苦杏仁（泥）一钱五分、南花粉四钱、赖橘红八分、白茯苓一钱五分、旋覆花（绢包）三钱，药送控涎丹三钱。（石念祖《王孟英医案绎注·卷三·腰痛》）

【原案】

一妪，患右腰痛胀欲捶，多药不效。孟英视其形虽羸瘦，而脉滑痰

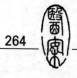

多，苔黄舌绛。曰：体虚病实，温补非宜。苟不攻去其疾，徒以疲药因循，则病益实，体益虚，糜帑劳师，养成寇患，岂治病之道哉？先以雪羹加竹茹、楝实、绿萼梅、杏仁、花粉、橘红、茯苓、旋覆花，送控涎丸，服后果下胶痰。三进而病若失，嗣与调补获痊。（王士雄《王氏医案续编·卷一》）

## 腿痛医案

李某向患脘痛，孟英频与建中法获瘳。今秋病偶发，他医诊之，闻其温补相投，径依样而画葫芦。服后耳闭腿疼，不饥便滞。孟英视之，曰：暑邪内伏，误投补药使然，治宜清涤为先。彼之不信，反疑为风气，付外科灼灸。遂致筋不能伸而成痼疾。孟英曰：夫《内经》治病，原有熨之一法，然但可以疗寒湿凝滞之证。不可轻试于阴虚之体与挟热之证也。仲圣焦骨伤筋之训，言犹在耳。（石念祖《王孟英医案绎注·卷三·脘痛》）

【原案】

李某向患脘痛，孟英频与建中法获瘳。今秋病偶发，他医诊之，闻其温补相投，径依样而画葫芦。服后耳闭腿疼，不饥便滞。仍就孟英视之，曰：暑邪内伏，误投补药使然，治宜清涤为先。彼不之信，反疑为风气，付外科灼灸，遂致筋不能伸而成痼疾。孟英曰：此证较金病轻逾十倍，惜其惑于浅见，致成终身之患，良可叹也！独怪谋利之徒，假河间太乙针之名，而妄施毒手，举国若狂，竟有不惜重价，求其一针，随以命殉之者，吾目击不少矣。夫《内经》治病，原有熨之一法，然但可以疗寒湿凝滞之证，河间原方，惟二活、黄连加麝香、乳香耳，主治风痹。今乃托诸鬼神，矜夸秘授，云可治尽内伤外感四时十二经一切之病，天下有是理乎？况其所用之药，群集辛热香窜之品，点之以火，显必伤阴，一熨而吐血者有之，其不可轻试于阴虚之体与挟热之证也，概

可见矣。(王士雄《王氏医案续编·卷一》)

吴酝香媳时患腹胀减餐，牙龈腿痛，久治不效，肌肉渐消。孟英诊脉，弦细而数，肝气虽滞，而阴虚营热，岂辛通温运之可投耶？以乌梅、黄连、楝、芍、栀子、木瓜、首乌、鳖甲、茹、贝，服之果愈。继与甘润滋填，石念祖评析：脉弦数为阴虚挟热，细为阴虚中兼挟阳虚。腹胀减餐，为肝阳侮胃。牙龈腿痛为肝胃热结。肌肉渐消，为肝风消烁。方义以酸苦泄肝治其标，以首乌、鳖甲潜阳益肝治其本。乌梅肉（杵）三钱、酒炒川连一钱、酒炒楝核（先）三钱、整大白芍（杵，先）一两、黑栀皮三钱、陈木瓜一钱半、制首乌一钱半、血鳖甲（杵，先煨八钟）二两、姜竹茹（次入）三钱、川贝母（杵）四钱。甘润滋填方：大生地八钱、柿饼肉五钱、生粉草三钱、肥玉竹三钱、乌梅肉一钱半、楝核（杵，先）四钱、青果（杵，先）二钱、生冬瓜子四钱、生苡仁（杵）八钱、山萸肉一钱半、血鳖甲二两（杵）、煅赭石八钱、紫石英三钱（同先煨八钟）。肌充胃旺，汛准脉和，积岁沉疴，宛然若失。（石念祖《王孟英医案绎注·卷七·腹胀》）

**【原案】**

吴酝香大令四令媳，时患腹胀减餐，牙宣腿痛，久治不效，肌肉渐消，孟英诊脉，弦细而数，肝气虽滞，而阴虚营热，岂辛通温运之可投耶？以乌梅、黄连、楝、芍、栀子、木瓜、首乌、鳖甲、茹、贝，服之果愈。继与甘润滋填，肌充胃旺，汛准脉和，积岁沉疴，宛然若失。（王孟英《王氏医案续编·卷五》）

谢谱香素体阴虚，忽患环跳穴痛，始而下及左腿，继而移于右腿，甚至两足转筋，上冲于腹间，或痛自乳起，下注于髀，日夜呼号，肢冷自汗，略难反侧。医见其血不华色，辄投补剂。孟英诊脉弦软微滑，畏热知饥，溲短便坚，舌红不渴，乃阴虚而痰气滞于厥阴也。以苁蓉、鼠矢、竹茹、丝瓜络、橘核、茴香汤炒当归、吴萸汤炒黄连、川椒汤炒乌梅、延胡汤炒楝实、海蜇、凫茈为剂。一服即减，数啜而安。继与虎潜加秦艽而起。

【石念祖评析】

病情为阴中阳虚，兼挟痰热。淡苁蓉一钱半、两头尖三钱、丝瓜络三钱、姜竹茹三钱、橘核（研，次入）一钱、茴香汤炒归身二钱、吴萸汤炒川连一钱、川椒汤炒乌梅三钱、延胡汤炒楝实（杵，先）二钱、淡海蜇（先煎）一两六钱、连皮荸荠一两。（石念祖《王孟英医案绎注·卷九·腿痛》）

【原案】

谢谱香素体阴虚，忽患环跳穴痛，始而下及左腿，继而移于右腿，甚至两足转筋，上冲于腹间，或痛自乳起，下注于髀，日夜呼号，肢冷自汗，略难反侧。医见其血不华色，辄投补剂，迨仲春孟英自江西归诊，脉弦软微滑，畏热知饥，溲短便坚，舌红不渴，乃阴虚而痰气滞于厥阴也。以苁蓉、鼠矢、竹茹、丝瓜络、橘核、茴香汤炒当归、吴萸汤炒黄连、川椒汤炒乌梅、延胡汤炒楝实、海蜇、凫茈为剂。一服即减，数啜而安。继与虎潜加秦艽而起。（王孟英《王氏医案续编·卷七》）

## 疟疾医案

陈舜廷患疟久不愈，其体素亏，医皆束手，孟英视之。舌绛无津，微寒溲赤，原属春温化疟，体与病皆不是小柴胡之例，过投温散，热炽阴伤。与竹叶石膏汤，撤热存津而愈。

【石念祖评析】

生石膏（先煎）一两六钱、酒炒知母四钱、鲜竹叶二钱、淡海蜇（先煎）一两、南花粉五钱、济银花一两五钱、酒炒川连一钱、细木通一钱、石斛（先煎）一两、炒豆豉三钱、整荸荠二两。（石念祖《王孟英医案绎注·卷八·疟疾》）

**【原案】**

陈舜廷患疟久不愈，其体素亏，医皆束手。孟英视之，舌绛无津，微寒溲赤，原属春温化疟，体与病皆不是小柴胡之例，过投温散，热炽阴伤。与竹叶石膏汤，撤热存津而愈。（王孟英《王氏医案续编·卷六》）

陈媪患牝疟月余，腹胀便秘，嗳多不饥，口淡脉滑。孟英主连、朴、橘、贝、杏、茹、旋、菀、杷、蒫为方，数剂即瘳。

**【石念祖评析】**

脉滑为痰热，口淡为胃阳不旺。姜炒川连二钱、制厚朴一钱、陈橘皮一钱半、川贝母（杵）四钱、姜竹茹三钱、旋覆花（包，先）三钱、紫菀茸一钱半、姜枇叶（刷，包）三钱、生白蒫三钱。（石念祖《王孟英医案绎注·卷四·牝疟》）

**【原案】**

陈媪患牝疟月余，腹胀便秘，嗳多不饥，口淡脉滑。孟英主连、朴、橘、贝、杏、茹、旋、菀、杷、蒫为方，数剂即瘳。

**【眉批】**

此与前案虚实相反，正可对看。（王士雄《王氏医案续编·卷二》）

储丽波酷暑患疟，陆某率投平胃、理中之法，渐至危殆。孟英诊之，热炽神昏，胸高气逆，苔若姜黄，溺如赭赤，脉伏口渴，不食不便。曰：舍现病之暑热，拘司气而论治，谓之执死书以困活人。幸其体丰阴足，尚可救药，然非白虎汤十剂不能愈也。遂以生石膏、知母、银花、枳、贝、黄连、木通、花粉、茹、芩、杏、斛、海蜇等，相送为方。服旬日，疟果断。

**【石念祖评析】**

热炽神昏六句，热邪皆在气。心与肺胃相近，温补伤肺胃之阴，则热炽神昏。此神昏非热传营也。生石膏（先煎）一两二钱、酒炒知母四钱、炒枳壳一钱五分、川贝母（杵）一两、南花粉五钱、苦杏仁（泥，次入）一钱五分、姜竹茹四钱、济银花一两五钱。更方去知母、银花，加酒炒川连一钱、酒炒枯芩三钱、细木通一钱、钗石斛（杵，先）一两。再更方去枳、贝，加泡淡海蜇二两。再更方去竹茹，加鲜竹叶（次入）二钱。（石念祖《王孟英医案绎注·卷三·疟疾》）

**【原案】**

酷暑之际，疟疾甚行，有储丽波患此。陆某泥今岁寒水司天，湿土在泉，中运又从湿化，是以多疟，率投平胃、理中之法，渐至危殆。伊表兄徐和圃荐孟英视之。热炽神昏，胸高气逆，苔若姜黄，溺如赭赤，脉伏口渴，不食不便。曰：舍现病之暑热，拘司气而论治，谓之执死书以困治人，幸其体丰阴足，尚可救药，然非白虎汤十剂不能愈也。和圃然之。遂以生石膏、知母、银花、枳、贝、黄连、木通、花粉、茹、芩、杏、斛、海蜇、竹叶等，相迭为方。服旬日，疟果断。（王士雄《王氏医案续编·卷一》）

范丽门，患温疟，孟英用白虎加桂枝以痊之。

**【石念祖评析】**

生石膏六钱（先煎）、酒炒知母一钱五分、川桂枝四分，去草、米，加丝瓜络三钱、晚蚕砂三钱、苦杏仁（泥）一钱、陈香薷五分、桂枝、杏仁、香薷（同次入）。（石念祖《王孟英医案绎注·卷一·疟疾》）

**【原案】**

甲午秋，范丽门患温疟，孟英用白虎加桂枝清热兼驱风，以痊之。（王士雄《王氏医案·卷一》）

高瑞生弟疟久不痊，形消不食，医谓虚也，投补药而更增自汗。孟英诊之，脉弦滑，脘下聚气。投小陷胸，加竹茹、旋、枳，以开痰结，渐能纳谷。继以清养，病去肌充。

**【石念祖评析】**

姜川连二钱、姜蒌仁三钱、制半夏（研，次入）二钱、姜竹茹三钱、旋覆（包，先）一钱半、炒枳实一钱半。清养方：川贝（杵）四钱、旋覆（包，先）一钱半、南花粉三钱、生粉草一钱、北沙参四钱、苦杏仁二钱、石斛（先煎）五钱、炒枳实一钱。（石念祖《王孟英医案绎注·卷八·疟疾》）

【原案】

高瑞生令弟，疟久不痊，形消不食，医谓虚也，投补药而更增自汗。孟英诊之，脉弦滑，脘下聚气。投小陷胸，加竹茹、旋、枳，以开痰结，渐能纳谷。继以清养，病去肌充。（王孟英《王氏医案续编·卷六》）

顾味吾妻病瘅疟，孟英亦主是方（指叶石膏汤。——编者注）而效。

庄芝阶妻年逾花甲，痰热甚炽。孟英审视再四，亦与竹叶石膏汤而安。

【石念祖评析】

人有阴脏阳脏之分，业医者不可不知。年逾花甲，痰热甚炽，必系阳脏，亦名偏阳之体。生石膏一两（先煎）、酒炒知母三钱（次入）、鲜竹叶二钱，去米、草，加陈胆星一钱（炖，和服）、九节蒲六分（研，次入）、川贝母三钱、姜竹茹三钱、生冬瓜子四钱、黑栀皮三钱、鲜荷茎三钱、苦杏仁（泥）钱半。（石念祖《王孟英医案绎注·卷一·疟疾》）

【原案】

辛丑秋，顾味吾室人患瘅疟，孟英亦主是方而效。

庄芝阶中翰张安人（明、清政府用以封赠六品官之妻的称号。——编者注），年逾花甲，疟热甚炽，孟英审视再四，亦与竹叶石膏汤而安。（王士雄《王氏医案·卷一》）

顾云垞，体丰年迈。患疟于秋，脉芤而稍有歇止。孟英曰：芤者，暑也；歇止者，痰湿阻气机之流行也。大忌温补以助邪气。及与清解蠲痰之法，病不少减，而大便带血。孟英曰：暑湿无形之气，而平素多痰，邪反得以盘踞，颇似有形之病。清解不克胜其任，气血皆受其滋扰。必攻去其痰，使邪无依附而病自去，切勿以高年而畏峻药。遂以桃仁承气汤加西洋参、滑石、芩、连、橘红、贝母、石斛为方，送礞石滚痰丸。径服二剂，下黏痰污血甚多，疟即不作，仍以清润法善后而康。

**【石念祖评析】**

勘病制方，本参脉证。年迈而体丰，则必其人阳气尚充。且便血有倦、否之分，倦者阳虚，不倦阳实。脉芤而稍有歇止句，重稍有歇止。痰阻气则脉有歇止，去痰则脉无歇止，即无所谓芤。非单纯芤脉，妄用桃仁承气方义也。生厢黄三钱（开水泡冲，去渣）、生桃仁（研）三钱、西洋参三钱、西滑石四钱、姜炒枯芩一钱、姜炒川连六分、赖橘红一钱、川贝母（杵）三钱、钗石斛（杵，先）五钱，药送礞石滚痰丸三钱。（石念祖《王孟英医案绎注·卷二·疟疾》）

**【原案】**

顾云垞，体丰年迈，患疟于秋，脉芤而稍有歇止。孟英曰：芤者，暑也；歇止者，痰湿阻气机之流行也，卓识。大忌温补以助邪气。

**【眉批】**

此必别有外证可凭，故直断为暑与痰湿，未有专视脉之芤与歇止而如是定断者，读者勿被瞒过。及与清解蠲痰之法，病不少减，而大便带血，邪将去失。孟英曰：暑湿无形之气，而平素多痰，邪反得以盘踞，颇似有形之病。清解不克胜其任，气血皆受其滋扰。必攻去其痰，使邪无依附而病自去，切勿以高年而畏峻药。伊侄桂生少府，亦精于医者也，闻之极口称是，遂以桃仁承气汤加西洋参、滑石、芩、连、橘红、贝母、石斛为方，送礞石滚痰丸。

**【眉批】**

此方可谓峻极，良由识高，非徒胆大。

乃郎石甫孝廉云：此药在他人必畏而不敢服，我昔年曾患暑湿证，深悉温补之不可轻试，况高明所见相同，更何疑乎？径服二剂，下黏痰

污血甚多，疟即不作，仍以清润法善后而康。（王士雄《王氏医案·卷二》）

广孔愚子仲秋患疟，寒少热多，面目甚黄，苔腻大渴，腹胀溺赤，仍能纳谷，且素嗜肥甘，不能搏节，孟英按其脉滑实而数，与承气加知、芩、半、贝、翘、连、滑石、石膏、大腹、花粉之类。二十余剂而始愈。是膏粱挟暑湿热之治也。

**【石念祖评析】**

此证病在气分。脉滑实而数，为痰热挟阴虚。花粉生津顾阴，余皆泻实之品。酒洗生厢黄四钱、酒炒知母三钱、酒炒枯芩一钱半、制半夏二钱、川贝（杵）五钱、连翘壳三钱、西滑石（先煎）五钱、酒炒川连一钱、生石膏（先煎）一两二钱、大腹皮（酒洗，次入）一钱半、南花粉五钱。（石念祖《王孟英医案绎注·卷六·疟疾》）

**【原案】**

广孔愚司马之大公子，仲秋间患疟，寒少热多，面目甚黄，苔腻大渴，腹胀溺赤，仍能纳谷，且素嗜肥甘，不能搏节，孟英按其脉滑实而数，与承气加知、芩、半、贝、翘、连、滑石、石膏、大腹、花粉之类。二十余剂而始愈，是膏粱挟暑湿热之治也。（王士雄《王氏医案续编·卷四》）

韩妪年近花甲，患三疟于仲冬。朱某主温散，并以姜枣汤恣饮，旬日后粒米不沾，疟至大吐。黄某以热补进，势益甚。又浃旬，孟英视之，胸中痞结如柈，苔黄苦渴，溲如热汤，脉弦滑右甚，带下如注，投小陷胸合温胆，加薤白。石念祖评析：此证热邪由气分侵营，故带下如注。治病必求其本，此病宜先蠲痰热。蒌仁（研）四钱、姜川连二钱、制半夏一钱半、赖橘红八分、炒枳实一钱半、姜竹茹四钱、鲜薤白一钱半。服后大吐胶痰，十余日胸痞始消，改授甘凉，疟亦渐罢。石念祖评析：甘凉方：鲜芦根二两、姜竹沥一大酒杯（冲）、鲜枇叶（刷，包）三钱、鲜竹叶二钱、石斛（先煎）一两、制半夏二钱、荸荠八钱、酒炒知母三钱、鲜薤白一钱半。递参滋阴，遂以霍然。

【石念祖评析】

元参片（泡冲，去渣）八钱、地骨皮五钱、川贝（杵）四钱、生冬瓜子四钱、制半夏二钱、花麦冬四钱、荸荠二两、楝核（杵，先）三钱、乌梅肉炭一钱。（石念祖《王孟英医案绎注·卷七·疟疾》）

【原案】

韩妪年近花甲，患三疟于仲冬。朱某主温散，并以姜枣汤恣饮，旬日后粒米不沾，疟至大吐。黄某以热补进，势益甚。又浃旬，孟英视之，胸中痞结如枰，苔黄苦渴，溲如热汤，脉弦滑右甚，带下如注，投小陷胸合温胆，加薤白。服后大吐胶痰，十余日胸痞始消，改授甘凉，疟亦渐罢。递参滋阴，遂以霍然。（王孟英《王氏医案续编·卷五》）

何永昌妻病疟，间二日而作，径服签方，旬日后势甚危。孟英诊之，脉沉细而数，尺为甚，口渴，目不欲张，两腰收痛，宛如锥刺，寒少热多，心慌不能把握。曰：此暑入足少阴之证。喻氏所谓汗、下、温三法皆不可行者。书方元参八钱，龟板、石斛（同先煎八句钟）各一两，地骨皮六钱，知母五钱，桑皮、银花各四钱，花粉三钱，丹皮二钱。令用大砂锅煎而频服，不必限剂。服三日疟断而各恙皆减，粥食渐进，不劳余药而起。

【石念祖评析】

此病认证在尺为甚三字。数为阴虚挟热，沉细为阴分不足，口渴液耗，目不欲张，目为肝窍，肾为肝母，肝肾之阴不足，则目不欲张。腰为肾腑，肾亏则腰痛，寒少热多，热疟何疑？心为火脏，得肾阴以济心阳，则天君泰然。心慌不能把握，为肾阴不能上朝于心。（石念祖《王孟英医案绎注·卷三·疟疾》）

【原案】

何永昌者，孟英之舆人也。其妻病疟，间二日而作，乃母曰：疟不可服官料药。径服签方，旬日后势甚危，永昌乞孟英救之。脉沉细而数，尺为甚，口渴目不欲张，两腰收痛，宛如锥刺，寒少热多，心慌不能把握。曰：异哉病也！此暑入足少阴之证。喻氏所谓汗、下、温三法皆不可行者。若病在别家，虑其未必我信，病在汝而求诊于我，事非偶然也。汝母云：官料药不可治疟，此语出于何书？而药别官私，何人所创？既官料之勿服，则私料更不可妄试矣！殊属可嗤！然是证若延医诊，非表散即温补，不可谓非汝母之一得也。疏方：元参八钱，龟板、石斛各一两，地骨皮六钱，知母五钱，桑叶、金银花各四钱，花粉三钱，丹皮二钱。令用大砂锅煎而频服，不必限剂。服三日疟断而各恙皆减，粥食渐进，不劳余药而起。

【眉批】

暑邪入肾，必伤肾液，故重用滋阴之品以救之。（王士雄《王氏医案续编·卷一》）

黄鼎如母年七十七岁，季秋患间疟，每发加剧，寒甚微而热必昏痉，舌不能伸，三发之后，人皆危之。孟英视之，颧赤目垂，鼻冷额颊微汗，苔色黄腻，舌根纯红，口渴痰多，不思粥饮，脉至弦数，重按少神。证属伏暑挟痰，而阴虚阳越。先与苁蓉、鳖甲、楝、斛、茹、贝、燕窝、藕，石念祖评析：伏暑挟痰，应用茹、贝等轻清之品，惟阴虚阳越，本身气先不降，药气何能下行？常法先标后本，若本病较重，则本反为标。伏暑挟痰虽标病，而阴虚阳越，则本反为标。淡苁蓉一钱半、血鳖甲（杵）四两、楝核（杵）四钱、石斛一两、燕窝（包）三钱、藕（切）二两（六味先煎八句钟）、姜竹茹四钱、川贝母（杵）一两（同次入）。两剂而颧红颊汗皆蠲。继佐参、沥、薤、麦、枇杷叶、旋覆，去竹茹、苁蓉。石念祖评析：北沙参八钱、姜竹沥两大酒杯（冲）、鲜薤白（打）一钱半、鲜枇叶（刷，包）三钱、旋覆（包，先）三钱。投三帖而昏痉不作，又去薤、楝，加生地、花粉。服五日而疟休，石念祖评析：大生地八钱、南花粉四钱。饮食渐加，居然告愈。

**【石念祖评析】**

按此系足厥阴肝疟之治。（石念祖《王孟英医案绎注·卷七·间疟》）

**【原案】**

黄鼎如令堂，年七十七岁，季秋患间疟，每发加剧，寒甚微而热必昏痉，舌不能伸，三发之后，人皆危之。孟英视之，颧赤目垂，鼻冷额颏微汗，苔色黄腻，舌根纯红，口渴痰多，不思粥饮，脉至弦数，重按少神。证属伏暑挟痰，而阴虚阳越。先与苁蓉、鳖甲、楝、斛、茹、贝、燕窝、藕，两剂而颧红颏汗皆罢。继佐参、沥、薤、麦、枇杷叶、旋覆，去竹茹、苁蓉。投三帖而昏痉不作，又去薤、楝，加生地、花粉。服五日而疟休，饮食渐加，居然告愈。方疟势披猖之际，鼎如、上水两昆仲，颇以为忧，延诸名家议治。有主人参白虎汤者，有用犀角地黄汤者，有欲大剂温补者，有执小柴胡加减者，赖孟英力排众议，病家始有把握。与孟英意见相合者，何君新之也，怂恿参赞，与有功焉。（王孟英《王氏医案续编·卷五》）

黄肖农，患暑疟，孟英投白虎汤加西洋参，数帖始愈。

**【石念祖评析】**

暑能伤阴。生石膏八钱（先煎）、酒炒知母二钱、西洋参三钱，去米（指粳米。——编者注）、草（指甘。——编者注），加元参片三钱（开水泡，冲去渣）、鲜荷梗三钱、鲜芦根五钱、冬瓜皮三钱、晚蚕砂三钱、鲜茅根三钱、苦杏仁（泥）一钱、陈香薷五分。（石念祖《王孟英医案绎注·卷一·疟疾》）

**【原案】**

庚子夏，滇人黄肖农自福清赴都，道出武林，患暑疟。孟英投白虎汤加西洋参清热益气与前方（指叶石膏汤。——编者注）意同。数帖始愈。（王士雄《王氏医案·卷一》）

某，秋患疟，大为医人所误。初则表散，继则滋补，延及月余，肌肉尽削，寒热不休，且善呕恶食，溺清畏冷。孟英诊视曰：足太阴湿疟也。以金不换正气散，三吸而安。

**【石念祖评析】**

此病近因在误于滋补。补住实邪，则肌肉尽削，寒热不休；滋补则败脾阳，故善呕恶食，溺清畏冷。姜汁制茅苍术五钱、姜汁制根朴（去粗皮）三钱、广藿梗二钱、赖氏陈皮二钱（二味均次入）、姜制半夏米八钱。（石念祖《王孟英医案绎注·卷一·疟疾》）

**【原案】**

癸巳秋，余在婺患疟，大为医人所误。初则表散，继则滋补，延及月余，肌肉尽削，寒热不休，且善呕恶食，溺赤畏冷，乃买棹旋杭，托孟英诊视。曰：足太阴湿疟也。以金不换正气散，三啜而安。然元气为误药所伤，多方调补，甫得康健。

次年秋，复患疟于婺，友人咸举医疗，予概却之。忆病情与前无异，即于箧中捡得孟英原方，按序三帖，病亦霍然，闻者无不称叹。

后归里为孟英述而谢之，孟英曰：疟情如是，恐其按年而作。乃授崇土胜湿丸方，明年夏令预服以堵御之。迄秋果无恙，后竟不发矣。（王士雄《王氏医案·卷一》）

某，夏患疟，服柴胡药二三帖后，汗出昏厥，妄语遗溺。孟英切其脉洪大滑数，曰：阳明暑疟也，与伤寒三阳合病同符。处竹叶石膏汤，两剂而瘳。

**【石念祖评析】**

此必阴虚之体，柴胡汤劫汗伤阴，汗出昏厥。妄语者，胃脘部位与心相近，胃热侵心则妄语。遗溺者，肺、胃相近，热伤胃即伤肺，肺司周身气机升降，肺阴为热邪所伤，则肺阳亦失其宣摄之用，故遗溺。脉洪大为阴虚，滑数为热实。生石膏八钱（先煎）、酒炒知母二钱、生甘草三钱，去粳米，加麦冬三钱、北沙参四钱、鲜竹叶二钱、黑栀皮三钱、冬瓜皮三钱、晚蚕砂三钱、炒苦杏仁、云茯苓各一钱五分。（石念祖《王孟英医案绎注·卷一·疟疾》）

**【原案】**

己亥夏，予舅母患疟，服柴胡药二三帖后，汗出昏厥，妄语遗溺。或谓其体质素虚，虑有脱变，劝服独参汤，幸表弟寿者不敢遽进，乃邀孟英商焉。切其脉洪大滑数，曰：阳明暑疟也，与伤寒三阳合病同符。处竹叶石膏汤清热兼益气，两剂而瘳。（王士雄《王氏医案·卷一》）

潘祥衍患疟，孟英视曰：苔腻脉软，伏邪所化，不与正疟同科，风寒药一味不可犯，姜枣汤一滴不可啜。与知、芩、橘、半、滑、朴、杏、斛、花粉、省头草。一剂而病若失。

**【石念祖评析】**

以知、芩、滑、斛、花粉针治伏暑，以橘、半、朴、杏、省头草针治脉软。姜炒知母三钱、姜炒枯芩一钱半、西滑石（先煎）五钱、鲜石斛（先煎）一两、南花粉四钱、苦杏仁（泥）二钱、半夏曲一钱五分、蛀陈皮一钱、制厚朴八分、省头草一钱五分（五味同次入）。（石念祖《王孟英医案绎注·卷四·疟疾》）

**【原案】**

潘祥衍在外患疟，买舟归，就孟英视。曰：苔腻脉软，伏邪所化，不与正疟同科，风寒药一味不可犯，姜枣汤一滴不可啜。与知、芩、橘、半、滑、朴、杏、斛、花粉、省头草。一剂而病若失。此等案极多，姑载一二。（王士雄《王氏医案续编·卷二》）

乔有南年三十九岁，患牝疟二旬。医治罔效。孟英往诊，脉微无神，倦卧奄奄，便秘半月，溺赤不饥，痰多口甘，稍呷米饮，必揉胸捶背而始下。苔色黑腻而有蒙茸之象。乃曰：此精、气、神三者交虚之证，不可与时行伏暑晚发同年而语也。幸前手之药，法主运中，尚无大害。与参、术、桂、附、沉香拌炒熟地、鹿角、石英、苁、杞、归、茯、杜仲、枣仁、菟丝、山萸、橘皮、霞天曲、胡桃肉等，出入为大剂。投十余帖，寒后始有热，而苔色乃退，口不作渴，甘痰亦日少，粥食渐加，即裁桂、附、白术，加石斛，又服七剂，解黑燥大便甚多，凡不更衣者，四旬二日矣。寒热亦断，安谷溲澄而竟愈。（中略）孟英曰：温补亦治病之一法，何可废也。第用较少耳。

**【石念祖评析】**

治热以寒，定法也。惟热邪陷入之浅深，仍视其人本体阳气衰旺。阴阳两虚，热邪愈易陷入深处，治法参阳药运其邪外出。如此病约二十剂始解黑燥大便，其明证也。牝疟，热病也。脉微无神，倦卧奄奄为阳虚证。溺赤不饥，痰多口甘，热证也。稍呷米饮，必揉胸捶背而始下，则又为脾肾阳虚。苔色黑腻似热，蒙茸则为寒。标病为热，本病为阳虚。此热邪深陷于阳虚之本体，致现此证。潞党参三钱、炒白术一钱五分、厚附片（杵）五钱、肉桂心二钱、毛鹿角（杵，先）三钱、紫石英（杵）三钱（二味同先煨六句钟）、蛀陈皮（次入）一钱五分、云茯苓三钱、炒枣仁（杵）三钱、甘枸杞二钱。更方加霞天曲三钱。再更方去参、苓，加山萸肉三钱、淡苁蓉三钱、炒菟丝饼二钱。再更方去霞天曲，加绵杜仲三钱。再更方去杞子，加箱归身二钱。再更方去当归、菟丝，加沉香炒熟地四钱、连皮胡桃肉五钱。嗣裁桂、附、术，加石斛（先煎）五钱。（石念祖《王孟英医案绎注·卷四·牝疟》）

**【原案】**

乔有南年三十九岁，患牝疟二旬。医治罔效。所亲徐和圃疑为伏暑，迓孟英往诊。脉微无神，倦卧奄奄，便秘半月，溺赤不饥，痰多口甘，稍呷米饮，必揉胸槌背而始下，苔色黑腻而有蒙茸之象。乃曰：此精、气、神三者交虚之证，不可与时行伏暑晚发同年而语也。幸前手之药，法主运中，尚无大害。与参、术、桂、附、沉香拌炒熟地、鹿角、石英、苁、杞、归、茯、杜仲、枣仁、菟丝、山萸、橘皮、霞天曲、胡桃肉等，出入为大剂，投十余帖，寒后始有热，而苔色乃退，口不作渴，甘痰亦日少，粥食渐加，即裁桂、附、白术，加石斛，又服七剂，解黑燥大便甚多，凡不更衣者，四旬二日矣。寒热亦断，安谷溲澄而竟愈。或谓先生尝訾人温补之非，何一旦放手而大用？孟英曰：温补亦治病之一法，何可废也，第用较少耳。世之医者，眼不识病，仅知此法可以媚富贵之人，动手辄用，杀人无算，岂非将古人活世之方，翻为误世之药，可不痛恨耶！（王士雄《王氏医案续编·卷二》）

盛墨庄冬患间疟，因腹胀畏寒，自服神曲、姜汤，势益甚。孟英视之，曰：暑湿内伏也。以黄连、枳、朴、栀、芩、杏、贝、知、斛、旋、橘、兰草等为剂，芦菔煮汤煎药，三啜而瘳。

**【石念祖评析】**

此证腹胀为肝阳逆上，畏寒为热极伤肺，肺气不能流行周身。酒炒川连八分、炒枳壳一钱五分、制根朴（次入）八分、黑栀皮三钱、酒炒枯芩一钱、酒炒知母二钱、苦杏仁（泥，次入）一钱五分、川贝母（杵）四钱、鲜钗斛（杵，先）五钱、旋覆花（绢包）三钱、赖橘红（次入）一钱、建兰叶三钱、鲜芦菔（切）一两（煮汤去渣煎药）。（石念祖《王孟英医案绎注·卷三·腹胀》）

**【原案】**

盛墨庄冬患间疟，因腹胀畏寒，自服神曲、姜汤，势益甚，延孟英视之，曰：暑湿内伏也。以黄连、枳、朴、栀、芩、杏、贝、知、斛、旋、橘、兰草等为剂，清暑渗湿而无燥烈之弊，洵妙方也。芦菔煮汤煎药，三啜而瘳。（王士雄《王氏医案续编·卷一》）

盛少云，夏病湿热疟，孟英以白虎汤加苍术汤而安。

**【石念祖评析】**

此证湿虽化热，与湿未脱离关系。生石膏五钱（先煎）、酒炒知母一钱五分、生茅苍术二钱，去米（指粳米。——编者注）、草，加云茯苓一钱五分、生苡仁三钱、鲜荷叶三钱、鲜芦根三钱。（石念祖《王孟英医案绎注·卷一·疟疾》）

**【原案】**

丙申夏，盛少云病湿热疟，孟英以白虎加苍术汤，清热兼燥湿而安。（王士雄《王氏医案·卷一》）

锁容亭姊患时疟，顾某一手清解，业已安谷下榻矣。忽然气逆肢寒，神疲欲寐，耳聋舌謇，杳不知饥，大便仍行，别无痛苦。顾知其素患脱血，元气久虚，改用参、附等药，势愈剧。孟英切脉弦缓，视苔黄腻，乃胎之初孕，阻气凝痰，窒碍枢机，治当宣豁。以石菖蒲、枳实、旋覆、半夏、黄连、茯苓、橘皮、葱白、海蜇、竹沥为方，投匕即效，三啜霍然。继而锁绳先室患疟，而驯致脘痞呕呃，鼻冷自汗，不食不眠，脉来歇止，医者危之。孟英视之，亦痰为患耳。即以此方去葱、蜇、竹沥，加薤白、蒌仁、竹茹，投之果验。

**【石念祖评析】**

豁痰流气方：石菖蒲（次入）二钱、炒枳实一钱、旋覆（包，先）三钱、制半夏二钱、姜炒川连八分、云苓三钱、陈皮一钱、鲜葱白（次入）一钱半、淡海蜇（先煎）一两、姜竹沥一酒杯（冲）。锁妇病，即以此方去葱、蜇、竹沥，加鲜薤白（打，次入）三钱、姜蒌仁（研）三钱。（石念祖《王孟英医案绎注·卷十·疟疾》）

**【原案】**

锁容亭令姊，自太仓归宁，即患时疟。顾某一手清解，业已安谷下榻矣。忽然气逆肤寒，神疲欲寐，耳聋舌謇，杳不知饥，大便仍行，别无痛苦。顾知其素患脱血，元气久虚，改用参、附等药，势愈剧，以为欲脱矣；所亲吴久山，嘱拉孟英图之。切脉弦缓，视苔黄腻，乃胎之初孕，阻气凝痰，窒碍枢机，治当宣豁，以石菖蒲、枳实、旋覆、半夏、黄连、茯苓、橘皮、葱白、海蜇、竹沥为方，投匕即效，三啜霍然。（王孟英《王氏医案续编·卷八》）

汪吉哉久疟不愈，医谓元气已虚，杂投温补，渐至肌瘦内燔，口干咳嗽，寝汗溺赤，饮食不甘。孟英视之曰：余邪逗留血分也。与秦艽鳖甲散而瘳。

**【石念祖评析】**

温补劫阴。内燔口干，寝汗溺赤，为热邪逗留血分。左秦艽（次入）一钱五分、血鳖甲一两（杵，先煨六句钟）、酒炒知母（次入）三钱，去当归嫌其温腻，春柴胡（次入）三钱、地骨皮五钱、乌梅肉一钱五分、鲜青蒿（次入）八分。（石念祖《王孟英医案绎注·卷二·疟疾》）

**【原案】**

汪吉哉久疟不愈，医谓元气已虚，杂投温补，渐至肌瘦内燔，口干咳嗽，寝汗溺赤，饮食不甘。孟英视之曰：余邪逗留血分也。与秦艽鳖甲散而瘳。（王士雄《王氏医案·卷二》）

其堂兄养余，亦患疟数月，多医疗之罔效。肌瘦自汗，腰膝酸软，不能稍坐，极其畏冷。孟英曰：此大虚证，胡反不补，犹以消导，是何居心？与参、芪、术、草、熟地、白芍、五味、杜仲、山药、龙骨、牡蛎、桂枝、大枣、木瓜，服数十帖而起。

**【石念祖评析】**

肌瘦自汗，为阳中之阴虚；腰膝酸为肝肾阴虚；腰膝软为肝肾阳虚；极其畏冷，为气分阳虚。炒潞党五钱、炒西芪五钱、炒白术三钱、炒甘草一钱、炒熟地三钱、酒炒白芍一钱五分、五味子三钱（杵，先）、绵杜仲五钱、炒山药三钱、醋煅龙骨三钱、醋煅牡蛎八钱（二味同杵，先）、酒炒桑枝二钱、大枣三枚（扯破先煨）、陈木瓜五钱（先煎）。（石念祖《王孟英医案绎注·卷二·疟疾》）

**【原案】**

其堂兄养余（指汪吉哉堂兄汪养余。——编者注），亦患疟数月，多医疗之罔效。肌瘦自汗，腰膝痠软，不能稍坐，极其畏冷。孟英曰：此大虚证，胡反不补，犹以消导，是何居心？与参、芪、术、草、熟地、白芍、五味、杜仲、山药、龙骨、牡蛎、桂枝、大枣、木瓜，服数十帖而起。（王士雄《王氏医案·卷二》）

吴西瀍患疟，寒微热甚，旬余不愈。孟英诊之，脉滑而长，疏大剂白虎汤与之。渠兄瀍仲云：前医亦主是方，屡服无效。孟英索方阅之，汤虽白虎，而石膏既少且煨，兼不去米，因谓曰：汤名虽同，君药已重用。而去米加花粉、竹茹等，其力不同科矣。服之寻愈。此可见服药不可徒有汤头之名也。

**【石念祖评析】**

生石膏（先煎）一两二钱、酒炒知母四钱、南花粉四钱、姜竹茹三钱、西滑石（先煎）五钱、生冬瓜子四钱、黑栀皮三钱、淡豆豉一钱半、冬瓜皮三钱。（石念祖《王孟英医案绎注·卷七·疟疾》）

**【原案】**

吴西瀍患疟，寒微热甚，旬余不愈。孟英诊之，脉滑而长，疏大剂白虎汤与之。渠兄濂仲云：沈、顾二君皆主是方，屡服无效。孟英索方阅之，汤虽白虎，而石膏既少且煨，兼不去米，因谓其兄曰：汤虽同，君药已重用，而去米加花粉、竹茹等，其力不同科矣。濂仲大悟，服之寻愈。此可以见服药不可徒有汤头之名也。（王孟英《王氏医案续编·卷五》）

许季眉室仲秋患痁（指疟疾。——编者注），自作寒湿治，势益剧。其从子芷卿以为挟风暑也，连进清解，病不减。孟英诊之，脉弦滑而洪，体丰多汗，苔黄便血，呕渴妄言，彻夜不瞑，欲卧于地。乃伏痰内盛，暑扰阳明也。投大剂石膏、知母、犀角、元参、石斛、银花、黄芩、花粉、兰叶、竹沥，三帖证始平。随以多剂肃清而愈。

**【石念祖评析】**

病情为风暑挟痰，煽炽风阳。生石膏（先煎）一两六钱、镑犀角（先煎）四钱、元参片（泡冲，去渣）一两、酒炒知母四钱、石斛（先煎）一两、济银花一两五钱、酒炒枯芩一钱半、南花粉五钱、建兰叶（次入）三钱、姜竹沥两大酒杯（冲）。（石念祖《王孟英医案绎注·卷十·疟疾》）

**【原案】**

许季眉别驾室，归自维扬，仲秋患痁，自作寒湿治，势益剧。其从子芷卿以为挟风暑也，连进清解，病不减，邀孟英诊之。脉弦滑而洪，体丰多汗，苔黄便血，呕渴妄言，彻夜不瞑，欲卧于地。乃伏痰内盛，暑扰阳明也。投大剂石膏、知母、犀角、元参、石斛、银花、黄芩、花粉、兰叶、竹沥，三帖证始平。芷卿随以多剂肃清而愈。（王孟英《王氏医案续编·卷八》）

许氏妇患间疟，寒少热多，不饥大渴，善呕无汗，脉滑而弦。孟英投白虎汤，加花粉、柴胡而愈。

**【石念祖评析】**

不饥大渴善呕，皆阳升不降之象。无汗为阳郁极不能自达。脉滑挟痰，脉弦阴虚挟热。生石膏（先煎）一两六钱、酒炒知母四钱、南花粉一两、春柴胡（次入）三钱。（石念祖《王孟英医案绎注·卷七·疟疾》）

**【原案】**

许氏妇患间疟，寒少热多，不饥大渴，善呕无汗，脉滑而弦。孟英投白虎汤，加花粉、柴胡而愈。（王孟英《王氏医案续编·卷五》）

许叔超祖母患疟。孟英治之，脉弦滑而数，脘闷便秘，合目汗出，口渴不饥，或虑高年欲脱。孟英曰：此温邪挟素盛之痰所化，补药断不可投。与知、芩、蒌、杏、翘、贝、旋、茹、连、斛、雪羹为方，服果渐效。

**【石念祖评析】**

脉弦为肝热，滑为痰，数为阴虚挟热。姜汁炒知母三钱、姜枯芩一钱、姜川连八分、蒌仁（研）三钱、苦杏仁（泥，次入）二钱、连翘壳三钱、川贝母（杵）四钱、旋覆（包，先）三钱、姜竹茹三钱、石斛（先煎）一两、淡海蜇（先煎）二两、整荸荠一两。合目汗出为阴虚阳浮，阴不复则阳不靖，阳不靖则气不降，气不降则痰亦不行，故用石斛、雪羹。（石念祖《王孟英医案绎注·卷七·喘嗽》）

**【原案】**

许叔超令大母患疟，延孟英治之。脉弦滑而数，脘闷便秘，合目汗出，口渴不饥。或虑高年欲脱，孟英曰：此温邪挟素盛之痰所化，补药断不可投。与知、芩、蒌、杏、翘、贝、旋、茹、连、斛、雪羹为方，服果渐效。（王士雄《王氏医案续编·卷五》）

许芷卿疟起季秋，孟英尝清其伏暑而将愈。其从母亦知医，强投以小柴胡一剂，势复剧。孟英予温胆汤去甘草，加生石膏、黄芩、知母、花粉、芦菔而安。

继因作劳太早而复发，赵某仍用清解而瘥。

【石念祖评析】

温胆汤加减：制半夏一钱半、陈皮八分、云苓一钱半、炒枳实一钱半、姜竹茹三钱、生石膏（先煎）八钱、酒炒枯芩一钱半、酒炒知母三钱、姜花粉四钱、整芦菔（切）一两。（石念祖《王孟英医案绎注·卷十·伏暑》）

【原案】

许芷卿疟起季秋，孟英尝清其伏暑而将愈。其从母亦知医，强投以小柴胡一剂，势复剧。孟英予温胆汤去甘草，加生石膏、黄芩、知母、花粉、芦菔而安。继因作劳太早而复发，适孟英丁忧（丁忧，指父母之丧。——编者注），赵君笛楼仍用清解而瘥。（王孟英《王氏医案续编·卷八》）

许芷卿疟起季秋……迨季冬移居劳顿，疟复间作，且面浮跗肿，喘嗽易嗔。孟英切脉左弦劲而数，右滑大不调，苔黄且腻，口渴溺多，乃胃肺之痰热有余，肝胆之风阳上潜，畏虚妄补，必不能瘥。用西洋参、知母、花粉、竹茹、蛤壳、石斛、枇杷叶、青蒿、秦艽、白薇、银花、海蜇为方。

【石念祖评析】

疟复间作方：左弦劲而数，为肝热阴虚；右滑大不调，为痰实阴虚。蠲痰热即以息风阳。西洋参三钱、酒炒知母四钱、南花粉四钱、姜竹茹三钱、生蛤壳（杵，先）五钱、石斛（先煎）一两、姜枇叶（刷，包）三钱、鲜青蒿八分、左秦艽一钱半、白薇三钱、济银花一两五钱、淡海蜇（先煎）二两。（石念祖《王孟英医案绎注·卷十·伏暑》）

**【原案】**

迨季冬移居劳顿，疟复间作，且面浮跗肿，喘嗽易嗔，人皆以为大虚之候。孟英切脉左弦劲而数，右滑大不调，苔黄且腻，口渴溺多，乃胃肺之痰热有余，肝胆之风阳上僭，畏虚率补，必不能瘳。用西洋参、知母、花粉、竹茹、蛤壳、石斛、枇杷叶、青蒿、秦艽、白薇、银花、海蜇为方。连投四剂，大吐胶痰，而各恙悉除。（王孟英《王氏医案续编·卷八》）

姚小蘅患疟，寒微热甚，日作二次。汪某与柴胡药二剂，势遂剧，舌绛大渴，小溲全无。孟英曰：津欲涸矣。与西洋参、生地、知母、花粉、石斛、麦冬、栀子、百合、竹叶投之。五剂而疟止。其箧室同时患此，呕吐胁痛，畏寒不渴，苔色微白。孟英与小柴胡汤，三饮而瘳。

**【石念祖评析】**

姚证辨热炽津亏，在舌绛大渴、小溲全无。西洋参三钱、大生地一两、酒炒知母四钱、南花粉五钱、鲜石斛（先煎）一两、花麦冬五钱、黑栀皮三钱、百合花三钱、鲜竹叶二钱。姚外家辨阳虚，在畏寒不渴、苔色微白，此为病同证异。春柴胡（次入）三钱、制半夏八钱、生姜改炒干姜五钱、鲜葱白三钱、鲜薤白三钱、炒豆豉三钱、姜汁炒枯芩一钱五分、炒焦陈皮一钱五分。（石念祖《王孟英医案绎注·卷四·疟疾》）

**【原案】**

姚小蘅大令患疟，寒微热甚，日作二次。汪某与柴胡药二帖，势遂剧，舌绛大渴，小溲全无。孟英曰：津欲涸矣。与西洋参、生地、知母、花粉、石斛、麦冬、栀子、百合、竹叶投之。五剂而疟止。越三载以他疾终。（王士雄《王氏医案续编·卷二》）

余朗斋形瘦体弱，患间日疟，寒少热多，二便涩滞，脘膈闷极，苔腻不渴。孟英切脉缓滑而上溢，曰：素禀虽阴亏，而痰湿阻痹，既不可以提表助其升逆，亦未宜以凉润碍其枢机。投以滑、朴、茹、旋、通草、枇杷叶、苇茎、郁金、兰叶之方。苔色渐退，即去朴、郁，加连、枳、半夏。胸闷渐开，疟亦减，便乃畅。再去滑、半、连、枳，加沙参、石斛、橘皮、黄芩，浃旬而愈。

**【石念祖评析】**

脉缓为挟湿，滑溢为痰热不降。西滑石（先煎）四钱、制厚朴一钱、姜竹茹三钱、旋覆花（包，先）一钱五分、片通草三钱、姜枇叶（刷，包）三钱、姜汁拌芦根八钱、建兰叶三钱、黄郁金八分。更方去朴、郁，加姜炒川连八分、炒枳实一钱、制半夏一钱。再更方去滑、半、连、枳，加北沙参三钱、鲜石斛（先煎）四钱、蛀陈皮一钱半、姜炒枯芩一钱半。（石念祖《王孟英医案绎注·卷九·疟疾》）

**【原案】**

余朗斋形瘦体弱，患间日疟，寒少热多，二便涩滞，脘膈闷极，苔腻不渴。孟英切脉缓滑而上溢，曰：素禀虽阴亏，而痰湿阻痹，既不可以提表助其升逆，亦未宜以凉润碍其枢机。投以滑、朴、茹、旋、通草、枇杷叶、苇茎、郁金、兰叶之方。苔色渐退，即去朴、郁，加连、枳、半夏。胸闷渐开，疟亦减，便乃畅，再去滑、半、连、枳，加沙参、石斛、橘皮、黄芩，浃旬而愈。

**【眉批】**

运枢机，通经络，为孟英用药秘诀。无论用补用清，皆不离此意，细观各案自知。（王孟英《王氏医案续编·卷七》）

张春桥九月患疟，寒少热多，间二日而作，甫两发形即清瘦。孟英诊曰：脉弦而细，尺中甚数，疾作于子夜，口干嗜饮，乃足少阴热疟也。两发遽尔形消，胡可玩视？方用元参、生地、知母、丹皮、地骨皮、天冬、龟板、茯苓、石斛、桑叶。

**【石念祖评析】**

辨肾经热疟，固在疾作子夜、口干嗜饮，尤在尺中甚数。切脉万勿心粗气浮。炒元参八钱、炒大生地五钱、酒炒知母三钱、丹皮二钱、地骨皮四钱、明天冬（切）六钱、血龟板（杵，先）三两、白茯苓三钱、钗石斛八钱、冬桑叶四钱。（石念祖《王孟英医案绎注·卷二·疟疾》）

**【原案】**

九月间张春桥患疟，寒少热多，间二日而作，甫两发形即清瘦。孟英诊曰：脉弦而细，尺中甚数，疾作于子夜，口干嗜饮，乃足少阴热疟也。两发遽尔形消，胡可玩视？吾以妙药奉赠，可期即已。但请即服，不可商于人而致生疑议也。方用元参、生地、知母、丹皮、地骨皮、天冬、龟板、茯苓、石斛、桑叶。春桥以向所心折，遂服之。一剂疟即止，再以滋阴善后而愈。予谓此证一帖而瘳，似乎轻易，但非真才实学，焉有此种妙治？设遇别手，非温补即提表，其祸可胜道哉！然天下之病，无论轻重，总贵初治得法，何致轻者重而重者危耶？奈世俗之情，必使轻者重而后转安，始知医药之功，殊可叹也。按：此证，世人但知其为三阴疟，笼统治以温补之法，从未闻有分经用药者。今提出少阴二字，创立清凉之剂，用药精当，取效敏捷，法似新奇，理自完足，所谓活人治活病，全以活泼运之也，可以启人慧悟，垂作典型。（王士雄《王氏医案·卷二》）

赵子善患疟，畏冷不饥。孟英诊之，脉滑数，苔黄溲赤，脘闷善呕。投竹叶石膏汤加减，以清伏暑而痊。

**【石念祖评析】**

鲜竹叶二钱、生石膏（先煎）一两二钱、姜炒知母四钱、石菖蒲（次入）二钱、制半夏二钱、西滑石五钱、细木通一钱、陈胆星（炖，和服）八分、枯荷梗三钱、姜枇叶（刷，包）三钱、石斛（先煎）一两。（石念祖《王孟英医案绎注·卷八·疟疾》）

**【原案】**

赵子善患疟，畏冷不饥。孟英诊之，脉滑数，苔黄溲赤，脘闷善呕。投竹叶石膏汤加减，以清伏暑而痊。（王孟英《王氏医案续编·卷

六》)

赵子升，夏病疟，急延孟英诊之，曰：暑热为患耳，不可胶守于小柴胡也。与白虎汤，一啜而瘳。

**【石念祖评析】**

此证必面赤、大汗、饮冷、舌赤、脉数重按有力。生石膏一两（先煎）、酒炒知母三钱，宜去原方甘草、粳米，加鲜竹叶二钱、黑栀皮三钱、冬瓜皮三钱、生冬瓜子四钱、鲜荷茎一尺五寸。（石念祖《王孟英医案绎注·卷一·疟疾》）

**【原案】**

海阳赵子升，辛卯夏病疟，急延孟英诊之。曰：暑热为患耳，不可胶守于小柴胡也。与白虎汤专清暑邪。一啜而瘳。（王士雄《王氏医案·卷一》）

周同甫患疟多汗，医恐其脱，与救逆汤而势剧。孟英视之曰：湿疟耳！湿家多汗无恐也，况口渴溺赤，温补勿投，与清解药渐安。继而乃翁秋叔病，初服温补病进，更医知为伏暑，与药数剂，热果渐退。偶延孟英诊之，尺中甚乱，因谓其侄曰：令叔之证，必不能起，吾不能药也。已而果然。

**【石念祖评析】**

清解方：冬瓜皮四钱、黑栀皮三钱、鲜芦根二两、酒炒枯芩一钱半、酒炒川连八分、栋核（杵，先）二钱、薄荷尖（次入）八分、鲜枇叶（刷，包）三钱、南花粉五钱、细木通一钱、淡海蜇（先煎）二两。周秋叔尺中甚乱，必系左尺，左尺热炽阴竭，必不起。（石念祖《王孟英医案绎注·卷五·疟疾》）

**【原案】**

周同甫患疟多汗，医恐其脱，与救逆汤而势剧。孟英视之曰：湿疟耳！湿家多汗无恐也，况口渴溺赤，温补勿投，与清解药渐安。继而乃翁秋叔病，初服温补病进，更医知为伏暑，与药数剂，热果渐退。偶延

孟英诊之，尺中甚乱，因谓其侄赤霞曰：令叔之证，必不能起，吾不能药也。已而果然。（王士雄《王氏医案续编·卷三》）

朱佳木父患间疟，年逾七旬。孟英切脉弦滑曰：无恐也。投清热涤痰药，数剂霍然。

**【石念祖评析】**

朱父方用姜炒川黄柏一钱半、楝核（杵，先）三钱、炒枳实一钱半、炒豆豉一钱半、黑栀皮三钱、姜竹茹三钱、晚蚕砂三钱、苦杏仁（泥）一钱半、净橘络七分、生冬瓜子四钱、丝瓜络三钱、姜汁炒川连八分。（石念祖《王孟英医案绎注·卷九·疟疾》）

**【原案】**

朱佳木令尊患间疟，年逾七旬，人颇忧之。孟英切脉弦滑，脘闷苔黄，曰：无恐也。投清热涤痰药，数剂霍然。（王孟英《王氏医案续编·卷七》）

庄迪卿患疟，大渴而喜热饮，脘闷脉伏，苔腻欲呕。孟英曰：蕴湿内盛，暑热外侵，法当清解。然脉证如是，乃痰阻气道使然，清之无益，温之助桀，宜以礞石滚痰丸先为开导。石念祖评析：此证脉伏必重按沉实有力搏指。若脉伏重按无力。大忌峻下。此证宜用滚痰丸三钱。服后痰出甚多，脉即现弦滑而数，呕止胸舒，苔形黄燥。与石膏、知母、连、朴、杏、橘、半、茯、滑、斛、菖蒲、花粉等而安。

**【石念祖评析】**

生石膏（先煎）八钱、姜炒知母三钱、姜炒川连一钱、制根朴八分、苦杏仁（泥）二钱、五爪红一钱、半夏曲一钱五分、赤茯苓一钱五分、西滑石（先煎）四钱、钗石斛（杵，先）八钱、石菖蒲（次入）六分、南花粉四钱。（石念祖《王孟英医案绎注·卷三·疟疾》）

**【原案】**

外甥庄迪卿，患疟，大渴而喜热饮，脘闷脉伏，苔腻欲呕。孟英曰：蕴湿内盛，暑热外侵，法当清解，然脉证如是，乃痰阻气道使然，清之无益，温之助桀，宜以礞石滚痰丸先为开导。服后痰出甚多，脉即见弦滑而数，呕止胸舒，苔形黄燥。与石膏、知母、连、朴、杏、橘、半、茯、滑、斛、菖蒲、花粉等而安。

**【眉批】**

论证论治，俱极明透。（王士雄《王氏医案续编·卷一》）

庄晓村病疟。孟英曰：吸受暑热，清涤即瘳。阅数日，疟作甚剧，目赤狂言，汗如雨下。按其脉洪滑无伦，视其舌深黄厚燥，询悉恣饮姜枣汤三日。即令取西瓜一枚任食之，方从白虎。而生石膏用一两六钱，病即霍然。

**【石念祖评析】**

生石膏（先煎）一两六钱、酒炒知母四钱、活水芦根二两、生瓜子四钱、生苡仁（杵）八钱、炒枳壳二钱、川贝母（杵）八钱、南花粉五钱、鲜枇叶（刷毛，次入）三钱。（石念祖《王孟英医案绎注·卷三·疟疾》）

**【原案】**

庄晓村，芝阶姊夫之侄孙也。馆于金愿谷舍人家，病疟。孟英曰：吸受暑热，清涤即瘳。阅数日，疟作甚剧，目赤狂言，汗如雨下。居停大惊，闻服凉剂，疑为药误。亟速孟英至，正在披狂莫制之时。按其脉洪滑无伦，视其舌深黄厚燥，心疑其另服他药之故，而扑鼻吹来一阵姜枣气。因诘曰：得无服姜枣汤乎？曰：恣饮三日矣。孟英即令取西瓜一枚，解暑妙品。劈开，任病者食之，方从白虎，而生石膏用一两六钱，病即霍然。

逾六年以他疾亡。（王士雄《王氏医案续编·卷一》）

庄芝阶舍人，年七十矣，患间疟，寒则战栗，热则妄言。孟英视之，脉弦数而促，苔黑口干，是素有热痰，暑邪内伏。予知母、花粉、元参、石斛、黄芩、竹茹、连翘、海蜇、芦菔、莲子心等药，数啜而瘳。

**【石念祖评析】**

前证为热实阴虚，方义泻热救阴，后证（指至仲冬因泛湖宴客，感冒风邪，痰嗽头疼，不饥寒栗，自服羌、苏、荆芥药二剂，势益甚，而口渴无溺。孟英切其脉，与季秋无异，但兼浮耳。证属风温，既服温散，所谓热得风而更炽也。舌绛无津，亟宜清化。以桑叶、枇杷叶、栀子、知母、冬瓜子、元参、菊花、花粉、贝母、梨汁为剂，投匕即减，旬日而痊。——编者注）为温散劫津，方义清化凉肺，似同实异。前方：酒炒知母四钱、南花粉五钱、元参片一两（泡煎，去渣）、石斛（先煎）一两、酒炒枯芩一钱半、姜竹茹三钱、连翘壳三钱、淡海蜇（先煎）二两、芦菔（切）八钱、莲子心一钱。

**【原案】**

庄芝阶舍人，年七十矣，患间疟，寒则战栗，热则妄言。孟英视之，脉弦数而促，苔黑口干，是素有热痰，暑邪内伏。予知母、花粉、元参、石斛、黄芩、竹茹、连翘、海蜇、芦菔、莲子心等药，数啜而瘳。（王孟英《王氏医案续编·卷八》）

## 虫证医案

一卖酒人陆某，极窘而又遭颠沛，久而患一异疾，形消善痒，虱从皮肤而出，搔之蠕蠕，医治莫效。孟英诊曰：悲哀劳苦，阳气受伤，曲蘖浸淫，乃从虫化。与补气药加杉木、桑枝而愈。

**【石念祖评析】**

此证阳衰必有脉情可据，医治莫效句宜注意。若系实证，则杀虫套药早效矣。方用炒潞党五钱、炒西芪五钱、制茅术四钱、制白术三钱、炒粉草三钱、炒合欢皮三钱、云茯神三钱、白茯苓（干切）三钱、使君子（连壳杵）三钱、炒杉木皮三钱、酒桑枝三钱。（石念祖《王孟英医案绎注·卷二·虫从皮出》）

【原案】

一卖酒人姓陆，极窘而又遭颠沛，久而患一异疾，形消善痒，虱从皮肤而出，搔之蠕蠕，医治莫效。孟英诊曰：悲哀劳苦，阳气受伤，曲蘗浸淫，乃从虫化。与补气药加杉木、桑枝而愈。亦湿热生虫之治法。（王士雄《王氏医案·卷二》）

## 肠痈医案

石芷卿，骤患腹胀，旬日后脐间出脓。外科视为肠痈，与温补内托之药，遂咳嗽不眠，腹中绞痛异常，痰色红绿，大便不行。孟英诊之，脉弦细以数，舌绛而大渴。曰：察脉候是真阴大虚之证。芪、术、归、桂，皆为禁剂。以甘露饮加西洋参、花粉、贝母、杏仁、冬瓜子投之。痰咳即安。外科谓此恙最忌泄泻，润药不宜多服。孟英曰：阴虚液燥，津不易生，虽求其泻，不可得也，恶可拘泥一偏，而不知通变哉？仍以前法去杏、贝、花粉，加知母、百合、合欢为方。并嘱病家另邀老医朱嵩年敷治其外。如法施之，果渐向安。久之当脐痂落，如小儿蜕脐带状，脐内新肉莹然而愈。

【石念祖评析】

出脓较速，本非寒虚之证，加误温补。咳嗽不眠四句，热邪皆在气分，温补最易伤阴。大生地八钱、明天冬（切）六钱（开水泡冲，去渣）、花麦冬四钱、南花粉五钱、川贝母（杵）一两、苦杏仁（泥，次入）二钱、钗石斛（杵，先）一两、姜炒西茵陈二钱、姜炒枯芩一钱、姜炒枇叶（刷，包）三钱、炒枳壳一钱五分。更方去川贝、花粉，加姜炒知母一钱五分、百合花三钱、合欢皮三钱。敷药亦宜辛凉。（石念祖《王孟英医案绎注·卷三·腹胀》）

【原案】

石芷卿，骤患腹胀，旬日后脐间出脓，湿热积于小肠。外科视为肠痈，与温补内托之药。

【眉批】

肠痈无温补内托之法。

遂咳嗽不眠，腹中绞痛异常，痰色红绿，大便不行，乃延孟英商之。脉弦细以数，舌绛而大渴，曰：察脉候是真阴大虚之证。乃真阴为热药所耗，非本如是也。芪、术、归、桂，皆为禁剂。以甘露饮加西洋参、花粉、贝母、杏仁、冬瓜子投之。痰咳即安。

【眉批】

清其上源而下流自清，亦喻氏法也。外科谓此恙最忌泄泻，润药不宜多服，此何恙也？而以为最忌泄泻，真呓语也。

孟英曰：阴虚液燥，津不易生，虽求其泻，不可得也，恶可拘泥一偏，而不知通变哉？仍以前法去杏、贝、花粉，加知母、百合、合欢为方。并嘱其另邀老医朱嵩年敷治其外。如法施之，果渐向安。久之当脐痂落，如小儿蜕脐带状，脐内新肉莹然而愈。（王士雄《王氏医案续编·卷一》）

## 霍乱医案

八月初秋阳正烈，欧亭初七日忽然身热呕泻，白苔满布，神惫不支，腹痛汗频，音低溺涩。先与参、连、夏、朴、茹、滑、苏、蚕、扁豆叶，二剂热退神清，而左脉仍弦，关上高，呕酸无寐，手足振惕，客邪虽解，土受木乘也，去滑、朴、蚕砂、扁豆叶，加茯神、蛤壳、紫菜、绿豆、白蔻仁，三剂苔化能眠，知饥泻减。去蔻、蛤，加菖蒲、白术，五剂而痊。霍乱之开阖失常，中枢为邪所乱也。此证之开阖无权，中虚不能主持也。一实一虚，正可互勘，至愈后之呕泻振惕，又为风暑乘虚扰中之霍乱证。

【石念祖评析】

潞党参三钱、炒白术一钱半、制半夏三钱、陈橘皮一钱半、旋覆

（包，先）一钱半、酒炒白芍一钱半、炙鸡金三钱、陈木瓜六分、酒炒枇叶（刷，包）一片。身热呕泻方：西洋参三钱、酒炒川连八分、制厚朴一钱、制半夏一钱半、姜竹茹三钱、西滑石（先煎）四钱、生苡仁（杵）四钱、蚕砂五钱、扁豆叶七片、生苏子（研）一钱。嗣去滑、朴、蚕砂、扁豆叶，加云茯神三钱、生蛤壳（杵，先）四钱、绿豆（先煎）五钱、淡紫菜三钱、白蔻仁（研入）四分。嗣去蔻、蛤，加石菖蒲（次入）六分、炒白术一钱半。热净则仍健其中。（石念祖《王孟英医案绎注·卷十·泄泻》）

**【原案】**

八月初，秋阳正烈，钱塘姚欧亭因公来申，久住舟中，从者皆病，况久虚初愈之体乎！初七日，忽然身热呕泻，哲嗣小欧别驾，急速余勘。白苔满布，神惫不支，腹痛汗频，音低溺涩。先予参、连、夏、朴、茹、滑、苡、苏、蚕砂、扁豆叶二剂，热退神清，而左脉仍弦，关上高，呕酸无寐，手足振惕，客邪虽解，土受木乘也。去滑、朴、蚕砂、扁豆叶，加茯神、蛤壳、紫菜、绿豆、白蔻仁，三剂苔化能眠，知饥泻减，去蔻、蛤，加菖蒲、白术，五剂而痊。霍乱之开阖失常，中枢为邪所乱也。此证之开阖无权，中虚不能主持也，一实一虚，正可互勘。至愈后之呕泻振惕，又为风暑乘虚扰中之霍乱证，故详列拙治，统质通方。（王士雄《随息居重订霍乱论·第三医案篇·梦影》）

陈楚珍媳陡患霍乱，脐间贴以回阳膏而不效。孟英按脉，滑数右甚。口渴苔黄，令揣胸下，果坚硬而痛。曰：吐泻虽多，食尚恋膈，非寒证也，回阳膏亟宜揭去。以菖、枳、苏、连、芩、桔、茹、半、海蜇、芦菔为剂，一服而瘳。

**【石念祖评析】**

脉滑数右甚，为肺胃痰实兼挟阴虚。石菖蒲（次入）二钱、苦桔梗（次入）三钱、生苏子（研，次）二钱、炒枳实一钱半、姜桔苓一钱半、姜川连八分、姜竹茹三钱、姜牛子（研）三钱、淡海蜇（先煎）二两、

鲜芦菔（切）一两。（石念祖《王孟英医案绎注·卷十·霍乱》）

**【原案】**

陈楚珍仲媳，陡患霍乱，云昨晚曾食冷鱼，夜分病作，想因寒致病也。然脐间贴以回阳膏而不效，故敢求诊。余按脉滑数，右甚，口渴苔黄，令揣胸下，果坚硬而痛，曰：吐泻虽多，食尚恋膈，非寒证也。回阳膏亟宜揭去，以菖、枳、苏、连、芩、桔、茹、半、海蜇、芦菔为剂，一服而瘳。（王士雄《随息居重订霍乱论·第三医案篇》）

陈妪年已七旬，辛亥秋患霍乱转筋甚危。孟英诊之，已目陷形消，肢冷音飒，脉伏无溺，口渴汗多，腹痛苔黄，自欲投井。因先取西瓜汁命与恣饮，方用石膏、知母、麦冬、黄柏、芩、连、竹茹、木瓜、威灵仙，略佐细辛分许。煎成徐服。覆杯而瘳。

**【石念祖评析】**

此证可治在口渴汗多，腹痛苔黄，正旺则邪亦旺。汗为阴液，汗多则阴津未竭可知。此脉伏无溺，乃热邪伤肺，肺气不行，非气液两竭之比。重用知、柏、芩、连之苦，合木瓜之酸，以敛其汗入内，则此汗即是阴液。又用灵仙、细辛，行使一派沉降苦寒之药。生石膏（先煎）一两六钱、酒炒知母五钱、酒炒川黄柏二钱、酒炒枯芩一钱半、酒炒川连一钱、花麦冬五钱、陈木瓜四钱、威灵仙（次入）一钱半、北细辛（次入）二分。（石念祖《王孟英医案绎注·卷十·霍乱转筋》）

**【原案】**

陈妪年已七旬，辛亥秋患霍乱转筋甚危，亟延余诊，已目陷形消，肢冷音飒，脉伏无溺，口渴汗多，腹痛苔黄，自欲投井。因先取西瓜汁命与恣饮，方用石膏、知母、麦冬、黄柏、芩、连、竹茹、木瓜、威灵仙，略佐细辛分许，煎成徐服，覆杯而瘳。医者能知少加细辛之何故，则可以言医矣。（王士雄《随息居重订霍乱论·第三医案篇》）

丁姓患霍乱，苔色白薄而不渴，但觉口中黏腻，彼自知医，欲从寒湿治。孟英曰：中焦原有寒湿，所以不渴，然而黏腻，岂非暑入而酿其湿为热乎？以胃苓汤去甘、术，加苡仁、川连、半夏、枇杷叶，二剂而瘳。

【石念祖评析】

木猪苓三钱、生泽泻三钱、生茅术一钱半、制半夏一钱、制厚朴一钱、生苡仁（杵）四钱、酒炒川连一钱、酒炒枇叶（刷，包）三钱。（石念祖《王孟英医案绎注·卷十·霍乱》）

【原案】

一丁姓者患霍乱，苔色白薄而不渴，但觉口中黏腻，彼自知医，欲从寒湿治。余曰：中焦原有寒湿，所以不渴。然而黏腻，岂非暑人而酿其湿为热乎？以胃苓汤去甘、术，加苡仁、川连、半夏、枇杷叶，二剂而瘳。（王士雄《随息居重订霍乱论·第三医案篇》）

丁酉八九月间，杭州盛行霍乱转筋之证。

沈氏妇夜深患此，继即音哑厥逆。比晓孟英诊其脉，弦细以涩，两尺如无，口极渴，而沾饮即吐不已，足腓坚硬如石，转时痛楚欲绝。乃暑湿内伏，阻塞气机，宣降无权，乱而上逆也。为仿《金匮》鸡矢白散例，处蚕矢汤一方，令以阴阳水煎成，候凉徐服。此药入口竟不吐。外以烧酒令人用力摩擦其转戾坚硬之处，擦及时许，郁热散而筋结始软，再以盐卤浸之，遂不转戾，吐泻渐止。晡时复与前药半剂。夜得安寐。次日但觉困极耳。与致和汤数服而痊。后治相类者多人。悉以是法出入获效。惟误服附子者最难救疗。

致和汤方：

治霍乱后津液不复，喉干舌燥，溺短便溏。

北沙参、生扁豆、石斛、陈仓米（各）四钱，枇杷叶（刷）、鲜竹叶、麦冬（各）三钱，陈木瓜六分、生甘草一钱。水煎服。

【石念祖评析】

蚕矢汤因暑湿内伏，气机宣降无权，故于辛苦清凉中重用豆卷以宣之、木瓜以降之。若暑湿未全内伏，执方重用豆卷，即犯热证温散之例。

豆卷、木瓜均酌减可也。热霍乱热极似寒，故转筋。烧酒大热，善行皮肤，擦一时许，导引其热势外行四散，故旋以大咸寒之盐卤浸之，以杜热邪复炽。时复与前药半剂尤炒，日晡为阳明司令之时，阳证多旺于申酉，晡时不与药则恐余热复炎，与全方则虞过剂伤正。孟英理精心苦，允堪宗法。蚕矢汤方详此卷末。（石念祖《王孟英医案绎注·卷十·致和汤方》）

**【原案】**

丁酉八九月间，杭州盛行霍乱转筋之证，有沈氏妇者，夜深患此，继即音哑厥逆，比晓，其夫皇皇求治。余诊其脉，弦细以涩，两尺如无，口极渴而沾饮即吐不已，足腓坚硬如石，转时痛楚欲绝，乃暑湿内伏，阻塞气机，宣降无权，乱而上逆也。为仿《金匮》鸡矢白散例，而处蚕矢汤［蚕矢汤：晚蚕砂五钱，生苡仁、大豆黄卷各四钱，陈木瓜三钱，川黄连（姜汁炒）二钱，制半夏、黄芩（酒炒）、通草各一钱，焦山栀一钱五分，陈吴萸（泡淡）三分，主治霍乱转筋，肢冷腹痛，口渴烦躁，目陷脉伏，时行急证。——编者注］一方，令以阴阳水煎成，候凉徐服，此药入口，竟不吐，外以烧酒，令人用力摩擦其转戾坚硬之处，擦及时许，郁热散而筋结始软，再以盐卤浸之，遂不转戾，吐泻渐止，晡时复与前药半剂，夜得安寐，次日但觉困极耳，与致和汤数服而瘳。后治相类者多人，悉以是法出入获效，惟误服附子者，最难救疗。（王士雄《随息居重订霍乱论·第三医案篇》）

段尧卿母年逾七十，患霍乱转筋。孟英投自制连朴饮，三啜而瘳。

**【石念祖评析】**

原方治湿热蕴伏而成霍乱，兼能行食涤痰。原方：姜制厚朴二钱、姜炒雅连一钱、石菖蒲一钱、制半夏一钱、炒香豉三钱、黑栀皮三钱、活水芦根二两。（石念祖《王孟英医案绎注·卷二·霍乱转筋》）

**【原案】**

段尧卿之太夫人，患霍乱转筋，年逾七十矣。孟英投自制连朴饮，三啜而瘳。霍乱案甚夥，不遑广采，姑录数则，以示一斑。（王士雄

《王氏医案·卷二》）

方氏女播迁三载，秋抵申患肿，因在旅寄，竟不调治，交霜降肿忽消。不数日又患霍乱，即神气瞀乱，屋中盘走，口呼姊姊。乃姊强纳之卧，两目旋转不停，泪淬涔涔下，牙关即紧。欲延孟英诊，竟不及也。孟英曰：此流离困苦，忧郁深沉，木土相乘，吐泻而肿，节交霜降，气肃肿消，郁无所宣，直凌脾胃，吐泻陡作，木火勃升，狂走目张，阳从上越。此情志内伤霍乱也，故告危如是之速。（石念祖《王孟英医案绎注·卷十·霍乱》）

【原案】

禾中方氏女，二十六岁，播迁三载，秋仲抵申。患吐泻，所亲钱伯声孝廉邀余视之，一药而瘥。既而患肿，因在旅寄，竟不调治。交霜降，肿忽消，不数日又患霍乱，即神气瞀乱，屋中盘走，口呼姊姊，乃姊强纳之卧，两目旋转不停，泪涔涔而滴，牙关即紧，欲延余诊，竟不及也。伯声询故，余曰：此流离困苦，忧郁深沉，木土相乘，吐泻而肿，节交霜降，气肃肿消，郁无所宣，直凌脾胃，吐泻陡作，木火勃升，狂走目张，阳从上越。此情志内伤霍乱也，故告危如是之速。（王士雄《随息居重订霍乱论·第三医案篇·梦影》）

飞龙夺命丹方：

治痧胀疔痛，霍乱转筋，厥冷脉伏神昏危急之证，及受温暑、瘴疫、秽恶、阴晦诸邪，而眩晕痞胀，瞀乱昏狂，或卒倒身强，遗溺不语，身热瘛疭，宛如中风，或时证逆传，神迷狂谵，小儿惊痫，角弓反张，牙关紧闭诸证。

朱砂（飞）二两，明雄黄（飞）、灯心灰（各）一两，人中白（漂）八钱，明矾、青黛（飞）（各）五钱，梅冰、麻黄（去节）（各）四钱，真珠、牙皂、当门子、蓬砂（各）三钱，西牛黄二钱，杜蟾酥、火硝（各）一钱五分，飞真金三百页。

十六味各研极细，合研匀，瓷瓶紧收，毋令泄气。以少许吹鼻取嚏，重者再用凉开水调服一分。小儿减半。

褚子耘使女患此（指霍乱转筋。——编者注），已身僵矣，孟英以夺命丹二分嘱其灌入，顷刻活动，随与解毒活血汤，数服得生。一人孟英治愈，后已溺行能食，余热外泄，满面赤瘰，忽然神气瞀乱而死。一人孟英治愈，二便已如常矣，越数日云饮食不得下，戴眼呃忒而逝。一人业已向愈，忽然神情恍惚，药不及救。陈解香弟患此垂危，孟英治愈，遂不服药，月余复来请勘，已咽痛碍进水谷，颐肿舌糜，牙关甚紧，痰嗽胁疼，溺赤管痛，便溏色酱。此余毒蕴隆，失于清解，脉已弦紧数疾，莫可措手。并录以为贾旅告。

## 【原案】

自纪运翔之证治愈后，凡患此者，纷纷踵门求诊，情不能已，微幸成功者颇多。然夏至以后，病由内外合邪，其势更剧，故必先以夺命丹开其闭伏，愈后变证不一，然随机而应，甚费经营，非比往年之霍乱，虽系危证，但得转机，即可霍然也。其故良由流离困苦，失志劳神，先有内伤，遂多曲折，故愈后调理，极宜详慎。而上海多懋迁审难之人，病得转机，往往大意，所谓病加于小愈，因而致堕前功者不少。如余杭褚子耘茂才，余亲家也，其使女患此，已身硬矣。适余往访知之，遂以香谷所赠夺命丹二分，嘱其灌入，顷刻活动，随予解毒活血汤，数服得生。

嗣余往返崇明，闻其仍淹缠不健而亡。一壬大生烟铺伙友，余治愈后，已溺行能食，余热外泄，满面赤瘰，忽然神气瞀乱而死。一澧记钱铺石某，余为治愈，二便已如常矣；越数日，云饮食不得下，戴眼呃忒而逝。一绿荫书坊陶姓，业已向愈，忽然神情恍惚，药不及救，此丽云为余述者。又四明陈解香之弟，患此垂危，延余治愈，遂不服药月余，复来请勘，已咽痛碍进水谷，颐肿舌糜，牙关甚紧，痰嗽胁疼，溺赤管痛，便溏色酱，此余毒蕴隆，失于清解，遂致燎原若此。是限于贫困，养痈成患，而脉已弦紧数疾，莫可措手，久之果毙，并录为案以为贾旅告。或云：此地药肆甚忙，每致误付，病者误服骤变，彼此不知，医家、病家皆须留意。嗣阅《冷庐医话》云：吾邑陈庄李氏子患霍乱，医定方有制半夏二钱，药肆中误以制附子与之，服后腹大痛，发狂，口中流血而卒。李归咎于医，医谓用药不误，必有他故。索视药渣，则附子在焉，遂控于官，罚药肆以金和息之。观此则或人之言尤信，然此案若病家良懦，隐忍而不言，医者惶窘，走避而不辨，或药渣弃无可证，则此狱虽来陶莫断矣。服药可不慎哉！（王士雄《随息居重订霍乱论·第三医案篇》）

己丑五月，天气骤热。孟英母陡患霍乱，肢冷自汗，脉微苔白，腹大痛，欲重按，是中虚有素，因热而受寒侵也。进大剂理中汤，加桂枝、白芍，覆杯而愈。此所谓舍时从证也。

**【石念祖评析】**

辨中虚受寒，在脉微苔白，腹欲重按。潞党参三钱、炒白术三钱、炒粉草一钱、炒干姜五钱、川桂枝（次入）一钱二分、酒炒白芍一钱半。（石念祖《王孟英医案绎注·卷十·霍乱》）

**【原案】**

己丑五月，天气骤热，先慈陡患霍乱，肢冷自汗，脉微苔白，腹大痛，欲重按，是中虚有素，因热而受寒侵也。进大剂理中汤加桂枝、白芍，覆杯而愈。此所谓舍时从证也。（王士雄《随息居重订霍乱论·第三医案篇》）

纪运翔年十七，五月霍乱，势亦垂危。孟英往视，然已手面皆黑，目陷睛窜，厥逆音嘶，脉伏无溺，舌紫苔腻，大渴汗淋，神情瞀乱，危象毕呈。时未交芒种，暑湿之令未行，仍是冬寒内伏，春令过冷，入夏犹凉，气机郁遏不宣。故欲变温病者，皆转为此证，与伏暑为患者，殊途同归。但不腹痛耳，以寒邪化热，究与暑湿较异也。亟令刺曲池、委中，出血如墨。方以黄芩为君，臣以栀、豉、连、茹、苈、半，佐以蚕矢、芦根、丝瓜络，少加吴萸为使，阴阳水煎，候温徐徐服之，遂不吐。次日脉稍起，又两剂，黑色稍淡，肘膝稍和，反加睛赤烦躁，是伏邪将从外泄也。去吴萸、蚕矢，加连翘、益母草、滑石，而斑发遍身。苔始渐化。肢温得寐，小溲亦行。随与清搜化毒之证，与此方数帖后，反便秘目赤，渴汗昏狂，亦是久伏之邪渐欲外越也，与竹叶石膏汤加减而瘳。此外湿盛者加茵陈、滑石，气实者加枳、桔，饮阻食滞者加厚朴、芦菔，肝郁气结者加紫苏、楝实，口渴用茅根汤或藕汁频灌。

附：黄芩定乱汤方。

治温病转为霍乱。腹不痛而肢冷脉伏。或肢不冷而口渴苔黄。小水不行。神情烦躁。

黄芩（酒炒）、焦栀子、香豉（炒）（各）一钱五分，原蚕砂三钱，制半夏、橘红（盐水炒）（各）一钱，蒲公英四钱，鲜竹茹二钱，川连（姜汁炒）六分，陈吴萸（泡淡）一分。

阴阳水二盏，煎一盏，候温徐服。此外转筋者加生苡仁八钱、丝瓜络三钱，溺行者加川木瓜三钱，湿盛者加连翘、茵陈各三钱。

**【石念祖评析】**

此证可治在舌紫苔腻，大渴汗淋。温热全在气分，大渴肺阳尚旺，汗淋有汗则阴津未竭。刺曲池、委中出血最要，针刺以疏泄其邪，投药方能有效。嗣去吴萸、蚕矢，加酒炒翘壳一钱半、酒炒益母三钱（二味同次入）、西滑石（先煎）四钱。（石念祖《王孟英医案绎注·卷十·黄芩定乱汤方》）

**【原案】**

五月初三日，余抵上洋，霍乱转筋，已流行成疫，主镇海周君采山家，不谒一客，藉以藏拙，且杜酬应之劳也。初八日，绍武近族稼书家，有南浔二客，同患此证。一韩姓，须臾而死。纪运翔，年十七，势亦垂危。采山强拉余往视曰：岂可见死而不救哉？然已手面皆黑，目陷睛窜，厥逆音嘶，脉伏无溺，舌紫苔腻，大渴汗淋，神情瞀乱，危象毕呈。时未交芒种，暑湿之令未行，仍是冬寒内伏，春令过冷，入夏犹凉，气机郁遏不宜，故欲变温病者，皆转为此证，与伏暑为患者，殊途同归，但不腹痛耳。以寒邪化热，究与暑湿较异也。亟令刺曲池、委中，出血如墨，方以黄芩为君，臣以栀、豉、连、茹、苈、半，佐以蚕矢、芦根、丝瓜络，少加吴萸为使（此即王士雄《随息居重订霍乱论·第四药方篇》所载黄芩定乱汤，治温病转为霍乱，腹不痛而肢冷脉伏；或肢不冷，而口渴苔黄，小水不行，神情烦躁者。——编者注），阴阳水煎，候温徐徐服之，遂不吐。次日脉稍起，又两剂，黑色稍淡，肘膝稍和，反加睛赤烦躁，是伏邪将从外泄也。去吴萸、蚕矢，加连翘、益母草、滑石，而斑发遍身，苔始渐化，肢温得寐，小溲亦行，随与清搜化毒之药多剂而痊。采山因嘱余详述病因治法，刊印传布，名其方曰黄芩定乱汤。嗣治多人，悉以此法增损获效。如利泰一洞庭史客，素吸洋烟而患此证，与此方数帖后，反便秘目赤，渴汗昏狂，亦是久伏之邪，渐欲外越也。予竹叶石膏汤加减而瘳。其湿盛者，加茵陈、滑石；气实者，加枳、桔；饮阻食滞者，加厚朴、芦菔；肝郁气结者，加紫苏、楝实；口渴用茅根汤，或藕汁频灌。活法在人，不能缕述。绍武在屠甸市，得余此方，劝人合药施送，几及千料云。

　　谢城注：此方加减有法，较前尤妥善也。

　　夏至后仍无大热，而霍乱转筋不息，虽与芒种以前者同为伏邪所发，然证因略有不同，其病似较深一层，何也？按先曾祖《重庆堂随笔》云：温病、热病、湿温病，治不得法，皆易致死，流行不已，即成疫病，犹之治盗不得其法，则贼党日众，变为流寇也。因热气、病气、尸气，互相缪轕，即成毒疠之气而为疫，岂真天地之间，另有一种异气哉！故疫之流行，必在人烟繁萃之区，盖人气最热。纪文达公杂诗云：万家烟火暖云蒸，销尽天山太古冰。自注：乌鲁木齐自设郡县以来，婴儿出痘，与内地同，盖彼处气候极寒，今则渐同内地，人气盛也。纪氏此言，可谓独窥其微矣。上古无痘，至汉始有，今时罕有不出痘者，以生齿日繁，地气日热，所以古人最重伤寒，今世偏多温热也，于此日上海病因，尤为贴切。地气既日热，秽气亦日盛，若伏邪欲发，客邪外入，两邪交讧，肠胃乃乱，故气道立时闭塞，血脉因而瘀滞，四肢厥冷，手面皆黑。阳明多气多血之经，见证若是之骤者，非气血忽然枯槁也。夫人气以成形耳，气不流行，血肉即死，故初起亟宜开闭。俾气通血活，邪得外泄则正自复。昧者不知邪闭血凝、热深厥深之理，见其肢冷脉伏，即以为寒，又疑为脱，既不敢刺，更投热药，使邪无宣泄，愈闭愈冷，虽七窍流血而死亦不悔悟。亦有邪闭则正气无以自容而外脱者，阳从上脱，则汗多而气夺，阴从下脱，则泻多而液亡，所谓内闭外脱也。欲其不外脱，必开其内闭。如紫雪、绛雪、行军散，皆开闭透伏之良方也。而飞龙夺命丹，即合行军、绛雪二方而加峻者。且有人中白引浊下行，尤具斩关夺命之能。上虞陈君香谷闻之，慨为制送，嘱余详述方治刊布，因而救全不少，厥功伟哉！（王士雄《随息居重订霍乱论·第三医案篇》）

姜秋农疟泻初瘥，遽劳奔走，陡患霍乱转筋，面臂色紫，目陷音嘶，胸闷苔黄，汗多口腻，神疲溲秘，脉细而弦。孟英以沙参、蚕矢、苡仁、竹茹、半夏、丝瓜络、木瓜、车前子、扁豆叶，阴阳水煎，送左金丸一钱，外以吴萸一两研末，盐水调涂涌泉穴。服后吐泻渐止，噫气不舒，呃忒胁痛，汗减口燥，脘下拒按，脉软而弦。以素多肝郁也。去沙参、蚕矢、木瓜、车前、左金，加紫菀、郁金、楝实、通草、枇杷叶，二帖溲行呃止，苔退足温，腰胀腿痛，手紫渐淡。去郁、菀、通、楝，加沙参、石斛、兰叶、藕、鲜稻头，亦二帖。脉和胀减，啜粥口咸，体素阴亏也。去半夏、扁豆叶，加归身、花粉、橘皮。又二帖。大解行而安谷，腰酸少寐，为易西洋参，加麦冬、羊藿以调之。数帖后，又加枸杞、杜仲而愈。此本虚标实之证，须看其先后用药之法。半痴游刃有余，治标而不犯其本，用药与病机宛转相赴。

**【石念祖评析】**

北沙参四钱、蚕砂五钱、生苡仁（杵）四钱、姜竹茹三钱、制半夏一钱半、丝瓜络三钱、陈木瓜八分、车前子（杵，先）四钱、扁豆叶十片，药送左金丸一钱。嗣去沙参、蚕矢、木瓜、车前、左金。加紫菀草一钱半、黄郁金一钱、楝核（杵，先）二钱、片通草三钱、姜枇叶（刷，包）三钱。二帖后去郁、菀、通、楝，加沙参四钱、石斛（先煎）五钱、建兰叶三钱、藕肉（切）五钱、鲜稻头三钱。又二帖后，去半夏、扁豆叶，加箱归身一钱、南花粉四钱、陈皮八分。又二帖后，沙参易西洋参，加花麦冬四钱、羊藿一钱。数帖后，加枸杞三钱、川杜仲一钱。（石念祖《王孟英医案绎注·卷十·霍乱转筋》）

【原案】

姜秋农疟泻初痊，遽劳奔走，陡患霍乱转筋，面臂色紫，目陷音嘶，胸闷苔黄，汗多口腻，神疲溲秘，脉细而弦。余以沙参、蚕矢、苡仁、竹茹、半夏、丝瓜络、木瓜、车前子、扁豆叶，阴阳水煎，送左金丸一钱，外以吴萸一两研末，调涂涌泉穴。服后吐泻渐止，噫气不舒，呃忒胁疼，汗减口燥，脘下拒按，脉软而弦，以素多肝郁也。去沙参、蚕矢、木瓜、车前、左金，加紫菀、郁金、楝实、通草、枇杷叶，二帖。溲行呃止，苔退足温，腰胀腿疼，手紫渐淡，去郁、菀、通、楝，加沙参、石斛、兰叶、藕、鲜稻露，亦二帖。脉和胀减，啜粥口咸，体素阴亏也。去半夏、扁豆叶，加归身、花粉、橘皮，又二帖。正解行而安谷，腰酸少寐，为易西洋参，加麦冬、淫羊藿以调之，数帖后，又加枸杞、杜仲而愈。（王士雄《随息居重订霍乱论·第三医案篇》）

蒋循庵媳患霍乱转筋，交三日矣，厥逆目窜，膈闷无溺，苔黄苦渴，脉极弦细，屡进桂、附、姜、术，气逆欲死。与昌阳泻心汤加减，煎成徐服，外以吴萸研末，卤调贴涌泉穴。服二剂，吐止足温。去苏、朴，加楝、斛、蒲公英，多剂始痊。盖伏暑挟素盛之肝阳为病，误服温补，以致遽难廓清也。

【石念祖评析】

昌阳泻心汤方：治霍乱后胸前痞塞，汤水碍下，或渴或呃。石菖蒲、黄芩（酒炒）、制半夏（各）一钱，川连（姜汁炒）五六分，苏叶三四分，制川朴八分，鲜竹茹、枇杷叶（刷）（各）二钱，芦根一两，天雨水急火煎，徐徐温服。小溲秘涩者加紫菀，加减用酒炒枯芩三钱、姜竹茹四钱、姜枇叶（刷，包）三钱、芦根二两、制朴一钱、生苏子一钱半、海蜇（先煎）二两、菖蒲（次）一钱。（石念祖《王孟英医案绎注·卷十·霍乱》）

【原案】

霜降前，水北族侄棋偕，邀勘所亲蒋君循庵之媳，患霍乱转筋，交三日矣。厥逆目窜，膈闷无溺，苔黄苦渴，脉极弦细，屡进桂、附、姜、术，气逆欲死。予昌阳泻心汤加减，煎成徐服，外以吴萸研末，卤调，贴涌泉穴。服二剂，吐止足温，去苏、朴，加楝、斛、蒲公英，多剂始瘳。盖伏暑挟素盛之肝阳为病，误服温补，以致遽难廓清也。（王士雄《随息居重订霍乱论·第三医案篇》）

陆叟年七十余，仲秋患霍乱，自服单方二三日。呕吐虽已，利犹不止，且频频作哕，声不甚扬，面赤目闭，小便不通。孟英视之，脉虽虚软，并无脱象，况舌赤而干，利下臭恶。气分伏暑，业扰及荣，虑其络闭神昏，胡可再投热剂？遂以紫雪三分，用竹茹、枇杷叶、通草、丹参、连翘、石菖蒲、桔梗、黄芩、芦根煎汤，候凉调而徐服。次日复诊，目开哕止，小溲稍行。于前方裁紫雪，加石斛、苡仁，服二剂，利减能啜米饮矣。随用致和汤十余服而瘳。

【石念祖评析】

原舌赤而干二句，皆气分伏有暑邪实热之现证。姜竹茹三钱、姜枇叶三钱、片通草三钱、紫丹参三钱、连翘壳三钱、石菖蒲（次入）二钱、苦桔梗（次入）三钱、酒炒枯芩一钱半、鲜芦根二两，候药凉调送紫雪三分。舌赤而干二句，自服方必系温补窒热。频频作哕四句，病邪皆在气分，气机失其升降。欲降暑邪。必清气道，故投凉润清通之品，稍佐菖、桔、紫雪以行之。紫雪候凉调服，盖恐药汤沸热，减损紫雪辛香之性。（石念祖《王孟英医案绎注·卷十·霍乱》）

【原案】

陆叟年七十余，仲秋患霍乱，自服单方二三日，呕吐虽已，利犹不止，且频频作哕，声不甚扬，面赤目闭，小便不通。医云：高年戴阳证原不治，且延已数日，纵投大剂回阳，亦恐不及。余视之，脉虽虚软，并无脱象，况舌赤而干，利下臭恶，气分伏暑，业扰及营，虑其络闭神昏，胡可再投热剂？闻所煎之药，桂气扑鼻，试之必死，迫令将药倾泼，遂以紫雪三分，用竹茹、枇杷叶、通草、丹参、连翘、石菖蒲、桔梗、黄芩、芦根煎汤，候凉调而徐服。次日复诊，目开哕止，小溲稍行，于前方裁紫雪，加石斛、苡仁。服二剂利减，能吸米饮矣。随用致和汤（致和汤：北沙参、生扁豆、石斛、陈仓米各四钱，枇杷叶、鲜竹叶、麦冬各三钱，陈木瓜六分，生甘草一钱，主治霍乱后，津液不复，喉干舌燥，溺短便溏。——编者注）十余服而瘳。（王士雄《随息居重订霍乱论·第三医案篇》）

潘姬年逾古稀，患霍乱转筋濒危。孟英用自制蚕矢汤而瘳。蚕砂五钱、生苡仁四钱、大豆黄卷（次入）一钱五分、陈木瓜三钱、姜汁炒川连二钱、制半夏一钱、酒炒枯芩一钱、通草一钱、焦栀皮一钱五分、淡吴萸（次入）三分、地浆或阴阳水煎稍凉徐服。

【石念祖评析】

肝主筋，肝热极则筋转。蚕砂清凉化浊，能平肝木为君；苡仁能泻肝热，木瓜合川连为酸苦，泄肝极效；豆卷系用麻黄水炒，能升连、芩苦寒之性于至高之肺络以涤热；半夏、吴萸辛通中焦为反佐；栀皮清其皮毛；通草清其水道。（石念祖《王孟英医案绎注·卷一·霍乱转筋》）

【原案】

胡琴泉舅氏家一潘姬，年逾古稀，患霍乱转筋濒危。孟英用自制蚕矢汤〔晚蚕砂五钱，生苡仁、大豆黄卷各四钱，陈木瓜三钱，川黄连（姜汁炒）二钱，制半夏、黄芩（酒炒）、通草各一钱，焦山栀一钱五分，陈吴萸（泡淡）三分，主治霍乱转筋，肢冷腹痛，口渴烦躁，目陷

脉伏，时行急证。——编者注〕而瘳。（王士雄《王氏医案·卷一》）

戚媪年六十余，秋间患霍乱转筋。孟英视之：暑也。投自制蚕矢汤，两服而安。三日后忽然倦卧，不能反侧，气少不能语言，不饮不食。孟英切脉曰：此高年之体，元气随泻而泄，固当补者。第余暑未清，热药在所禁耳。乃以高丽参、麦冬、知母、玉竹、木瓜、扁豆、石斛、白芍、苡仁、茯苓、蒺藜为方，服六剂始能言动，渐进饮食，调理月余而健。

【石念祖评析】

蚕矢汤前后另案均见。元气随泻而泄，此霍乱治迟之故。高丽参（切）三钱、整麦冬三钱、酒炒知母二钱、肥玉竹三钱、陈木瓜三钱、生扁豆（杵）三钱、鲜石斛（杵，先）四钱、生苡仁（杵）四钱、白茯苓三钱、生白蒺（去刺）三钱。（石念祖《王孟英医案绎注·卷二·霍乱转筋》）

【原案】

戚媪者，年六十余矣，自幼佣食于黄莲泉家，忠勤敏干，老而弥甚，主仆之谊，胜于亲戚也。秋间患霍乱转筋，孟英视之：暑也。投自制蚕矢汤（蚕矢汤：晚蚕砂五钱，生苡仁、大豆黄卷各四钱，陈木瓜三钱，姜汁炒川黄连二钱，制半夏、酒炒黄芩、通草各一钱，焦山栀一钱五分，泡淡陈吴萸三分，主治霍乱转筋，肢冷腹痛，口渴烦躁，目陷脉伏，时行急证。——编者注），两服而安。三日后忽然倦卧，不能反侧，气少不能语言，不饮不食。莲泉惶惧，不暇远致孟英，即邀济仁堂朱某诊之。以为霍乱皆属于寒，且昏沉欲脱，疏附子理中汤与焉。莲泉知药猛烈，不敢遽投，商之王安伯。安伯云：以予度之，且勿服也。若谓寒证，则前日之药下咽即毙，吐泻安能渐止乎？莲泉闻之大悟，著人飞赶孟英，至而切其脉，曰：此高年之体，元气随泻而泄，固当补者。第余暑未清，热药在所禁耳。若在孟浪之家，必以前之凉药为未当，今日温补为极是，纵下咽不及救，亦惟归罪于前手寒凉之误也。设初起即误死于温补，而世人亦但知霍乱转筋，是危险之证，从无一人能知此证有阴阳之异，治法有寒热之殊，而一正其得失者，此病之所以不易治，而医之所以不可为也。今君见姜、附而生疑，安伯察病机之已转，好问者心虚，识机者智赡，二美相济，遂使病者跳出鬼门关，医者卸脱无妄罪，幸失幸矣！乃以高丽参、麦冬、知母、葳蕤、木瓜、扁豆、石斛、白芍、苡仁、茯苓、蒺藜为方，服六剂始能言动，渐进饮食，调理月余而健。（王士雄《王氏医案·卷二》）

钱某患霍乱自汗，肢冷脉无，平日贪凉饮冷，人谓寒证，欲用大剂热药。孟英曰：苔虽白，然厚而边绛，且渴甚，头大痛，不可因寒凉致病，不察其有暑热之伏也。遂以五苓去术，加黄连、厚朴、黄芩、竹茹、木瓜、扁豆叶，服后脉稍出，汗渐收，吐利亦缓。即去肉桂，加桑枝、滑石、甘草，头痛吐利皆止，苔色转黄。随用清暑和中而愈。

**【石念祖评析】**

木猪苓三钱、生泽泻三钱、云苓一钱半、姜炒川连二钱、姜炒枯芩一钱、制厚朴一钱、姜竹茹三钱、陈木瓜二钱、扁豆叶七片、肉桂心二分。嗣去肉桂，加姜炒桑枝二钱、西滑石（先煎）四钱、生粉草一钱。（石念祖《王孟英医案绎注·卷十·霍乱》）

**【原案】**

钱某患霍乱，自汗，肢冷，脉无，平日贪凉饮冷，人皆谓寒证，欲用大剂热药。余曰：苔虽白，然厚而边绛，且渴甚，头大痛，不可因寒凉致病，而竟不察其有暑热之伏也。遂以五苓去术，加黄连、厚朴、黄芩、竹茹、木瓜、扁豆，服后脉稍出，汗渐收，吐利亦缓，即去肉桂，加桂枝、滑石、甘草。头痛吐利皆止，苔色转黄，随用清暑和中而愈。（王士雄《随息居重订霍乱论·第三医案篇》）

一妇年少体瘦，初秋患霍乱转筋，舌绛目赤，大渴饮冷，脉左弦强而右滑大。此肝胃之火素盛，而热复侵荣也。以白虎汤去米、草，加生地、蒲公英、益母草、黄柏、木瓜、丝瓜络、薏苡，一剂知，二剂已。

丹溪云：转筋由于血热。此证是矣。

【石念祖评析】

生石膏（先煎）一两二钱、酒炒知母五钱、大生地（泡冲，去渣）八钱、蒲公英一两、益母草五钱、酒炒川黄柏一钱半、陈木瓜三钱、丝瓜络三钱、生苡仁（杵）八钱。（石念祖《王孟英医案绎注·卷十·霍乱转筋》）

【原案】

一贵妇年少体瘦，初秋患霍乱转筋，舌绛目赤，大渴饮冷，脉左弦强而右滑大，此肝胃之火素盛而热复侵营也。以白虎汤去米、草，加生地、蒲公英、益母草、黄柏、木瓜、丝瓜络、薏苡，一剂知，二剂已。丹溪云：转筋由于血热。此证是矣。（王士雄《随息居重订霍乱论·第三医案篇》）

郑凤梧年六十余，秋间患霍乱，凛寒厥逆，烦闷躁扰，口不甚渴，或以为寒。余察脉细欲伏，苔白而厚，乃暑湿内蕴未化也。须具燃犀之照，庶不为病所蒙。因制然照汤与之。一饮而厥逆凛寒皆退，脉起而吐泻渐止，随以清涤法愈之。

附：燃照汤方。

治暑秽挟湿。霍乱吐下。脘痞烦渴。苔色白腻。外显恶寒肢冷者。

飞滑石四钱，香豉（炒）三钱，焦栀二钱，黄芩（酒炒）、省头草（各）一钱五分，制厚朴、制半夏（各）一钱。

水煎去滓，研入白蔻仁八分温服。

苔腻而浓浊者，去白蔻，加草果仁一钱。

【石念祖评析】

以滑石、栀、芩为正治，就中以滑石清其沉分之热，以栀芩清其浮分之热，宣之以香豉，通之以朴、夏，行之以蔻仁，宣解后清涤乃有所着手。（石念祖《王孟英医案绎注·卷十·燃照汤方》）

**【原案】**

郑凤梧年六十余，秋间患霍乱，凛寒厥逆，烦闷躁扰，口不甚渴，或以为寒。余察脉细欲伏，苔白而厚，乃暑湿内蕴未化也，须具燃犀之照，庶不为病所蒙。因制燃照汤与之，一饮而厥逆凉寒皆退，脉起而吐泻渐止，随以清涤法而愈。（王士雄《随息居重订霍乱论·第三医案篇》）

周光远七月夜患霍乱转筋甚剧，仓促间误服青麟丸钱许，孟英晓诊脉微弱如无，耳聋目陷，汗出肢冷，音哑肌削。药恐迟滞，先浓煎高丽参汤，亟为接续。随以参、术、白芍、茯苓、附、桂、干姜、木瓜、苡仁、扁豆、莲实为方，一剂而各证皆减。石念祖评析：辨阳虚在脉微弱如无、音哑肌削。先浓煎丽参一两，分次服以接续微阳。方用丽参五钱、炒白术三钱、酒炒焦白芍一钱五分、白茯苓（干切）三钱、炒熟附片五钱、肉桂心二钱、炒干姜三钱、陈木瓜三钱、炒苡仁三钱、炒白扁豆三钱、炒莲肉（去心不去皮）三钱。重用附、桂、干姜。方能鼓舞一派补药。次日复诊，孟英曰：气分偏虚，那堪吐泻之泄夺？误饵苦寒，微阳欲绝。昨与真武、理中合法，脾肾之阳复辟矣。刚猛之品，可以撤去。盖吐泻甚而津液伤，筋失其养则为之转，薛生白比之痉病，例可推也。凡治转筋，最要顾其津液。若阳既回而再投刚烈，则津液不能复，而内风动矣。此治寒霍乱之用附、桂，亦贵有权衡，而不可漫无节制，致堕前功也。即于前方裁去姜、附、肉桂，加黄芪、石斛，服至旬日而愈。

**【石念祖评析】**

前方加生黄芪五钱、钗石斛（杵，先）五钱。（石念祖《王孟英医案绎注·卷二·霍乱转筋》）

**【原案】**

周光远先生归杭定省，七月十八夜，患霍乱转筋甚剧，仓卒间误服青麟丸钱许，势益甚，侵晓召余诊，脉微弱如无，耳聋目陷，汗出肢冷，音哑肉脱，危象毕呈，药恐迟滞，请其太夫人先浓煎参汤，亟为接续，随以参、术、苓、芍、附、桂、干姜、扁豆、木瓜、苡仁、莲实为方。终剂，即各证皆减。盖气分偏虚之体，不禁吐泻之泄夺，误饵苦寒，微阳欲绝，故以真武、理中合法以复脾肾之阳，诘朝再视，脉起肢和，即裁附、桂、干姜，加黄芪、石斛，服旬日全愈。（王士雄《随息居重订霍乱论·第三医案篇》）

## 脚气医案

顾云萝妻久患脚气，屡治屡发，驯致周身筋掣，上及于巅，龈痛指麻，腰酸目眩，口干食少，夜不能眠。孟英察其脉芤而弦数。真阴大亏，腿虽痛，从无赤肿之形，脚气药岂徒无益而已。与二地、二冬、二至、知、柏、桑、菊、栀、楝、蒿、薇、龟板、鳖甲、藕等药。服之各羔渐减，盖因平素带下太甚，阴液漏泄，而筋骨失其濡养也，故治病须澄源以洁流。石念祖评析：大熟地八钱、干生地一两、明天冬（切）六钱、花麦冬四钱、女贞（杵）五钱、旱莲草四钱、酒炒知母三钱、酒炒川黄柏一钱、鲜青蒿一钱半、酒炒白薇一钱、醋炙血鳖甲二两、醋炙血龟板一两（同先煨八钟）、藕二两（切，先）。秋间以海螵蛸粉、鱼胶、黄柏、阿胶为丸，服之痊愈。

**【石念祖评析】**

海螵蛸粉二两、炒川黄柏八两、线鱼胶一两、阿胶四两，合溶搓丸梧桐子大，晚膳前稀米汤下四钱。（石念祖《王孟英医案绎注·卷七·脚气》）

**【原案】**

顾云萝令正，久患脚气，屡治屡发，驯致周身筋掣，上及于巅，龈痛指麻，腰酸目眩，口干食少，夜不成眠。孟英察其脉芤而弦数。真阴大亏，腿虽痛，从无赤肿之形，脚气药岂徒无益而已。与二地、二冬、二至、知、柏、桑、菊、栀、楝、蒿、薇、龟板、鳖甲、藕等药。服之各羔渐减，盖因平素带下太甚，阴液漏泄，而筋骨失其濡养也，故治病须澄源以洁流。

秋间以海螵蛸粉、鱼螵、黄柏、阿胶为丸，服之全愈。（王孟英

《王氏医案续编·卷五》）

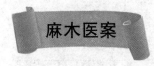

## 麻木医案

胡次瑶妇陡患肢麻昏晕，以为急痧。孟英视之，面微红，音低神怠，睛微赤，苔色微黄，足微冷，身微汗，胸微闷，脉微弦。乃本元素弱，谋虑萦思，心火上炎，内风随以上僭，岂可误作痧闭，妄投香散之药战？以人参、龙、蛎、菖、连、石英、麦冬、小麦、竹叶、莲子心为方，两啜而瘥。寻与平补善其后。

【石念祖评析】

高丽参八分、醋煅龙骨（杵，先）五钱、醋煅牡蛎（杵，先）二两、石菖蒲（次入）八分、酒炒川连一钱、紫石英（杵，先）三钱、花麦冬四钱、北小麦三钱、鲜竹叶二钱、莲子心一钱。（石念祖《王孟英医案绎注·卷十·中风》）

【原案】

丙辰仲夏，游武林，仁和胡次瑶孝廉北上未归，令正孙孺人陡患肢麻昏晕，以为急痧，速余视之，面微红，音低神疲，睛微赤，苔色微黄，足微冷，身微汗，胸微闷，脉微弦，乃本元素弱，谋虑萦思，心火上炎，内风随以上潜，岂可误作痧闭，妄投香散之药哉？以人参、龙、牡、菖、连、石英、麦冬、小麦、竹叶、莲子心为方，两啜而瘥，寻予平补善其后。（王士雄《随息居重订霍乱论·第三医案篇·梦影》）

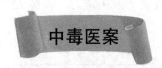

## 中毒医案

郑德顺，春患急证。时已二鼓，丐孟英视之，见其扒床拉席，口不能言，惟以两手指心抓舌而已。孟英曰：中毒也。取绿豆二升，急火煎清汤，澄冷灌之，果即霍然。诘朝询其故，始言久患臂痛，因饵草头药，下咽后即心闷不可耐，舌麻不能言。

**【石念祖评析】**

绿豆为清凉解毒之品，用二升及急火煎清汤澄冷灌之，各有深义。阳动阴静，扒床拉席，是热证非寒证；口不能言，两手指心抓舌，是病在气分不在血分。两手指心抓舌，毒重病急。急证急治，绿豆少用，则有杯水车薪之祸。煎药文火药性入下焦，武火药性入上焦，故宜急火煎清汤。其澄冷灌之者，前项病情，热毒虽在上焦气分，然煎成热服，则证热汤热，下咽后嫌与病势扞格。澄冷灌之，即用寒远寒之义。（石念祖《王孟英医案绎注·卷一·中毒》）

**【原案】**

丙戌春，仓夫郑德顺患急证，时已二鼓，丐孟英视之。见其扒床拉席，口不能言，惟以两手指心抓舌而已。孟英曰：中毒也。取绿豆二升，急火煎清汤，澄冷灌之，果即霍然。诘朝询其故，始言久患痹痛，因饵草头药，下咽后即心闷不可耐，舌麻不能言，而旁人不知也。录此足以证孟英临证之烛照如神，亦可见草药之不可轻试也。（王士雄《王氏医案·卷一》）

《随息居重订霍乱论·第三医案篇·梦影》也录有本案：孝顺一仓夫，丙戌春忽患急证，扒床拉席，口不能言，问其所苦，惟指心抓舌而已，人皆以为干霍乱。余谓干霍乱何至遽不能言，且欲抓舌，似中毒耳。或云同膳数人，何彼中毒，然刮之焠之皆不验，余以贪夜无从购药，令取绿豆二升，急火煎清汤，澄冷灌之，果愈。越日询之，始言久患痹痛，因饵草头药一服，下咽后即心闷不可耐，舌麻不能言，而旁人不知也（编者注）。

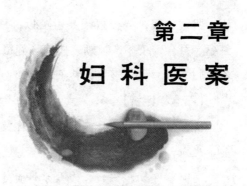

第二章

妇科医案

## 月经愆期医案

其（指许妇。——编者注）媳因丧子悲哀，患发厥。屡服补剂，以致汛愆，或疑为娠。孟英曰：脉虽弦数以滑，乃痰挟风阳而为厥也。与大剂蠲痰息风、舒郁清营之剂。渐以获愈。

其媳脉弦数以滑，文义注重滑字。前证吃紧在肝，此证吃紧在肺。此编次者教人辨证苦心。蠲痰息风、舒郁清营方：川贝（杵）八钱、生冬瓜子四钱、酒炒知母四钱、鲜竹叶二钱、济银花一两五钱、石斛（先煎）一两、鲜薤白（打）一钱半、制半夏二钱、黄郁金一钱、整荸荠（打）一两。（石念祖《王孟英医案绎注·卷五·噫气》）

【原案】

其（指许太常滇生。——编者注）媳为阮芸台太傅之女孙，在都因丧子悲哀，患发厥。屡服补剂，以致汛愆，或疑为妊。孟英曰：脉虽弦数以滑，乃痰挟风阳而为厥也。与大剂蠲痰息风、舒郁清营之剂，渐以获愈。（王士雄《王氏医案续编·卷三》）

吴馥斋妹，禀质素弱，嗣失怙恃，情怀悒悒，汛事渐愆，寝食皆废，肌瘦吞酸，势极可畏。孟英以高丽参、盐水炒黄连、甘草、小麦、红枣、百合、茯苓、牡蛎、白芍、旋覆花、新绛等治之，各恙渐已。继参、归、地滋阴，康强竟胜于昔。

**【石念祖评析】**

情怀悒悒，则心火不生脾土而脾败。寝食皆废，病在气分。脾败则气不生血，故肌瘦。吞酸为肝郁生热，脾败不能滋荣肝木，则肝郁生热。高丽参（切）三钱、淡盐水炒黄连六分、炒甘草一钱五分、北小麦（杵）四钱、红枣三个、百合须三钱、白茯苓（干切）三钱、土炒白芍一钱。此方用四君合仲景甘麦大枣汤方义，强心脾。且参、草合黄连，于补脾阳中泻肝热，兼取苦甘化阴之义。白芍合黄连，取酸苦泄肝之义。此方接服大效后，宜去甘草、百合须，加旋覆花一钱五分（绢包，次入），醋煅牡蛎四钱（先杵），新绛屑四分，引药势下行，以靖肝阳而使肝不贼脾；继加净归身一钱五分、炒大生地三钱。原方去小麦、旋覆花。（石念祖《王孟英医案绎注·卷一·月事不行》）

**【原案】**

吴馥斋令姊，禀质素弱，幼时凤山诊之，许其不秀。癸巳失其怙恃，情怀悒悒，汛事渐愆，寝食皆废，肌瘦吞酸，势极可畏。孟英以高丽参、盐水炒黄连、甘草、小麦、红枣、百合、茯苓、牡蛎、白芍、旋覆花、新绛等治之，各恙渐已。甘以缓之，苦以降之，酸以敛之，皆古圣之良法也。继参、归、地滋阴，康强竟胜于昔。（王士雄《王氏医案·卷一》）

张养之侄女汛愆，饮食渐减。于某与通经药，服之尤恶谷。孟英诊之，脉缓滑，曰：此痰气凝滞，经隧不宣，病由安坐不劳，法应豁痰流气，勿投血药，经自流通。及服孟英药，果渐吐痰而病遂愈。

**【石念祖评析】**

汛愆而饮食渐减，是病在气分。于某与通经药，服之尤恶谷，病在气分明矣。气病治血，宜乎不效。脉缓为阳虚，脉滑为痰郁生热。制半夏米五钱、赖橘红一钱五分、旋覆花（绢包）一钱五分、九节蒲（研，

次入）一钱、陈胆星（炖，和服）七分、焦麦芽四钱、炒枳实一钱、紫菀茸一钱。（石念祖《王孟英医案绎注·卷一·月事不行》）

【原案】

张养之令侄女，患汛愆而饮食渐减，于某与通经药，服之尤恶谷，请孟英诊之。脉缓滑，曰：此痰气凝滞，经隧不宣，病由安坐不劳。法以豁痰流气，勿投血药，经自流通。于某闻而笑曰：其人从不吐痰，血有病而妄治其气，胀病可立待也。及服孟英药，果渐吐痰而病遂愈，养之大为折服。予谓：世人头痛治头，脚疼疗脚，偶中而愈，贪为己功，误药而亡，冤将奚白？此《寓意草》之所以首列议病之训也。孟英深得力于喻氏，故其议病迥出凡流。要知识见之超，总由读书而得，虽然人存政举，未易言也。（王士雄《王氏医案·卷一》）

## 月经量多医案

沈辛甫妻体素弱而勤于操作，年逾四秩，月经过多，兼以便溏，冷汗气逆，参、芪屡进，病日以危。孟英诊曰：心脾之脉尚有根，犹可望也。与龙骨、牡蛎、龟板、鳖甲、海螵蛸、石英、石脂、余粮、熟地、茯苓为方。一剂转机，渐以向愈。

【石念祖评析】

汛事过多，血虚则肝风暗动。冷汗气逆，为肝阳逆厥之征，至便溏为热寻出路。参、芪屡进，则肝风愈炽矣，故用介属重镇。煅龙骨（杵）一两、煅牡蛎（杵）四两、血龟板（杵）二两、血鳖甲（杵）二两、炙海螵蛸四钱、紫石英五钱、赤石脂三钱、禹余粮三钱、大熟地八钱（泡汤，去渣）（前八味先煎八钟）、云苓（次入）三钱。（石念祖《王孟英医案绎注·卷八·月经过多》）

【原案】

沈辛甫善轩岐之学，其令正体素弱而勤于操作，年逾四秩，汛事过多，兼以便溏，冷汗气逆，参、芪屡进，病日以危。孟英诊曰：心脾之脉尚有根，犹可望也。与龙骨、牡蛎、龟板、鳖甲、海螵蛸、石英、石脂、余粮、熟地、茯苓为方。一剂转机，渐以向愈。

【眉批】

亦下虚而误补其上者，应补之证，补不如法，尚且致害，况不应补而补者乎？（王孟英《王氏医案续编·卷六》）

## 闭经医案

邵小墀妻春患汛愆，释医诊以为妊，广服保胎药，渐至腹胀跗肿，气逆碍卧，饮食不进。夏延孟英视之，曰：血虚气滞，误补成胀也。先以黄连、厚朴、山楂、鸡内金、橘皮、大腹皮、枳实、茯苓、栀子、楝实、杏仁、紫菀、旋覆等药，少佐参、术服之，气机渐运，胀去食安，渐入滋阴养血之治，数月经行而愈。

【石念祖评析】

胀分虚实两大门，此为实中挟虚，误补则气滞成胀，气不生血故血虚。重气滞不重血虚，故方多气药。姜炒川连二钱、姜制根朴八分、焦楂肉（杵）一钱、炙鸡内金三钱、蛀陈皮一钱、大腹皮（酒洗）一钱五分、炒枳实一钱、白茯苓三钱、焦栀皮三钱（次入）、川楝实（杵，先）二钱、苦杏仁（泥）一钱五分、紫菀草一钱、潞党参一钱、炒白术七分。渐入滋阴养血之治，前方去连、朴、腹皮、枳、栀、紫菀，加肥玉竹三钱、箱归身二钱、大生地八钱、山萸肉三钱、酒制牛膝一钱。（石念祖《王孟英医案绎注·卷二·月事不行》）

【原案】

壬寅春，邵小墀室患汛愆，释医诊以为妊，广服保胎药，渐至腹胀跗肿，气逆碍卧，饮食不进。入夏延孟英视之，曰：血虚气滞，误补成胀也。先以黄连、厚朴、山楂、鸡内金、橘皮、大腹皮、枳实、茯苓、栀子、楝实、杏仁、紫菀、旋覆等药，先疏其滞以治胀，亦一定之法。少佐参、术服之，气机旋运，胀去食安。渐入滋阴养血之治，数月经行而愈。（王士雄《王氏医案·卷二》）

张氏妇患气机不舒，似喘非喘，似逆非逆，似太息非太息，似虚促非虚促，似短非短，似闷非闷，面赤眩晕，不饥不卧。补虚清火，行气消痰，服之不应。孟英诊之曰：小恙耳，旬日可安，但须惩愤是嘱。与黄连、黄芩、栀子、楝实、鳖甲、羚角、旋覆、赭石、海蜇、地栗（即荸荠。——编者注）为大剂，送当归龙荟丸。未及十日汛至，其色如墨，其病已若失。后与养血和肝，调理而康。

**【石念祖评析】**

气机不舒以下十一句，皆病不在气分之象，孟英诊曰小恙者。脉病人不病则病重，人病脉不病则病轻。此证必肝脉沉实数有力，能受苦甘寒大剂，故曰小恙。嘱惩愤，人愤则全身气血颠倒，最易伤肝，肝郁热亦易忿怒。酒炒川连八分，酒炒枯芩一钱五分，黑栀皮三钱，川楝实（杵，先）三钱，血鳖甲（杵）四两、生赭石一两（杵），二味同先炭煨六句钟。取汤代水煎药。羚角（磨，冲）一钱、旋覆（绢包）三钱、荸荠八钱、泡淡陈海蜇二两，药送当归龙荟丸二钱。此证血分中肝有实热，肝阴虚，肝阳浮。养血和肝方：大生地八钱、连皮藕二两（切，先）、箱归身二钱、蒲桃（指葡萄。——编者注）干三钱、干桑叶四钱、陈木瓜三钱、酒炒桑枝（次入）三钱、生白蒺（去刺，次入）三钱、血鳖甲（杵，先）四两、夜交藤三钱、生甘草三钱。（石念祖《王孟英医案绎注·卷二·气机不疏》）

**【原案】**

张氏妇患气机不舒，似喘非喘，似逆非逆，似太息非太息，似虚促非虚促，似短非短，似闷非闷，面赤眩晕，不饥不卧。补虚清火，行气消痰，服之不应。孟英诊之曰：小恙耳，旬日可安，但须惩忿是嘱。与黄连、黄芩、栀子、楝实、鳖甲、羚羊角、旋覆、赭石、海蜇、地栗为

大剂，送当归龙荟丸。未及十日汛至，其色如墨，其病已若失。后与养
血和肝，调理而康。（王士雄《王氏医案·卷二》）

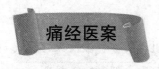

痛经医案

赵听樵令妹，每汛至则腹胀呕吐，腰脊酸痛，两腿肿痛，筋挛腕
痛，甚至痉厥。多药不效。孟英以金铃子散合左金，加二陈、竹茹、枳
实、桂、苓，数剂而愈。续用苁蓉、菟丝、淫羊、杜仲、桑葚、木瓜、
续断、香附、归、芍、茴、楝调之。汛至如期，略无痛苦。

【石念祖评析】

腹胀呕吐五句，病情系肝旺贼脾，惟肝阳侮胃，病者阳气亦虚，故
兼用二陈、桂、苓。川楝核（多杵）五钱（先炭煨六句钟）、玄胡索七
分、酒炒川连一钱、淡吴萸（次入）六分、半夏曲（杵）二钱、薄橘红
一钱、姜竹茹三钱、炒枳实一钱五分、肉桂心二分、云茯苓三钱。续
方：淡苁蓉一钱半、菟丝饼四钱、淫羊藿二钱、绵杜仲二钱、干桑葚
（杵）一钱半、陈木瓜三钱、川续断一钱半、小茴香五分、酒炒香附七
分、箱归身二钱、整大白芍（杵，先）二两、川楝核（杵，先）四钱。
（石念祖《王孟英医案绎注·卷四·呕吐》）

【原案】

赵听樵令妹，每汛至则腹胀呕吐，肝气逆。腰脊痠疼，两腿肿痛，筋挛
腕疼，甚至痉厥，肝血虚。多药不效。孟英以金铃子散合左金，加二陈、竹
茹、枳实、桂、苓，数剂而愈。续用苁蓉、菟丝、淫羊、杜仲、桑葚、木
瓜、续断、香附、归、芍、茴、楝调之。养血不用地黄，避其腻也，斯为收
用，补之利而去其弊。汛至如期，略无痛苦，初冬适杨子朴，寻即受孕。

【眉批】

俱肝气横逆之证，其发于汛期者，肝失所养也。孟英先平肝驱痰，
而后养血柔肝，亦先标后本之法。（王士雄《王氏医案续编·卷二》）

## 崩漏医案

满洲少妇怀娠漏血，医投补药，漏如故。间或不漏则吐血，延逾二载，腹中渐动，孕已无疑，然血久溢于上下，甚至纳食即吐，多医不能治。孟英诊之，脉滑数有力，是气实而血热也，证不属虚，补药反能助病，愈补愈漏。胎无血荫而不长，其所以不堕者，气分坚实耳。与大剂清营药，血溢遂止，而稀沫频吐，得饮即呕，口渴心忡，气短似促。乃用西洋参、麦冬、知母、石斛、枇杷叶、竹茹、柿蒂、生白芍、木瓜，重加乌梅投之，覆杯即安。

**【石念祖评析】**

辨证原案已尽。治病常法，先卫后营。此入手即与清营，此保胎变法之治。清营方：大生地八钱（开水泡，冲，去渣）、鲜茅根五钱、鲜竹茹三钱、丝瓜络三钱、地骨皮五钱、粉丹皮二钱、生赤芍（先）八钱、酒炒黄柏三钱、生藕汁一大酒杯（冲）、童便两酒杯（煎，去头尾冲药温服）。清气方：西洋参三钱、花麦冬三钱、酒炒知母四钱、鲜石斛（杵，先）一两、鲜枇叶（刷，包）三钱、鲜竹茹三钱、干柿蒂十个、生大白芍二两（先煎）、陈木瓜三钱、乌梅肉（杵，先）五钱。血溢止而稀沫频吐，得饮即呕，口渴心忡，气短似促者，原案气实血热，是气血两热，清营后血分之热虽减，气分之热未除，且血分之热虽减，余热仍从气分上行，故现以上诸证。其清气方中参用洋参、麦冬、石斛、柿蒂者，必前医作肾虚水泛治时，误用温补，大伤肺胃之阴，重用知母、乌梅、木瓜、白芍酸苦，泄肝即以清肺，则不致得饮即呕、气短似促。知母与麦冬、柿蒂、洋参、石斛同用，义取苦甘化阴，则不致口渴心忡。（石念祖《王孟英医案绎注·卷四·崩漏》）

**【原案】**

满洲少妇，怀娠漏血，医投补药漏如故。间或不漏则吐血，延逾二载，腹中渐动，孕已无疑，然血久滋于上下，甚至纳食即吐，多医不能治。孟英诊之，脉滑数有力，是气实而血热也，证不属虚，补药反能助病，愈补愈漏。胎无血荫而不长，其所以不堕者，气分坚实耳。与大剂清营药，血溢遂止，而稀沫频吐，得饮即呕，口渴心忡，气短似促。乃用西洋参、麦冬、知母、石斛、枇杷叶、竹茹、柿蒂、生白芍、木瓜，重加乌梅投之，清肺柔肝、益气生津，与证针锋相对。覆杯即安，次日能吃饭矣。（王士雄《王氏医案续编·卷二》）

吴涌青室年近五旬，天癸已绝，偶患腹胀。黄某知其体素羸也，投以肾气汤，而寒热渐作，改从建中法，旬日后病剧而崩，愈补愈甚，乞援于孟英。脉洪而数，渴饮苔黄，是吸受暑邪，得温补而血下漏也。与犀角、元参、茅根、柏叶、栀、楝、知、斛、花粉、白薇等药，石念祖评析：病情为温补助热，暑邪挟肝阳由气侵营。脉洪数为阴虚挟热。渴饮苔黄，为肺胃痰热。镑犀角（先煎）四钱、鲜茅根五钱、元参片（泡冲，去渣）一两、酒炒柏叶一钱、黑栀皮三钱、楝核（杵，先）二钱、酒炒知母三钱、石斛（先煎）一两、南花粉四钱、香白薇一钱。犀角、元参、知、斛息风救液，花粉、茅根、栀、薇清卫凉营。方中尤以救液息风为重，液复则风息，风息则血不行。数剂始安。石念祖评析：续方去犀角、茅根、栀皮、花粉。加生地、二至、二冬而愈。

**【石念祖评析】**

大生地八钱、明天冬（切）六钱、女贞（杵）五钱、旱莲草四钱、花麦冬四钱。（石念祖《王孟英医案绎注·卷七·腹胀》）

**【原案】**

吴涌青室年近五旬，天癸已绝，偶患腹胀，局医黄某，知其体素羸也，投以肾气汤，而寒热渐作，改从建中法，旬日后病剧而崩，愈补愈甚，乞援于孟英。脉洪而数，渴饮苔黄，是吸受暑邪，得温补而血下漏也。与犀角、元参、茅根、柏叶、栀、楝、知、斛、花粉、白薇等药，数剂始安。续加生地、二至、二冬，滋养而愈。

次年患病，仍为误药而殒。（王孟英《王氏医案续编·卷五》）

许培之祖母，年逾七旬，久患淋漏，屡发风斑。孟英持其脉弦而滑，舌绛口干，每以犀角、生地、二至、芩、蒿、白薇、元参、龟板、海螵之类息其暴，甘露饮增损调其常。人皆疑药过凉，孟英曰：量体裁衣，禀属阳旺，气血有余，察其脉色，治当如是。病者乃云：十余年前，偶患崩而广服温补，遂成此恙，始知先天阳气虽充，亦由药酿为病。秋杪患寒热如疟，善怒不眠，苦渴易饥，不能纳食。孟英察脉弦数倍常，与清肺蠲痰、柔肝充液之法，渐以向安。今冬某诊，询知病原，作高年脱营论，以血脱益气裁方。初服三四剂，饮食骤增，已而血漏甚多，眠食欲废。复延孟英视之，仍主前议，果得渐康。

【石念祖评析】

久患淋漏二句，为血亏风动；脉弦而滑，为风阳煽痰；舌绛口干，为阴虚热炽。镑犀角四钱（先煎八钟）、大生地（泡煎，去渣）八钱、女贞（杵）五钱、旱莲草四钱、酒炒枯芩三钱、鲜青蒿一钱半、香白薇三钱、血龟板（杵，先）四两、元参片（泡煎，去渣）一两、醋炙海螵蛸（杵，先）四钱。清肺蠲痰柔肝充液方。善怒不眠三句，病情为风阳贼肺。方义主息风阳。大生地八钱、元参片一两（二味泡煎，去渣）、济银花一两五钱、石斛（先煎）一两、生石膏（先煎）一两六钱、大豆卷三钱、淡海蜇（先煎）二两、荸荠一两、旋覆（包，先）三钱、生赭石（杵，先）二两。豆卷针治寒热如疟。（石念祖《王孟英医案绎注·卷六·淋漏》）

【原案】

许培之令祖母，年逾七旬，久患淋漏，屡发风斑。孟英持其脉弦而滑，舌绛口干。每以犀角、生地、二至、芩、蒿、白薇、元参、龟板、海螵之类息其暴，甘露饮增损调其常。人皆疑药过凉，孟英曰：量体裁衣，案属阳旺，气血有余，察其脉色，治当如是。病者乃云：十余年前，偶患崩而广服温补，遂成此恙，始知先天阳气虽充，亦由药酿为病。秋杪患寒热如疟，善怒不眠，苦渴易饥，不能纳食。孟英察脉弦数倍常，与清肺蠲痰、柔肝充液之法，渐以向安。今冬有荐吴古年诊治者，询知病原，作高年脱营论，而以血脱益气裁方。初服三四剂，饮食骤增，举家忻幸，已而血漏甚多，眠食欲废，复延孟英视之，仍主前议，果得渐康。（王士雄《王氏医案续编·卷四》）

## 月经不调医案

张养之妻，饮食如常，而肌肤消瘦，信事如期，而紫淡不恒，两腓发热，而别处仍和，面色青黄，而隐隐有黑气，俨似虚寒，多药不效。孟英诊之，脉似虚细，而沉分略形弦滑，曰：此阳明有余，少阴不足，土燥水涸。仲圣有急下存阴之法。然彼外感也，有余之邪可以直泻。此内伤也，无形之热宜以甘寒，义虽同而药则异。赠以西洋参、生地、生白芍、生石膏、知、柏、苓、栀、麦冬、花粉、楝实、丹皮、木通、天冬诸品，服至数斤，黑气退而肌渐充，腓热去而经亦调矣。

【石念祖评析】

饮食如常，气分无病。肌肤消瘦，血为热伤，则血不充肌华色。汛事如期，气能生血可知。紫淡不恒，血有伏热，血热贼气，气亦失常，气不充血则色淡。紫则郁热之象也。两腓为足阳明部位，两腓发热，胃热可知。面隐黑气，热郁甚则不能以自达。切脉以沉分为主，热邪阻滞气机，脉情反不能宣达于浮分。生石膏（先煎）八钱、西洋参三钱、酒炒知母二钱、黑栀皮三钱、赤苓皮三钱、南花粉三钱、花麦冬四钱、细木通一钱，数服后去石膏、栀皮、洋参、花粉、木通、知母，加大生地八钱、明天冬（切）六钱、粉丹皮四钱、炒川黄柏一钱、生白芍三钱、川楝实（杵，先）三钱。（石念祖《王孟英医案绎注·卷一·月经不调》）

【原案】

张养之令正，饮食如常，而肌肤消瘦，叙证详明。信事如期，而紫淡不恒，两腓发热，而别处仍和，面色青黄，而隐隐有黑气，俨似虚寒，多药不效，始延孟英诊之。脉似虚细，而沉分略形弦滑。曰：此阳明有余，少阴不足，土燥水涸。仲圣有急下存阴之法。然彼外感也，有余之邪可以直泻；此内伤也，无形之热宜以甘寒，义虽同而药则异也。赠以西洋参、生地、生白芍、生石膏、知、柏、苓、栀、麦冬、花粉、枳实、丹皮、木通、天冬诸品，服至数斤，黑气退而肌渐充，腓热去而经亦调矣。

【眉批】

孟英善用甘寒，投之此证尤宜。（王士雄《王氏医案·卷一》）

# 热入血室医案

藁砧远出，妇病若狂，似属七情，而亦有不尽然者。有陈氏妇患此月余，亟医屡易，所费既钜，厥疾日增。孟英切其脉弦而数，能食便行，气每上冲，腹时痛胀。询其月事，云：病起汛后，继多白带。孟英曰：病因如是，而昼则明了，夜多妄言，酷似热入血室之候，径从瘀血治可也。予桃仁、红花、犀角、菖蒲、胆星、旋覆、赭石、丹参、琥珀、葱白之剂。两服而瘀血果行，神情爽慧。继去桃仁、红花，加当归、元参，服数剂而瘳。

【石念祖评析】

能食便行，则病不在气。气每上冲，腹时痛胀，为瘀停化热，煽动肝阳。白带为阴液不及化血而时下。生桃仁（研）一钱半、原红花六分、镑犀角（先煎八钟）四钱、石菖蒲（次入）一钱、陈胆星（炖，和服）一钱、旋覆（包，先）三钱、生赭石（杵，先）八钱、紫丹参三钱、西毛珀（冲）八分、连须葱白二分。继去桃仁、红花，加箱全归二钱、元参片（泡煎，去渣）八钱。（石念祖《王孟英医案绎注·卷十·癫狂》）

【原案】

藁砧远出，妇病如狂，似属七情，而亦有不尽然者。有陈氏妇患此月余，巫医屡易，所费既钜，厥疾日增。孟英切其脉弦而数，能食便行，气每上冲，腹时痛胀。询其月事，云：病起汛后，继多白带。孟英曰：病因如是，而昼则明了，夜多妄言，酷似热入血室之候，径从瘀血治可也。予桃仁、红花、犀角、菖蒲、胆星、旋覆、赭石、丹参、琥珀、葱白之剂。两服而瘀血果行，神情爽慧。继去桃仁、红花，加当归、元参，服数剂而瘳。（王孟英《王氏医案续编·卷八》）

姚女初秋患寒热而汛适至，医用正气散两剂，遂壮热狂烦，目赤谵语，甚至欲刿欲溢，势不可制。孟英按脉洪滑且数，苔色干黄尖绛，脘闷腹胀拒按，畏明口渴，气逆痰多。与桃仁承气汤加犀角、石膏、知母、花粉、竹沥、甘菊。人谓热虽炽而汛尚行，何必大破其血而又加以极寒之药哉？孟英曰：叟勿过虑，恐一二剂尚不足以济事。果服两大剂始得大便，而神清苔化，目赤亦退。改用甘寒以清之。继而又不更衣，即脉滑苔黄而腹胀，更与小承气汤二帖，便行而各羔端已。数日后，又如此。仍投小承气汤二帖。凡前后六投下剂，才得波浪不兴，渐以清养而瘳。

**【石念祖评析】**

此证体必阳实，误服温补，故现证用药如是。腹胀拒按为腑实。此方主泻痰热以息风阳。玄明粉一钱、生厢黄四钱、生粉草三钱、犀角（先煎）四钱、生石膏（先煎）一两六钱、酒炒知母四钱、姜汁炒花粉四钱、姜竹沥两大酒杯（冲，姜汁按竹沥二成）、甘菊瓣二钱、生桃仁（研）三钱。甘寒清胃方：酒炒知母三钱、南花粉五钱、鲜枇叶（刷，包）三钱、鲜石斛（先煎）一两、活水芦根二两、苦杏仁（泥）二钱、姜竹沥一酒杯（冲）、连皮荸荠二两（打，入煎）。更衣感寒脉滑苔黄腹胀方：生厢黄三钱、制厚朴八分、炒枳实一钱五分、酒炒知母三钱、生冬瓜子八钱、晚蚕砂三钱、省头草一钱五分。（石念祖《王孟英医案绎注·卷四·狂证》）

**【原案】**

姚小蘅太史令侄女，初秋患寒热而汛适至，医用正气散两帖，遂壮热狂烦，目赤谵语，甚至欲刎欲缢，势不可制。孟英按脉洪滑且数，苔色干黄尖绛，脘闷，腹胀拒按，畏明口渴，气逆痰多。与桃仁承气汤加犀角、石膏、知母、花粉、竹沥、甘菊。照热入血室例治。人谓热虽炽而汛尚行，何必大破其血而又加以极寒之药哉？孟英曰：叟勿过虑，恐一二剂尚不足以济事。果服两大剂始得大便，而神清苔化，目赤亦退。改用甘寒以清之。继而又不更衣，即脉滑苔黄而腹胀，更与小承气汤二帖，便行而各恙遄已。数日后，又如此，仍投小承气汤二帖。凡前后六投下剂，才得波浪不兴，渐以清养而瘳。季秋适江右上高令孙明府之子沛堂为室。（王士雄《王氏医案续编·卷二》）

朱女患感，医投温散，服二剂遍身麻瘖，汛事适来，医进小柴胡汤，遂狂妄莫制，乞援于孟英。脉至洪滑弦数，目赤苔黄，大渴不寐，是瘖因温邪而发，时时大汗，何必再攻其表？汛行为热迫于营，胡反以姜、枣温之，参、柴升之？宜其燎原而不可遏也。与大剂犀角、元参、生地、石膏、知母、花粉、银花、竹叶、贝母、白薇以清卫凉营。服后即眠，久而未醒，或疑昏沉也。屡为呼唤，惊寤狂易。孟英复视，脉象依然，仍以前方加重，和以竹沥、童溲，灌下即安。继用养阴清热而愈。

【石念祖评析】

热邪由卫侵营，内风已动。镑犀角（先煎八钟）四钱、元参片一两、大生地八钱（二味泡煎，去渣）、生石膏（先煎）一两六钱、酒炒知母五钱、南花粉四钱、济银花一两五钱、鲜竹叶二钱、川贝（杵）八钱、香白薇三钱。惊寤狂易，前方加重，并加姜竹沥两大酒杯（冲）、煎去头尾童便一酒杯（冲）。竹沥蠲痰清热，童溲引热下行。（石念祖《王孟英医案绎注·卷六·温病》）

【原案】

朱敦书令嫒患感，医投温散，服二剂遍身麻瘖，汛事适来，医进小柴胡汤，遂狂妄莫制，乞援于孟英。脉至洪滑弦数，目赤苔黄，大渴不寐。是瘄因温邪而发，所以起病至今，时时大汗，何必再攻其表？汛行为热迫于营，胡反以姜、枣温之，参、柴升之？宜其燎原而不可遏也。

**【眉批】**

温散惟宜于伤寒，何可乱投？且既已见疹，则肺胃之热已现于外矣，与柴胡汤有何干涉？此医直是不通。与大剂犀角、元参、生地、石膏、知母、花粉、银花、竹叶、贝母、白薇以清卫凉营。服后即眠，久而未醒，或疑为昏沉也。屡为呼唤，俗情可哂。病者惊寤，即令家人启箧易服，穿鞋梳髮，告别父母云：欲往花神庙归位。此即一呼唤之效也。人莫能拦，举家痛哭，急迓孟英复视。脉象依然，嘱其家静守勿哭，仍以前方加重，和以竹沥、童溲，灌下即安。继用养阴清热而愈。（王士雄《王氏医案续编·卷四》）

## 带下病医案

褚校书患汛愆寒热，医以为损，辄投温补，驯致腹胀不饥，带淋便秘，溲涩而痛。孟英诊脉弦劲而数，乃热伏厥阴，误治而肺亦壅塞也。与清肃开上之剂，吞当归龙荟丸。两服，寒热不作而知饥，旬日诸恙悉安。

**【石念祖评析】**

辨热伏厥阴在脉弦劲数，溲涩而疼；辨误治肺亦壅塞，在腹胀不饥，带淋便秘。鲜芦根二两、生冬瓜子四钱、姜炒枯芩三钱、炒枳实一钱半、姜枇叶（刷，包）三钱、济银花一两五钱、鲜石斛（先煎）一两、青果（杵，先）一个、元参片五钱、石菖蒲（次入）二钱，药送龙荟丸三钱。（石念祖《王孟英医案绎注·卷九·经停寒热》）

**【原案】**

褚芹香女校书，患汛愆寒热，医以为损，辄投温补，驯致腹胀不饥，带淋便秘，溲涩而痛。孟英诊脉弦劲而数，乃热伏厥阴，误治而肺

亦壅塞也。与清肃开上之剂，吞当归龙荟丸。两服，寒热不作而知饥，旬日诸恙悉安。（王孟英《王氏医案续编·卷七》）

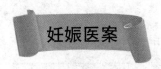

## 妊娠医案

陈肖岩媳，汛愆一度，次月仍行。孟英诊曰：尺虽小弱，来去缓和，是娠也。继而果然。（石念祖《王孟英医案绎注·卷十·胎堕后寒热》）

【原案】

陈肖岩孝廉媳，屠仲如之女也，汛愆一度，次月仍行，方疑其病也。孟英诊曰：尺虽小弱，来去缓和，是娠也。继而果然。（王孟英《王氏医案续编·卷八》）

陈姓次媳于三月间患时感，而气逆不能眠。孟英按脉甚滑疾，谓是为娠象，用药必须顾及。数剂而愈，后果产一男。孟英因谓云：昨诊魏子恒室亦娠也。诸医作虚损治，脉虽虚微软数，而滑象仍形，病家深不以吾言为然者，缘病人之女兄二人，皆死于虚劳也。然其伯仲之证，吾皆诊焉，今已十余年矣。犹忆伯字于关氏，未嫁而卒，证非不治，亦为药误。病中阅吾方案，极为折服。且曰：先生来暮，侬不能起矣。前此延致诸名家，徒曰虚证宜补，而不治其所以虚，方则群聚补药，必以地黄为之冠，虽有参、芪，亦列于后，即使用药不乖，而阳生阴长，气为血帅之旨，尚未分晓，况其他乎？迨秋仲果闻魏氏分娩，母子皆亡。（石念祖《王孟英医案绎注·卷十·妊娠》）

## 妊娠腹痛医案

徐妇怀妊患痢，医投温补，胸腹痛极，昏厥咽糜，水饮碍下。孟英诊之，脉洪数，舌绛燥，亟吹锡类散，灌以犀角、元参、海蜇、茹、贝、栀、菀、知、斛、豆根、射干、银花、楝实诸药。胎下已朽，咽腹之疾随愈。续用甘凉清热存津调之。

**【石念祖评析】**

病情为热实阴虚，肝风逆上。胸腹痛极三句，风阳逆干肺胃。方义注重息风。镑犀角（先煎）四钱、元参片（泡煎，去渣）一两、淡海蜇（先煎）二两、姜竹茹三钱、川贝母（杵）四钱、黑栀皮三钱、紫菀茸一钱半、酒炒知母三钱、石斛（先煎）一两、酒炒山豆根一钱、姜射干三钱、济银花一两五钱、楝核（杵，先）二钱。（石念祖《王孟英医案绎注·卷六·痢疾》）

**【原案】**

徐氏妇怀妊患痢，医投温补，胸腹痛极，昏厥咽糜，水饮碍下。孟英诊之，脉洪数，舌绛燥，亟吹锡类散，灌以犀角、元参、海蜇、茹、贝、栀、菀、知、斛、豆根、射干、银花、枳实诸药。胎下已朽，咽腹之疾随愈。续用甘凉清热存津调之。（王士雄《王氏医案续编·卷四》）

## 胎漏医案

李华甫继室娠三月而崩。孟英按脉弦洪而数，与大剂生地、银花、茅根、柏叶、青蒿、白薇、黄芩、续断、驴皮胶、藕节、胎发灰、海螵蛸而安。奈不能安佚，越数日胎堕复崩。孟英于前方去后六味，加犀角、竹茹、元参为治。或谓胎前宜凉，产后则否，乃招专科治之，咸用温药，且执暴崩宜补。服药数剂，虚象日著，时时汗出昏晕，畏闻人声，懒言息微，不食不眠，间有呃忒，崩仍不止。复邀孟英视之，曰：此执死书以治活病也。夫血因热而崩，胎因崩而堕，岂胎堕之后，热即化为寒乎？参、术、姜、桂、棕灰、五味之类，温补酸涩，既助其热，血益奔流，又窒其气，津亦潜消，致现以上诸证，脉或不知，而苔黄黑燥，岂不见乎？因与犀角、石膏、元参、知母、花粉、竹沥、麦冬、银花、栀子、石斛、旋覆、青蒿、白薇等大剂投之，神气渐清。旬日后，各恙始平，继去犀角，加生地，服两月痊愈。

【石念祖评析】

脉弦洪而数，病在血分阴虚挟热。大生地八钱、济银花一两五钱、鲜茅根五钱、酒炒柏叶一钱、鲜青蒿（次入）二钱、香白薇三钱、酒炒枯芩一钱半、川续断一钱半、清阿胶（炖，和服）二钱、干藕节四钱、胎发灰（包，先）一钱、醋炙海螵蛸（杵，先）三钱。嗣于前方去后六味，加锉犀角（先煎八钟）四钱、姜竹茹三钱，清气行瘀；元参片（泡冲，去渣）一两，救液点风。苔黄黑燥，病在气分之阴挟热，前后证异，故方亦异。锉犀角四钱、生石膏一两六钱（二味同先煎八钟）、元参片一两（泡冲，去渣）、酒炒知母四钱、南花粉四钱、姜竹沥一大酒杯（冲）、花麦冬四钱、济银花一两五钱、石斛（先煎）一两、旋覆（包，先）三钱、鲜青蒿一钱半、香白薇三钱。继去犀角，加大生地八钱。（石念祖《王孟英医案绎注·卷五·血崩》）

【原案】

李华甫继室，娠三月而崩。孟英按脉弦洪而数，与大剂生地、银花、茅根、柏叶、青蒿、白薇、黄芩、续断、驴皮胶、藕节、胎发灰、海螵蛸而安。奈不能安侈，越数日胎堕复崩。孟英于前方去后六味，加犀角、竹茹、元参为治。或谓胎前宜凉，产后则否，乃招专科暨萧山竹林寺僧治之，咸用温药，且执暴崩宜补。服药数剂，虚象日著，时时汗出昏晕，畏闻人声，懒言息微，不食不眠，间有呃忒，崩仍不止，皆束手待毙矣。复邀孟英视之，曰：此执死书以治活病也。夫血因热而崩，胎因崩而堕，岂胎堕之后，热即化为寒乎？妙语解颐。参、术、姜、桂、棕灰、五味之类，温补酸涩，既助其热，血益奔流，又窒其气，津亦潜消，致现以上诸证，脉或不知，而苔黄黑燥，岂不见乎？因与犀角、石膏、元参、知母、花粉、竹沥、麦冬、银花、栀子、石斛、旋覆、青蒿、白薇等大剂投之，神气渐清。旬日后，各恙始平，继去犀角，加生地，服两月痊愈。（王士雄《王氏医案续编·卷三》）

## 胎死腹中医案

韩名谅儿妇重身患热病，诸医皆虑胎损，率以补血为方，旬日后势已垂危。孟英诊之曰：胎早腐矣，宜急下之，或可冀幸，若欲保胎，则吾不知也。其家力恳书方，遂以调胃承气合犀角地黄汤，加西洋参、麦冬、知母、石斛、牛膝投之。石念祖评析：万病不外虚实。热病系实邪，误补则助热伤胎。生大黄四钱、元明粉二钱、生甘草三钱、大生地八钱、西洋参三钱、花麦冬四钱、酒炒知母二钱、鲜石斛（杵，先）一两、生牛膝二钱、镑犀角片（磨，冲）五分。此方贫者去犀角、石斛。胎落，果已臭烂，而神气即清，热亦渐缓。次与西洋参、元参、生地、知母、麦冬、丹参、丹皮、茯苓、山楂、石斛、豆豉、茺蔚、琥珀等药调之，粥食日加，旬余而愈。

【石念祖评析】

西洋参三钱、元参片一两、大生地八钱（二味开水泡汤，去渣，用汤煎药）、酒炒知母一钱五分、紫丹参三钱、粉丹皮四钱、云茯苓三钱、焦山楂（杵）三钱、鲜石斛（杵，先）一两、淡盐水炒豆豉一钱、茺蔚子（杵，先）五钱、西琥珀（研，冲）八分。此方大旨主育阴清热，行瘀安神。茯苓奠中，防阴药败阳；焦楂反佐行瘀；豆豉入阴药上行清热。（石念祖《王孟英医案绎注·卷一·胎死腹中》）

【原案】

局医黄秀元之舆人韩名谅者，有儿妇重身患热病，局中诸医皆虑胎陨，率以补血为方，旬日后势已垂危，浼人求孟英诊之。曰：胎早腐矣，宜急下之，或可冀幸，若欲保胎，则吾不知也。其家力恳疏方，遂以调胃承气合犀角地黄汤，加西洋参、麦冬、知母、石斛、牛膝投之，胎落果已臭烂，而神气即清，热亦渐缓。次与西洋参、元参、生地、知母、麦冬、丹参、丹皮、茯苓、山楂、石斛、豆卷、茺蔚、琥珀等药调之，粥食日加，旬日而愈。（王士雄《王氏医案·卷一》）

## 子嗽医案

朱妇屡患半产，每怀妊服保胎药卒无效。今秋受孕后病嗽，孟英视之，尽屏温补，纯与清肺。或诘其故，曰：胎之不固，或由元气之弱者，宜补正；或由病气之侵耳，宜治病。今右寸脉滑大搏指，吾治其病，正所以保其胎。苟不知其所以然，而徒以俗尚保胎之药投之，则肺气愈壅，咳逆愈甚，震动胞系，其胎必堕矣。服之良效。

**【石念祖评析】**

脉滑为痰实，脉大在此证为阴虚。酒炒知母四钱、陈胆星（炖，和服）八分、鲜芦根二两、鲜枇叶（刷，包）三钱、旋覆（包，先）三钱、淡海蜇（先煎）二两、南花粉五钱、青果（连核先）一枚、北沙参八钱、片通草三钱、石斛（先煎）一两。（石念祖《王孟英医案绎注·卷五·产后咳嗽》）

**【原案】**

朱砥斋司李之夫人，屡患半产，每怀妊服保胎药卒无效。今秋受孕后病嗽，孟英视之，尽屏温补，纯与清肺。或请其故，曰：胎之不固，或由元气之弱者，宜补正；或由病气之侵耳，宜治病。今右寸脉滑大搏指，吾治其病，正所以保其胎。苟不知其所以然，而徒以俗尚保胎之药投之，则肺气愈塞，咳逆愈盛，震动胞系，其胎必堕矣。朱极钦佩，服之良效。次年夏，诞子甚苗壮。

**【眉批】**

通达之论，凡病俱宜如此看。（王士雄《王氏医案续编·卷三》）

## 子喘医案

汪妇自孟秋患痢之后，大解溏泻未愈，已而怀娠，恐其堕也，投补不辍。延至仲冬，两目赤障满遮，气逆碍眠，脘痛拒按，痰嗽不食，苦渴无溺。孟英诊之，脉甚滑数，曰：此温补所酿之疾也。夫秋间滞下，原属暑湿热为病，既失清解，逗留而为溏泻。受孕以来，业经四月，虑其堕而补益峻，将肺胃下行之令，皆挽以逆升，是以胸次堵塞而疼，喘嗽不能卧。又恐其上喘下泄而脱也，补之愈力，治节尽废，溲闭不饥，浊气壅至清窍，两目之所以蒙障而瞽也。与沙参、蛤壳、枇杷叶、冬瓜子、海石、旋覆、苏子、杏仁、黄连、枳实、海蜇、黄芩、栀子，重加贝母。服二剂，即知饥下榻，目能睹物矣。

**【石念祖评析】**

温补酿痰，兼灼阴液，故蠲痰方中参用沙参、海蜇，盖阴不复，热痰亦不化。北沙参八钱，生蛤壳、海浮石（各）五钱（同先煎），姜枇叶（刷，包）三钱，生冬瓜子四钱，旋覆（包，先）三钱，生苏子（研）二钱，姜川连八分，炒枳实一钱半，淡海蜇（先煎）二两，姜枯芩一钱半，姜栀皮一钱半，川贝（杵）八钱。（石念祖《王孟英医案绎注·卷六·痢疾》）

**【原案】**

汪氏妇自孟秋患痢之后，大解溏泻未愈，已而怀娠，恐其堕也，投补不辍。延至仲冬，两目赤障满遮，气逆碍眠，脘疼拒按，痰嗽不食，苦渴无溺。屈孟英诊之，脉甚滑数，曰：此温补所酿之疾也。夫秋间滞下，原属暑湿热为病，既失清解，逗留而为溏泻。受孕以来，业经四月，虑其堕而补益峻，将肺胃下行之令，皆挽以逆升，是以胸次堵塞而疼，喘嗽不能卧。又恐其上喘下泄而脱也，补之愈力，治节尽废，溲闭不饥，浊气壅至清窍，两目之所以蒙障而瞽也。

**【眉批】**

论极透快，说尽庸医之弊。与沙参、蛤壳、枇杷叶、冬瓜子、海石、旋覆、苏子、杏仁、黄连、枳实、海蜇、黄芩、栀子，重加贝母。服二剂，即知饥下榻，目能睹物矣。（王士雄《王氏医案续编·卷四》）

## 妊娠疟疾医案

陈足甫室怀妊九月而患疟，目不能瞑，口渴自汗，便溏气短，医进育阴清解法，数剂不应。改用小柴胡一剂，而咽疼舌黑，心头绞痛。孟英过诊，曰：右脉洪滑，虽舌黑而胎固无恙也。病由伏暑，育阴嫌其滋腻，小柴胡乃正疟之主方，古人谓为和剂，须知是伤寒之和剂，在温暑等证，不特手足异经，而人参、半夏、姜、枣皆不可轻用之药，虽有黄芩之苦寒，而仲圣于伤寒之治，犹有渴者去半夏，加栝楼根之文，古人立方之严密，何后人不加体察耶？投以竹叶石膏汤。四剂疟止便秘，口渴不休。与甘凉濡润法数帖，忽腹鸣泄泻，或疑寒凉所致，孟英曰：吾当以凉药解之。人莫识其意，问难终朝语多不备录。果以白头翁汤，两啜而愈。迨季娩秋后，发热不蒸乳，恶露淡且少，家人欲用生化汤。孟英急止之曰：血去阴更伤，岂可妄疑瘀停而攻之。与西洋参、生地、茯苓、石斛、女贞、旱莲、甘草为大剂，数日而安。继因触怒，少腹聚气如瘕，酸痛夜甚，人又疑为凉药凝瘀所致。孟英力为辨析，与橘核、橘叶、橘络、楝实、苁蓉、木香、栀炭、乌药、丝瓜络、海蜇、藕、石斛、两头尖等药，外以葱头捣烂贴之。两帖后，腹中雷鸣，周身汗出而痛止。人见其汗，虑为虚脱。孟英视之，曰：此气行而病解矣。但脉形细数，阴津大伤，苔黄苦渴，亟宜润补。奈枢机窒滞，滋腻难投，且以濡养八脉为法。服之各恙皆瘳，眠食渐适。

**【石念祖评析】**

论证尽于原案。竹叶石膏汤加减：鲜竹叶二钱、生石膏（先煎）

八钱、酒炒知母四钱、酒炒川连一钱、细木通一钱、苏荷尖（次入）八分、姜枇叶（刷，包）三钱、姜竹沥两酒杯（冲）、活水芦根二两。甘凉濡润方：酒炒知母三钱、酒炒枯芩一钱、鲜枇叶（刷，包）三钱、枯荷秆三钱、姜竹沥两酒杯（冲）、南花粉四钱、连皮荸荠（打）二两。腹鸣泄泻，系热邪由腑而出。白头翁汤方加减：酒炒白头翁一钱五分、酒炒川黄柏二钱、川楝核（杵，先）三钱、生白薇三钱、玄胡索一钱半、酒炒桑枝三钱、石斛（先煎）一两、济银花八钱、青果（杵，先）一个。娩后方：西洋参三钱、大生地八钱、云苓三钱、鲜石斛八钱、女贞五钱、旱莲四钱、生草三钱。少腹气痛方：橘核一钱，橘叶七片，橘络七分，楝核、丝瓜络、鼠矢、黑栀皮（各）三钱，木香五分，乌药八分、淡海蜇、藕（各）二两，石斛一两（先煎），淡苁蓉一钱半。外以葱头三钱，捣烂扎贴少腹。（石念祖《王孟英医案绎注·卷四·痰嗽》）

**【原案】**

陈足甫室，怀妊九月而患疟，目不能瞑，口渴自汗，便溏气短，医进育阴清解法，数剂不应。改用小柴胡一帖，而咽疼舌黑，心头绞痛。乃翁仰山闻之，疑其胎坏，延孟英过诊。曰：右脉洪滑，虽舌黑而胎固无恙也。病由伏暑，育阴嫌其滋腻，小柴胡乃正疟之主方，古人谓为和剂，须知是伤寒之和剂，在温暑等证，不特手足异经，而人参、半夏、姜、枣皆不可轻用之药，虽有黄芩之苦寒，而仲圣于伤寒之治，犹有渴者去半夏，加栝楼根之文，古人立方之严密，何后人不加体察耶？

**【眉批】**

疟亦分经而治，若阳明疟，正以白虎汤为主剂，岂有专守一小柴胡而能愈病者。

投以竹叶石膏汤。四剂疟止便秘，口渴不休。与甘凉濡润法数帖，忽腹鸣泄泻，或疑寒凉所致，孟英曰：吾当以凉药解之。人莫识其意，问难终朝语多不备录。果以白头翁汤，两啜而愈。

迨季秋娩后，发热不蒸乳，恶露淡且少，家人欲用生化汤。孟英急止之曰：血去阴更伤，岂可妄疑瘀停而攻之。与西洋参、生地、茯苓、石斛、女贞、旱莲、甘草为大剂，数日而安。

继因触怒，少腹聚气如瘕，瘈痛夜甚，人又疑为凉药凝瘀所致。孟英力为辨析，与橘核、橘叶、橘络、楝实、苁蓉、木香、栀炭、乌药、丝瓜络、海蜇、藕、石斛、两头尖等药，外以葱头捣烂贴之。两帖后，腹中雷鸣，周身汗出而痛止。人见其汗，虑为虚脱，急追孟英视之，曰：此气行而病解矣。但脉形细数，阴津大伤，苔黄苦渴，亟宜润补。奈枢机室滞，滋腻难投，且以濡养八脉为法。服之各恙皆蠲，眠食渐适。缘平素多郁，易犯痧气，频发脘痛，屡次反复。孟英竭力图维，幸得转危为安，渐投滋补而愈。（王士雄《王氏医案续编·卷二》）

闻氏妇孟夏患间疟，而妊身八月，数发后热炽昏沉，腰痛欲堕。孟英诊脉来洪滑且数，苔色黄腻垢浊。与黄芩、知母、竹茹、竹叶、银花、桑叶、丝瓜络、石斛、石膏、石菖蒲，一剂而痊。

【石念祖评析】

脉滑为热痰，洪滑为实热兼挟阴虚。酒炒枯芩一钱半、酒炒知母三钱、姜竹茹三钱、鲜竹叶二钱、济银花一两五钱、冬桑叶四钱、鲜石斛（先煎）一两、生石膏（先煎）八钱、石菖蒲（次入）二钱。（石念祖《王孟英医案绎注·卷九·疟疾》）

【原案】

闻氏妇孟夏患间疟，而妊身八月，数发后热炽昏沉，腰疼欲堕，张养之嘱援于孟英。脉来洪滑且数，苔色黄腻垢浊。与黄芩、知母、竹茹、竹叶、银花、桑叶、丝瓜络、石斛、石膏、石菖蒲，一剂而痊。

【眉批】

案中所载多温疟、暑疟，故治多凉解。疟症多端，寒热俱有，不可执一而论。此证亦温疟也。（王孟英《王氏医案续编·卷七》）

## 妊娠气逆医案

夏氏妇怀娠患感，医投温散，渐至气冲不寐，时欲痉厥，脘闷呻吟，渴难受饮。孟英诊之，脉滑数而溢。与小陷胸，加旋、蒌、石膏、知、栀、茹、杏、腹皮、苏子、竹沥、海蜇大剂，投旬日而愈。

**【石念祖评析】**

病情为温散劫津，肝肠侮胃，液不布气，胃肠亦弱。姜炒川连二钱、制半夏一钱半、蒌仁（研）三钱、旋覆（包，先）三钱、鲜薤白（打，次入）一钱半、生石膏（先煎）一两二钱、姜汁炒知母三钱、黑栀皮三钱、姜竹茹三钱、苦杏仁（泥）二钱、生苏子（研）一钱半、姜竹沥两大酒杯（冲）、淡海蜇（先煎）二两。方中夏、蒌、杏、腹、苏皆为渴难受饮、胃阳不健而设。（石念祖《王孟英医案绎注·卷七·温病》）

**【原案】**

夏氏妇怀娠患感，医投温散，渐至气冲不寐，时欲痉厥，脘闷呻吟，渴难受饮。所亲张养之延孟英诊之，脉滑数而滋。与小陷胸，加旋、蒌、石膏、知、栀、茹、杏、腹皮、苏子、竹沥、海蜇大剂，投旬日而愈。设用轻浅之方，焉克有济耶？（王孟英《王氏医案续编·卷五》）

## 妊娠神昏医案

钱氏怀妊四月，而患寒热如疟。医与发散安胎，乃至舌黑神昏，大渴便泻，臭痰频吐，腰腹痛坠。孟英诊曰：伏暑失于清解，舌虽黑而脉形滑数，痰虽臭而气息调和，是胎尚未坏，犹可治也。重用气血两清之药，五剂而安。

【石念祖评析】

舌黑神昏，腰腹痛坠，热踞血分；大渴便泻，臭痰频吐，热踞气分；舌虽黑而脉形滑数，为阳证阳脉，阳证阴脉则不治；痰虽臭而气息调和，而臭痰频吐，是气息尚能频频送痰外出，若死胎阻气机往来之清道，何能臭痰频吐？镑犀角（磨，冲）一钱、大生地（泡、冲，去渣）八钱、酒炒雅连八分、酒炒知母三钱、陈胆星（炖，和服）八分、姜竹沥两大酒杯（冲）、川贝母（杵）一两、鲜茅根五钱、细木通一钱、石菖蒲（次入）一钱。糜粥渐进，腰腹皆舒，胎亦跃跃。（石念祖《王孟英医案绎注·卷三·寒热如疟》）

【原案】

钱氏妇，怀妊四月，而患寒热如疟。医与发散安胎，乃至舌黑神昏，大渴便泄，臭痰频吐，腰腹痛坠，人皆不能措手。孟英诊曰：伏暑失于清解，舌虽黑而脉形滑数，痰虽臭而气息调和，是胎尚未坏，犹可治也。重用气血两清之药，五剂而安，糜粥渐进，腰腹皆舒，胎亦跃跃。（王士雄《王氏医案续编·卷一》）

叶承恩室怀妊患感，昏谵不语，善呕便秘，汗出不解，脉涩口干。乃营阴素亏，邪热内炽。以元参、石膏、知、芩、茹、贝、银花、枇杷叶、薇、栀、楝、斛，投数帖而愈。

【石念祖评析】

元参片（泡冲，去渣）八钱、生石膏（先煎）八钱、姜炒知母三钱、姜炒枯芩一钱、姜炒楝皮（去核）二钱、姜竹茹三钱、川贝母（杵）四钱、银花（次入）一两、姜枇叶（刷，包）三钱、酒炒白薇一钱半、酒炒栀皮三钱、石斛（先煎）一两。（石念祖《王孟英医案绎注·卷七·温病》）

【原案】

叶承恩室，怀妊患感，昏谵不眠，善呕便秘，汗出不解，脉涩口干。乃营阴素亏，邪热内炽。以元参、石膏、知、芩、茹、贝、银花、枇杷叶、薇、栀、楝、斛，投数帖而愈。（王孟英《王氏医案续编·卷五》）

## 妊娠温病医案

濮树堂室，怀妊五月患春温，口渴善呕，壮热无汗。孟英视之，见其烦躁谵语，苔黄不燥。曰：痰热阻气也，病不传营，血药禁用。试令按其胸次，果然坚痛，而大解仍行，法当开上。用小陷胸加石菖蒲、枳实、杏、贝、茹、郁、栀、翘等药，芦菔汤煎服。服二剂神情即安，四帖心下豁然，惟心腹如烙，呕止不纳，改投大剂甘寒加乌梅，频啜渐康，秋间得子亦无恙。

**【石念祖评析】**

姜汁炒川连一钱、半夏曲二钱、姜汁炒蒌仁三钱、石菖蒲（次入）二钱、炒枳实一钱五分、苦杏仁（泥）二钱、川贝母（杵）四钱、姜竹茹（次入）三钱、黄郁金八分、黑栀皮三钱、连翘壳三钱、鲜芦菔（切）一两（煮汤煎药）。心腹如烙，呕止不纳，此因阴虚之体，津液亏短，气不濡布下行之故。酒炒知母三钱、冬瓜皮四钱、地骨皮五钱、元参片一两、大生地八钱、淡苁蓉一钱半、济银花一两、旋覆花（绢包）三钱、乌梅肉（杵，先）四钱、紫石英（杵，先）三钱、连皮青蔗（劈）二两（煮汤代水煎药）。（石念祖《王孟英医案绎注·卷四·春温》）

**【原案】**

濮树堂室，怀妊五月患春温，口渴善呕，壮热无汗，旬日后始浼孟英视之。见其烦躁谵语，苔黄不燥。曰：痰热阻气也，病不传营，血药禁用。试令按其胸次，果然坚痛，而大解仍行，法当开上。用小陷胸加石菖蒲、枳实、杏、贝、茹、郁、栀、翘等药，芦菔汤煎服。服二剂神情即安，四帖心下豁然，惟心腹如烙，呕吐不纳，改投大剂甘寒加乌梅，频啜渐康，秋间得子亦无恙。

**【眉批】**

孟英于温热痰饮，独有心得，遇此等证，如摧枯拉朽，合观诸案，可以得治温病之法。（王士雄《王氏医案续编·卷二》）

## 妊娠泄泻医案

谢氏妇怀孕五月，便泻四日，医投姜、附、桂、朴药一帖，遂四肢麻冷，气塞神昏，溺闭汗淋，大渴呕吐。延孟英诊，脉未全伏。先饮以酱油汤，吐渐止。随与参、连、芩、柏、茹、斛、银花、扁豆叶、蒲桃干、芦根、绿豆，以冬瓜汤煎，徐徐温服，外用炭醋熏之，各恙皆瘥。次日脉弦滑，泻未止。以白头翁汤，加参、草、银花、扁豆、蒲公英、蒲桃干、砂仁，两剂而痊。

**【石念祖评析】**

西洋参三钱、酒炒川连八分、酒炒枯芩一钱半、酒炒川柏二钱、姜竹茹三钱、石斛（先煎）一两、银花一两五钱、扁豆叶十片、蒲桃干一钱、芦根一两、整绿豆（先煎）五钱、整冬瓜二两，煨汤煎药。（石念祖《王孟英医案绎注·卷十·泄泻》）

**【原案】**

谢氏妇怀孕五月，便泻四日，医投姜、附、桂、朴药一帖，遂四肢麻冷，气塞神昏，溺闭汗淋，大渴呕吐，急延余援，脉未全伏，先饮以酱油汤，吐渐止，随予参、连、芩、柏、茹、斛、银花、扁豆叶、蒲桃干、芦根、绿豆，以冬瓜汤煎，徐徐温服，外用炭醋熏之，各恙皆差，次日脉弦滑，泻未止，以白头翁汤加参、草、银花、扁豆、蒲公英、蒲桃干、砂仁，两剂而痊。（王士雄《随息居重订霍乱论·第三医案篇·梦影》）

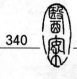
## 不孕症医案

孙位申室，平昔阴虚肝滞，痛胀少餐，暮热形消，咽疼喉癣，不孕育者九年矣。往岁汛愆，人皆谓将不起，而孟英切其脉尚不细，肤犹渟泽，许筹带病延年之策。果月事仍行，而诸恙皆缓，且能作劳，惟饭食不过合米。今秋孟英往诊，云：经自三月至今未转，一切旧恙，弥见其增。及举脉弦滑左甚，遽曰：岂仅可延其算哉？且有熊罴入梦矣。

冬果得一子。（石念祖《王孟英医案绎注·卷十·疟疾》）

**【原案】**

孙位申室，平昔阴虚肝滞，痛胀少餐，暮热形消，咽疼喉癣，不孕育者九年矣。往岁汛愆，人皆谓将不起，而孟英切其脉尚不细，肤犹渟泽，许筹带病延年之策。果月事仍行，而诸恙皆缓，且能作劳，惟饭食日不过合米。今秋延孟英往诊云：经自三月至今未转，一切旧恙，弥见其增，君术虽仁，恐难再延其算矣。及举脉弦滑左甚，遽曰：岂仅可延其算哉？且有熊罴入梦矣。其家闻之骇异，迨季冬果得一子，颇快而健。（王孟英《王氏医案续编·卷八》）

## 产后血晕医案

产后诸证，首必通瘀，然有不可以常理测者。周鹤庭室新产晕汗，目不能开，心若悬旌，毫无恶露，按脉有虚弦豁大之形。孟英予以三甲、石英、丹参、琥珀、甘草、小麦、穞豆衣等药，覆杯即安，数服而愈。或诘其何以知非瘀血为患？曰：此阴虚之体，既产而营液大脱，风阳上冒，虽无恶露，胸腹皆舒，岂可误作瘀冲，而妄投破血之药耶？

**【石念祖评析】**

新产晕汗三句，为风阳上冒。毫无恶露，为显非实证。牡蛎（杵）六两、血鳖甲（杵）四两、血龟板（杵）二两、紫石英（杵）五钱（四味先煨八钟）、酒炒丹参三钱、西毛珀（研，冲）四分、生粉草三钱、北小麦四钱、稽豆衣五钱。方义主潜息镇风。（石念祖《王孟英医案绎注·卷十·产后晕汗》）

**【原案】**

表弟周鹤庭室，新产晕汗，目不能开，心若悬旌，毫无恶露。乃父何君新之，按其脉有虚弦豁大之形，亟拉孟英图之。予以三甲、石英、丹参、琥珀、甘草、小麦、稽豆衣等药，滋阴镇逆，仍兼行血之品，斯灵动而不滞。覆杯即安，数服而愈。或诘其何以知非瘀血为患？曰：此阴虚之体，既产而营液大脱，风阳上冒，虽无恶露，胸腹皆舒，岂可误作瘀冲，而妄投破血之药耶？（王孟英《王氏医案续编·卷八》）

## 产后神昏医案

姚氏妇，产后昏谵汗厥，肌肤浮肿，医投补虚破血、祛祟安神之药，皆不能治。孟英诊询恶露仍行，曰：此证医家必以为奇病，其实易愈也。昔金尚陶先生曾治一人，与此相似（尧封又曰：丁姓妇产后神昏，谵语如狂，恶露仍通，亦不过多。医者议攻议补不一。金尚陶前辈后至，诊毕曰：待我用一平淡方吃下去看。用杜橘红、石菖蒲等六味。一剂神气清，四剂霍然。此方想是屡验，故当此危证，绝不矜持。答曰：此名六神汤。——编者注），载于沈尧封《女科辑要》中。方用石菖蒲、胆星、旋覆、茯苓、橘红、半夏曲，名蠲饮六神汤，凡产后恶露行而昏谵者多属痰饮，不可误投攻补。此汤最著神效，如方服之良愈。

**【石念祖评析】**

昏谵汗厥，肌肤浮肿，病在气分。恶露仍行，血分无病，则昏谵为气分痰饮病可断。石菖蒲（次入）六分、陈胆星一钱（炖，和服）、云苓（干切）三钱、赖氏橘红一钱五分、半夏曲（杵）四钱。（石念祖《王孟英医案绎注·卷一·产后厥逆》）

**【原案】**

姚氏妇产后昏谵汗厥，肌肤浮肿，医投补虚破血、祛祟安神之药，皆不能治，举家惶怖，转延孟英诊焉。询知恶露仍行，曰：此证医家必以为奇病，其实易愈也。昔金尚陶先生曾治一人，与此相似，载于沈尧封《女科辑要》中，方用石菖蒲、胆星、旋覆、茯苓、橘红、半夏曲，名蠲饮六神汤，凡产后恶露行而昏谵者，多属痰饮，不可误投攻补。此汤最著神效，如方服之良愈。（王士雄《王氏医案·卷一》）

## 产后恶露不行医案

金亚伯簉室，产后恶露不行，渴泻痰多。孟英以北沙参、滑石、生薏苡、生扁豆、蛤壳、豆卷、石斛、竹茹、枇杷叶、琥珀、茯苓等药，数剂而愈。

**【石念祖评析】**

恶露不行病在血，渴泻痰多病在气，血病治气，泻止痰清，则恶露自行。气为血帅也，故方中止滑石、琥珀两味泻瘀，余皆气药。豆卷尤用得精确，大凡清肺下行药中，不可无升发上行之品以反佐之，经所谓"将欲降之，必先升之"。北沙参四钱、西滑石（先煎）四钱、生苡仁八钱、生扁豆（杵）三钱、生蛤壳（杵，先）五钱、大豆卷三钱、鲜石斛（先）八钱、姜竹茹三钱、鲜枇叶（刷，包）三钱、西毛珀（研，冲）八分、云苓一钱半。（石念祖《王孟英医案绎注·卷四·产后恶露不行》）

**【原案】**

金亚伯廷尉簉室，产后恶露不行，渴泻痰多。孟英以北沙参、滑

石、生薏苡、生扁豆、蛤壳、豆卷、石斛、竹茹、枇杷叶、琥珀、茯苓等药，数剂而愈。（王士雄《王氏医案续编·卷二》）

朱氏妇，产后恶露不行，而宿哮顿发，专是科者不能下手。孟英以丹参、桃仁、贝母、茯苓、滑石、花粉、桑枝、通草、蛤壳、苡仁、紫菀、山楂、丝瓜子、茺蔚子、旋覆、琥珀出入为方，三日而愈。

【石念祖评析】

因恶露停而发宿哮，是由血病及气。紫丹参三钱、生桃仁（研）三钱、茺蔚子（杵，先）四钱、西琥珀（研，冲）八分、焦山楂（研）二钱、川贝母（研）三钱、片通草三钱、桑枝（酒炒）三钱、旋覆花一钱五分（绢包，次入）。此方服二日去丹参、桃仁、茺蔚、琥珀，加白茯苓三钱、西滑石（包，先）四钱、生蛤壳（杵，先）五钱、生苡仁四钱、紫菀茸一钱五分（次入）、丝瓜子三钱（杵，先）。此方服一日。宜先于治停瘀中兼治哮，续方则专治哮。（石念祖《王孟英医案绎注·卷一·哮喘》）

【原案】

朱氏妇，产后恶露不行，而宿哮顿发，专是科者不能下手。孟英以丹参、桃仁、贝母、茯苓、滑石、花粉、桂枝、通草、蛤壳、苡仁、紫菀、山楂、丝瓜子、茺蔚子、旋覆、琥珀出入为方，三日而愈。（王士雄《王氏医案·卷一》）

周光远妻娩后恶露不行，或劝服生化汤。孟英诊曰：阴虚内热，天令炎蒸，虽赤砂糖不可服也。以生地、丹参、丹皮、豆卷、茺蔚子、茯苓、桃仁、山楂、栀子、泽兰、琥珀，投之即效。并曰：生化汤体寒固为妙法，若血热之人，或兼感温热之气者，而一概投之，骤则变证蜂起，缓则蓐损渐成。

【石念祖评析】

阴虚内热，必另有脉象病情可据，非但以天令炎蒸，遂制此方。大生地八钱、丹参三钱、丹皮二钱、大豆卷（次入）一钱五分、白茯苓

（人乳拌，蒸）三钱、生桃仁（研）三钱、茺蔚子（杵，先）四钱、焦楂肉（杵）一钱五分、黑栀皮三钱、泽兰叶一钱五分、琥珀（研，冲）八分。（石念祖《王孟英医案绎注·卷二·恶露不行》）

**【原案】**

予荆人（指周光远妻。——编者注）娩后恶露不行，或劝服生化汤，适孟英枉顾，诊曰：阴虚内热，天令炎蒸，虽赤沙糖不可服也。以生地、丹参、丹皮、豆卷、茺蔚子、茯苓、桃仁、山楂、栀子、泽兰、琥珀，投之即效，且无别恙而易健。

**【眉批】**

不寒不燥，真阴虚血滞者之良剂。可见体质不齐，药难概用。况其致病之因不一，病机传变无穷。语云：量体裁衣。而治病者可不辨证而施治耶？孟英尝曰：凡产后世俗多尚生化汤，是以一定之死方，疗万人之活病。体寒者固为妙法，若血热之人，或兼感温热之气者，而一概投之，骤则变证蜂起，缓则瘵损渐成。

**【眉批】**

通人之论，无论寒药热药用不得当，皆足误人，不可不知。人但知产后之常有，而不知半由生化汤之厉阶，此风最胜于越，方本传于越之钱氏。自景岳采入八阵，遂致流播四海，人之阴受其害者，数百年矣，从无一人能议其非，今特为此长夜之灯，冀后人不致永远冥行，或可稍补于世。但景岳最偏于温补，而独于产后一门，力辩丹溪大补气血为主之非，可谓此老之一隙微明，惜犹泥于产后宜温之谬说，盖由未入仲圣之宫墙也。（王士雄《王氏医案·卷二》）

## 产后恶露淋漓不断医案

金畹香媳半产后营分不摄，淋漓数月，治之弗瘳。孟英季夏诊视，两尺皆浮，左寸关弦。与三甲、二至、二地、蒿、薇、柏叶、螵蛸、黄柏为方，服之渐愈。

**【石念祖评析】**

上格原注两尺皆浮，肾失其闭藏之职。左寸关弦，肝独行其疏泄之权。煅牡蛎（杵）六两、血鳖甲（杵）四两、血龟板（杵）二两、醋炙乌贼骨（杵）四钱（四味先煨八钟，取汤代水煎药）、女贞（杵）五钱、旱莲草四钱、大熟地八钱、大生地一两、鲜青蒿一钱半、酒炒柏叶一钱、醋炒川黄柏三钱。（石念祖《王孟英医案绎注·卷七·淋证》）

**【原案】**

金畹香令媳，半产后营分不摄，淋漓数月，治之弗瘳。孟英于季夏诊视，两尺皆浮，左寸关弦。与三甲、二至、二地、蒿、薇、柏叶、螵蛸、黄柏为方，服之渐愈。仲秋诊其脉，即断受孕。渠谓：怀娠必无病矣，而不知病久初痊，正须培养，虽即受孕，涵蓄无权。果至仲冬而胎堕矣。

**【眉批】**

肝主疏泄，肾主闭藏，两尺浮而不沉，是肾失其闭藏之职矣；左寸关弦，是肝木太过，独行其疏泄之权矣。填补肾阴，即以涵养肝木。加黄柏之苦以坚之，螵蛸之涩以固之，用药如法，故收效倍捷。（王孟英《王氏医案续编·卷五》）

## 产后发热医案

陈书伯弟妇娩后三日，发热汗多，苔黄眩悸，孟英切脉弦细虚数。乃营阴素亏，酷热外烁，风阳浮动，痉厥之萌也。予元参、白薇、青蒿、生地、小麦、稽豆衣、石斛、鳖甲、竹叶。两剂热退知饥，悸汗不止，去蒿、薇，加龙、牡、莲心、龟板、石英而安。继又暑风外袭，壮热如焚，渴饮不饥，睹物尽赤。改授白虎加西洋参、竹叶、莲秆，一啜而瘳，仍与镇摄滋潜善其后而愈。

【石念祖评析】

元参片一两、大生地八钱（开水同泡，去渣用汤）、血鳖甲三两、石斛一两（先炭煨至六句钟，再入各药）、鲜青蒿一钱半、香白薇三钱、北小麦四钱、稽豆衣四钱、鲜竹叶（次入）二钱。更方去蒿、薇，加龙骨（杵）一两、煅牡蛎（杵）四两、血龟板（杵）二两、紫石英（杵）三钱（合鳖、斛同先煨六句钟）。（石念祖《王孟英医案绎注·卷九·发热》）

【原案】

陈书伯太史令弟妇，娩后三日，发热汗多，苔黄眩悸，孟英切脉弦细虚数。乃营阴素亏，酷热外烁，风阳浮动，痉厥之萌也。予元参、白薇、青蒿、生地、小麦、稽豆衣、石斛、鳖甲、竹叶。两剂热退知饥，悸汗不止，去蒿、薇，加龙、牡、莲心、龟板、石英而安。（王孟英《王氏医案续编·卷七》）

陈书伯弟妇娩后三日……继又暑风外袭，壮热如焚，渴饮不饥，睹物尽赤。改授白虎加西洋参、竹叶、莲秆，一啜而瘳，仍与镇摄滋潜善其后而愈。

【石念祖评析】

暑风外袭方：生石膏（先煎）一两六钱、酒炒知母四钱、西洋参三钱、鲜竹叶（次入）二钱、鲜莲秆三钱。（石念祖《王孟英医案绎注·卷九·发热》）

【原案】

继又暑风外袭，壮热如焚，渴饮不饥，睹物尽赤，改授白虎加西洋参、竹叶、莲秆，一啜而瘳，仍与镇摄滋潜善其后而愈。（王孟英《王氏医案续编·卷七》）

戴氏妇，春令产后，恶露不多，用山楂、益母草酒煎。连服数日，遂发热自汗，口渴不饥，眩晕欲脱，彻夜不眠。孟英视之，曰：此禀属阴亏，血已随胎而去，虽恶露甚少，但无胀痛之苦者，不可妄投药饵。

酒煎益母、山楂，不特伤阴，且能散气，而汗泄口干，津液有立竭之势，即仲圣所谓无阳也。盖人身天真之气谓之阳，阳根于津，阴化于液，津液既夺，则阳气无根而眩晕，阴血不生而无寐。若补气养阴，则舍本求末，气血不能生津液也。惟有澄源洁流，使津液充而气血自复。以西洋参、生黄芪、龙骨、牡蛎、葳蕤、百合、甘草、麦冬、生苡仁、生扁豆、石斛、木瓜、桑叶、蔗浆投之。一剂即安，数日而愈。后与滋填阴分，服之乃健。

**【石念祖评析】**

血为阴类，阴亏血少，则恶露亦不多。此证阴亏血少，无须行血。连服酒煎益母、山楂，发热自汗四句，皆耗气伤阴之明证。阴亏补阴，理甚直捷。若欲补气以生阴则阴生不可必，补气反愈伤阴。西洋参三钱、生黄芪三钱、生龙骨一两（杵，先）、煅牡蛎四两（杵，先，二味炭煨六句钟，取汤代水煎药）、肥玉竹三钱、生甘草三钱、花麦冬四钱、生苡仁八钱、生扁豆（杵）三钱、钗石斛一两（杵，先）、陈木瓜三钱、冬桑叶四钱、青蔗汁一大酒杯（冲）。嗣与滋填阴分，方用大熟地八钱、大生地一两、明天冬六钱（切）、山萸肉三钱、菟丝饼四钱、箱归身二钱、夜交藤三钱、甘枸杞三钱、肥玉竹三钱、龟板胶二钱（炖，和服）。（石念祖《王孟英医案绎注·卷二·产后恶露不多》）

**【原案】**

庚子春，戴氏妇产后恶露不多，用山楂、益母草酒煎。连服数日，遂发热自汗，口渴不饥，眩晕欲脱，彻夜不眠。孟英视之曰：此案属阴亏，血已随胎而去，虽恶露甚少，但无胀痛之苦者，不可妄投药饵。酒煎益母、山楂，不特伤阴，且能散气，而汗泄口干，津液有立竭之势，即仲圣所谓无阳也。盖人身天真之气谓之阳，阳根于津，阴化于液，津液既夺，则阳气无根而眩晕，阴血不生而无寐。若补气养阴，则舍本求末，气血不能生津液也。惟有澄源洁流，使津液充而气血自复，庶可无忧。以西洋参、生黄芪、龙骨、牡蛎、葳蕤、百合、甘草、麦冬、生薏

苡、生扁豆、石斛、木瓜、桑叶、蔗浆投之。一剂即安，数日而愈。后以滋填阴分，服之乃健。（王士雄《王氏医案·卷二》）

高禄卿室，孟夏分娩发热，初疑蒸乳，数日不退，产科治之，知挟温邪，进以清解，而大便溏泻，遂改温燥，其泻不减。张某与参、芪、姜、术、鹿角、肉果等药，泄泻愈甚，连服之，热壮神昏，汗出不止，势濒于危。孟英按脉洪数七至，口渴苔黄，洞泻如火，小溲不行。乃疏白头翁汤，加石膏、犀角、银花、知母、花粉、竹叶、栀、楝、桑叶与之。次日复诊，脉证较减，仍用前方，大剂凉解，服至七帖，泻全止，热尽退，乃去白头翁汤，加生地、元参、茹、贝，服半月始解黑色燥矢，而眠食渐安。第腑脏之邪，虽已清涤，而从前温补，将热邪壅滞于膜络之间者，复发数痛于胸乳之间。孟英令其恪守前法，复入蒲公英、丝瓜络、橘叶、菊叶等药。服至百剂，始告痊愈，而天癸亦至。

**【石念祖评析】**

酒炒白头翁一钱半、酒炒川连一钱、楝核（杵，先）二钱、酒炒知母三钱、镑犀角（先煎）四钱、济银花一两五钱、南花粉五钱、鲜竹叶二钱、黑栀皮三钱、冬桑叶四钱。嗣去白头翁汤，加生地八钱、元参片一两（二味泡煎，去渣）、姜竹茹三钱、川贝（杵）八钱。第三方，前方去犀角、石膏、花粉、元参，加蒲公英二两、丝瓜络三钱、鲜橘叶一钱、鲜菊叶（次入）二钱。首方用白头翁汤之大苦以敛其热下行。（石念祖《王孟英医案绎注·卷六·产后发热》）

**【原案】**

高禄卿室，吴濂仲之妹也。孟夏分娩发热，初疑蒸乳，数日不退，产科治之，知挟温邪，进以清解，而大便溏泄，此邪去之征，识力不坚，遂为所眩。遂改温燥，其泄不减。另招张某视之，因谓专科误用蒌仁所致，与参、芪、姜、术、鹿角、肉果等药，泄泻愈甚，连服之，热壮神昏，汗出不止，势濒于危。酝香孝廉徐夫人，病者之从母也。心慈似佛，有子十人皆已出，闻其殆，黄夜命四郎季眉，请援于孟英。按脉洪数七至，口渴苔黄，洞泻如火，小溲不行，因谓季眉曰：病犹可治，第药太惊人，未必敢服。季眉坚欲求方，且云在此监服。乃疏白头翁汤，加石膏、犀角、银花、知母、花粉、竹叶、栀、楝、桑叶与之。次日复诊，脉证较减，仍用前方，而病家群哗，以为产后最忌寒凉，况洞泄数日乎？仍招张某商之，张谓：幸我屡投温补在前，否则昨药下咽，顷刻亡阳，盲语。复定芪、术之方，业已煎矣。所亲张芷舟孝廉闻之，飞告于酝香处。汾伯昆季，即驰至病家，幸未入口，夺盏倾之，索孟英方，煎而督灌，且嘱群季轮流守视，免致再投别药。孟英感其情谊，快舒所长，大剂凉解，服至七帖，泻全止，热尽退，乃去白头翁汤，加生地、元参、茹、贝。服半月始解黑色燥矢，而眠食渐安。第腑脏之邪，虽已清涤，而从前温补，将热邪壅滞于膜络之间者，复发数痛于胸乳之间。孟英令其倍守前法，复入蒲公英、丝瓜络、橘叶、菊叶等药。服至百剂，始告全愈，而天癸亦至。孟英曰：世俗泥于产后宜温之谬说，况兼泄泻，即使温补而死，病家不怨，医者无憾也。或具只眼，其谁信之？此证苟非汾伯昆仲笃信于平时，而力排众论于危难之间，余虽见到不疑，亦恶能有济耶？余尝曰：病不易识，尤不易患；医不易荐，尤不易任；药不易用，尤不易服。诚宇宙间第一难事也，而世人浅视之，可不悲哉！

**【眉批】**

方遵古法，并不惊人，特读立斋、景岳书者见之，未免吃惊耳。不意浙省名手狃于温补如此，真不能不归咎于景岳、立斋诸公矣。（王士雄《王氏医案续编·卷四》）

翁嘉顺妻，娩后发热，竹林寺僧治之不应，温、龚二医，皆主生化汤加减，病益剧。孟英诊之，脉软滑微数。曰：素体阴亏，热自内生，新产血去，是以发热。惟谵妄昏瞀，最是吓医之证，渴喜热饮，宛似虚寒之据。宜其猜风寒而表散，疑瘀血以攻通，帖帖炮姜，人人桃、桂，阴愈受劫，病乃日加。幸而津液内盛，津液未致涸竭，与蠲饮六神汤去

橘、半，加西洋参、生地、花粉、竹茹、知母、生白芍为剂。数日而
瘳。石念祖评析：脉软为阳虚，脉滑为痰实，脉数为阴虚挟热。石菖蒲
（次入）一钱、陈胆星（炖，和服）七分、旋覆花（绢包）三钱、白茯
苓三钱、西洋参三钱、大生地八钱、南花粉四钱、姜竹茹三钱、酒炒知
母三钱、生白芍四钱。逾旬复发热。仍乞诊。孟英曰：脉浮数而弦，是
风温也，与前病异。便泻无溺，肺热所迫，大渴无苔，胃汁受烁。亟与
天生建中汤频灌，即蔗汁也。药主大剂甘凉，果得津回舌润，渐以
痊可。

**【石念祖评析】**

脉数为阴虚挟热，兼浮弦为津枯风动。活水芦根二两、酒炒知母三
钱、酒炒枯芩一钱、南花粉五钱、花麦冬四钱、连皮北梨三两、鲜竹茹
三钱、鲜荷根五钱、济银花八钱、钗石斛（杵，先）一两、乌梅肉三
钱、青蔗汁一大酒杯（和服）。（石念祖《王孟英医案绎注·卷三·产后
发热》）

**【原案】**

翁嘉顺室，娩后发热，竹林寺僧治之不应，温、龚二医，皆主生化
汤加减，病益剧。请孟英诊之，脉软滑微数。曰：素体阴亏，热自内
生，新产血去，是以发热。惟谵妄昏瞀，最是吓医之证，渴喜热饮，宛
似虚寒之据。宜其猜风寒而表散，疑瘀血以攻通，帖帖炮姜，人人桃、
桂，阴愈受劫，病乃日加。

**【眉批】**

凡痰饮内盛之人，服寒热药，皆如石投水，人皆以为禀赋之异，不
知皆痰饮为患也。幸而痰饮内盛，津液未致涸竭，与蠲饮六神汤去橘、
半，加西洋参、生地、花粉、竹茹、知母、生白芍为剂。数日而瘳。逾
旬复发热，或疑凉药之弊，或谓产蓐成劳，众楚咻之，病渐进矣！（王
士雄《王氏医案续编·卷一》）

张室自春间半产后，发热有时，迄于季秋，广服滋阴之药，竟不能

愈。孟英诊脉，按之豁然。投当归补血汤而热退，继以小建中愈之。

【石念祖评析】

炒西芪五钱、箱归身二钱、炒白术三钱、炒云苓三钱、炒潞党三钱、制半夏三钱、炒陈皮一钱、乌梅肉三钱、夜交藤三钱、炒玉竹三钱。继以小建中：炒粉草三钱、大枣（擘）三枚、潞党参三钱、云茯苓三钱、箱归身二钱、酒炒白芍一钱半、炒枣仁三钱、夜交藤三钱、陈木瓜三钱、山萸肉三钱。（石念祖《王孟英医案绎注·卷五·发热》）

【原案】

张慈斋室，自春间半产后发热有时，迄于季秋，广服滋阴之药，竟不能愈。其大父陈霭山延孟英诊脉，按之豁然。投当归补血汤而热退，继以小建中愈之。此众人用滋阴者，而孟英以阳和之品愈之，可见医在认证，不在执方也。（王士雄《王氏医案续编·卷三》）

张郑封妻，娩后即发热，服生化汤二帖，热益炽，而发赤疹。顾听泉与清解，三剂不应，拟进犀角地黄汤，质之孟英。诊其脉弦滑而数，面赤热躁，胸闷善悲，肢肿而疼，两肘白如扁豆大者数十颗，舌上亦有一颗，痛碍水饮，大便不解，已旬日矣。曰：此不但胎前伏暑，且有蕴毒，而误服生化汤以助其虐，幸初手即用清解，尚不至于昏陷，犀角地黄极是治法，犹恐不能胜任。商加西洋参、滑石、知母、银花、人中白、蒌仁、竺黄、贝母、桑叶、栀子为剂。石念祖评析：热发赤疹，脉弦滑数，病邪俱在上焦气分。镑犀角（磨，冲）八分、大生地（开水泡冲，去渣）八钱、西洋参三钱、西滑石四钱、金银花（次入）八钱、南花粉四钱、人中白八分（研，冲）、姜汁炒蒌仁（研）三钱、天竺黄三钱、川贝母（杵）一两、冬桑叶四钱、黑栀皮三钱。病者虽渴而喜热饮者，凡胸中有热痰阻碍气机者每如是，所以方中多用痰药。进四帖，始得大解，频吐稠痰，而各恙皆减，饮食渐加。专科隔靴搔痒，纪律全无。旬日后余火复燃，仍用甘寒疗之。周身肤蜕如蛇皮，爪甲更新。继与滋补真阴而起。（石念祖《王孟英医案绎注·卷二·产后发热》）

**【原案】**

　　张郑封室，娩后即发热，服生化汤二帖，热益炽，而发赤疹。顾听泉诊之，即与清解，三剂不应，欲进犀角地黄汤，而恐病家之狃于产后以生疑也，乃拉孟英质之。诊其脉弦滑而数，面赤热躁，胸闷善悲，肢肿而疼，两肘白泡如扁豆大者数十颗，舌上亦有一颗，痛碍食饮，大便不解，已旬日矣。曰：此不但胎前伏暑，且有蕴毒，而误服生化汤以助其虐。幸初手即用清解，尚不至于昏陷，犀角地黄极是治法，犹恐不能胜任。乃与听泉商加西洋参、滑石、知母、银花、花粉、人中白、蒌仁、竹黄、贝母、桑叶、栀子为剂。其所亲曰：高明断为热证，何以病者虽渴而喜热饮耶？孟英曰：此方中所以多用痰药也。凡胸中有热痰阻碍气机者每如是，不可以其向不吐痰，而疑吾言之妄也。若因此而指为寒证，则祸不旋踵矣。进四帖，始得大解，频吐稠痰，而各恙皆减，饮食渐加。孟英曰：病势虽稳，余热尚炽，苟不亟为清涤，而遽投补益，犹有蓐损之虞。其母家果疑药过寒凉，必欲招专科调治，幸将前方示彼，尚不妄施温补，然隔靴搔痒，纪律全无。旬日后余火复燃，郑封坚恳孟英设法，仍用甘寒疗之。周身肤蜕如蛇皮，爪甲更新，其病之再生也可知。继与滋补真阴而起。（王士雄《王氏医案·卷二》）

　　赵子循室娩后服生化汤二帖，更因惊吓，三朝发热，连投四物、六合等汤，病日以甚，半月后始延孟英诊之。脉象左弦急，右洪滑数，苔黄大渴，谵语嗽痰，恶露仍行，唇齿干燥，是因阴虚之体，血去过多，木火上浮，酷暑外烁，津液大耗，兼有伏痰之候也。亟与营卫两清，冀免他变。而母家极畏石膏，坚不与服，越三日势益剧，径以白虎汤加减投之，证有转机。翌日且以西瓜汁助其药力，热始日渐下行，二便如火。又数日渐安粥食，神气亦清，夜能静寐。然热蕴太多，下焦患痈，脓虽即溃，阴液漏伤，脉复空数浮大，便泄善嚏，口干多梦，皆木少水涵，烁津侮胃之见证也。孟英以白头翁汤，加龙骨、三甲、甘草、木瓜以育阴潜阳，余粮石脂丸中加梅、连以息风镇胃。果得疮口脓干，餐加泻止，脉柔热净，苔退神怡。正须善后，甫授滋填，不期酷热兼旬，甘霖忽降，窗开彻夜，复感风邪，身热微寒，鼻流清涕，而阴液久夺，外患未瘥，培养碍投，又难发汗，肝风内应，瘛瘲旋形。然此案自堪传也。

**【石念祖评析】**

生石膏（先煎）一两六钱、犀角（先煎）四钱、济银花一两五钱、酒炒知母四钱、姜竹沥两大酒杯（冲）、石斛（先煎）一两、大生地一两（泡冲，去渣）、生冬瓜子八钱、石菖蒲（次入）二钱、青果（杵，先）一枚、两头尖三钱。木少水涵，烁津侮胃方：酒炒白头翁一钱半、酒炒川连一钱、楝核（杵，先）三钱、煅龙骨（杵，先）一两、牡蛎（杵，先）六两、血鳖甲（杵，先）四两、血龟板（杵，先）二两、生粉草三钱、陈木瓜二钱、乌梅肉（杵，先）四钱，药调送余粮、赤石脂末各一钱。（石念祖《王孟英医案绎注·卷九·产后发热》）

**【原案】**

赵子循室，娩后服生化汤二帖，更因惊吓，三朝发热，连投四物、六合等汤，病日以甚，半月后始延孟英诊之。脉象左弦急，右洪滑数，苔黄大渴，谵语嗽痰，恶露仍行，唇齿干燥，是因阴虚之体，血去过多，木火上浮，酷暑外烁，津液大耗，兼有伏痰之候也。亟与营卫两清，冀免他变。而母家极畏石膏，坚不与服，越三日势益剧，计无所施。子循之叔笛楼，与其表兄许芷卿，径以白虎加减投之，证有转机。翌日再迓孟英会同笛楼，暨其舅氏许吉斋山长，协商妥治，咸是王议。且以西瓜汁助其药力，热始日渐下行，二便如火。又数日渐安粥食，神气亦清，起坐梳头，夜能静寐。然热蕴太久，下焦患痈，脓虽即溃，阴液漏伤，脉复空数浮大，便泄善嗔，口干多梦，皆木少水涵，烁津侮胃之见证也。孟英与笛楼商以白头翁汤，加龙骨、三甲、甘草、木瓜以育阴潜阳，余粮石脂丸中加梅、连以息风镇胃。果得疮口脓干，餐加泻止，脉柔热净，苔退神怡。正须善后，甫授滋填，不期酷热兼旬，甘霖忽降，窗开彻夜，复感风邪，身热微寒，弃流清涕，而阴液久夺，外患未瘳，培养碍投，又难发汗，肝风内应，瘛瘲旋形，九仞之功，遂成画饼，门外汉未免以成败论，然此案自堪传也。

**【眉批】**

仍是阴血大虚，故变证如此，非盖由于风邪也。（王孟英《王氏医案续编·卷七》）

## 产后呕吐医案

吴馥斋室新产后呕吐不止，汤水不能下咽，头痛痰多，苔色白滑。孟英用苏梗、橘、半、吴萸、茯苓、旋覆、姜皮、柿蒂、紫石英、竹茹。一剂知，二剂已。

**【石念祖评析】**

此必素禀阴虚，产后挟寒。观孟英用药可知。此证辨挟寒在苔色白滑。紫苏梗（次入）三钱、赖橘红一钱五分、制半夏米四钱、淡吴萸（次入）八分、白茯苓三钱、旋覆花（包，先）一钱五分、鲜姜皮（次入）一钱、干柿蒂（杵，先）十个、紫石英（杵，先）三钱、姜竹茹（次入）一钱五分。以苏梗、姜皮治客感，以橘、半、茯苓宣中渗湿，以旋覆、石英引药下行，以柿蒂、竹茹微顾阴虚头痛。（石念祖《王孟英医案绎注·卷四·产后呕吐》）

**【原案】**

吴馥斋室，新产后呕吐不止，汤水不能下咽，头痛痰多，苔色白滑。孟英用苏梗、橘、半、吴萸、茯苓、旋覆、姜皮、柿蒂、紫石英、竹茹。一剂知，二剂已。此痰饮挟肝气上逆也，故方以降气涤饮为治。（王士雄《王氏医案续编·卷二》）

# 产后腹痛医案

屠仲如弟室经事稍迟，孟英偶诊，亦以孕断，寻验。甫三月患胎漏，别医不克保而堕。堕后恶露虽行，而寒热头疼，时或自汗，且觉冷自心中出，医谓类疟，与温化之药，病日甚。交八日，孟英诊之，脉来沉实而数，舌苔紫黯，乃瘀血为患耳。予桃仁、泽兰、山楂、茺蔚、旋覆、红花、丹参、通草、琥珀、蛤壳、丝瓜络之剂。服后腹大痛，下瘀血如肺者一枚。次日诸恙较减，乳汁大流，再以前方去通草，加麦投之。服后仍腹痛，复下瘀块累累，而诸恙若失。或问先生尝言产后腹无痛苦者，不可妄行其血，此证恶露已行，腹无疼胀，何以断为瘀阻而再行其血耶？孟英曰：正产如瓜熟蒂落，诸经荫胎之血，贯串流通，苟有瘀停，必形痛胀。堕胎如痈疡未熟，强挤其脓，尚有未化之根柈，不能一齐尽出。所以胎虽堕而诸经荫胎之血，萃而未涣，浅者虽出，深者尚留，况是血旺之躯，加以温升之药，挽其顺行之路，窒其欲出之机，未到腹中，胀疼奚作，吾以循经通络、宣气行瘀之法，导使下行，故出路始通，而后腹痛瘀来，然必有脉可征，非谓凡属堕胎皆有是证也。

**【石念祖评析】**

瘀血为患方：生桃仁（研）三钱、泽兰叶三钱、焦楂（杵）一钱半、茺蔚子（杵，先）四钱、原红花六分、丹参三钱、旋覆（包，先）三钱、片通草一两、生蛤壳（杵）一两、丝瓜络五钱（四味先煮清汤代水煎药）、琥珀（研，冲）八分。嗣去通草，加生麦芽八钱。（石念祖《王孟英医案绎注·卷十·胎堕后寒热》）

**【原案】**

仲如令弟子绿之室，经事稍迟，孟英偶诊，亦以孕断，寻验。甫三月患胎漏，适孟英丁内艰（即丁忧，指父母之丧。——编者注），遂不克保而堕。堕后恶露虽行，而寒热头疼，时或自汗，且觉冷自心中出，医谓类疟，与温化之药，病日甚。交八日，孟英始出门，即延诊之，脉来沉实而数，舌色紫黯，乃瘀血为患耳。予桃仁、泽兰、山楂、茺蔚、旋覆、红花、丹参、通草、琥珀、蛤壳、丝瓜络之剂。

**【眉批】**

通血之剂，亦清灵无弊。服后腹大痛，下瘀血如肺者一枚。次日诸恙较减，乳汁大流，再以前方去通草，加麦投之。服后腹仍痛，复下瘀块累累，而诸恙若失。或问先生尝言产后腹无痛苦者，不可妄行其血，此证恶露已行，腹无疼胀，何以断为瘀阻而再行其血耶？孟英曰：正产如瓜熟蒂落，诸经荫胎之血，贯串流通，苟有瘀停，必形痛胀。堕胎如痛疡未熟，强挤其脓，尚有未化之根桦，不能一齐尽出。所以胎虽堕而诸经荫胎之血，萃而未涣，浅者虽出，深者尚留，况是血旺之躯，加以温升之药，挽其顺流之路，窒其欲出之机，未到腹中，胀疼奕作。吾以循经通络、宣气行瘀之法，导使下行，故出路始通，而后腹痛瘀来，然必有脉可征，非谓凡属堕胎皆有是证也。（王孟英《王氏医案续编·卷八》）

## 产后泄泻医案

倪怀周妻夏产数日，泄泻自汗，呕吐不纳。专科谓犯三禁，不敢肩任。孟英诊脉虚微欲绝，证极可虞，宜急补之，迟不及矣。用东洋参、芪、术、龙、牡、酒炒白芍、桑枝、木瓜、扁豆、茯神、橘皮、紫石英、黑大豆投之，四剂渐以向安。

**【石念祖评析】**

辨阳虚在脉虚微欲绝、案中数日及专科不敢肩任两层不可忽。盖病期不久，幸未误药。此证阳虚微挟阴虚，于方中用龙、牡、黑大豆知之。高丽参五钱、炒西芪五钱、炒白术三钱、酒炒白芍一钱五分、酒炒桑枝三钱、陈木瓜四钱、炒扁豆三钱、云茯神三钱、赖氏橘红一钱五分、紫石英五钱、醋煅龙骨一钱、醋煅牡蛎三钱（三味同杵，先）、炒黑大豆（杵）三钱。参、芪、术、茯正治阳虚，龙、牡、石英重镇，合木瓜、白芍、扁豆之敛涩，以止泄泻自汗呕吐；橘红宣中，桑枝通络，茯神坐镇中枢，黑大豆入阴止汗。（石念祖《王孟英医案绎注·卷一·产后泄泻》）

**【原案】**

夏间，牙行倪怀周室，新产数日，泄泻自汗，呕吐不纳。专科谓犯三禁，不敢肩任。孟英诊脉虚微欲绝，证极可虞，宜急补之，迟不及矣。用东洋参、芪、术、龙、牡、酒炒白芍、桑枝、木瓜、扁豆、茯神、橘皮、紫石英、黑大豆投之。四剂渐以向安。予谓：新产后用参、芪大补，而又当盛夏之时，非有真知灼见者不能也。诚以天下之病，千变万化，原无一定之治。奈耳食之徒，惟知执死方以治活病，岂非造孽无穷，亦何苦人人皆欲为医，而自取罪戾耶？（王士雄《王氏医案·卷一》）

## 产后痉病医案

何女孟冬分娩，次日便泻一次，即发热痉厥，谵语昏狂。孟英审之，脉弦滑，恶露仍行，曰：此胎前伏暑，乘新产血虚痰滞而发也。与大剂犀、羚、元参、竹叶、知母、花粉、栀、楝、银花投之。遍身得赤疹，而痉止神清，随以清肃调之而愈。

**【石念祖评析】**

胎前伏暑，乘新产血虚痰滞而煽发风阳。镑犀角四钱、羚次尖四钱、楝核（杵）三钱（同先煎八钟）、元参片（泡冲，去渣）八钱、鲜竹叶二钱、酒炒知母三钱、南花粉五钱、酒炒栀皮三钱、济银花一两五钱。方义主息风阳以涤痰热。（石念祖《王孟英医案绎注·卷六·痉证》）

**【原案】**

何新之令嫒适汤氏，孟冬分娩，次日便泻一次，即发热痉厥，谵语昏狂，举家皇皇。乃翁邀孟英审之。脉弦滑，恶露仍行，曰：此胎前伏暑，乘新产血虚痰滞而发也。与大剂犀、羚、元参、竹叶、知母、花粉、栀、楝、银花投之。遍身得赤疹，而痉止神清，乃翁随以清肃调之而愈。

**【眉批】**

有是病则有是药，不拘于产后之元虚，此明医之所以异于庸医也。（王士雄《王氏医案续编·卷四》）

## 产后身痛医案

施氏妇，产后四肢窜痛，药治罔效，延已逾月，丐孟英视之。膏药遍贴，呻吟不息。脉数而洪，舌绛大渴。曰：此非风湿为病，膏药亟为揭去。近日服药，谅皆温补祛风之剂，营血耗伤，内风欲动，势当弄假成真。且吾向见其体丰血旺，何以娩后骤患斯疾？必生化汤、砂糖、酒之类所酿耳。询悉果服生化汤二帖、赤砂糖八斤，从此渐病。幸其足于阴，恢复尚易，若阴虚血少之人，而蹈此辙，虽不即死，难免不成蓐损。因投大剂凉润壮水之药。一剂知，旬日安，匝月起。

**【石念祖评析】**

脉数为阴虚挟热，洪为阴虚，舌绛大渴及呻吟，热已侵营，未离气分。大生地八钱、济银花一两五钱、明天冬（切）六钱、元参片一两、钗石斛一两（杵，先）、肥玉竹三钱、酒炒知母三钱、白茯苓三钱、乌梅肉三钱、南花粉五钱、花麦冬四钱、酒炒桑枝三钱。（石念祖《王孟英医案绎注·卷三·产后四肢窜痛》）

**【原案】**

施氏妇，产后四肢窜痛，药治罔效，医谓其成瘫痪矣。延已逾月，丐孟英视之。膏药遍贴，呻吟不息。脉数而洪，舌绛大渴。曰：此非风湿为病，膏药亟为揭去。近日服药，谅皆温补祛风之剂，营血耗伤，内风欲动，势将弄假成真。且吾向见其体丰血旺，何以娩后速患斯疾？必生化汤、砂糖、酒之类所酿耳。其父倪某目虽瞽，闻而笑云：君诚天医也。小女服过生化汤二帖、赤砂糖八斤，从此渐病，不识尚可起废图全否？孟英曰：幸其体足于阴，恢复尚易，若阴虚血少之人，而蹈此辙，虽不即死，难免不成蓐损。因投大剂凉润壮水之药。一剂知，旬日安，匝月起。（王士雄《王氏医案续编·卷一》）

## 产后胁痛医案

顾氏妇半产后，因吃饭脘痛，人以为停食也，进以消导，痛甚发热，卧则右胁筋掣难忍。孟英曰：此非发散攻消可疗。予旋覆、丝瓜络、冬瓜子、莲秆、苇茎、竹茹、贝母、枇杷叶、兰叶、通草为方。一剂知，二剂已。

**【石念祖评析】**

消导亦分温凉。半产血去阴伤，此必误用温剂消导贼肺之阴，故卧则右胁筋掣难忍，清养肺阴则愈。旋覆（包，先）一钱半、丝瓜络一钱半、生冬瓜子四钱、鲜莲秆三钱、蜜水拌鲜芦根二两、鲜竹茹三钱、蜜水炒枇叶（刷，包）三钱、片通草一钱。（石念祖《王孟英医案绎注·卷九·脘痛》）

**【原案】**

顾氏妇半产后，因吃饭脘痛，人以为停食也，进以消导，痛甚发热，卧则右胁筋掣难忍。孟英曰：此非发散攻消可疗。予旋覆、丝瓜络、冬瓜子、莲秆、苇茎、竹茹、贝母、枇杷叶、兰叶、通草为方。一剂知，二剂已。（王孟英《王氏医案续编·卷七》）

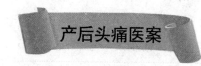

## 产后头痛医案

又其（指儒医顾听泉。——编者注）媳新产之后，头痛甚剧。孟英按其脉右甚滑大，予清阳明法，得大解而瘥。

**【石念祖评析】**

血去肝阳贼胃，热壅阳明。镑犀角（先煎）四钱、生石膏（先煎）一两二钱、石斛（先煎）一两、酒炒知母五钱、济银花一两五钱、鲜芦根二两、姜桃叶（刷，包）三钱、鲜竹叶二钱、旋覆（包，先）三钱、淡海蜇（先煎）二两、生蛤壳（杵，先）一两。（石念祖《王孟英医案绎注·卷十·头痛》）

**【原案】**

儒医顾听泉……又其媳新产之后，头痛甚剧，孟英按其脉右甚滑大，予清阳明法，得大解而瘥。（王孟英《王氏医案续编·卷八》）

## 产后水肿医案

慎氏妇，产后腹胀泄泻，面浮足肿。医与渗湿温补，月余不效，疑为蓐损。孟英视之，舌色如常，小溲通畅，宛似气虚之证。惟脉至梗涩，毫无微弱之形。因与丹参、滑石、泽兰、茯苓、茺蔚、蛤壳、桃仁、海蜇、五灵脂、豆卷。数服即瘥。

**【石念祖评析】**

此证必系产后恶露未净，瘀停化热。腹胀为瘀停。泄泻为热邪自寻出路。面浮足肿，为瘀停化热、上贼气阴，气机失其下降，渗湿则愈伤其阴，温补则愈助热。舌色如常，小溲通畅，为病在血不在气之明证，瘀停阻气，故脉至梗涩。瘀系实邪，故脉无微弱之形。紫丹参四钱、西滑石（先煎）五钱、泽兰叶三钱、白茯苓三钱、茺蔚子（杵，先）五钱、生蛤壳（杵，先）一两、生桃仁（研）三钱、淡海蜇（先煎）一两、五灵脂二钱、大豆卷（次入）三钱。（石念祖《王孟英医案绎注·卷三·水肿》）

**【原案】**

慎氏妇，产后腹胀泄泻，面浮足肿。医与渗湿温补，月余不效，疑为蓐损。孟英视之，舌色如常，小溲通畅，宛似气虚之证。惟脉至梗涩，毫无微弱之形。因与丹参、滑石、泽兰、茯苓、茺蔚子、蛤壳、桃仁、海蜇、五灵脂、豆卷。亦行瘀利水之法。数服即痊。（王士雄《王氏医案续编·卷一》）

## 产后子宫脱垂医案

翁嘉顺妻娩后阴户坠下一物，形色如肺，多方疗之不收，第三日求治孟英。令以泽兰叶二两，煎浓汤熏而温洗，随以海螵蛸、五倍子等分，石念祖评析：醋炙海螵蛸四钱、炒五倍子一钱。研细粉糁之，果即收上。（石念祖《王孟英医案绎注·卷七·子宫脱垂》）

**【原案】**

翁嘉顺令正，娩后阴户坠下一物，气虚不固，形色如肺，多方疗之不收，第三日始求治于孟英。令以泽兰叶二两，煎浓汤熏而温洗，随以海螵蛸、五倍子等分，研细粉糁之，果即收上。（王孟英《王氏医案续编·卷五》）

## 难产医案

一少妇分娩，胞水早破，胎涩不能下，俗谓之沥浆生，催生药遍试不应。孟英令买鲜猪肉一二斤，洗净切大块，急火煎汤。吹去浮油，恣饮之，即产，母子皆生。且云：猪为水畜，其肉最腴，大补肾阴而生津液，用治肾水枯涸之消渴，阴虚阳越之喘嗽，并著奇效。仲圣治少阴咽痛用猪肤，亦取其补阴虚而戢浮阳也。后贤不察，反指为有毒之物，汪讱庵非之是矣。惟外感初愈，及虚寒滑泻，湿盛生痰之证，概不可食，以其滋腻更甚于阿胶、熟地、龙眼也。然猪以浙产为良，北猪不堪用。杭州燥肉鲊，即猪皮为之，入药尤为简当，勿谓皮与肤字面有别。

**【石念祖评析】**

胎凭血送。产难阴虚者十之九。胎涩不能下，涩字着眼。猪肉斤许，急火煎汤，吹去浮油恣饮，即偏证偏治之法。（石念祖《王孟英医案绎注·卷一·羊水早破难产》）

**【原案】**

一少妇分娩，胞水早破，胎涩不能下，俗谓之沥浆生，催生药遍试不应。孟英令买鲜猪肉一二斤，洗净切大块，急火煎汤，吹去浮油，恣饮之，即产，母子皆生。且云：猪为水畜，其肉最腴，大补肾阴而生津液，予尝用治肾水枯涸之消渴，阴虚阳越之喘嗽，并著奇效。仲圣治少阴咽痛用猪肤，亦取其补阴虚而戢浮阳也。后贤不察，反指为有毒之物，汪讱庵非之是矣。惟外感初愈，及虚寒滑泻，湿盛生痰之证，概不可食，以其滋腻更甚于阿胶、熟地、龙眼也。然猪以浙产者为良，北猪不堪用。吾杭燥肉鲊，即猪皮为之，可以致远，入药尤为简当，不必泥于皮与肤之字面而穿凿以夸考据也。（王士雄《王氏医案·卷一》）

## 产后无乳医案

翁嘉顺令正，娩后阴户坠下一物……继而恶露不行，白带时下，乳汁全无，两腿作痛。孟英曰：此血虚也，乳与恶露虽无，其腹必不胀，前证亦属大虚。因与黄芪、当归、甘草、生地、杜仲、大枣、糯米、脂麻、藕，浓煎羊肉汤煮药。服后乳汁渐充，久服乃健。

【石念祖评析】

生黄芪一两、箱归身二钱、生粉草三钱、干生地五钱、绵杜仲四钱、大枣（擘）三枚、糯米（洗）五钱、脂麻（研）五钱、藕（切）一两、生羊肉四两（煮汤煎药）。（石念祖《王孟英医案绎注·卷七·子宫脱垂》）

【原案】

继而恶露不行，白带时下，乳汁全无，两腿作痛，又求方以通之。前方只治其标，未治其本，故复发此患。孟英曰：此血虚也，乳与恶露虽无，其腹必不胀，前证亦属大虚，合而论之，毋庸诊视。因与黄芪、当归、甘草、生地、杜仲、大枣、糯米、脂麻、藕，浓煎羊肉汤煮药。服后乳汁渐充，久服乃健。（王孟英《王氏医案续编·卷五》）

## 乳癖医案

胡妻患乳房结核，外科杂投温补，核渐增而痛胀日甚，驯致形消汛愆，夜热减餐，骨瘘于床。孟英诊曰：郁损情怀，徒补奚益？初以蠲痰开郁之剂，吞当归龙荟丸。痛胀递减，热退能餐，月事乃行，改投虎潜加减法，服半年余而起。凡前后计用川贝母七八斤，他药称是。今春因哭母悲哀，陡然发厥，与甘麦大枣，加龙、牡、龟、鳖、磁、朱、金箔、龙眼而安。

【石念祖评析】

蠲痰开郁方：川贝（杵）一两、南花粉五钱、生冬瓜子八钱、酒炒知母三钱、酒炒川连一钱、石菖蒲（次入）一钱、半夏曲（研，次）二钱、鲜薤白（打，次）一钱半、淡海蜇（先煎）一两、陈木瓜一钱半，药送龙荟丸三钱。悲哀发厥，抑郁伤肝，肝风逆上。生粉草三钱、北小麦四钱、大枣一枚（擘，先）、煅龙骨（杵）一两、煅牡蛎（杵）六两、血鳖甲（杵）四两、血龟板（杵）二两、灵磁石一两、整朱砂一两二钱（六味先炭煨六钟，取汤代水煎药）、飞金箔七页、桂元肉一钱半。（石念祖《王孟英医案绎注·卷六·乳房结核》）

【原案】

胡季权令正，许子双之女弟也。初于乙巳患乳房结核，外科杂投温补，此乳岩之渐也，岂有用补之理？核渐增而疼胀日甚，驯致形消汛愆，夜热减餐，骨瘘于床。孟英诊曰：郁损情怀，徒补奚益？岂惟无益，愈增其病矣。初以蠲痰开郁之剂，吞当归龙荟丸。因误补之后，故用此丸，否则可以不必。痛胀递减，热退能餐，月事乃行，改投虎潜加减法，服半年余而起。凡前后计用川贝母七八斤，他药称是。（王士雄《王氏医案续编·卷四》）

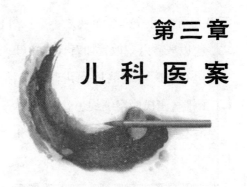

# 第三章
# 儿科医案

## 中暑医案

　　陈姓小儿发热肢搐，幼科与惊风药，遂神昏气促，汗出无溺。孟英视之，曰：暑也。令取蕉叶铺于泥地，与儿卧之。投以辰砂六一散，加石膏、知母、西洋参、竹叶、荷花露。一剂而瘳。

　　**【石念祖评析】**

　　小儿肢搐，本系肝亢生风。市医治惊风多用温散。神昏气促，为肝阳逆升，无溺为肝阴将竭，最为危险。整辰砂（先煎）三钱、西滑石（先煎）三钱、生粉草二钱、生石青（先煎）六钱、酒炒知母二钱、西洋参二钱、鲜竹叶一钱五分（次入）、荷花露大半酒杯（候温和服）。辰砂、滑石、石膏皆石药，取重以镇怯之义；而辰砂镇心，滑石泻暑，石膏清胃，甘草缓中，知母泻暑，合之为苦甘化阴，兼可息风；西洋参清其气热；竹叶清其表热；荷花露鲜泻以解暑息风，香泽以入心凉营。（石念祖《王孟英医案绎注·卷三·伤暑》）

　　**【原案】**

　　陈某，自黔来浙，一小儿发热肢搐，幼科与惊风药，遂神昏气促，汗出无溺。适孟英至而视之，曰：暑也。令取蕉叶铺于泥地，与儿卧之。投以辰砂六一散，加石膏、知母、西洋参、竹叶、荷花露。一剂而瘥。继有胡氏女病略同，儿科云不治，因恳于孟英，亦以此法活之。（王士雄《王氏医案续编·卷一》）

乔有南侄甫五龄，发热数日，儿医与柴葛解肌汤一剂，肢搐而厥，目张不语。孟英诊曰：病是暑邪，治以风药，热得风而焰烈，津受烁以风腾，乃风药引起肝风。与王氏犀角地黄汤加羚羊角、生石膏、元参、桑叶、菊花、银花、牡蛎、知母、麦冬、竹叶诸药。数服而愈。

**【石念祖评析】**

小儿多不足于阴，若非寒证，最忌风药。镑犀角（磨，冲）三分、大生地（开水泡冲，去渣）四钱、生石膏（先煎）六钱、元参片（泡，冲）五钱、冬桑叶二钱、杭菊花一钱、煅牡蛎（杵，先）二两、酒炒知母一钱五分、鲜竹叶一钱。（石念祖《王孟英医案绎注·卷三·发热》）

**【原案】**

乔有南之侄甫五龄，发热数日，儿医与柴葛解肌汤一剂，肢搐而厥，目张不语。其母婿居，仅此一脉，遍求治疗，毫无寸效。所亲徐和甫托王瘦石访一擅幼科之长者，瘦石谓宜求善于外感者。盖人有大小，病无二致，切勿舍大方而信专科，此喻嘉言活幼金针也。盍延孟英视之，徐从之。孟英曰：病是暑邪，治以风药，热得风而焰烈，津受烁以风腾，乃风药引起肝风，再投俗尚惊风之剂，稚子根本不牢，而狂风不息，折拔堪虞。与王氏犀角地黄汤加羚羊角、生石膏、元参、桑叶、菊花、银花、牡蛎、知母、麦冬、竹叶诸药。数服而痊。

**【眉批】**

清暑热，熄肝风，方极平允。（王士雄《王氏医案续编·卷一》）

## 咳嗽医案

胡季权子甫六岁，目患内障，继则夜热痰嗽，小溲过多，医作童损治。服滋补数月，病日以甚。孟英持脉右大，口渴苔黄，曰：伏热在肺，法当清解。及详诘其因，始言病起瘄后，盖余热未净，而投补太早。与滑石、知母、花粉、桑叶、茅根、枇杷叶、芦根、冬瓜子、杏仁。服二剂，遍身发出斑块。又二剂，斑退苔化，乃去滑石，加沙参饵之，其热头面先退，次退四肢，以及胸背，又数日甫退于腹，人皆诧其热退之异。孟英谓热伏既久，复为半年之补药，腻滞于其间，焉能一旦尽涤？其势必渐清而渐去也。热退既净，溺亦有节，痰嗽递蠲，餐加肌润，而内障亦渐除矣。

**【石念祖评析】**

辨证在脉右大、口渴苔黄。西滑石（先煎）二钱、姜汁炒知母二钱、姜汁炒花粉二钱、冬桑叶一钱五分、姜汁拌茅根二钱、姜汁炒枇叶（刷，包）一片、姜芦根四钱、生冬瓜子二钱、苦杏仁（泥，次入）一钱五分。（石念祖《王孟英医案绎注·卷四·痰嗽》）

**【原案】**

胡季权子珍官，甫六岁，目患内障，继则夜热痰嗽，小溲过多，医作童损治。服滋补数月，病日以甚。孟英持脉右大，口渴苔黄，曰：伏热在肺，法当清解。及详诘其因，始言病起瘄后，盖余热未净，而投补太早。与滑石、知母、花粉、桑叶、茅根、枇杷叶、芦根、冬瓜子、杏仁。服二剂，遍身发出斑块。又二剂，斑退苔化，乃去滑石，加沙参饵之，其热头面先退，次退四肢，以及胸背，又数日甫退于腹，人皆诧其热退之异。孟英谓热伏既久，复为半年之补药，腻滞于其间，焉能一旦尽涤？其势必渐清而渐去也。热退既净，溺亦有节，痰嗽递蠲，餐加肌润，而内障亦渐除矣。（王士雄《王氏医案续编·卷二》）

## 呕吐医案

赵女患发热呕吐，口渴便秘，而年甫三龄，不能自言病苦。孟英视其舌微绛，而苔色干黄。因与海蛰、鼠矢、竹茹、知母、花粉、杏、贝、栀、斛之药。二剂果下未化宿食，色酱黏腻。

**【石念祖评析】**

淡海蛰（先煎）五钱、两头尖二钱、姜竹茹一钱半、姜知母一钱半、南花粉二钱、苦杏仁（泥，次入）一钱半、川贝（杵）二钱、黑栀皮一钱半、石斛（先煎）三钱。（石念祖《王孟英医案绎注·卷五·呕吐》）

**【原案】**

赵子善令嫒，患发热呕吐，口渴便秘，而年甫三龄，不能自言病苦。孟英视其舌微绛，而苔色干黄。因与海蛰、鼠矢、竹茹、知母、花粉、杏、贝、栀、斛之药。二剂果下未化宿食，色酱黏腻。设投俗尚温燥消导法，必致阴竭而亡。继往维扬，孟英临别赠言，谓其体质勿宜温补。（王士雄《王氏医案续编·卷三》）

## 霍乱医案

王寿和甫六岁，陡患凛寒身热，面红，谵妄汗频，四肢厥冷，苔色黄腻，口渴唇红。时邪夹食也。以枳实栀豉汤，加菖蒲及冬干芦菔菜，煎成调入玉枢丹五分灌之。次日谵汗皆减，而腹痛吐泻。邪欲转霍乱以外泄也。孟英谓不但伤寒可转霍乱，温热暑湿皆可转霍乱也，治当迎刃而导之。于前方加苏叶一分、黄连二分，同炒煎服。连吐三五次，泻六七次，痛即减，第三日神始爽慧，然去疾莫如尽，再服原方一剂遂愈。

凡小儿之病，因于食滞者多，胃不和则卧不安。阳明实则谵，若吐泻乃病之出路。而世人动辄以惊风药治之，每致偾事。

**【石念祖评析】**

炒枳实八分、姜栀皮一钱半、炒豆豉一钱半、石菖蒲（次入）六分、冬干芦菔菜五钱，煎成调送玉枢丹五分。续方苏叶一分、黄连二分。即苦辛并用，轻可去实之义。（石念祖《王孟英医案绎注·卷十·霍乱转筋》）

**【原案】**

丁巳秋，三姪寿和甫六岁，陡患凛寒身热，筋瘛面红，谵妄汗频，四肢厥冷，苔色黄腻，口渴唇红，时邪夹食也。以枳实栀豉汤，加菖蒲及冬干芦菔叶，煎成，调入玉枢丹五分灌之，次日谵瘛皆减，而腹痛吐泻，邪欲转霍乱以外泄也。余尝谓不但伤寒可转霍乱，而温热暑湿，皆可转霍乱也。治当迎刃而导之，于前方加苏叶一分、黄连二分，同炒煎服，连吐三五次，泻六七次，痛即减，第三日神始爽慧，然去疾莫如尽，再服原方一剂，遂愈。凡小儿之病，因于食滞者多，胃不和则卧不安，阳明实则谵瘛，若吐泻乃病之出路，而世人动辄以惊风药治之，每致偾事，昧者更惑于巫瞽，而祭非其鬼，尤可嗤也。（王士雄《随息居重订霍乱论·第三医案篇·梦影》）

## 惊风医案

姚子瘖后，两腿筋瘛，卧则更痛。幼科作风治而愈剧。孟英以犀角、生地、木通、豆卷、葳蕤、桑枝、丹皮、栀子、丝瓜络，投之而效。

**【石念祖评析】**

镑犀角（先煎八句钟）二钱、大生地（泡煎，去渣）五钱、细木通五分、大豆卷一钱、肥玉竹一钱半、酒炒桑枝二钱、粉丹皮一钱、黑栀

皮一钱半、丝瓜络一钱半。（石念祖《王孟英医案绎注·卷五·腿痛》）

【原案】

姚令舆令郎，瘄后两腿筋掣，卧则更痛。幼科作风治而愈剧。孟英以犀角、生地、木通、豆卷、葳蕤、桑枝、丹皮、栀子、丝瓜络，投之而效。

【眉批】

此疹后血为热毒所耗，不足以养肝也。与前证大略相同，特未受温补之累耳。（王士雄《王氏医案续编·卷三》）

周鹤亭子年甫五龄。痘后月余，清凉药尚未辍，忽发壮热，幼科治之势益张，肢瘛面赤，呕吐苔黄，渴而溺清，时或昏厥。证交六日，孟英诊之。脉甚弦洪滑数，心下拒按，便秘汗多。投小陷胸，加石膏、知母、花粉、竹叶、枇杷叶、贝母、雪羹，石念祖评析：溺清及时或昏厥，痰热全在肺经气分。洪数为阴虚挟热，故用雪羹。半夏合石膏辛凉解表，合知、连辛苦豁痰。姜炒川连四分、制半夏（研，次）一钱半、蒌仁（研）一钱半、生石膏（先煎）五钱、姜炒知母一钱半、南花粉一钱半、鲜竹叶八分、川贝母（杵）三钱、姜枇叶（刷，包）一片、整荸荠四钱、淡海蜇（先煎）八钱。二剂各恙皆减，溲赤便行，继与清养而安。

【石念祖评析】

清养方：去蒌、连、石膏、竹叶，加西洋参一钱、北沙参二钱、石斛（先煎）三钱、旋覆（包，先）一钱、炒冬瓜子一钱半、北梨肉三钱。（石念祖《王孟英医案绎注·卷七·壮热厥逆》）

【原案】

周鹤亭令郎，年甫五龄。痘后月余，清凉药尚未辍，忽发壮热，幼科治之势益张，肢瘛面赤，呕吐苔黄，渴而溺清，时或昏厥。证交六日，其外祖何新之邀孟英诊之。脉甚弦洪滑数，心下拒按，便秘汗多。投小陷胸，加石膏、知母、花粉、竹叶、枇杷叶、贝母、雪羹。二剂各恙皆减，溲赤便行，继与清养而安。

【眉批】

凉药未辍，而忽见如此之证，即不按脉，亦可知为新感温邪矣。
（王孟英《王氏医案续编·卷五》）

## 麻疹医案

仲夏麻疹流行，幼科执用套药，夭折实多。刘某子甫五龄，陆某见其瘄点不绽，连进桴柳等药，壮热无汗，面赤静卧，二便不行。孟英视之，投犀羚白虎汤而转机。陆某力阻石膏不可再饵，仍进温散，以致气喘痰升。复加麻黄八分，欲图定喘，而喘汗濒危，二便复秘。再恳孟英救之。投白虎加西洋参、竹叶而愈。继有房氏子亦为陆某误用温散致剧，痰喘便秘，口渴神昏，溲碧肢瘈。孟英与大剂白虎汤，加犀角、元参、竹叶、木通，调紫雪。四帖而始安。

【石念祖评析】

犀角、羚角（各）二钱（先炭煨六句钟），生石膏（先煎）六钱，酒炒知母一钱半，西洋参一钱，冬瓜皮三钱，鲜地骨皮三钱，济银花三钱，姜竹茹二钱，鲜竹叶一钱，整荸荠（洗，打）一个。房氏与方：生石膏（先煎）六钱、酒炒知母一钱半、犀角（先煎）二钱、元参片（泡冲，去渣）三钱、鲜竹叶一钱、细木通五分，药调送紫雪一分。（石念祖《王孟英医案绎注·卷五·麻疹》）

【原案】

仲夏瘄疹流行，幼科执用套药，夭折实多。有王子能参军所亲楚人刘某，仅一子甫五龄，陆某见其瘄点不绽，连进桴柳等药，壮热无汗，面赤静卧，二便不行。参军闻其殆，延孟英视之，投犀羚白虎汤而转机。陆某力阻石膏不可再饵，仍进温散，以至气喘痰升。复加麻黄八分，欲图定喘，而喘汗濒危，二便复秘。麻黄定喘，乃方脉中感受风寒

之证施之，麻疹何其不通。再恳孟英救之，投白虎加西洋参、竹叶而愈。（王士雄《王氏医案续编·卷三》）

## 痘证医案

　　胡韵梅年已逾冠，因夜坐感寒，患头痛恶冷，呕吐肢冷。孟英视之，曰：舌绛脉数，斑疹之候，断非受寒。与清透药服之。次日点形圆绽，细询果未出痘，但火势甚炽，一路清凉，自发起至落痂，毫不杂一味温升攻托之药，而满身密布形色粗紫，浆浓痂黑，便秘不饥，渴无一息之停。苟不如是用药，其能免乎？此建中《琐言》之所以有功于世也。

　　【石念祖评析】

　　清透方：大生地（泡冲，去渣）八钱、酒炒知母三钱、酒炒川黄柏一钱半、酒炒栀皮三钱、石菖蒲（次入）二钱、酒炒枇叶（刷，包）三钱、酒炒银花四钱、酒炒丹皮二钱、制半夏一钱。（石念祖《王孟英医案绎注·卷八·天花》）

　　【原案】

　　胡韵梅年已逾冠，因夜坐感寒，患头疼恶冷，呕吐肢冷。孟英视之，曰：舌绛脉数，斑疹之候，断非受寒也。幸胡平昔钦信，遂与清透药服之。次日点形圆绽，细询果未出痘，但火势甚炽，恐其惑于俗论，嘱请专科王蔚文会诊。所见略同，一路清凉，自发起至落痂，毫不杂一味温升攻托之药，而满身密布形色粗紫，浆浓痂黑，便秘不饥，渴无一息之停。苟不如是用药，其能免乎？此建中《琐言》之所以有功于世也。

　　【眉批】

　　此大实之证，故治宜如此。予见一小儿出痘，自始至终，参、芪不辍于口，稍停其药，即恹然不振，正与此案相对待。可见用寒用热，皆

宜随证变通，未可执一而论也。（王孟英《王氏医案续编·卷六》）

潘洪畴孙种痘，下苗三日即咽痛，医与升散药，发热斑烂，七朝而夭。潘祥衍染痘，俗名天花，咽喉烂至于舌，胸膈痞塞不通，牙关紧涩，小溲淋痛，口流紫黑血块。孟英视之曰：恶血毒涎，正欲其出。吹以锡类散，用碗盛其口，流出涎血甚多，咽喉、牙环、胸膈皆得渐舒；投以犀角地黄汤，加玄参、银花、童溺、藕汁、竹黄、花粉、贝母、石菖蒲之类，渐以向安，继与生津填补而痊。

**【石念祖评析】**

咽喉烂至于舌五句，热炽阴伤，病情皆在上焦气分。大生地八钱、玄参片一两（二味开水泡汤，去渣，冲服）、济银花一两五钱、童溺一大酒杯（煎去沫，冲服）、藕汁一酒杯（冲）、天竺黄三钱、川贝母（杵）八钱、花粉四钱、石菖蒲（次入）六分。（石念祖《王孟英医案绎注·卷二·天花》）

**【原案】**

潘洪畴托儿医为其仲郎春波所出之孙种痘，下苗三日即咽痛，医与升散药，发热斑烂，七朝而夭。咽痛而复升之，即非种出之痘，亦必不免。春波及其弟祥衍皆染其病。春波之证，顾听泉治而愈矣，祥衍之恙，咽喉烂至子舌，胸膈痞塞不通，牙关紧涩，小溲淋痛，口流紫黑血块，人皆谓其脏腑烂焉。孟英视之曰：恶血毒涎，正欲其出。吹以锡类散，用碗承其口，流出涎血甚多，咽喉、牙环、胸膈皆得渐舒。投以犀角地黄汤，加元参、银花、童溺、藕汁、竹黄、花粉、贝母、石菖蒲之类，渐以向安，继与生津填补而痊。（王士雄《王氏医案·卷二》）

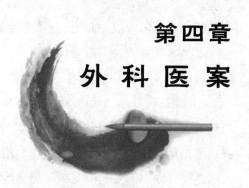

# 第四章
# 外 科 医 案

## 疮疡医案

迨夏两腿患疖，外科治之，久而不愈。孟英谓：其平昔善饮，蕴热深沉，疡科药亟宜概屏。令以雪羹汤送当归龙荟丸，果得渐瘳。（石念祖《王孟英医案绎注·卷八·春温》）

【原案】

许芷卿亦精于医……迨夏两腿患疖，外科治之，久而不愈。孟英谓：其平昔善饮，蕴热深沉，疡科药亟宜概屏。令以雪羹汤送当归龙荟丸，果得渐瘳。（王孟英《王氏医案续编·卷六》）

金元章媳，于甲午新寡后，患脓窠疖，大抵湿热之病耳。疡医连某疑为遗毒，径作广疮（指梅毒。——编者注）疗，渐至上吐下利，不进饮食。另从内科治，亦无寸效。延至次年春令，更兼腹痛自汗，汛愆（本指月经愆期，这里指闭经。——编者注）肌削，诸医皆见而却走矣。孟英视之，曰：此胃气为苦寒所败，肝阳为辛热所煽，前此每服阳刚，即如昏瞀，稍投滋腻，泄泻必增，遂谓不治之证，未免轻弃。乃以四君子加左金、椒、梅、莲子、木瓜、余粮、石脂等出入为方，百日而愈。

第汛犹未转也，诸亲友环议，再不通经，病必有变。孟英力辨此非经阻可通之证，惟有培养生化之源，使气旺血生，则流行自裕。恪守其方，服至仲冬，天癸至而肌肉充，康复如初矣。

**【石念祖评析】**

上吐下利，不进饮食，此胃气为苦寒所败之征。肝阳逆上，则脾土受伤，阴精不能自秘，故腹痛自汗。肝统血，肝伤则汛愆；肝贼脾，则气血不充而肌削。阳刚之药愈伤肝，故如昏瞀；滋腻之药愈败脾，故增泄泻。此证用药虽易相妨，然究以苦寒败胃为主要。肝附于脾，脾治则肝治。宜先益其胃阳，使中气有权，乃能循序施药。炒潞党五钱，白茯苓（干切）三钱，炒白术三钱，炒甘草二钱，川椒红二分（次入），陈木瓜三钱，禹余粮、炒赤石脂二味各一钱，研粗末冲，和药服。药送左金丸六分、陈莲子十粒（去心不去皮）。四君合椒红维持胃气，左金合木瓜酸苦以泄肝阳，莲子守补敛涩，余粮、石脂炒研，和服，系遵喻氏法以涩肠止涩。孟英力辨此非经阻可通之证，盖经阻可通，系阳实气充，经期偶服生冷停瘀，病在血不在气，且气旺可受通经峻药，此证气虚不能生血，病在气不在血。（石念祖《王孟英医案绎注·卷一·脓窠疡》）

濮姬于酷热之秋，浑身生疖如疔，痛楚难堪，小溲或秘或频，大便登圊非努挣不下，卧则不能收摄，人皆谓其虚也。孟英诊脉滑数，舌紫苔黄而渴。与白虎加花粉、竹叶、栀子、白薇、紫菀、石斛、黄柏。十余剂而痊。

**【石念祖评析】**

脉滑数、苔黄而渴，为肺胃热实。舌紫为兼挟瘀血。白薇行瘀，知母泻肺热，黄柏泻肝热。生石膏（先煎）八钱、酒炒知母三钱、南花粉四钱、鲜竹叶二钱、酒炒栀皮三钱、酒炒白薇三钱、紫菀茸一钱五分、鲜石斛（杵，先）一两、酒炒川黄柏一钱五分。脉数为阴虚挟热，花粉、石斛顾阴。（石念祖《王孟英医案绎注·卷四·疖》）

**【原案】**

濮妪于酷热之秋，浑身生疖如疔，痛楚难堪，小溲或秘或频，大便登圊则努挣不下，卧则不能收摄，人皆谓其虚也。未闻虚而生疖者。孟英诊脉滑数，舌紫苔黄而渴。与白虎汤加花粉、竹叶、栀子、白薇、紫菀、石斛、黄柏。十余剂而痊。（王士雄《王氏医案续编·卷二》）

壬寅夏感受暑湿，误投温散，以致谵语神昏，势濒于危，而肛前囊后之间，溃出腥脓，疮口深大，疡科以为悬痈也，敷治罔效。孟英诊曰：悬痈乃损怯证，成之以渐。今病来迅速，腥秽异常，是身中久蕴厚味湿热之毒。挟外受之暑邪，无所宣泄，下注而为此证。切勿敷药以遏其外走之热，但舌强而紫赤，脉细而滑数，客邪炽盛，伏热蕴隆，阴分甚亏，深虞津涸。先与清营之剂，三投而神气渐清。石念祖评析：一人之身，前患湿热挟实，此患暑邪挟虚，编次具有苦心。温散伤阴，故云阴分甚亏。常法治病先治气，后治血，此主清营，系变法医药之义。元参片一两、大生地八钱（二味开水泡汤，去渣，冲入）、酒炒川连六分、莲子心一钱、陈胆星（炖，和服）八分、九节蒲（研，次入）一钱、生冬瓜子四钱、鲜茅根五钱、鲜荷秆三钱、竹叶卷心十个、木通一钱。次以凉润阳明，便畅而热蠲脓净。石念祖评析：清营系急则治标。心肺热邪，必由胃腑宣泄，故主凉润阳明。方用生石膏八钱、酒炒知母三钱、南花粉四钱、姜竹沥两酒杯（冲）、大荸荠三个（打）、花麦冬三钱、钗石斛（杵，先）八钱、鲜枇叶（刷，包）三钱、生苡仁（杵）八钱、竹叶二钱。改用甘柔滋养，月余溃处肌平。善后参人参、芪，竟得康强如昔。

**【石念祖评析】**

甘柔滋养方。大生地八钱、生甘草三钱、白茯苓三钱、肥玉竹三钱、甜杏仁三钱、箱归身二钱、酒桑枝三钱、木瓜三钱。（石念祖《王孟英医案绎注·卷二·痈》）

**【原案】**

壬寅夏感受暑湿，误投温散，以致谵语神昏，势濒于危，而肛前囊后之间，溃出腥脓，疮口深大，疡科以为悬痈也，敷治罔效。时孟英患痁（指疟疾。——编者注）未瘥，予固邀其扶病一诊。孟英曰：悬痈乃损怯证，成之以渐。

**【眉批】**

卓识。今病来迅速，腥秽异常，是身中久蕴厚味湿热之毒，挟外受之暑邪，无所宣泄，下注而为此证。切勿敷药以遏其外走之势，但舌强而紫赤，脉细而滑数，客邪炽盛，伏热蕴隆，阴分甚亏，深虞津涸。先与清营之剂，三投而神气渐清。次以凉润阳明，便畅而热蠲脓净。改用甘柔滋养，月余溃处肌平。善后参人参、芪，竟得康强如昔。

**【眉批】**

用药次第可法。（王士雄《王氏医案·卷二》）

翁嘉润患腰疽，愈而复发者五年。孟英切其脉，弦细以数。曰：此内损证，外科恶乎知？与大剂甘润滋填之药，匝月而瘥，后不复发。

**【石念祖评析】**

脉弦细数为阴虚。大熟地八钱、明天冬（切）六钱、女贞子（杵）五钱、酒炒桑枝三钱、山萸肉三钱、枸杞子三钱、净归身二钱、济银花五钱、菟丝饼四钱、龟板胶（炖，和服）二钱。（石念祖《王孟英医案绎注·卷一·腰疽》）

**【原案】**

茅家埠翁嘉润患腰疽，愈而复发者五年，费用不赀，诸疡医治之不效。盛少云嘱其求治于孟英。切其脉弦细以数，曰：子之幸也。此内损证，肾俞发亦然。外科恶乎知？与大剂甘润滋填之药，匝月而瘥，至今不发。（王士雄《王氏医案·卷一》）

吴茂林患右颊肿痛，颏下结核，牙关仅能呷稀糜，外科称名不一，治若罔知。孟英投以天麻、僵蚕、羚羊、石膏、醒头草、升麻、当归、秦艽、花粉、黄芩等药，渐愈。

**【石念祖评析】**

此证必系肝胃气分热结，以辛温反佐，升发咸苦寒正治之品。明天麻八分、炙僵蚕一钱半、羚次尖（先煎八钟）四钱、生石膏（先煎）八钱、省头草一钱半、生升麻一钱、箱归尾一钱、左秦艽一钱半、南花粉四钱、酒炒枯芩三钱。（石念祖《王孟英医案绎注·卷七·颊肿》）

**【原案】**

歙人吴茂林，患右颊肿痛，颏下结核，牙关仅能呷稀糜，外科称名不一，治若罔知。孟英投以天麻、僵蚕、羚羊、石膏、醒头草、升麻、当归、秦艽、花粉、黄芩等药，祛肝风、清痰热之法，渐愈。（王孟英《王氏医案续编·卷五》）

珠小辉令媛，骤患颐肿，连及唇鼻，乃至口不能开，舌不能出。孟英视之曰：温毒也。用射干、山豆根、马勃、羚羊、薄荷、银花、贝母、花粉、杏仁、竺黄为剂，并以紫雪搽于唇内，锡类散吹入咽喉，外将橄榄核磨涂肿处。果吐韧涎而肿渐消。

**【石念祖评析】**

姜炒射干三钱、酒炒山豆根一钱、马勃一钱五分、磨羚角（冲）二钱、苏荷尖（次入）八分、济银花八钱、川贝母（杵）一两、姜花粉三钱、苦杏仁一钱五分、天竺黄三钱。另用紫雪三厘搽唇内。（石念祖《王孟英医案绎注·卷四·温毒》）

**【原案】**

珠小辉太守令媛，骤患颐肿，连及唇鼻，此俗所谓虾蟆瘟也。乃至口不能开，舌不得出。孟英视之曰：温毒也。用射干、山豆根、马勃、羚羊、薄荷、银花、贝母、花粉、杏仁、竺黄为剂，仿普济消毒饮意。并以紫雪搽于唇内，锡类散吹入咽喉，外将橄榄核磨涂肿处。果吐韧涎而肿渐消，诘朝即吸稀粥，数日而愈。（王士雄《王氏医案续编·卷二》）

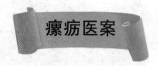

## 瘰疬医案

冯媪患左目胞起瘰，继而痛及眉棱、额角、巅顶，脑后筋掣难忍。

医投风剂，其势孔亟。孟英诊脉弦劲，舌绛不饥。与固本合二至、桑、菊、犀、羚、玄参、牡蛎、鳖甲、白芍、知母、石斛、丹皮、细茶等，出入互用，匝月始愈。

【石念祖评析】

病情本系肝阳勃升，风剂助纣为虐。脉弦劲二语，皆心肝阳邪逆升，气机不降之象。息风方能降气。霜桑叶四钱、杭白菊二钱、犀角（先煎）四钱、羚角（先煎）四钱、玄参片八钱、女贞子（杵）五钱、旱莲草四钱、煅牡蛎（杵）四两、血鳖甲二两、整大白芍一两、鲜石斛（杵）一两（四味同煨六句钟，取汤代水煎药）、酒炒知母四钱。数帖去犀、羚、桑、菊，加大生地一两、大熟地八钱、丹皮二钱。再更方去白芍，加明天冬（切）六钱、花麦冬四钱。终更方去丹皮，加陈细茶三钱。（石念祖《王孟英医案绎注·卷四·瘰疬》）

【原案】

冯媪患左目胞起瘰，继而痛及眉棱、额角、巅顶，脑后筋掣难忍。医投风剂，其势孔亟。孟英诊脉弦劲，舌绛不饥。与固本合二至、桑、菊、犀、羚、元参、牡蛎、鳖甲、白芍、知母、石斛、丹皮、细茶等，出入为用，匝月始愈。（王士雄《王氏医案续编·卷二》）

## 斑疹医案

韩石甫妻患感发疹，某治以清解，热渐退而神气不爽，舌黑难伸，太息便秘，胸次拒按，脉弦缓而滑。投凉膈散，加知母、花粉、枳实、竹茹。石念祖评析：神气不爽四句，皆痰热窒塞肺胃之象。脉弦缓而滑，文义弦缓在脉之浮分，滑在脉之沉分，故用凉膈之硝黄，若文义为弦滑而缓，则凉膈不可投矣。酒炒枯芩一钱半、炒豆豉三钱、黑栀皮三钱、薄荷尖八分、鲜竹叶二钱、酒炒知母三钱、南花粉四钱、炒枳实二钱、姜竹茹三钱、元明粉一钱、生厢黄三钱（开水泡冲，去渣）。一帖

苔即退黄，再服而黑矢下，神气清，即以向愈。（石念祖《王孟英医案绎注·卷七·发疹》）

**【原案】**

韩石甫大令令正，患感发疹。沈悦亭治以清解，热渐退而神气不爽，舌黑难伸，太息便秘，胸次拒按，脉弦缓而滑。投凉膈散，加知母、花粉、枳实、竹茹。一帖而苔即退黄，再服而黑矢下，神气清，即以向愈。（王孟英《王氏医案续编·卷五》）

胡子右颧偶发紫斑一块，时当季冬，孟英与犀角、石膏凉解之药，二三帖后始发热，斑渐透。犀角服二十帖始撤。素有目疾，余热复从目发，令以石膏药久服，居然渐愈，且能食肌充，略无他患。

**【石念祖评析】**

病情为肝风贼肺。镑犀角四钱、生石膏一两六钱、石斛一两（三味同先煨八钟）、冬桑叶四钱、杭白菊三钱、冬瓜皮四钱、济银花一两五钱、酒炒知母四钱、姜竹茹三钱、姜半夏二钱、西薤白一钱半、姜栀皮三钱、淡豆豉三钱、酒炒丹皮二钱。（石念祖《王孟英医案绎注·卷六·发癍》）

**【原案】**

胡季权令郎珍官，右颧偶发紫斑一块，时当季冬，孟英与犀角、石膏凉解之药，二三帖后始发热，斑渐透。犀角服二十帖始撤。素有目疾，余热复从目发，令以石膏药久服，居然渐愈，且能食肌充，略无他患，闻者莫不异之。（王士雄《王氏医案续编·卷四》）

乃（指胡孟绅。——编者注）弟季权，同时患黑斑苔秽，脉浑气粗面垢，孟英即以凉膈散投之。大解得行，脘亦不闷，斑皆透绽，脉显滑数而洪，遂与大剂凉润清肃之药。直俟其旬日外，大解不泻，药始缓授。复又沉卧不醒。孟英曰：痰热尚炽也。仍投大剂数帖，果频吐胶痰累日，而眠食渐安。（石念祖《王孟英医案绎注·卷八·痰蒙清窍》）

**【原案】**

乃（指胡孟绅。——编者注）弟季权，同时患黑斑苔秽，脉浑气粗面垢，孟英即以凉膈散投之。大解得行，脘亦不闷，斑皆透绽，脉显滑数而洪，遂与大剂凉润清肃之药。直俟其旬日外，大解不泻，药始缓授。复又沉卧不醒，人皆疑之。孟英曰：痰热尚炽也。仍投大剂数帖，果频吐胶痰累日，而眠食渐安。是役也，当两病披猖之际，举家皇皇，他医或以前证为神不守舍，议投温补，后证则以为必败，闻者无不危之，赖季权之夫人，独具卓识，任贤不贰，孟英始无掣肘之虑，而咸得收功也。（王孟英《王氏医案续编·卷六》）

## 麻疹医案

李子瘄未齐而痰嗽气喘，苔色白滑，小溲不赤。或主犀角地黄汤加紫雪，服而不效。孟英诊之，右脉洪滑而口渴，乃天时酷热，暑邪薄肺，挟其素有之痰而阻其治节，所以气机不行，而疹不能达，苔不能化，溺不能赤也。温散大忌，凉血亦非。与竹叶石膏汤合苇茎，加杏、菀、旋、杷、海石，投之气平疹透，苔退舌红，小溲亦赤，数日而愈。

**【石念祖评析】**

鲜竹叶一钱、生石膏（先煎）六钱、酒炒知母一钱半、姜汁拌芦根八钱、苦杏仁（泥）一钱半、紫菀茸一钱、旋覆（包，先）一钱、姜枇叶一片、浮海石（先煎）四钱。（石念祖《王孟英医案绎注·卷五·痰喘》）

**【原案】**

李新畲仲郎，瘄未齐而痰嗽气喘，疹中应有之证。苔色白滑，小溲不赤。或主犀角地黄汤加紫雪，热在气而清其肝，故不效。服而不效，延孟英诊之。右脉洪滑而口渴，脉证相符。乃天时酷热，暑邪薄肺，挟其素有之痰而阻其治节，所以气机不行，而疹不能达，苔不能化，溺不能赤也。温散大忌，凉血亦非。与竹叶石膏汤合苇茎，加杏、菀、旋、杷、海石。投之气平疹透，苔退舌红，小溲亦赤，数日而愈。

**【眉批】**

治疹原以清肺为第一义。（王士雄《王氏医案续编·卷三》）

溽暑之令，麻疹盛行，幼科仅知套药，升、柴、防、葛乱施，陈书帚女势最剧，以瘄甫出而汛适至也。医者却走，孟英视之。脉滑而数，舌绛大渴，面赤失音，不食便泻。曰：此由发散太过，火盛风炽，气血两燔。气分之邪，由泻而略泄其焰；营分之热，由汛而稍解其焚，岂可畏其脱陷，妄投止涩耶？与西洋参、石膏、知母、麦冬、犀角、生地、连翘、甘草、石斛、丹皮、桑叶、竹叶，大剂投之，三日而愈。养阴善后，遂以渐安。其余或轻或重，孟英一以清解而痊。

**【石念祖评析】**

脉滑而数，热邪皆在气分，惟舌绛二字，热邪在血分。病邪以有出路为宜，泻泄其热，汛解其焚，正是此病生机。畏脱陷，投止涩，系治虚证之法。此病系热实证，脉滑而数，数脉热中挟虚，故方中以麦冬、生地等补之。病情气分热邪过于血分，故此方清气之药较多。西洋参三钱、生石膏（先煎）一两二钱、酒炒知母（次入）三钱、花麦冬四钱、镑犀角（磨，冲）一钱、大生地（开水泡冲）八钱、连翘壳（次入）三钱、生粉草三钱、粉丹皮二钱、鲜石斛（杵，先）一两、冬桑叶四钱、鲜竹叶（次入）二钱。（石念祖《王孟英医案绎注·卷二·麻疹》）

**【原案】**

溽暑之令，瘄疹盛行，幼科仅知套药，升、柴、防、葛乱施，殆亦疫疠之病，造化默行其杀运欤？陈仰山家患此者十余人，其长郎书帚孝廉之女，势最剧，以瘄甫出，而汛至也。医者却走，始延孟英视之。脉滑而数，舌绛大渴，面赤失音，不食便泻，曰：此由发散太过，火盛风炽，气血两燔。气分之邪，由泻而略泄其焰；营分之热，由汛而稍解其焚，岂可畏其脱陷，妄投止涩耶？与西洋参、石膏、知母、麦冬、犀角、生地、连翘、甘草、石斛、丹皮、桑叶、竹叶，大剂投之，三日而愈。养阴善后，遂以渐安。其余或轻或重，孟英一以清解而痊。（王士

雄《王氏医案·卷二》）

徐艮生室，年四十余，于酷暑之时患瘄，沈悦亭连与清解，不能杀其势。孟英视之，体厚痰多，脉甚滑数，扬掷谵妄，舌绛面赤，渴饮便涩。乃与大剂白虎加犀角、元参、银花、花粉、贝母、竺黄、竹叶、竹茹、竹沥，送滚痰丸。服后大便下如胶漆，脉证渐和，数日后去丸药，其势复剧，甚至发厥，仍加丸药乃平。如是者三次，险浪始息。悦亭复以白金丸涤其膈下留痰，续用甘凉濡润法，充津液而搜余热，渐以告愈。

【石念祖评析】

生石膏（先煎）一两六钱、酒炒知母四钱、镑犀角（先煎）四钱、济银花一两五钱、南花粉五钱、川贝母（杵）一两、天竺黄四钱、鲜竹叶二钱、姜竹茹四钱、姜竹沥二大酒杯（冲，姜汁按竹沥二成），药送滚痰丸四钱，元参片（泡冲，去渣）八钱。（石念祖《王孟英医案绎注·卷五·麻疹》）

【原案】

徐艮生室，年四十余，于酷暑之时患瘄，所亲沈悦亭连与清解，不能杀其势。为邀孟英视之，体厚痰多，脉甚滑数，扬掷谵妄，舌绛面赤，渴饮便涩。乃与大剂白虎加犀角、元参、银花、花粉、贝母、竹黄、竹叶、竹茹、竹沥，送滚痰丸。服后大便下如胶漆，脉证渐和，数日后去丸药，其势复剧，甚至发厥，仍加丸药乃平。如是者三次，险浪始息。悦亭复以白金丸涤其膈下留痰，续用甘凉濡润法，充津液而搜余热，渐以告愈。

【眉批】

此大实证也，非峻攻不愈。（王士雄《王氏医案续编·卷三》）

## 面赤医案

有患阴虚火炎者，面赤常如饮酒之态。孟英主一味元参汤，其效若神，屡试皆验。

【石念祖评析】

辨证在面赤常如饮酒"常"字。宜用炒元参片一两，百沸汤泡，去渣，分次炖温服。（石念祖《王孟英医案绎注·卷一·阴虚火炎》）

【原案】

有患阴虚火炎者，面赤常如饮酒之态。非戴阳证。孟英主一味元参汤，其效若神，而及试皆验。

【眉批】

元参能滋水以制火，独用则力厚，取效倍捷。（王士雄《王氏医案·卷一》）

## 痔疮医案

东垣云：中年以后，已行降令，清阳易陷，升举为宜。赵菊斋年逾花甲，偶因奔走之劳，肛翻患痔，小溲不行，医者拟用补中益气及肾气丸等法。孟英按其脉软滑而数，苔色腻滞。此平昔善饮，湿热内蕴，奔走过劳，邪乃下注，想由强忍其肛坠之势，以致膀胱气阻，溲涩不通，既非真火无权，亦讵清阳下陷。方以车前、通草、乌药、延胡、栀子、橘核、金铃子、泽泻、海金沙，调膀胱之气化而渗水。服之溲即渐行。改用防风、地榆、丹皮、银花、荆芥、槐蕊、石斛、黄连、当归，清血分之热而导湿，肛痔亦平。设不辨证而服升提温补之方，则气愈窒塞，浊亦上行，况在高年，告危极易也。

【石念祖评析】

车前子（杵，先）四钱、片通草三钱、台乌药一钱半、元胡索一钱、黑栀皮三钱、橘核（杵，先）一钱、楝核（杵，先）三钱、生泽泻三钱、海金沙（包，先）四钱。改用青防风一钱半、酒炒地榆炭二钱、生芥穗二钱、酒炒丹皮一钱、济银花一两、酒炒槐花一钱半、石斛（先

煎）五钱、酒煎川连八分、当归尾一钱。（石念祖《王孟英医案绎注·卷十·痔疮》）

**【原案】**

吾师赵菊斋先生，年逾花甲，偶因奔走之劳，肛翻患痔，小溲不行，医者拟用补中益气及肾气丸等法。孟英按其脉软滑而数，苔色腻滞。此平昔善饮，湿热内蕴，奔走过劳，邪乃下注，想由强忍其肛坠之势，以致膀胱气阻，溲涩不通，既非真火无权，亦讵清阳下陷。师闻而叹曰：论证如见肺肝，虽我自言，无此明切也。方以车前、通草、乌药、延胡、栀子、橘核、金铃子、泽泻、海金砂，调膀胱之气化而渗水。服之溲即渐行。改用防风、地榆、丹皮、银花、荆芥、槐蕊、石斛、黄连、当归，后治痔漏。清血分之热而导湿，肛痔亦平。设不辨证而服升提温补之方，则气愈窒塞，浊亦上行，况在高年，告危极易也。（王孟英《王氏医案续编·卷八》）

沈酝书便血至三十余年，且已形瘦腰疼，嗽痰气逆，似宜温补之法矣，孟英按脉弦数，视舌苔黄，询溺短赤，曰：痔血也。殆误于温补矣。肯服吾药，旬日可瘳。方用苇茎合白头翁汤，加枇杷叶、旋覆花、侧柏叶、藕，是肃肺祛痰、清肝凉血互用也。

**【石念祖评析】**

鲜芦根二两、生冬瓜子四钱、生桃仁（研）一钱、酒炒白头翁一钱半、楝核（杵，先）三钱、酒炒川黄柏一钱半、姜枇叶（刷，包）三钱、旋覆（包，先）三钱、酒炒柏叶一钱半、整藕（切）二两（煮汤煎药）。脉弦数为阴虚挟热。（石念祖《王孟英医案绎注·卷十·痔疮便血》）

**【原案】**

便血至三十余年，且已形瘦腰疼，嗽痰气逆，似宜温补之法矣。而嘉定沈酝书患此濒危，求孟英以决归程之及否。比按脉弦数，视舌苔黄，询溺短赤，曰：痔血也。殆误于温补矣。肯服吾药，旬日可瘳。酝书欣感，力排众论，径服其方，果不旬而愈。方用苇茎合白头翁汤，加枇杷叶、旋覆花、侧柏叶、藕，是肃肺祛痰、清肝凉血互用也。

**【眉批】**

徐灵胎批叶案云：便血无至十余年者，惟痔血则有之。今便血三十余年，不问可知为痔血矣。惟徐氏未尝出方，孟英此案足为程式。（王孟英《王氏医案续编·卷八》）

## 脱肛医案

高若舟庶母患脱肛，孟英脉之弦而滑，溲涩苔黄。虽属高年，非虚证也。清其湿热而痊。

**【石念祖评析】**

酒炒西茵陈一钱半、酒炒枯芩一钱半、酒炒川连八分、石菖蒲（次入）二钱、冬瓜皮四钱、晚蚕砂五钱、生冬瓜子四钱、西滑石（先）五钱、细木通一钱、川贝（杵）五钱。（石念祖《王孟英医案绎注·卷八·脱肛》）

**【原案】**

高若舟庶母患脱肛，孟英脉之弦而滑，溲涩苔黄。虽属高年，非虚证也。清其湿热而痊。（王孟英《王氏医案续编·卷六》）

## 阴囊痛肿医案

婺人罗元奎，夏令卒发寒热，旋即呕吐不能自立，自言胯间痛不可当。孟英视其痛处，嫩赤肿硬，形如肥皂荚，横梗于毛际之左。乃曰：此证颇恶，然乘初起，可一击去之。用金银花六两、生甘草一两、皂角刺五钱，水煎和酒服之。一剂减其势，再剂病若失。

**【眉批】**

予每以此法治阳证疮毒，莫不应手取效，真妙方也。

**【石念祖评析】**

猝发寒热三句病在气，胯痛难当四句病在血。此证系血病及气，本病在血，标病在气，若治血遗气，则本中标失；若徒治气病，则更与病情根健不合。此证颇恶三句，即急证急治、偏证偏治之义。暴病多热证、实证，银花治血热血瘀君药，凡病偏于阳者，必不足于阴；且血热贼气，气不降则气不治，血亦不治，故用生草一两以缓中顾阴，兼储作汗基本；角刺少用则发外证，多用则散外证。银花、生草缓上中以入血分，角刺五钱煎和酒服，引甘寒之银花、生草上入气分，合之为一升一降；且酒能引银花入血分凉血散瘀。陈酒和服，宜用一两，高粱减半。（石念祖《王孟英医案绎注·卷一·阴囊痈肿》）

**【原案】**

婺人罗元奎，丁亥夏卒发寒热，旋即呕吐不能立，自言胯间痛不可当。孟英视其痛处，焮赤肿硬，形如肥皂荚，横梗于毛际之左。乃曰：此证颇恶，然乘初起，可一击去之也。用金银花六两、生甘草一两、皂角刺五钱，水煎和酒服之。一剂减其势，再剂病若失。（王孟英《王氏医案·卷一》）

## 阴囊肿胀医案

胡蔚堂舅氏，年近古稀，患囊肿，小溲赤短，寒热如疟。孟英曰：非外感也，乃久蕴之湿热下流，气机尚未宣泄。与五苓合滋肾，加楝实、栀子、木通。石念祖评析：囊肿而小淡赤短，乃湿邪结于下焦气分，上蒸而为寒热，与外感之邪在上焦者各别。生泽泻三钱、生猪苓三钱、赤茯苓三钱、酒炒川黄柏二钱、酒炒知母一钱、酒炒楝皮（去核）二钱、栀皮三钱、木通一钱。两剂后囊间出腥黏黄水甚多，小溲渐行，寒热亦去。继与知柏八味去山药、萸肉，加栀子、楝实、芍药、苡仁等，久服而愈。

**【石念祖评析】**

此必高年偏阳之体，不虑苦寒伤损肾阳，故去山药、萸肉。酒炒知母三钱、酒炒川黄柏一钱、酒炒楝皮（去核）二钱、大熟地五钱、白茯苓三钱、粉丹皮二钱、生泽泻三钱、黑栀皮三钱、生苡仁（杵）八钱。湿热郁久则伤阴，小溲渐行，是小溲尚未畅行也，固由湿热未净，亦因阴气不濡，故用熟地；一派苦寒泻热，不可不兼顾脾土，故用云苓；大凡苦寒沉降中，不用轻扬之药，则气不行，故用栀皮。（石念祖《王孟英医案绎注·卷二·阴囊肿胀》）

**【原案】**

胡蔚堂舅氏，年近古稀，患囊肿，小溲赤短，寒热如疟。孟英曰：非外感也，乃久蕴之湿热下流，气机尚未宣泄。与五苓合滋肾，加楝实、栀子、木通。两剂后囊间出腥黏黄水甚多，小溲渐行，寒热亦去。继与知柏八味去山药、萸肉，加栀子、枳实、芍药、苡仁等，久服而愈。（王士雄《王氏医案·卷二》）

# 阴茎萎缩医案

程芷香今春病温，而精关不固，旬日后陡然茎缩寒颤。自问不支，人皆谓为虚疟，欲投参、附。孟英曰：非疟也。平日体丰多湿，厚味酿痰，是以苔腻不渴，善噫易吐。而吸受风温，即以痰湿为山险，乘其阴亏阳扰，流入厥阴甚易，岂容再投温补以劫液，锢邪而速其痉厥耶？午后进肃清肺胃方，以解客邪，蠲痰湿而斡枢机；石念祖评析：方用酒炒川连八分、酒炒枯苓三钱、黑栀皮一钱五分、炒香豉三钱、活水芦根一两、生苡仁（杵）八钱、生冬瓜子四钱、姜竹茹三钱、川贝母（杵）四钱、旋覆花三钱、赖橘红一钱。早晨投凉肾舒肝法，以靖浮越，搜隧络而守关键。石念祖评析：酒炒知母一钱五分、酒炒川黄柏三钱、生白蒺（去刺）三钱、鲜青果（连核杵，先）两个、姜竹沥一大酒杯（冲服）、济银花一两、鲜荷梗五钱、青铅炭（先煨八句钟）三两。病果递减。奈善生嗔怒，易招外感，不甘淡泊，反复多次。每复必茎缩寒颤，甚至齿缝见紫血瓣，指甲有微红色，溺短而浑黑极臭。孟英曰：幸上焦已清，中枢已运，亟宜填肾阴，清肝热。以西洋参、二冬、二地、苁蓉、花粉、知、柏、连、楝、斛、芍、石英、牡蛎、龟板、鳖甲、阿胶、鸡子黄之类，相迭为方，大剂连服二十余帖，各恙渐退。

【石念祖评析】

西洋参三钱、花麦冬四钱、钗石斛（杵，先）一两、酒炒知母三钱、酒炒雅连一钱、南花粉四钱、整白芍（杵，先）二两、紫石英五钱、煅牡蛎八两（芍、斛、石英、牡蛎四味先炭煨八句钟，取汤代水煎药）。更方去洋参、麦冬、知、连、花粉，加大熟地一两、大生地八钱、明天冬（切）六钱、淡苁蓉三钱、血鳖甲四两（同石英、牡蛎先炭煨八句钟，取汤代水煎药）、酒炒黄柏一钱五分、川楝核三钱（杵，先）。再更方去斛、芍、牡蛎，加血龟板二两（同石英、鳖甲先炭煨八句钟，取汤代水煎药）、清阿胶二钱（炖，和服）、鸡子黄（沥去清）一个（入药先煎）。继以此药熬膏晨服，午用缪氏资生丸方，各品不炒，皆生晒研末，竹沥为丸，枇杷叶汤送下。服至入秋，始得康健。孟英曰：古人丸药皆用蜜，最属无谓，宜各因其证而变通之，此其一法也。（石念祖《王孟英医案绎注·卷三·温病》）

【原案】

程燮庭乃郎芷香，今春病温，而精关不固，旬日后陡然茎缩寒颤。自问不支，人皆谓为虚疟，欲投参、附。孟英曰：非疟也。平日体丰多湿，厚味酿痰，是以苔腻不渴，善噫易吐，而吸受风温，即以痰湿为山险，乘其阴亏阳扰，流入厥阴甚易，岂容再投温补以劫液，锢邪而速其痉厥耶？伊家以六代单传，父母深忧之，坚求良治。孟英曰：予虽洞识其证，而病情轇轕，纵有妙剂，难许速功，治法稍乖，亦防延损，虽主人笃信，我有坚持，恐病不即瘳，必招物议，中途歧惑，其过谁归？

倘信吾言，当邀顾听泉会诊，既可匡予之不逮，即以杜人之妄议。程深然之，于是王、顾熟筹妥治。午后进肃清肺胃方，以解客邪，蠲痰湿而斡枢机；早晨投凉肾舒肝法，以靖浮越，搜隧络而守关键。病果递减。奈善生嗔怒，易招外感，不甘淡泊，反复多次。每复必茎缩寒颤，甚至齿缝见紫血瓣，指甲有微红色，溺短而浑黑极臭。孟英曰：幸上焦已清，中枢已运，亟宜填肾阴，清肝热。以西洋参、二冬、二地、苁蓉、花粉、知、柏、连、楝、斛、芍、石英、牡蛎、龟板、鳖甲、阿胶、鸡子黄之类，相送为方，大剂连服二十余帖，各恙渐退。继以此药熬膏晨服，午用缪氏资生丸方，各品不炒，皆生晒研末，竹沥为丸，枇杷叶汤送下。服之入秋，始得康健。孟英曰：古人丸药皆用蜜，最属无谓，宜各因其证而变通之，此其一法也。

**【眉批】**

此四损证之最重者，治稍不善，变证纷如，便不可保，此案深可为法。（王士雄《王氏医案续编·卷一》）

## 疝气医案

金元章，年逾七旬，久患疝厥，每病于冬，以为寒也，服热药而暂愈，终不能霍然。孟英诊曰：脾肾虽寒，肝阳内盛，徒服刚烈，焉能中肯？以参、术、枸杞、苁蓉、茴香、当归、菟丝、鹿角霜、桂、茯苓、楝实、黄连、吴萸、橘核等药为方服之，今数年无恙矣。

**【石念祖评析】**

冬为阴脏主令之时，疝为肝病，肾阴不能潜庇肝阳，故冬辄发疝。年逾七旬，则其人得天厚能任阴药。潞党参三钱、炒白术三钱、甘枸杞三钱、肉苁蓉一钱五分、小茴香（次入）五分、箱归身一钱五分、菟丝饼三钱、鹿角霜一钱五分、肉桂心五分、白茯苓三钱、川楝实（杵，先）四钱、川雅连八分、橘核（杵）六分、淡吴萸四分。（石念祖《王

孟英医案绎注·卷一·疝厥》)

**【原案】**

金元章年逾七旬，久患疝厥，每病于冬，以为寒也，服热药而暂愈，终不能霍然。孟英诊曰：脾胃虽寒，肝阳内盛，徒服刚烈，焉能中肯？以参、术、枸杞、苁蓉、茴香、当归、菟丝、鹿角霜、桂、茯苓、楝实、黄连、吴萸、橘核等药为方服之，今数年无恙矣。（王士雄《王氏医案·卷一》）

庆云圃子陡患偏坠，医与茴香、芦巴、乌药、荔核等剂，遂痛不可忍。孟英视之，按其脉肤甚热。曰：非痛也，睾丸肿痛必偏于右，此湿热时邪也，设以疝治之，必成痈。按法治之，果覆杯而痛减，三服而便行热退。因食羊肉，肿痛复作，再与清解，谆嘱慎口腹而瘳。

**【石念祖评析】**

湿热之邪伤气，故睾丸肿痛偏于右。冬瓜皮四钱、鲜芦根一两、生苡仁（杵）八钱、酒炒西茵陈一钱、川楝核（杵，先）二钱、青果（杵，先）两个、云茯苓三钱、陈木瓜一钱五分、西滑石（先煎）四钱。（石念祖《王孟英医案绎注·卷九·睾丸偏坠》）

**【原案】**

庆云圃观察令郎恩荫堂司马，陡患偏坠，医与茴香、芦巴、乌药、荔核等剂，遂痛不可忍，浼赵棠村嫤尹邀孟英视之。按其脉肤甚热。曰：非疝也，睾丸肿痛必偏于右，此湿热时邪也。设以疝治之，必成痈。按法治之，果覆杯而痛减，三服而便行热退。因食羊肉肿痛复作，再与清解，谆嘱慎口腹而瘳。（王孟英《王氏医案续编·卷七》）

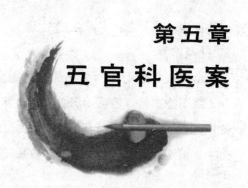

# 第五章
# 五官科医案

## 耳聋医案

石诵羲夏秒患感，多医广药，病势日增，延逾一月。孟英诊焉，脉至右寸关滑数上溢，左手弦数，耳聋口苦，热甚于夜，胸次迷闷，频吐黏沫，啜饮咽喉阻塞，便溏溺赤，间有谵语。曰：此暑热始终在肺，并不传经，一剂白虎汤可愈者，何以久延至此也？惟初诊顾听泉用清解肺卫法为不谬耳，其余温散升提、滋阴凉血，皆不中病。病家因溏泄畏服石膏，告孟英以胸中一团冷气，汤水皆须热呷。孟英答曰：邪在肺经，清肃之令不行，津液凝滞，结成涎沫，盘踞胸中，升降之机亦窒，大气仅能旁趋而转旋，是一团涎沫之中，为气机所不能流行之地，其觉冷也，不亦宜乎？且于初诊时，即断为不传经之候，所以尚有今日，能自觉胸中之冷。若传入心包，舌黑神昏，才合吴古年之犀角地黄矣。然虽不传经，延已逾月，热愈久而液愈涸，药愈乱而病愈深。切勿以白虎为不妥，急急投之为妙。古云：鼻塞治心，耳聋治肺，肺热移于大肠，则为肠澼，是皆白虎之专司，何必拘少阳而疑虚寒哉？疏方以白虎加西洋参、贝母、花粉、黄芩、紫菀、杏仁、冬瓜仁、枇杷叶、竹茹、竹黄。

而一剂甫投，咽喉即利，三服后，各恙皆去，糜粥渐安，乃改甘润生津，调理而愈。

**【石念祖评析】**

右寸关滑数上溢九句，热邪多在气分，惟左手脉弦数稍挟阴虚，但右不降则左升，法宜治肺。病邪此脏传彼脏名传经。热证右脉无力，便溏则肺阳已败，忌服柔剂及石膏；热证右脉有力，则便溏为热邪出路，宜服阴剂及石膏。右寸关滑数上溢，则右脉有力可知，故不忌白虎。左脉弦数，虽挟阴虚，惟清肺则肺阴能生肝阴，且洋参、花粉等一派清润，肃肺即以补肝，斯为一笔两用，一丝不漏。生石膏八钱（先煎）、西洋参三钱、川贝母（杵）三钱、酒炒知母一钱、南花粉三钱、酒炒枯芩二钱、杏仁（泥）一钱五分、紫菀茸一钱、生冬瓜子三钱、姜枇叶（刷，包）三钱、鲜竹叶二钱、姜竹茹三钱、天竺黄三钱。甘润生津方：生甘草三钱、花麦冬三钱、花粉四钱、北沙参四钱、甜杏仁三钱、蜜枇叶（刷，包）三钱、鲜地骨皮四钱、清阿胶（炖，和服）二钱、活水芦根八钱。（石念祖《王孟英医案绎注·卷二·伤暑》）

**【原案】**

石诵羲夏秒患感，多医广药，病势日增，延逾一月，始请孟英诊焉。脉至右寸关滑数上溢，左手弦数，耳聋口苦，热甚于夜，胸次迷闷，频吐黏沫，啜饮咽喉阻塞，便溏溺赤，间有谵语。曰：此暑热始终在肺，并不传经，一剂白虎汤可愈者，何以久延至此也？乃尊北涯，出前所服方见示，孟英一一阅之，惟初诊顾听泉用清解肺卫法为不谬耳，其余温散升提、滋阴凉血，各有来历，皆费心思，原是好方，惜未中病。而北涯因其溏泄，见孟英君石膏以为治，不敢与服。次日复诊，自陈昨药未投，惟求另施妥法。孟英曰：我法最妥，而君以为未妥者，为石膏之性寒耳。第药以对病为妥，此病舍此法，别无再妥之方。若必以模棱迎合为妥，恐贤郎之病不妥矣。北涯闻而感悟，颇有姑且服之之意。而病者偶索方一看，见首列石膏，即曰：我胸中但觉一团冷气，汤水皆须热呷，此药安可投乎？坚不肯服。然素仰孟英手眼，越日仍延过诊，且告之故。孟英曰：吾于是证，正欲发明。夫邪在肺经，清肃之令不行，津液凝滞，结成涎沫，盘踞脚中，升降之机亦窒，大气仅能旁趋而转旋，是一团涎沫之中，为气机所不能流行之地，其觉冷也，不亦宜乎？

**【眉批】**

论亦根柢喻氏，而更加明透。且予初诊时，即断为不传经之候，所以尚有今日，而能自觉脚中之冷。若传入心包，则舌黑神昏，才合吴古年之犀角地黄矣。然虽不传经，延之逾月，热愈久而液愈涸，药愈乱而病愈深，切勿以白虎为不妥，急急投之为妙。于是有敢服之心矣。而又有人云：曾目击所亲某，石膏甫下咽，而命亦随之。况月余之病，耳聋泄泻，正气已亏，究宜慎用。北涯闻之惶惑，仍不敢投，乃约翌日广征名士，会商可否。比孟英往诊，而群贤毕至，且见北涯求神拜佛，意乱心悦，殊可怜悯。欲与众商榷，恐转生掣肘，以误其病。遂不遑谦让，援笔立案云：病既久延，药无小效，主人之方寸乱矣。予三疏白虎而不用，今仍赴招诊视者，欲求其病之愈也。夫有是病则有是药，诸君不必各抒高见，希原自用之愚。古云：鼻塞治心，耳聋治肺，肺移热于大肠，则为肠澼，是皆白虎之专司，何必拘少阳而疑虚寒哉？放胆服之，勿再因循，致贻伊戚也。坐中顾听泉见案，即谓北涯曰：孟英肠热胆坚，极堪倚赖，如犹不信，我辈别无善法也。顾友梅、许芷卿、赵笛楼亦皆谓是。疏方以白虎加西洋参、贝母、花粉、黄芩、紫菀、杏仁、冬瓜仁、枇杷叶、竹叶、竹茹、竹黄。而一剂甫投，咽喉即利，三服后，各恙皆去，糜粥渐安，乃改甘润生津，调理而愈。予谓此案不仅治法可传，其阐发病情处，识见直超古人之上。（王士雄《王氏医案·卷二》）

孙位申患感，证见耳聋。医者泥于少阳小柴胡之例，聋益甚。孟英视之，曰：伏暑也，与伤寒治法何涉？改投清肺之药，聋减病安。石念祖评析：耳聋治肺，诊断伏暑，必有脉证可凭。此必小柴胡汤中多用参、草、枣胶锢暑邪，酒炒知母三钱、鲜芦根二两、鲜枇叶（刷，包）三钱、生石膏（先煎）八钱、西滑石（先煎）四钱、姜竹茹三钱、淡吴萸（次入）六分、陈香薷（次入）三分、鲜荷梗三钱。将进善后法矣。忽一日，耳复聋，询悉误服葛粉一碗，不啻误服小柴胡一剂，复投肃清肺胃药寻愈。

**【石念祖评析】**

酒炒知母三钱，生石膏（先煎）八钱，南花粉四钱，姜竹沥一大酒杯（冲），生苡仁（杵）八钱，西滑石（先煎）四钱，花麦冬三钱，钗石斛（杵，先）八钱，浮石、蛤壳（各）五钱（同先煎）。（石念祖《王孟英医案绎注·卷三·伏暑》）

**【原案】**

孙位申患感，证见耳聋。医者泥于少阳小柴胡之例，聋益甚。孟英视之，曰：伏暑也，与伤寒治法何涉？改投清肺之药，聋减病安，将进善后法矣。忽一日，耳复聋，孟英诊之，莫测其故。因诘其食物，云：昨日曾吃藕粉一碗。孟英曰：是矣。肆间藕粉罕真，每以他粉搀混，此必葛粉耳！不啻误服小柴胡一剂，复投肃清肺胃药寻愈。录此以见其审证周详，所谓无微不入也。（王士雄《王氏医案续编·卷一》）

## 鼻渊医案

程秋霞子患脑漏，医与辛夷、苍耳之药。渐有寒热。改用柴、葛、羌、防数帖，遂致寒热日发数次，神昏自汗，势甚可危。孟英用竹叶石膏汤一剂，寒热退而神清进粥。继以甘凉清肃，复投滋润填阴，旬日而健。

**【石念祖评析】**

此系医药之方。鲜竹叶（次入）二钱、生石膏（先煎）一两六钱、

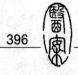
酒炒知母四钱、石菖蒲（次入）一钱、制半夏（杵）一钱五分、黑栀皮三钱、干莲蓬三钱。甘凉清肃方：南花粉四钱、北沙参八钱、花麦冬三钱、鲜芦根一两、姜竹茹三钱、鲜枇叶（刷，包）三钱、酒炒枯芩一钱五分、苦杏仁（次入）一钱、连皮北梨（切，入煎）五钱。滋润填阴方：大生地八钱、明天冬（切）六钱、女贞子（杵）五钱、鲜石斛（先煎）八钱、乌梅肉（先煎）三钱、川楝核（杵，先）三钱、淡苁蓉一钱半、清阿胶（炖，和服）二钱、柿饼肉（去霜，先煎）五钱。（石念祖《王孟英医案绎注·卷四·鼻渊》）

**【原案】**

程秋霞子患脑漏，肺移热于肝。医与辛夷、苍耳之药，方书所载不过如此。渐有寒热。改用柴、葛、羌、防数帖，遂致寒热日发数次，神昏自汗，势甚可危。孟英用竹叶石膏汤一剂，肃清肺气，寒热退而神清进粥。继以甘凉清肃，复投滋润填阴，上病取下，旬日而健。（王士雄《王氏医案续编·卷二》）

## 口疮医案

王炳华妻，患舌疮，痛碍饮食，内治外敷皆不效。孟英视之，舌色红润，脉形空数。曰：此血虚火浮也，以产后发热例施之。用熟地、当归、酒炒白芍、炙甘草、茯苓、炮姜投之，其病如失。

**【石念祖评析】**

舌红脉数为阴虚，舌红润，脉空数，为阴中之阳亦虚。炒松熟地五钱、净归身三钱、炒甘草三钱、酒炒白芍一钱五分、白茯苓（干切）三钱、炮干姜八分。（石念祖《王孟英医案绎注·卷一·舌疮》）

**【原案】**

牙行王炳华妻，患舌疮，痛碍饮食，内治外敷皆不效。孟英视其舌色红润，脉形空数，曰：此血虚火浮也，以产后发热例施之。用熟地、

当归、酒炒白芍、炙甘草、茯苓、炮姜投之，其病如失。（王士雄《王氏医案·卷一》）

## 舌糜医案

瞿媳患舌糜，沈悦亭知其素禀阴亏，虚火之上炎也，与清凉滋降之法，及朱、黄等敷药而不愈。孟英往视，舌心糜腐黄厚，边尖俱已无皮，汤饮入口，痛不可当，此服药所不能愈者。令将锡类散掺之，果即霍然。或疑喉药治舌，何以敏捷如斯？孟英曰：此散擅生肌蚀腐之长，不但喉舌之相近者，可以借用，苟能隅反，未可言罄，贵用者之善悟耳。且糜腐厚腻，不仅阴虚要须识此，自知其故。（石念祖《王孟英医案绎注·卷六·温病》）

【原案】

瞿颖山仲媳，许培之之妹也。患舌糜，沈悦亭知其素禀阴亏，虚火之上炎也，与清凉滋降之法，及朱、黄等敷药而不愈。乃兄延孟英往视，舌心糜腐黄厚，边尖俱已无皮，汤饮入口，痛不可当，此服药所不能愈者。令将锡类散掺之，果即霍然。或疑喉药治舌，何以敏捷如斯？孟英曰：此散擅生肌蚀腐之长，不但喉舌之相近者，可以借用，苟能隅反，未可言罄，贵用者之善悟耳。且糜腐厚腻，不仅阴虚要须识此，妙语可思。自知其故。（王士雄《王氏医案续编·卷四》）

## 牙痛医案

都城售透土长寿丹。孟英谓：执一方以疗百病，无此治法。况以绿豆汤为引，必有热毒之品在内。王雪山久患下部畏冷，吞末百丸，齿痛目赤，诸恙蜂起。孟英察脉弦滑，与多剂石膏药，兼以当归龙荟丸频服。新疾既瘳，腿亦渐温，令其常饮柿饼汤，以杜将来之恙。

**【石念祖评析】**

生石膏（先煎）一两六钱、酒炒知母四钱、生绿豆二两、生粉草一钱半、济银花一两五钱、晚蚕砂五钱、两头尖三钱、省头草三钱、楝核（杵，先）三钱，药送龙荟丸三钱、旋覆（包，先）三钱、生赭石（杵，先）一两六钱。（石念祖《王孟英医案绎注·卷六·目赤》）

**【原案】**

王雪山久患下部畏冷，吞末百丸（指透土长寿丹，能治诸疾且价廉。——编者注），齿痛目赤，诸恙蜂起。孟英察脉弦滑，与多剂石膏药，兼以当归龙荟丸频服。新疾既瘳，腿亦渐温，令其常饮柿饼汤，以杜将来之恙。（王士雄《王氏医案续编·卷四》）

## 失音医案

陈书伯弟年未冠，患失音咽痛。孟英与犀、羚、石膏、元参、豆根、牛蒡、射干等大剂清肃之药，音开而咽糜，吹以锡类散，糜愈而疹点满布，左目及耳后皆肿。方中加以鲜菊叶二两。疹愈，痰嗽不已，仍主前法，服三十余帖而痊。此证脉滑且数，口大渴，初终未曾误药，故能愈。其庶母同时患喉糜，而头偏左痛，心悸欲呕，壮热烦躁，脉弦细数。孟英曰：此兼阴亏风动也。初以犀、羚、元参、菊花、丹参、栀子、桑叶、马勃投之，外吹锡类散，咽愈热退。续用二至、二冬、生地、石英、苁蓉、龟板、茯苓，滋阴潜阳而瘳。其妹亦患喉痧，汛事适行，四肢酸痛，略难举动，气塞于咽。孟英诊脉弦滑。以犀、羚、旋、赭、茹、贝、兜铃、牛蒡、射干、豆根、花粉、银花、海蜇、竹沥、丝瓜络等出入为方，兼吹锡类散而瘥。

**【石念祖评析】**

原方药必系肝风袭肺失音。镑犀角四钱、羚次尖四钱（同先煎八钟）、生石膏（先煎）一两二钱、元参片（泡冲，去渣）一两、酒炒山豆根二钱、姜炒牛蒡子（研）三钱、姜射干三钱。嗣加鲜菊叶（打，冲）二两。陈书伯庶母阴亏风动方：镑犀角四钱、羚次尖四钱（同先煨八钟）、元参片（泡煎，去渣）一两、杭白菊三钱、紫丹参三钱、黑栀皮三钱、冬桑叶四钱、马勃一钱半。续方：女贞（杵）五钱、旱莲草四钱、明天冬（切）六钱、花麦冬四钱、紫石英（杵，先）三钱、淡苁蓉一钱半、血龟板（杵，先煨八钟）四两、云苓三钱。陈书伯妹喉痧，风动煽痰逆升。镑犀角四钱、羚次尖四钱（同先煎）、旋覆（包，先）三钱、生赭石（杵，先）一两六钱、姜竹茹三钱、川贝（杵）四钱、马兜铃三钱、姜射干二钱、酒炒豆根一钱、南花粉四钱。四帖后去犀、羚、旋、赭，加济银花一两五钱、淡海蜇（先煎）二两、丝瓜络三钱。（石念祖《王孟英医案绎注·卷六·失音咽痛》）

**【原案】**

陈书伯庶常令弟保和，年未冠，患失音咽痛。孟英与犀、羚、石膏、元参、豆根、牛蒡、射干等大剂清肃之药，音开而咽糜，吹以锡类散，糜愈而疹点满布，左目及耳后皆肿。方中加以鲜菊叶二两。疹愈，痰嗽不已，仍主前法，服三十余帖而痊。此证脉滑且数，口大渴，初终未曾误药，故能愈。（王士雄《王氏医案续编·卷四》）

## 喉痹医案

翁嘉顺于去年秋间，偶从梯半跌仆，初无所伤，旬日外陡发寒热，膝旁肿痛。外科汪某治之，溃后不能收功，另招许某疗之，识为伤络，应手渐效。然培补年余，虽纳食不减，而肌肉渐削，面色黧黑，步履蹇滞，且一旬半月之间，必患处疼肿，大发寒热，卧榻数日，始能强起，大费不赀，愈发愈剧。至冬间咽糜龈腐，睛赤音嘶。孟英按脉滑数，舌绛便艰，口臭溲少，蕴隆虫虫。良由疡医仅知温托一法，既溃之后，更以温补收功善后，竟未察其体气病情，以致平时所有之湿热痰火，一齐关住，病犹自寻出路，寒热频作，医者不识，妄指为虚，补及逾年，人财两瘩。予元参、黄柏、知母、甘草、银花、花粉、绿豆、栀子、海蜇、凫茈为大剂投之，吹以锡类散，且令日啖梨、蔗、麒麟菜、柿饼等物。至五十日，诸恙蠲，体腴善步。

**【石念祖评析】**

正旺则邪亦旺，此病可治在脉滑数、口臭。元参片（泡冲，去渣）一两、酒炒川黄柏一钱半、酒炒知母三钱、济银花八钱、生粉草三钱、南花粉五钱、绿豆（杵）一两、黑栀皮三钱、淡海蜇（先煎）二两、整荸荠二两。（石念祖《王孟英医案绎注·卷十·外伤跌仆》）

**【原案】**

翁嘉顺于去年秋间，偶从梯半跌仆，初无所伤，旬日外陡发寒热，膝旁肿痛。外科汪某治之，溃后不能收功。另招许某疗之，识为伤络，应手渐效，翁极信服。然培补年余，虽纳食不减，而肌肉渐削，面色黧黑，步履蹇滞，且一旬半月之间，必患处疼肿，大发寒热，卧榻数日，始能强起，大费不赀，愈发愈剧。至冬间咽糜龈腐，睛赤音嘶，乃恳孟英以决吉凶。按脉滑数，舌绛便艰，口臭溲少，蕴隆虫虫。良由疡医仅知温托一法，既溃之后，更以温补收功善后，竟未察其体气病情，以致平时所有之湿热痰火，一齐关住，病犹自寻出路，寒热频作，而医者不识，妄指为虚，补及逾年，人财两瘩，真谚所云将钱买憔悴也。予元参、黄柏、知母、甘草、银花、花粉、绿豆、栀子、海蜇、凫茈为大剂投之，外吹以锡类散，且令日啖梨、蔗、麒麟菜、柿饼等物。至五十日，诸恙蠲，体腴善步。

**【眉批】**

孟英诸案，大抵救温补之失，故寒凉为多。然斟酌尽善，不以苦寒伤生气，则非他人所能学步。（王孟英《王氏医案续编·卷八》）

萧某素患痰多，常服六君子汤。孟英诊之，脉细数而兼弦滑。曰：六君极当屏绝，病由阴亏火盛，津液受灼而成痰，须服壮水之剂，庶可杜患将来。萧因向吸鸦片烟，自疑虚寒，滋阴不敢频服，继患喉痛，专科治而不效。孟英诊曰：早从吾策，奚至是耶！此阴虚于下，阳浮于上，喉科药不可试也。大剂育阴潜阳。石念祖评析：脉细数为阴分挟虚，弦滑为气分挟痰热。专科治而不效，必用温散套药，以致阳浮于上。淡海蜇二两，连皮荸荠一两，酒炒枯芩一钱五分，黑栀皮三钱，冬桑叶四钱，地骨皮四钱，粉丹皮二钱，旋覆花（绢包）三钱，钗石斛、血龟板（多杵）（各）一两（先煨八句钟），济银花八钱。其痛日瘥，而喉腭皆形白腐。孟英曰：吸烟既久，毒气熏蒸之故耳。令吹锡类散，始得渐退。愈后复患滞下。孟英曰：今秋痢虽盛行，而此独异于人，切勿以痢药治之。盖火迫津液，结为痰饮，酿以烟毒，熏成喉患。吾以燃犀之照，而投激浊扬清之治，病虽愈矣，内蕴之痰浊尚多，奈向来为温补药所禁，痼于肠胃曲折之间，而不得出，今广投壮水之剂，不啻决江河而涤陈莝，岂可与时行暑热之痢同年而语耶！石念祖评析：时行暑热之痢为实邪，宜清涤。此证温补耗液为内伤，宜育阴。治不易法，食不减餐，日数十行，精神反加。逾月之后，大解始正。计服甘凉约二百剂，石念祖评析：此为偏证偏治，未可以平证例也。肌肉复充，痰患若失。（石念祖《王孟英医案绎注·卷三·痰多》）

**【原案】**

萧某素患痰多，常服六君子汤。偶延孟英诊之，脉细数而兼弦滑。曰：六君亟当屏绝，病由阴亏火盛，津液受灼而成痰，须服壮水之剂，庶可杜患将来。萧因向吸鸦片烟，自疑虚寒，滋阴不敢频服。继患咽痛，专科治而不效，仍乞诊于孟英。因谓曰：早从吾策，奚至是耶！此阴虚于下，阳浮于上，喉科药不可试也。大剂育阴潜阳，其痛日瘥，而喉腭皆形白腐。孟英曰：吸烟既久，毒气熏蒸之故耳。令吹锡类散，始得渐退。（王士雄《王氏医案续编·卷一》）

许安卿患咽痛，疡科连与升散之药，延及眼肿，牙关不开，舌不出齿，自汗脉涩，绝谷濒危。孟英往勘，即洗去满颈敷药，而以菊叶捣涂，吹以锡类散，煎犀、羚、元参、射干、马勃、栀、贝、山豆根等药灌之，数日而痊。

**【石念祖评析】**

病情为肝风逆上，窒遏气机。镑犀角四钱、羚次尖四钱（二味同先煎八钟）、姜射干三钱、马勃一钱半、姜栀皮三钱、川贝（杵）四钱、姜炒山豆根一钱。（石念祖《王孟英医案绎注·卷八·咽痛》）

**【原案】**

许安卿患咽痛，疡科黄秀元连与升散之药，延及眼肿，牙关不开，舌不出齿，自汗脉涩，绝谷濒危。其族兄辛泉，逆孟英往勘。即洗去满颈敷药，而以菊叶捣涂，吹以锡类散，煎犀、羚、元参、射干、马勃、栀、贝、山豆根等药灌之，数日而痊。

**【眉批】**

宜降而反升之，宜其病之增剧也。（王孟英《王氏医案续编·卷六》）

赵子循患喉痹，渠叔用大剂生军下之，而药不能入。孟英以锡类散吹之即开，与白虎法而瘥。

**【石念祖评析】**

药不能入，为热结风升。生石膏（先煎）一两六钱、酒炒知母四钱、鲜竹叶二钱、济银花一两五钱、石斛（先煎）一两、生冬瓜子四钱、生苡仁（杵）八钱、鲜薤白（打）一钱半、大豆卷一钱半、半夏曲二钱（三味同次入）。（石念祖《王孟英医案绎注·卷六·喉痹》）

**【原案】**

赵子循患喉痹，渠叔笛楼用大剂生军下之，而药不能入，病在上而用荡涤肠胃之药，殊来合法。孟英以锡类散吹之即开，与白虎法而瘥。（王士雄《王氏医案续编·卷四》）

## 烂喉痧医案

段春木妻烂喉，内外科治之束手。孟英视之，骨瘦如柴，肌热如烙，韧痰阻于咽，不能咯吐，须以纸帛搅而曳之，患处红肿白腐，龈舌皆糜，米饮不沾，汛事非期而至。按其脉左细数，右弦滑。曰：此阴亏之体，伏火之病，失于清降，扰及于营。先以犀角地黄汤清营分而调妄行之血；石念祖评析：阴亏之体四句，确是此证病因。脉左细数为阴亏营热，右弦滑为气热痰实。治法先血后气，此急则治标之权衡也。大生地八钱（开水泡冲，去渣）、济银花一两五钱、玄参片一两（泡冲，去渣）、鲜荷根五钱、黑栀皮三钱、粉丹皮二钱、洋地骨皮五钱、钗石斛（杵，先）一两。续与白虎汤加西洋参等，肃气道而泻燎原之火。石念祖评析：生石膏一两六钱（先煎）、酒炒枯芩三钱、姜竹茹三钱、黑栀皮三钱、鲜芦根一两、南花粉四钱、陈胆星（炖，和服）一钱、钗石斛（杵，先）一两、川贝母（杵）八钱、淡盐水炒橘红一钱五分、姜竹沥两大酒杯（和服）。外用锡类散，扫痰腐而消恶毒。继投甘润药，蠲余热而充津液，日以向安，月余而起。石念祖评析：蠲热充津，系治气分之热。酒炒知母三钱、活水芦根二两、鲜枇叶（刷，包）三钱、鲜地骨皮五钱、泡淡海蜇一两、连皮大荸荠三个、南花粉四钱、花麦冬三钱、连皮北梨（切）二两、乌梅肉三钱、青果（杵，先）两个。附：锡类散：牙屑（焙）、真珠（各二分），飞青黛（六分），梅花冰片（三厘），壁钱（二十个，俗名喜儿窠，木板上者勿用），西牛黄，人指甲（各五厘，男病用女，女病用男，合送济人，须分别配之）。共研极细粉，吹患处，流出恶涎即愈。（石念祖《王孟英医案绎注·卷二·烂喉痧》）

【原案】

段春木之室烂喉，内外科治之束手。姚雪蕉孝廉荐孟英视之，骨瘦如柴，肌热如烙，韧痰阻于咽喉，不能咯吐，须以纸帛搅而曳之。患处红肿白腐，龈舌皆糜，米饮不沾，汛事非期而至。按其脉左细数，右弦滑。曰：此阴亏之体，伏火之病，失于清降，扰及于营。先以犀角地黄汤清营分，而调妄行之血；续与白虎汤加西洋参等，肃气道而泻燎原之火。外用锡类散，扫痰腐而消恶毒。继投甘润药，蠲余热而充津液，日以向安，月余而起。（王士雄《王氏医案·卷二》）

吴雨峰两孙种痘，下苗二三日，发热咽疼。医误认痘将形也，投以升透之药，赤斑似锦，喉烂如焚。孟英令以青龙白虎汤代茶（橄榄、生芦菔，水煎服。孟英自注云：橄榄色青。清足厥阴内寄之火风，而靖上腾之焰；芦菔色白，化手太阴外来之燥热，而肃下行之气。合而为剂，消经络留滞之痰，解膏粱鱼面之毒，用以代茶，则脏腑清和，岂但喉病之可免哉？——编者注）恣饮，竟得无恙。（石念祖《王孟英医案绎注·卷二·烂喉痧》）

**【原案】**

吴雨峰明府家，嘱儿科为其仲郎所出之两孙种痘，下苗二三日，发热咽疼。医以为痘之将形也，投以升透之药，赤斑似锦，喉烂如焚，半月之间，合家传染，诸医莫敢入其室。痘疹一门，以护咽为第一要义。一见喉痛，即急清降，大忌升提，何专科而不知此耶？孟英往诊时，见其三郎耕有、四郎小峰尚未病，亟曰：已病者固当图治，未病者尤宜防患。传以青龙白虎汤代茶恣饮，竟得无恙。其令阃洪宜人及仲媳，皆为之治愈。此外如其长媳、其令爱、其三孙、其仆、其探病之女戚，殒于是病者，七人焉。时雨峰、筑岩两乔梓，咸宦于外，仲郎亦幕游江右，不料因种痘而酿此家祸，益信孟英劝人勿种痘之说为可训矣。

**【眉批】**

种痘之法，以人巧而夺天工，原属妙法，但须慎于择时。若疫气流行之时，感其气者，尚有肿颐烂喉之酷，况又加以痘毒耶？此乃医之不明，未可尽归咎于种痘也。（王士雄《王氏医案·卷二》）

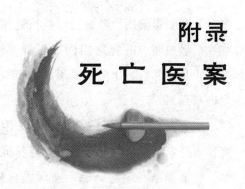

附录
# 死亡医案

比丘尼（指尼姑。——编者注）体厚蹒跚，偶患眩悸，医以为虚，久服温补，渐至发肿不饥。仲夏孟英视之，脉甚弦滑，舌色光绛，主清痰热，尽撤补药。彼不之信，仍服八味等方。至季夏再屈孟英诊之，脉数七至，眠食尽废，不可救药矣。

**【石念祖评析】**

清痰热方：酒炒知母四钱、酒炒川连一钱、生冬瓜子八钱、姜竹沥四两（冲）、济银花一两五钱、鲜竹叶二钱、石斛（先煎）一两、陈胆星（炖，和服）一钱、蒌仁（研）四钱、姜竹茹三钱、荸荠（打汁，冲）二两。此证发肿不饥，为肝风暗动。（石念祖《王孟英医案绎注·卷六·眩悸》）

**【原案】**

比丘尼心能，体厚蹒跚，偶患眩悸，医以为虚，久服温补，渐至发肿不饥。仲夏延孟英视之，脉甚弦滑，舌色光绛。主清痰热，尽撤补药，彼不之信，仍服八味等方。至季夏再屈孟英诊之，脉数七至，眠食尽废，不可救药矣。

果及秋而荼毗（即死亡之意。——编者注）。（王士雄《王氏医案续编·卷四》）

陈某偶患溏泻，某某投以温补健脾之药，数日后泻果减，而发热昏痉，咽喉黑腐。肝肾之阴两竭。孟英诊曰：迟矣！病起泄泻，何必为寒，正是伏邪自寻出路，而温补以固留之，自然内陷厥阴，不可救药。果即殒焉。

继有高小坨弟因食蟹患泻，黄某用大剂温补药，泻果止，而颈筋酸痛，舌绛呕渴，口气甚臭，孟英持脉沉数，曰：食蟹而后泻，会逢其适耳。脉证如斯，理应清润。奈病人自畏凉药，复误吴某温补。服及旬日，昏痉舌黑而毙！

**【石念祖评析】**

高某颈筋酸痛三句，热邪大伤肝胃气分之阴。清润方：酒炒知母四钱、济银花一两五钱、石斛（先煎）一两、干桑葚（杵，先）一钱半、酒炒川连一钱、苦杏仁（泥）一钱五分、活水芦根二两、南花粉四钱、整荸荠一两、淡海蜇二两（先煎）、炒枳壳一钱五分、生姜自然汁箸挑六滴（和服）。（石念祖《王孟英医案绎注·卷四·泄泻》）

**【原案】**

陈某偶患溏泄，所亲鲍继仲云：余往岁患泻，治不中肯，延逾半载，几为所困。今秋患此，服孟英方，数剂霍然，故服药不可不慎也，延孟英治之。陈因中表二人皆知医，招而视之，以为省便，辄投以温补健脾之药，数日后泻果减。热得补而不行。而发热昏痉，咽喉黑腐。其居停瞿颖山，疑病变太速，嘱其请援于孟英。孟英诊曰：迟矣！病起泄泻，何必为寒，正是伏邪自寻出路，而温补以固留之，自然内陷厥阴，不可救药。果即殒焉。（王士雄《王氏医案续编·卷二》）

陈氏妇素无病，娩后甚健，乳极多而善饭。六月初形忽遽瘦，犹疑天热使然，渐至减餐。孟英视之，脉细数，舌光绛。曰：急劳也，无以药为。夫乳者，血之所化也，乳之多寡，可征血之盛衰。兹乳溢过中，与草木将枯，精华尽发于外者何异？即令断乳，亦不及矣。即日断乳服药，及秋而逝。（石念祖《王孟英医案绎注·卷五·肢痛》）

**【原案】**

陈氏妇，素无病，娩后甚健，乳极多而善饭。六月初形忽遽瘦，犹疑天热使然，渐至减餐。所亲徐丽生嘱延孟英视之。脉细数，舌光绛，曰：急劳也，无以药为。夫乳者，血之所化也，乳之多寡，可征血之盛衰。兹乳溢过中，与草木将枯，精华尽发于外者何异？即令断乳，亦不及矣。其家闻之，尚未深信，即日断乳服药，及秋而逝。（王士雄《王氏医案续编·卷三》）

陈艺圃妻仲秋患霍乱转筋，自诊以为寒也，投热剂势益甚。延朱芪才视之，亦同乎主人之见也，病尤剧。孟英诊之，曰：寒为外束之新邪，热是内伏之真病。口苦而渴，姜、附不可投矣。与河间法，人皆不之信也。再与他医商议，仍投热药，乃至口鼻出血而死。

**【石念祖评析】**

霍乱分寒、热两大门，先后投热剂病益重，且口苦而渴，热霍乱已确。口苦为热邪，渴为阴液已伤。方应用酒炒知母三钱、酒炒川连八分、鲜莲子四钱、活水芦根二两、鲜枇叶（刷，包）三钱、生苡仁（杵）八钱、鲜荷秆二尺、陈木瓜三钱、生白蒺（去刺）一钱五分、淡吴萸（次入）四分、钗石斛（杵，先）一两。（石念祖《王孟英医案绎注·卷二·霍乱转筋》）

**【原案】**

陈艺圃亦知医，其室人于仲秋患霍乱转筋，自诊以为寒也，投热剂势益甚。延朱茂才视之，亦同乎主人之见也。病尤剧，始请孟英决之。曰：寒为外束之新邪，热是内伏之真病。口苦而渴，姜、附不可投矣。与河间法，人皆不之信也。再与他医商之，仍投热药，乃至口鼻出血而死，极其悔叹，始服孟英之卓见。予谓霍乱一证，近来时有，而医皆不甚识得清楚，死于误治者极多。孟英特著专论，虽急就成章，而辨晰简当，略无支漏，实今日医家首要之书。以其切于时用，不可不亟为熟读而研究也（《随息居重订霍乱论·第三医案篇》也本有本案：陈艺圃亦知医，其室人于仲秋患霍乱转筋，自诊以为寒也。投热剂，热益甚。招朱椒亭视之，亦同乎主人之见也。病尤剧，乃延余勘，曰：此寒为外束之新邪，热是内伏之真病，口苦而渴，姜、附不可投矣。与河间法，人皆不信，再与他医商之，仍用热剂，卒至口鼻出血而死。——编者注）。（王士雄《王氏医案·卷二》）

程某仲冬患感，医者闻其病前一日，曾啖生芦菔一枚，而大便又溏，苔色又白，今年又为湿土在泉，遂指为中虚寒湿之病。参、术、附、桂，多剂率投，驯致舌黑神昏，尚疑为大虚之候。张镜江诊之曰：冬温也。连与犀角地黄汤而无起色，二十日外，始乞孟英视焉。舌缩底绛，苔黑如漆，口开茎痿，脉细数而弦，右则按之如无。阴液尽烁，温毒深燔，甘露琼浆，不能复其已竭之津矣。俄而果败。

**【石念祖评析】**

程某脉右按如无，为阴脉，为气竭。医法阳证必投阴药，惟阳脉重按有力可治。右按如无，则阳证阴脉，不能承受阴药，其何以治？（石念祖《王孟英医案绎注·卷十·温病误治》）

**【原案】**

安徽人程某，在余姑丈许辛泉典中司会计。仲冬患感，医者闻其病前一日，曾啖生芦菔一枚，而大便又溏，苔色又白，今年又为湿土在泉，遂指为中虚寒湿之病。参、术、附、桂，多剂率投，驯致舌黑神昏，尚疑为大虚之候。禾中沈柳衣见之，知其药误，另招张镜江诊之，曰：冬温也。连与犀角地黄汤而无起色，二十日外，始乞孟英视焉。舌缩底绛，苔黑如漆，口开茎萎，脉细数而弦，右则按之如无。阴液尽烁，温毒深燔，甘露琼浆，不能复其已竭之津矣。俄而果败。（王孟英《王氏医案续编·卷八》）

方氏女久患泄泻脘痛，间兼齿痛，汛事不调，极其畏热，治不能愈。孟英诊之，体丰脉不甚显，而隐隐然弦且滑焉。曰：此肝强痰盛耳。病家惑于医说疑虚。孟英曰：不知医者，每以漫无着落之虚字，括尽天下一切之病。且所谓虚者，不外乎阴与阳也。今肌肉不瘦，冬不知寒，是阴虚乎？抑阳虚乎？只因久泻，遂不察其脉证，而金疑为虚寒之病矣。须知痰之为病，最顽且幻，益以风阳，性尤善变，治必先去其病，而后补其虚不为晚也。石念祖评析：此证肝阳犯胃则脘痛，泄泻为热寻出路，齿属胃肾，肝阳犯胃亦齿痛，脉弦为肝强，滑为痰甚。酒炒川黄柏一钱五分、川楝核（杵，先）三钱，济银花八钱，青果核（杵，先）三钱、生赭石（杵，先）一两、陈胆星（炖，和服）八分、赖橘红一钱、石菖蒲六分，药送礞石滚痰丸二钱、当归龙荟丸一钱。病家不信。其秋颈下起一痰核，更以大剂温补，连投百日，忽吐泻胶痰斗许而亡。（石念祖《王孟英医案绎注·卷三·泄泻》）

**【原案】**

方氏女，久患泄泻脘痛，间兼齿痛，汛事不调，极其畏热，治不能愈。上年初夏，所亲崔映溪为延孟英诊之。体丰脉不甚显，而隐隐然弦且滑焉。曰：此肝强痰盛耳。然病根深锢，不可再行妄补。渠母曰：溏泄十余年，本元虚极，广服培补，尚无寸效，再攻其病，岂不可虞？孟英曰：非然也。今之医者，每以漫无著落之虚字，括尽天下一切之病，动手辄补，举国如狂，目击心伤，可胜浩叹！且所谓虚者，不外乎阴与阳也。今肌肉不瘦，冬不知寒，是阴虚乎？抑阳虚乎？只因久泻，遂不察其脉证，而金疑为虚寒之病矣。须知痰之为病，最顽且幻，益以风阳，性尤善变，治必先去其病，而后补其虚不为晚也。

**【眉批】**

凡病皆宜如此，不独痰饮为然。否则，养痈为患，不但徒费参药耳。母不之信，遍访医疗，千方一律，无非补药。至今秋颈下起一痰核，黄某敷之始平。更以大剂温补，连投百日，忽吐泻胶痰斗余而亡。

予按：此痰饮滋蔓，木土相仇，久则我不敌彼，而溃败决裂，设早从孟英之言，断不遽死于今日也。（王士雄《王氏医案续编·卷一》）

顾石甫患恙，医治日剧，求诊于孟英。脉现左寸如钩，曰：病不能夏矣！许医诘曰：此证气逆血溢，腹胀囊肿，宛似前康伯侯疾，胡彼可愈，而此勿治耶？孟英曰：彼为邪气之壅塞，脉虽怪而搏指不挠；此为真气之散漫，脉来瞥瞥如羹上肥，而左寸如钩，是心之真藏见矣。壅塞可以疏通，散漫不能收拾。季春果殁。

**【石念祖评析】**

脉缓为脾脏挟湿，脉滑为挟热气不下行，气不下行则血上逆故齿衄。齿衄为血热，血上逆必挟瘀，故治以凉血行瘀。紫丹参四钱、大生地五钱、生桃仁（研）三钱、白茯苓三钱、西滑石（先煎）五钱、香白薇一钱、茺蔚子（杵，先）四钱、酒炒淮牛膝一钱。（石念祖《王孟英医案绎注·卷三·齿衄》）

**【原案】**

顾石甫宰娄县患恙，医治日剧，解任归，求诊于孟英。脉见左寸如钩。曰：病不能夏矣！许子双适至，闻而疑之，谓此证气逆血溢，腹胀囊肿，宛似上年康康侯之疾，若以外象观之，似较轻焉，胡彼可愈，而此勿治耶？孟英曰：彼为邪气之壅塞，脉虽怪而搏指不挠，证实脉亦实也；此为真气之散漫，脉来瞥瞥如羹上肥，而左寸如钩，是心之真藏见矣。壅塞可以疏通，散漫不能收拾，客邪草木能攻，神病刀圭莫济，证虽相似，病判天渊，纵有神丹，终无裨也。季春果殁。（王士雄《王氏医案续编·卷一》）

顾宗武偶患微寒发热，医进温散法，热虽退，而不饥不大便。复用平胃散数帖，腹渐胀而偏于右，尚疑其中气之虚寒也，遂与温运燥补诸药，胀乃日增，杳不进谷。外科连某作胁疽治，病如故。黄某作肠痈论，以大黄泻之，亦不应。严某谓胁疽部位不对，肠痈证据不符，作内疝治。仿子和活人之法，及当归龙荟丸相间而投，亦无效。孟英视之，脉极弦细而促，舌绛大渴，小溲赤少，饮而不食者月余矣，证实脉虚，坚辞不治。石念祖评析：脉极弦细而促，为阴津已竭，即系脉虚，舌绛大渴为肺肾阴竭热炽，小溲赤少为肝肾阴竭热炽，合之为证实脉虚。孟英曰：据述病人素慎起居，而薄滋味，显非停滞与痈疽之患，良由暑湿内蕴，热欲外泄，是以初起有微寒发热之候。石念祖评析：斯时宜以酒炒知母三钱、炒香豉三钱、黑栀皮一钱五分、姜竹茹三钱、鲜荷梗三钱、晚蚕砂五钱、西滑石（先煎）四钱、酒炒桑枝三钱等药，迎而导之。误与风寒药（必误一派温散），热虽暂退于表，邪仍伏处乎中，不饥不便，肺胃失其下行。石念祖评析：斯时宜投清肃肺胃。如姜炒枯芩一钱五分、姜炒川连八分、姜炒枇叶（刷，包）三钱、鲜芦根二两、生冬瓜子四钱、姜竹沥一酒杯（冲）、薄橘红一钱、旋覆花（绢包）一钱五分、鲜荷梗三钱、淡吴萸（次入）四分、西滑石（先煎）五钱等药投之。再加辛燥温补，气机更形窒滞，伏邪永无出路。以气血流行之脏腑，为暑湿割据之窠巢，补之不可，攻之不能。逾旬径殁。（石念祖《王孟英医案绎注·卷三·伏暑》）

**【原案】**

顾宗武偶患微寒发热，医进温散法，热虽退，而不饥不大便。复用平胃散数帖，腹渐胀而偏于右，尚疑其中气之虚寒也，遂与温运燥补诸药，胀乃日增，杳不进谷。或谓恐属痈疡，因招外科连某诊之，作胁疽治，病如故。黄某作肠痈论，以大黄泻之，亦不应。严某谓胁疽部位不对，肠痈证据不符，作内疝治，仿子和活人之法，及当归龙荟丸相间而投，亦无效。

**【眉批】**

杂药乱投，一何可笑。乃延孟英视之。脉极弦细而促，舌绛大渴，小溲赤少，饮而不食者月余矣，证实脉虚，坚辞不治。其家问曰：此证究是何病？乞为指示。孟英曰：据述病人素慎起居，而薄滋味，显非停滞与痈疽之患，良由暑湿内蕴，势欲外泄，是以初起有微寒发热之候。误与风寒药，热虽暂退于表，邪仍伏处乎中，不饥不便，肺胃失其下行，再加辛燥温补，气机更形窒滞，伏邪永无出路。津液潜消，胀日甚，以气血流行之脏腑，为暑湿割据之窠巢，补之不可，攻之不能，病

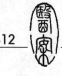

虽不在膏肓，卢扁望而惊走。逾旬径殁。（王士雄《王氏医案续编·卷一》）

韩组林年虽七十，饮啖兼人，而平时喜服药，医以为老，辄用附、桂、参、茸等药，以期可享遐龄，讵料初八日晚膳尚健饭，三更睡醒，倏寒栗发颤，俄而四肢瘛疭，越日云亡。孟英曰：此老系阳旺之体，肥甘过度，痰火日增，年至古稀，真阴日耗，而久服此等助火烁阴之药，以致风从火出，立拔根荄，与儿科所云急惊风证，殆无异焉。

**【石念祖评析】**

范廉居上焦热恋下部阴亏方：西洋参三钱、旋覆（包，先）三钱、姜竹茹三钱、鲜枇叶（刷，包）三钱、刀豆二钱、制牛膝八分、石斛一两、煅牡蛎（杵）四两、炙龟板二两（三味先煎八钟，取汤代水煎药）。脉形虚大，故不用苦寒泻热。范廉居妻肝阳炽逆、侮胃煽痰、阴中之阳亦不旺。箱归身二钱、整大白芍（杵，先）八钱、枸杞子三钱、陈木瓜一钱半、楝核（杵，先）三钱、制半夏一钱、石斛（先煎）一两、云茯神三钱、姜竹茹三钱、建兰叶三钱、白豆蔻（研）二分。范廉居妻腑证方：玄明粉一钱、酒洗生厢黄四钱、生桃仁（研）三钱、淡海蜇（先煎）二两、整芦菔（切）二两。（石念祖《王孟英医案绎注·卷十·瘛疭》）

**【原案】**

昨闻韩组林年虽七十，饮啖兼人，而平时喜服药，医以为老，辄用附、桂、参、茸等药，以期可享遐龄，讵料初八日晚膳尚健饭，三更睡醒，倏寒栗发颤，俄而四肢瘛疭，越日云亡，得非即世人所谓之子午证耶？孟英曰：此老系阳旺之体，肥甘过度，痰火日增，年至古稀，真阴日耗，而久服此等助火烁阴之药，以致风从火出，立拔根荄，与儿科所云急惊风证，殆无异焉。（王孟英《王氏医案续编·卷八》）

继有潘圣征于仲冬患感，至十四日退热之后，杳不知饥，群医杂治。迨季冬下旬，转为滞下五色，腿肿裂血，溲涩口干，始延孟英诊之。左脉弦细而数，右弦滑而空，苔色黄腻根焦，时或自汗，乃气液两竭，热毒逗留之象，必从前过服温补之药，否则热退在十四日之期，何至延今五十余朝，而见证若是之棘手哉？询悉此番之病，补药不过二三剂，惟仲秋患疟时，医谓其苔白体丰，云是寒湿，尝饵附、桂数十剂，且日饮烧酒耳。孟英曰：此即酿病之具矣。治病且难，何况有如许之药毒内伏，更将何法以生之耶？坚不立方，其家必欲求药，以期扶持度岁。孟英曰：是则可也。以白头翁汤加银花、绿豆、归身、白芍、陈米、芦根、兰叶、藕为剂，而以补中益气大料，蒸露代水煎药。服后焦苔渐退，粪色亦正，举家喜出望外，复丐孟英图之。奈脉无转色，遂力辞之。又沈听松母季秋患疟，孟英尝往诊之。曰：伏暑所化，且体属阳强而多痰火，切勿畏虚，辄从温补，奈病者期于速愈，广征医疗。或以为证属三阴，或谓是子母疟，或指为老年胎疟，众楚皆咻，病不能愈。延至季冬，亦转为痢，且肤肿臀疮，口糜舌疱，诸医束手，复请诊于孟英。脉与潘同，不可救药。

**【石念祖评析】**

潘圣征病左脉弦细而数为液竭，右弦滑而空为气竭。（石念祖《王孟英医案绎注·卷十·温病误治》）

**【原案】**

潘圣征于仲冬患感，至十四日退热之后，杳不知饥，群医杂治。迨季冬下旬，转为滞下五色，腿肿裂血，溲涩口干，始延孟英诊之。左脉弦细而数，右弦滑而空，苔色黄腻根焦，时或自汗，乃气液两竭，热毒逗留之象，必从前过服温补之药，否则热退在十四日之期，何至延今五十余朝，而见证若是之棘手哉？其弟鸿轩云：此番之病，补药不过二三剂，惟仲秋患疟时，医谓其苔白体丰，云是寒湿，尝饵附、桂数十剂，且日饮烧酒耳。孟英曰：此即酿病之具矣。治病且难，何况有如许之药毒内伏，更将何法以生之耶？坚不立方，其家必欲求药，以期扶持度岁。孟英曰：是则可也。以白头翁汤加银花、绿豆、归身、白芍、陈

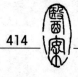

米、燕根、兰叶、藕为剂，而以补中益气大料，蒸露代水煎药。服后焦苔渐退，粪色亦正，举家喜出望外，复丐孟英图之。奈脉无转色，遂力辞之。（王孟英《王氏医案续编·卷八》）

金禄卿妻患温，顾听泉连进轻清凉解，而病不减。气逆无味，咳吐黏痰，舌绛咽干，耳聋谵语。旬日外孟英诊之，曰：体瘦，脉细数，尺中更乱，竟是阴气先伤，阳气独发，所谓伤寒偏死下虚人。再四研诘，乃知发热前一日，陡然带下如崩，是真液早经漏泄矣。否则，药治未讹，胡反燎原益炽？痉厥之变，不须旋踵。勉以西洋参、生地、二冬、元参、犀角、鳖甲各四两，佐牡蛎一斤煮汤代水煎药。石念祖评析：西洋参三钱、大生地八钱、明天冬（切）六钱、花麦冬四五钱、女贞子（杵）五钱、旱莲草四钱、元参片一两、镑犀角（磨，冲）二钱、淡盐水炒川连二钱、淡盐水炒知母四钱、鸡子黄三个（沥去蛋白）。另用石斛、龟、鳖甲各四两，牡蛎一斤，煮汤代水煎药。顾听泉又加清阿胶三钱（炖，和服）。服两剂果不能减。后服金方温药，四肢拘挛而逝。（石念祖《王孟英医案绎注·卷三·癫狂》）

【原案】

金禄卿室，沈裕昆之女也。患温，顾听泉连进轻清凉解，而病不减。气逆无寐，咳吐黏痰，舌绛咽干，耳聋谵语。旬日外始延孟英诊焉。曰：体瘦，脉细数，尺中更乱，竟是阴气先伤，阳气独发，所谓伤寒偏死下虚人。譬之火患将临，既无池井，缸贮又空，纵竭心力，易能有济？再四研诸，乃知发热前一日，陡然带下如崩，是真液早经漏泄矣。否则，药治未讹，胡反燎原益炽？痉厥之变，不须旋踵。禄卿坚恳勉图。孟英以西洋参、生地、二冬、二至、元参、犀角、黄连、鸡子黄、知母为方，另用石斛、龟板、鳖甲各四两，佐牡蛎一斤煮汤代水煎药。顾听泉又加阿胶，且云：我济用此育阴镇阳，充液息风大剂，焉能津枯风动，痉厥陡生乎？服两剂果不能减。后惑旁言而祷签药，附、桂、干姜，罔知顾忌，径至四肢拘挛而逝。是误药速其毙，而增其惨

也。继而，裕昆患湿温，亦犯重暍而亡。（王士雄《王氏医案续编·卷一》）

李叟，年越古稀，意欲纳妾，子孙不敢从。因此渐病狂惑，群医广投热补之药，愈服愈剧。孟英诊之，脉劲搏指，面赤不言，口涎自流，力大无制。曰：此禀赋过强，阳气偏盛，故前欲纳外家。医不知既享大寿，其得于天者必厚，况人年五十，阴气先衰。徐灵胎所谓千年之木，往往自焚，阴尽火炎，万物皆然。去冬吾治邵可亭，孤阳喘逆，壮水清火之外，天生甘露饮（即梨汁），灌至二百余斤，病已渐平，仅误于两盏姜汤，前功尽堕。可见阴难充长，火易燎原。今附、桂、仙茅、鹿茸、参、戟、河车等药，服之已久，更将何物以生其涸竭之水而和其亢极之阳乎？寻果不起。

**【石念祖评析】**

温邪阑入肝肾之阴，是以精关不固。茎缩者，肝热则玉茎易缩，长幼皆然。寒颤者，真热假寒，热深厥亦深，厚衣被而寒颤如故。（石念祖《王孟英医案绎注·卷三·温病》）

**【原案】**

李叟，年越古稀，意欲纳妾，虽露其情，而子孙以其耄且瞀也，不敢从。因此渐病狂惑，群医咸谓神志不足，广投热补之药，愈服愈剧，始延孟英诊之。脉劲搏指，面赤不言，口涎自流，力大无制。曰：此禀赋过强，阳气偏盛，姑勿论其脉证，即起病一端，概可见矣。如果命门火衰，早已萎靡不振，焉能兴此念头。医见其老，辄疑其虚，须知根本不坚实者，不能享长年，既享大寿，其得于天者必厚，况人年五十，阴气先衰。徐灵胎所谓千年之木，往往自焚，阴尽火炎，万物皆然。

去冬吾治邵可亭，孤阳喘逆，壮水清火之外，天生甘露饮，灌至二百余斤，即梨汁也，病已渐平，仅误于两盏姜汤，前功尽堕。可见阴难充长，火易燎原。今附、桂、仙茅、鹿茸、参、戟、河车等药，服之已久，更将何物以生其涸竭之水而和其亢极之阳乎？寻果不起。（王士雄

《王氏医案续编·卷一》)

李燕标夏项患疽，外科金云不治，朱嵩年疗之渐安。孟英诊脉，谓李证可愈，脉难享年。左尺坚搏，真阴已伤，非善象也。疽后春卒。

**【石念祖评析】**

脉诀：久病生死，察左尺脉之盛衰。（石念祖《王孟英医案绎注·卷三·疽》)

**【原案】**

李燕标参戎，于癸夏将欲赴都，馆于石北涯家。项后患疽，外科金云不治。孟英荐老医朱嵩年疗之渐安。孟英偶诊其脉，谓北涯曰：李证有可愈之机，脉难久享其年。北涯惊问所以，孟英曰：左尺坚搏，真阴已伤，非善象也。既而告痊北上，今春果卒于京。（王士雄《王氏医案续编·卷一》)

刘廉方受暑，医治垂危。孟英诊之，裸卧昏狂，舌黑大渴，溺赤便秘，脉数而芤。与犀角地黄汤加减服之，神识已清，略能进粥。次日复诊，颇知问答，大有生机，仍处甘凉以赠之。嗣误热药致死。

**【石念祖评析】**

此证可生在大渴。大渴则肺阳尚旺，病情全系热邪由气传营之象。脉数而芤，芤为虚，此证阴虚重于热实。磨犀角（冲）一钱、大生地八钱、元参片一两（二味开水泡汤，去渣，用汤煎药）、酒炒知母三钱、明天冬六钱、鲜地骨皮五钱、鲜石斛（杵，先）一两、鲜茅根五钱、枯青果（连核杵，先）三个、云茯神三钱、龟板胶二钱（炖，和服）、济银花（次入）八钱。神识已清，颇知问答，则营热已解，亟宜清其气分之热，故处甘凉以赠之。方用生石膏（先煎）八钱、酒炒知母三钱、北沙参八钱、花麦冬四钱、蜜炙枇叶（刷，包）三钱、生粉草三钱、南花粉四钱、鲜地骨皮五钱、蜜水拌鲜芦根一两、甜杏仁三钱、冬桑叶三钱、青果（连核杵，先）三个。（石念祖《王孟英医案绎注·卷二·伤暑》)

【原案】

刘廉方，常州名士也，在西湖受暑，移榻于崔仲迁别驾处，医治垂危。庄芝阶舍人拉孟英往诊之。裸卧昏狂，舌黑大渴，溺赤便秘，脉数而芤。与犀角地黄汤加减服之，神识已清，略能进粥。次日复诊，颇知问答，大有生机，仍处甘凉法以增之，并嘱伊格外谨慎。而越日庄半霞诣孟英偕往诊视，见其目张睛瞪，齿露唇焦，气喘汗出，扬手掷足，而不可救药矣。众楚交咻，谓是寒凉药凝闭而然。孟英曰：病之宜凉宜热，汝辈不知也。脉乃皮里之事，汝等不见也，吾亦不屑为之争辩。惟目瞪唇焦，人所共睹，则其死于何药，自有定论。遂拂衣出，半霞再三请罪，孟英曰：俗人之见，何足介怀？是非日后自明，于我心无愧焉。第斯人斯病，皆可惜也。既而始知有人主热药以偾事，岂非命耶？仅二载而仲迁病，孟英闻之曰：殆矣。盖知其阴虚而受暑湿，恐主药者未必能悔悟于前车也。后果闻其广服温补之剂，以致真阴竭绝而死。覆辙相寻，迷而不醒，可哀也已！（王士雄《王氏医案·卷二》）

罗吉人立冬前，患霍乱转筋，某知其阴分素亏，病由伏暑，服药已得转机，数日后渐有呃忒。孟英视之，脉弦数左甚，苔焦而渴，龈䶧脘闷，便溏色酱，小便短赤。皆伏暑未清，气机阻塞之象。既失清肃，当脐上贴回阳膏，屡嘱揭去不从，后闻不起。（石念祖《王孟英医案绎注·卷十·呕泻》）

【原案】

上虞罗吉人，立冬前患霍乱转筋。子耘知其阴分素亏，病由伏暑也。服药已得转机，数日后渐有呃忒，延余视之。脉弦数，左甚，苔焦而渴，龈䶧脘闷，便溏色酱，小溲短赤，皆伏暑未清，气机阻塞之象。既失清肃，乃当脐上贴回阳膏，屡嘱揭去而不从，后闻不起。此非败证，余深惜之。（王士雄《随息居重订霍乱论·第三医案篇·梦影》）

孟英次女，八月二十三日忽患痛泻，肢冷脉伏，崔某进附子理中汤加减，泻不止而苔黑唇燥，颇露热象，改投犀、斛、生脉散等药，形渐脱，又用附桂八味汤，遂于二十九日舌焦如炭而逝。噫！据此病情，是伏暑也。痧证霍乱，挟食者必先去食，伤寒亦然。秦氏论之详矣。然竟有病始饱食之余，初非因食为患者。半痴（指王士雄。——编者注）尝云：既无枵腹待病之理，岂可专以攻消为治？故临证必审问慎思而明辨之，庶免颠顶贻误之弊。（石念祖《王孟英医案绎注·卷十·霍乱转筋》）

【原案】

次女定宜，年二十，体实耐劳，适同邑戴氏。初旬，接女夫信云：女于八月二十三日忽患痛泻，肢冷脉伏，崔某进附子理中汤加减，泻不止而苔黑唇燥，颇露热象。改投犀、斛、生脉散等药，形渐脱。又用附桂八味汤，遂于二十九日舌焦如炭而逝。弥留时语婿曰：吾父在此，病不至是也。噫！据此病情，是伏暑也。戴氏为积德世医家，余曩刻丛书十种，渠处皆有，竟使误药而亡，良可惨已！邮挽一联云：垂老别儿行，只因膳养无人。吾岂好游，说不尽忧勤惕厉底苦衷。指望异日归来，或藉汝曹娱暮景，濒危思父疗，虽曰死生有命，尔如铸错，试遍了燥热寒凉诸谬药，回忆昔年鞠育，徒倾我泪洒秋风。呜呼！良朋爱女，同病同日而亡，斯重订之役，尤不可已矣。并附挽言，一以志交情，一以志药误也。（王士雄《随息居重订霍乱论·第三医案篇·梦影》）

钱闻远春间偶患痰嗽，医投苏、葛而失音。更医大剂滋补，渐致饮水则呛，久延愈剧。孟英诊曰：左寸动数，尺细关弦，右则涩，乃心阳过扰，而暗耗营阴，肺金受烁，清肃不行，水失化源，根无荫庇，左升太过，右降无权，气之经度既乖，血之络隧亦痹，饮水则呛，是其据也。金遇火而伏，其可虑乎！继而瘀血果吐，纳食稍舒，仍殒于伏。（石念祖《王孟英医案绎注·卷九·湿温》）

【原案】

钱闻远自春间偶患痰嗽，医投苏、葛而失音。更医，大剂滋补，渐致饮水则呛，久延愈剧。邀孟英诊，曰：左寸动数，尺细关弦，右则涩，乃心阳过扰，而暗耗营阴，肺金受烁，清肃不行，水失化源，根无荫庇，左升太过，右降无权，气之经度既乖，血之络隧亦痹，饮水则呛，是其据也。金遇火而伏，其可虑乎！继而瘀血果吐，纳食稍舒，老医严少眉以为可治，竭力图维，仍殒于伏。（王孟英《王氏医案续编·卷七》）

邵秋子母年近六旬，春患寒热如疟久矣。诸医杂治罔效，孟英视之曰：此湿邪久蕴，已从热化，误投提补，动其肝阳，痰饮因而上逆，与通降之法，寒热即减。病家误进首乌、鳖甲等药，渐至脉伏胸痞，呃忒自汗，渴饮不食，颧赤便泻。孟英再诊曰：此滋腻阻塞气机，清阳不司旋运，痰饮闭滞隧络，非脱象也，补药不可进。以栝楼、薤白合小陷胸，加菖蒲、竹茹、旋覆、贝母、杏仁、紫菀、枇杷叶投之。呃止脉出，大有转机。石念祖评析：脉伏胸痞四句，皆邪实热浮之象，病在气分。姜汁拌蒌仁四钱、鲜薤白（打）一钱五分、姜炒川连八分、半夏曲一钱五分、石菖蒲（次入）六分、姜竹茹三钱、旋覆花（绢包）一钱五分、川贝母（杵）三钱、苦杏仁一钱五分、紫菀茸一钱、姜汁炒枇叶（刷，包）三钱。病家又误姜、桂频投，既而唇肿咽疼，不能进饮，舌干短硬，难出语言。复请孟英救疗。与犀角地黄汤加玄参、知母、银花、竹黄、花粉、胆星、石菖蒲、竹沥之类，六七剂吐出极臭胶痰甚多，粥饮渐进。

**【石念祖评析】**

唇肿咽疼四句，温燥大伤气分之阴，不能进饮，为痰升风上，壅塞清道。大生地一两、玄参片一两（二味开水泡冲，去渣）、酒炒知母三钱、济银花八钱、天竺黄三钱、南花粉四钱、陈胆星（炖，和服）八分、石菖蒲（次入）一钱、姜竹沥二两（冲）。（石念祖《王孟英医案绎注·卷二·寒热如疟》）

**【原案】**

癸卯春，邵秋子令堂年近六旬，患寒热如疟者久矣。诸医杂治罔效，孟英视之曰：此湿邪久蕴，已从热化，误投提补，动其肝阳，痰饮因而上逆，与通降之法，寒热即减。而包某谓疟久阴虚，理宜滋养。病家闻之近是，遂进首乌、鳖甲等药，渐至脉伏胸痞，呃忒自汗，渴饮不食，颧赤便泄。包某束手，疏生脉散以塞责，举家彷徨，再求孟英诊之。曰：此滋腻阻塞气机，喜用熟地者鉴之。清阳不司旋运，痰饮闭滞隧络，非脱象也，补药不可进。以栝楼薤白合小陷胸，加菖蒲、竹茹、旋覆、贝母、杏仁、紫菀、枇杷叶投之。清热涤饮，旋转气机，以救滋腻之失。呃止脉出，大有转机，而郑某谓病固属痰，须温热以宣通，勿寒凉而凝遏，病家又惑焉。姜、桂频投，既而唇肿咽疼，不能进饮，舌干短硬，难出语言，复请孟英救疗。与犀角地黄汤加元参、知母、银花、竹黄、花粉、胆星、石菖蒲、竹沥之类，甘寒生津，以救燥烈之失。六七剂吐出极臭胶痰甚多，粥饮渐进，此第三次生机也。奈狂澜莫障，邪说横行，辄以凉药不宜擅服，久病必定元虚，甘言悦耳，遂至升散温补，各逞所能，符咒乩方，罔不遍试。延至仲夏，腭腐龈糜，唇高数寸，竟成燎原莫救，仍恳孟英设法，乃坚辞不能措手，付局医黄某敷治，肿烂日甚而终。（王士雄《王氏医案·卷二》）

沈春泉年五十七，立冬前五日食蟹面后，陡患霍乱转筋，所吐泻者皆水。初进桂、附药，筋转益甚，周身微汗，神倦懒言，指渐冷，脉渐伏，时欲太息。更方用牡蛎一两、龟板八钱、阿胶四钱，服后势较剧。孟英视之，苔黄大渴，小便全无，泻出极热，心下拒按。伏暑挟食之证，不知何所见而与燥补涩腻之药。

嗣闻其次郎于立冬后，亦患此证。医知伏暑，用黄连等药，吐泻已止，因脉未遽起，不知为伏热不清，改投附、桂等，三帖而亡，尤可哀已。

陈艺圃亦知医，其室人于仲秋患霍乱转筋，自诊以为寒也，投热剂势益甚，招朱椒亭视之，亦同乎主人之见也，病尤剧，乃延孟英。曰：此寒为外束之新邪，热是内伏之真病，口苦而渴，姜附不可投矣，与河间法，人皆不信。再与他医商之，仍用热剂，卒至口鼻出血而死。此案已见正编卷二，不抄不印。（石念祖《王孟英医案绎注·卷十·霍乱转筋》）

【原案】

南浔沈春泉，年五十七，立冬前五日，食蟹面后，陡患霍乱转筋，所吐泻者皆水。初进桂、附药，筋转益甚，周身微汗，神倦懒言。指渐冷，脉渐伏，时欲太息。更方用牡蛎一两，龟版八钱，阿胶四钱。服后势较剧，延余视之，苔黄大渴，小便全无，泻出极热，心下拒按，伏暑挟食之证，不知何所见而予燥补涩腻之药，乃病家谓其品学书画甚优，故深信而不疑，竟以不起，可怜又可笑也。（王士雄《随息居重订霍乱论·第三医案篇·梦影》）

石雨田母年近五旬，陡患霍乱转筋，苔黄大渴，神情烦躁。证属伏暑，脉颇不恶，而浑身冷汗，摇扇不停，已为阳越之象，不敢与方，寻即告殒。此证书不凭脉也。（石念祖《王孟英医案绎注·卷十·霍乱转筋》）

【原案】

汪谢城孝廉，招勘婺源石雨田司马令慈，年近五旬，陡患霍乱转筋，苔黄大渴，神情烦躁，证属伏暑，脉颇不恶，而浑身冷汗，摇扇不停，已为阳越之象，不敢与方，寻即告殒。此凭证不凭脉也。（王士雄《随息居重订霍乱论·第三医案篇·梦影》）

某丙夜患此证，刺出黑血，侵晓孟英往视。形脉两脱，大汗如淋，目陷音嘶，溺无苔腻，平素嗜饮少谷，好善忘劳，暑湿蕴中，正气溃散，勉投参药，竟不能救。（石念祖《王孟英医案绎注·卷十·霍乱转筋》）

【原案】

逾半月，簠斋于丙夜患此证（指霍乱转筋。——编者注），刺出黑血，侵晓速余往视，形脉两脱，大汗如淋，目陷音嘶，溺无苔腻，平素

嗜饮少谷，好善忘劳，暑湿蕴中，正气溃散，勉投参药，竟不能救，惜哉！（王士雄《随息居重订霍乱论·第三医案篇·梦影》）

　　汪子与病革，始延孟英视之。曰：阴虚之质，暑热胶锢，殆误投补药矣。询悉医投熟地药十余剂。孟英曰：暑热证必看邪到血分，始可议用生地，何初病即进熟地？岂仅知禀赋之虚，未睹外来之疾耶？昔贤治暑，但申表散温补之戒，讵料今人于律外，更犯滋腻之辜。越日果卒。（石念祖《王孟英医案绎注·卷三·伤寒》）

**【原案】**

　　汪子与病革，始延孟英视之。曰：阴虚之质，暑热胶锢，殆误投补药矣。乃叔少洪云：侄素孱弱，医投熟地等药十余剂耳。孟英曰：暑热证必看邪到血分，始可议用生地，何初病即进熟地？岂仅知禀赋之虚，未睹外来之疾耶？昔贤治暑，但申表散温补之戒，讵料今人于律外，更犯滋腻之辜，而一误至此，略无悔悟，不啻如油入面、如漆投胶，将何法以挽回哉！越日果卒。夫小米舍人，仅此一脉，完姻未久，遽尔珠沉，殊为惨然。（王士雄《王氏医案续编·卷一》）

　　王士乾妻，素多郁怒，气聚于腹，上攻脘痛，旋发旋安。花甲外病益甚，医治益剧。辞不与方。因论曰：腹中聚气为瘕，攻痛呕吐，原属于肝。第病已三十载，从前服药谅不外温补一途。如近服逍遥散最劫肝阴，理中汤极伤胃液。人但知呕吐为寒，而未识风阳内煽，水自沸腾。专于炉中添薪，津液渐形涸竭。奈医者犹云水已不吐，病势渐轻，是不察其水已吐尽，仅能哕逆空呕，所以不能纳谷。便秘不行，脉弦无胃，舌痿难伸。可谓女人亦有孤阳之病矣。勉以西洋参、肉苁蓉、麦冬、葳蕤、生白芍、石斛、竹茹、柏子霜、紫石英为方，猪肉煮汤煎药，和入青蔗浆、人乳。服后呕哕皆止，人以为转机。孟英曰：譬草木干枯已久，骤加灌溉，枝叶似转青葱，根荄槁矣，生气不存，亦何益耶！继而糜粥渐进，颇思肉味，越数日，大便颇畅，殊若相安。孟英曰：脉不柔和，舌不润泽，虽谷进便行，而生津化液之源已绝。夏至后果殒。

**【石念祖评析】**

呕分寒热两大门。此证本系肝阳犯胃热呕，迭误温补戕阴，阴精已竭。西洋参三钱、淡苁蓉三钱、花麦冬五钱、肥玉竹三钱、整大白芍（杵，先）二两、钗石斛（杵，先）一两、鲜竹茹四钱、柏子霜三钱、紫石英（杵，先）五钱、干猪肉皮一斤（急火煎汤，吹去浮油代水煎药），和入蔗浆两杯、人乳一杯。（石念祖《王孟英医案绎注·卷三·脘痛》）

**【原案】**

王士乾室，素多郁怒，气聚于腹，上攻脘痛，旋发旋安。花甲外病益甚，医治益剧。李西园荐孟英视之。曰：此非人间之药所能疗矣。辞不与方。其夫、子及婿环乞手援。孟英曰：既尔，吾当尽力以冀延可也。然腹中聚气为瘕，攻痛呕吐，原属于肝。第病已三十载，从前服药，谅不外乎温补一途。如近服逍遥散最劫肝阴，理中汤极伤胃液，用古方不可不知此意。名虽疗疾，实则助桀。人但知呕吐为寒，而未识风阳内煽，水自沸腾。专于炉内添薪，津液渐形涸竭。奈医者犹云水已不吐，病似渐轻，是不察其水已吐尽，仅能哕逆空呕，所以不能纳谷。便秘不行，脉弦无胃，舌痿难伸，蕴隆虫虫，何所措手！可谓女人亦有孤阳之病矣。勉以西洋参、肉苁蓉、麦冬、葳蕤、生白芍、石斛、竹茹、柏子霜、紫石英为方，猪肉煮汤煎药，和入青蔗浆、人乳。服后呕哕皆止，人以为转机。孟英曰：譬草木干枯已久，骤加灌溉，枝叶似转青葱，奈根荄槁矣，生气不存，亦何益耶！继而糜粥渐进，颇思肉味，其家更喜以为有望。孟英曰：且看解后何如？越数日，大便颇畅，殊若相安，觅近复诊。孟英曰：枉费苦心矣。脉不柔和，舌不润泽，审病者宜识此二语。虽谷进便行，而生津化液之源已绝，药石焉能于无中生有哉！夏至后果殒。（王士雄《王氏医案续编·卷一》）

王小谷体厚善饮，偶患气逆，多医咸从虚治，渐至一身尽肿，恳治于孟英。脉甚细数，舌绛无津，间有谵语。乃真阴欲匮，再勉与西洋

参、元参、二地、二冬、知母、花粉、茹、贝、竹沥、葱须等药。三剂
而囊肿全消。孟英以脉象依然，坚辞不肯承手，寻果不起。

**【石念祖评析】**

西洋参三钱，元参片一两，熟地、生地（各）八钱，明天冬（切）
六钱，花麦冬四钱，酒炒知母三钱，南花粉四钱，姜竹茹三钱，川贝
（杵）五钱，姜竹沥两大酒杯（冲），鲜葱须（次入）二分。人病脉不病
者生，脉病人不病者死，况脉无起色乎。（石念祖《王孟英医案绎注·卷
六·气逆》）

**【原案】**

王小谷体厚善饮，偶患气逆，多医咸从虚治，渐至一身尽肿，酷肖
《回春录》所载康副转之证。因恳治于孟英。脉甚细数，舌绛无津，间
有谵语。乃真阴欲匮，外候虽较轻于康，然不能收绩矣。再四求疏方，
与西洋参、元参、二地、二冬、知母、花粉、茹、贝、竹沥、葱须等
药。三剂而囊肿全消，举家忻幸，孟英以脉象依然，坚辞不肯承手，寻
果不起。

**【眉批】**

脉至细数，则阴竭阳亢，不拘何病，均忌此脉，而虚劳为尤甚。
（王士雄《王氏医案续编·卷四》）

翁嘉顺母染温病，孟英诊曰：高年阴气太亏，邪气偏盛。《玉版论
要》云："病温虚甚死。"言人之真阴甚虚，竭足以御邪热而息燎原，可
虞在两候之期乎？至十四天果殒。（石念祖《王孟英医案绎注·卷三·
温病》）

吴宪章年逾花甲患感，医知其为湿温也，投药不应，仍能起榻理事。
孟英视之，诊脉左寸数疾，余皆软大，谷食略减，便溏溲少，苔色腻黄，
舌尖独黑。孟英不肯予方，人咸诧之，因曰：证原不重，吾以脉象舌色察
之，是平昔曲运心机，离火内亢，坎水不制，势必自焚，况兼湿温之感
乎！果数日而殒。（石念祖《王孟英医案绎注·卷九·睾丸偏坠》）

**【原案】**

吴宪章年逾花甲患感，医知其为湿温也，投药不应，而仍能起榻理事。石北涯拉孟英视之，冀其勿致加剧。及诊脉左寸数疾，余皆软大，谷食略减，便溏溲少，苔色腻黄，舌尖独黑。孟英不肯予方，人咸诧之，因曰：证原不重，吾以脉象舌色察之，是平昔曲运心机，离火内亢，坎水不制，势必自焚，况兼湿温之感乎！果数日而殒。（王孟英《王氏医案续编·卷七》）

吴忻山子素禀虚怯，滋补频投，医不察其患温发热，佥谓阴虚，竟投滞腻培元之剂。乃至舌黑卷短，唇焦溺赤。孟英一诊即云不救。（石念祖《王孟英医案绎注·卷三·伤寒》）

**【原案】**

冬间吴忻山亦惟一子，素禀虚怯，滋补颇投，医者不察其患温发热，佥谓阴虚，竟投滞腻培元之剂，乃至舌黑卷短，唇焦溺赤。孟英一诊即云不救。顾听泉竭力图维，终不能愈。按虚人受感，每蹈此辙，特录以为戒。（王士雄《王氏医案续编·卷一》）

吴芸阁因壮年时患霉疮，过服寒凉之药，虚寒病起，改投温补。如金液丹、大造丸之类，始得获安。奈医者昧于药为补偏救弊而设，漫无节制，率以为常，驯致血溢于上，便泻于下，食少痰多，喘逆碍卧，两足不能屈伸。童某犹云寒湿为患，进以苓姜术桂汤多剂，势益剧，且溲渐少，而色绿如胆汁。孟英诊之，脉弦硬无情。石念祖评析：胃阴已竭。曰：从前寒药戕阳，今则热药竭阴矣。胃中津液，皆灼烁以为痰，五脏咸失所养，而见证如上，水源欲绝，小溲自然渐少，木火内焚，乃露东方之色，与章虚谷所治暑结厥阴，用来复丹攻其邪从溺出，而见深碧之色者，彼实此虚，判分天壤。恐和缓再来，亦难为力矣！寻果殁。

**【石念祖评析】**

来复丹原方：玄精石一两，洋硫黄一两，生硝石一两，五灵脂一两，青皮、陈皮（各）一两（醋糊丸，米饮下）。治伏暑泄泻身热脉弱。

念按：此必治阳虚伏暑。用此丹于阴药中，开泄其中焦之伏暑，使从二便疏泄。（石念祖《王孟英医案绎注·卷三·误药伤阴》）

**【原案】**

吴芸阁因壮年时患霉疮，过服寒凉之药，疮虽愈，阳气伤残，虚寒病起，改投温补，如金液丹、大造丸之类，始得获安。奈医者昧于药为补偏救弊而设，漫无节制，率以为常，驯致血溢于上，便泄于下，食少痰多，喘逆碍卧，两足不能屈伸。童某犹云寒湿为患，进以苓姜术桂汤多剂，势益剧，且溲渐少，而色绿如胆汁，医皆不能明其故。延孟英诊之，脉弦硬无情。曰：从前寒药戕阳，今则热药竭阴矣。胃中津液，皆灼烁以为痰，五脏咸失所养，而见证如上，水源欲绝，小溲自然渐少，木火内焚，乃露东方之色，与章虚谷所治暑结厥阴，用来复丹攻其邪从溺出，而见深碧之色者，彼实此虚，判分天壤。恐和缓再来，亦难为力矣！寻果殁。（王士雄《王氏医案续编·卷一》）

项肖卿家拥厚赀，人极好善，年甫三十五岁，体甚壮伟，微感冬温，门下医者进以姜、桂之剂，即觉躁扰，更医迎媚，径用大剂温补，两帖后发狂莫制。又招多医会诊，仅以青麟丸数钱服之。孟英视之，业已决裂不可救药，甚矣！服药之不可不慎也。（石念祖《王孟英医案绎注·卷五·产后咳嗽》）

**【原案】**

项肖卿家拥厚赀，人极好善，年甫三十五岁，体甚壮伟，微感冬温，门下医者进以姜、桂之剂，即觉躁扰，更医迎媚，径用大剂温补，两帖后发狂莫制。又招多医会诊，仅以青麟丸数钱服之。所亲梁楚生宜人闻其危，速孟英视之，业已决裂不可救药，甚矣！服药之不可不慎也。富贵之家，可为炯戒。（王士雄《王氏医案续编·卷三》）

徐氏素无病，胃亦强，且善作劳，夜分忽泻二次，晨起为孟英梳发未毕，又泻一次，因诊之。脉七至而细促不耐按，略无病。若此脉病人不病，殆不始于今日，不可救药也。既而泻颇缓，且食山东挂面一小碗，然尚能以乳哺女。而既吸之后，乳即瘪而不起矣，形亦渐削，汗亦渐多，脉亦渐脱，音亦渐嘶，戌刻遽逝。乃中气卒然溃散，绝无仅有之候也。（石念祖《王孟英医案绎注·卷十·霍乱》）

**【原案】**

室人徐氏素无病，胃亦强，且善作劳。丙午八月朔夜，犹灯下针黹，伴余勘书。夜分忽泻二次，晨起为余梳发未毕，又泻一次，因诊之，脉七至而细促不耐按，略无病苦，此脉病人不病，殆不始于今日，不可救药也。未便明言，即令安歇，密亲先慈，函致乃兄友珊，请医商治。既而泻颇缓，且食山东挂面一小碗，先慈谓余太矜持矣。余方踌躇，面即吐出，灌以参药亦不受，泻较紧，午刻医来，亦云无法，尚能以乳哺女，而既吸之后，乳即瘪而不起矣。形亦渐削，汗亦渐多，脉亦渐脱，音亦渐嘶，戌刻遽逝。

斯人也性极贤淑，且隔屏一听，即知客之贤否，一旦抱此绝证，知者无不悼惜，乃中气卒然溃散，绝无仅有之候也。（王士雄《随息居重订霍乱论·第三医案篇》）

许某于醉饱后，腹中胀闷，大解不行，自恃强壮，仍饮酒食肉。二日后腹痛，犹疑为寒，又饮火酒，兼吸洋烟，并小溲而不通矣。继而大渴引饮，饮而即吐，而起居如常也。四朝孟英诊之，脉促歇止，满舌黄苔，极其秽腻，而体丰肉颤，证颇可危。因婉言告之曰：不过停食耳，且饮山楂神曲汤可也。午后始觉指冷倦怠，到家气逆，夜分痰升，比晓，胸腹额上俱胀裂而死。盖知下之不及，故不与药也。

**【石念祖评析】**

证为阳证，脉促歇止为阴脉。阳证阴脉，命必危殆。正气伤残，不任苦寒峻下。（石念祖《王孟英医案绎注·卷五·腹胀》）

**【原案】**

许某于醉饱后，腹中胀闷，大解不行，自恃强壮，仍饮酒食肉。二日后腹痛，犹疑为寒，又饮火酒，兼吸洋烟，并小溲而不通矣。继而大渴引饮，饮而即吐，而起居如常也。四朝走恳孟英诊之。脉促歇止，满舌黄苔，极其秽腻，而体丰肉颤，证颇可危。因婉言告之曰：不过停食耳，且饮山楂神曲汤可也。午后始觉指冷倦怠，尚能坐轿出城，到家气逆，夜分痰升。比晓，胸腹额上俱胀裂而死，盖知下之不及，故不与药也。（王士雄《王氏医案续编·卷三》）

许母仲春之杪，偶患微感，医与温散，热已渐退。孟英偶过诊，右寸脉促数不调，因谓曰：此风温证，其误表乎？恐有骤变。渠复质之前医，以为妄论，仍用温燥，越二日即见鼾睡，再延孟英诊之。促数尤甚，曰：鼻息鼾矣，必至语言难出，仲圣岂欺我哉？风温误汗，往往皆然。

**【石念祖评析】**

风温误表方：生石膏（先煎）一两二钱、酒炒知母五钱、石斛（先煎）一两、锣犀角（先煎）四钱、济银花一两五钱、冬桑叶四钱、鲜竹叶二钱、冬瓜皮四钱、姜竹沥一大酒杯（冲）、连皮北梨三两、连皮青蔗一两（同榨汁，去渣，冲，分次灌服）、鲜青果四钱（杵，先）。（石念祖《王孟英医案绎注·卷六·风温》）

**【原案】**

许子双令堂梁宜人，仲春之杪，偶患微感，医与温散，热已渐退。孟英偶过诊，右寸脉促数不调，因谓子双曰：此风温证，其误表乎？恐有骤变。渠复质之前医，以为妄论，仍用温燥，越二日即见鼾睡，再延孟英诊之。促数尤甚，曰：鼻息鼾矣，必至语言难出，仲圣岂欺我哉？风温误汗，往往皆然，况在高年，殊难救药。果浃旬而逝。

**【眉批】**

此证虽经仲景指出，而人多不识，往往杂药乱投，卒至鼾睡而死，医家、病家两俱茫然。孟英此案可为仲景之功臣矣。（王士雄《王氏医案续编·卷四》）

余杭纸客在舟次病此，至乞孟英诊之，已舌卷囊缩，形脱神离，不可救药矣。口开苔黑，询中途并未服药，谛思其故，暑湿既可伏至深秋而发为霍乱，则冬伤于寒者，至春不为温病，亦可变为霍乱也。虽为温病之变证，而温即热也，故与伏暑为病，不甚悬殊。且细绎仲圣书，亦未尝不微露其意也。如太阳与少阳合病，自下利者与黄芩汤，若呕者黄芩加半夏生姜汤主之。张石顽注云：温病始发，即当用黄芩汤去热为主，若伤寒必传至少阳，热邪渐入里，方可用黄芩佐柴胡解之。盖黄芩汤乃温病之主方，即桂枝汤以黄芩易桂枝而去生姜，以桂枝主在表风寒，黄芩主在里风热，乃不易之定法，其生姜辛散，非温热所宜，故去之，此表里寒热之不可不知者也。周禹载注云：明言太、少二阳，何不用二经药？非伤寒也。伤寒由表入里，此则自内发外。无表何以知？或胁满，或头痛，或口苦引饮，或不恶寒而即热，故不得谓之表也。如伤寒合病，皆表病也，今不但无表，且有下利里证。伤寒协热利，必自传经而入，不若此之即利。温何以即利？其人中气本虚，内伏已深，不能尽泄于外，势必下走利也。孟英谓此论温邪外发未久，即可下走为利。本文更有若呕者句，岂非温病可转霍乱，早逗端倪于此乎。曩纂《温热经纬》，于此条下附注云：少阳胆木，挟火披猖，呕是上冲，利由下迫，何必中虚始利？饮聚而呕，半夏生姜，专开饮结。如其热炽，宜易连茹。（石念祖《王孟英医案绎注·卷十·泄泻》）

【原案】

今年三月间，吕君慎庵言一童子在邻家嬉戏，陡然吐泻转筋，归家即毙，余以为偶然有此一证耳，既而闻患此证者渐多。

四月初，有余杭纸客，在舟次病此，抵濮院，乞余诊，已舌卷囊缩，形脱神离，不可救药矣。口开苔黑，询中途并未服药。窃谓此病之盛行，多在夏秋暑湿之时，何以今春即尔？谛思其故，暑湿既可伏至深秋而发为霍乱，则冬伤于寒者，至春不为温病，亦可变为霍乱也。虽为温病之变证，而温即热也，故与伏暑为病，不甚悬殊。（王士雄《随息

居重订霍乱论·第三医案篇·梦影》)

赵秋舲去秋患左半不遂。伊芳弟主清热蠲痰治之，未能遽效。孟英诊之，脉甚迟缓，苔极黄腻，便秘多言。令于药中和入竹沥一碗，且以龙荟、滚痰二丸相间而投。二丸各用斤许，证始向愈。今春出房，眠食已复，而素嗜厚味，不戒肥甘。孟夏其病陡发，孟英诊之，脉形滑驶如蛇，断其不起，秋初果殁。

【石念祖评析】

石菖蒲（次入）二钱、制半夏一钱、省头草三钱、姜炒知母三钱、姜竹茹三钱、丝瓜络三钱、炒枳实一钱半、陈胆星（炖，和服）八分、晚蚕砂五钱、姜竹沥四两（冲），药送滚痰丸二钱、龙荟丸一钱。此证脉迟缓，系痰阻气机，非脾阳虚弱。盖脾阳虚弱，断不用滚痰、龙荟二丸。（石念祖《王孟英医案绎注·卷六·中风》）

【原案】

赵秋舲进士，去秋患左半不遂。伊弟笛楼，暨高弟许芷卿茂才，主清热蠲痰治之，未能遽效，邀孟英诊之。脉甚迟缓，苔极黄腻，便秘多言。令于药中和入竹沥一碗，且以龙荟、滚痰二丸相间而投。用药固甚合法，何于脉之迟缓处未见照顾。二丸各用斤许，证始向愈。如此而止，殊少善后之法。今春出房，眠食已复，而素嗜厚味，不戒肥甘。孟夏其病陡发，孟英诊之，脉形滑驶如蛇，断其不起，秋初果殁。（王士雄《王氏医案续编·卷四》）

周某患疟，间二日而作，寒少热多。医谓老年三疟，放手温补，渐至杳不进谷。孟英诊之，脉细硬如弦，毫无胃气，右尺洪数，舌色光绛，大渴溺滴。石念祖评析：脉细硬如弦，胃阴竭；右尺洪数，肾阴竭；舌色光绛，心肾阴竭；大渴溺滴，肺肝阴竭。孟英曰：此足少阴暑疟一也。石念祖评析：宜如另案治足少阴暑疟。用酒炒知母四钱，石斛、龟板（各）一两，地骨皮五钱，冬桑叶四钱，银花八钱，天冬六钱，丹皮二钱，大锅煎而频灌。广服温补，津液尽劫，欲以草木生之，事不及矣。世但知治疟不善有三患：邪留肝络则为疟母；戕及脾元则为疟鼓；耗乎肾阴则为疟劳。此证以药助邪，邪将劫命，求转三患，亦不能得。所谓热得补而更炽，阴受烁以速亡，阴愈亡则邪愈炽。逾日果殁。（石念祖《王孟英医案绎注·卷三·痢疾》）

**【原案】**

周某患疟，间二日而作，寒少热多。医谓老年三疟，放手温补，渐至杳不进谷。所亲李石泉孝廉嘱迎孟英诊之，脉细硬如弦，毫无胃气，右尺洪数，舌色光绛，大渴溺滴。曰：此足少阴暑疟也，广服温补，津液尽劫，欲以草木生之，事不及矣。世但知治疟不善有三患：邪留肝络则为疟母；戕及脾元则为疟鼓；耗乎肾阴则为疟劳。此证以药助邪，邪将劫命，求转三患，亦不能得。所谓热得补而更炽，阴受烁以速亡，阴愈亡则邪愈炽，何殊炮烙之刑，病者何辜？可惨！可惨！逾日果殁。特录以为戒，医者鉴之。（王士雄《王氏医案续编·卷一》）

朱巽泉父年已六旬，患霍乱转筋，证不甚剧，问答音清，而脉微欲绝，亦决其不治，已而果然。此凭脉不证书也。（石念祖《王孟英医案绎注·卷十·霍乱转筋》）

**【原案】**

次日，簏斋荐视朱君巽泉之尊人，年已六旬，患霍乱转筋，证不甚剧，问答音清，而脉微欲绝，亦决其不治，已而果然。此凭脉不凭证也。（王士雄《随息居重订霍乱论·第三医案篇·梦影》）